R J. Schwarzbach

1 meinmedizin

AF850014

In dieser Reihe sind bis jetzt folgende Titel erschienen:

80 Fälle Anästhesie, Intensivmedizin, Notfallmedizin, Schmerzmedizin, 9783437427039
50 Fälle EKG, 9783437439629
50 Fälle Gynäkologie und Geburtshilfe, 9783437427121
80 Fälle Innere Medizin, 9783437426544
80 Fälle Neurologie, 9783437415524
50 Fälle Pädiatrie, 9783437433023
50 Fälle Bildgebende Verfahren, 9783437417191
60 Fälle Chirurgie, 9783437426940

Reinhold Klein, Johannes Schwarzbach

100 Fälle Allgemeinmedizin

4. Auflage

ELSEVIER

Elsevier GmbH, Bernhard-Wicki-Str. 5, 80636 München, Deutschland
Wir freuen uns über Ihr Feedback und Ihre Anregungen an kundendienst@elsevier.com

ISBN 978-3-437-43159-3
eISBN 978-3-437-06229-2

Alle Rechte vorbehalten
4. Auflage 2023
© Elsevier GmbH, Deutschland

Wichtiger Hinweis
Die medizinischen Wissenschaften unterliegen einem sehr schnellen Wissenszuwachs. Der stetige Wandel von Methoden, Wirkstoffen und Erkenntnissen ist allen an diesem Werk Beteiligten bewusst. Sowohl der Verlag als auch die Autorinnen und Autoren und alle, die an der Entstehung dieses Werkes beteiligt waren, haben große Sorgfalt darauf verwandt, dass die Angaben zu Methoden, Anweisungen, Produkten, Anwendungen oder Konzepten dem aktuellen Wissensstand zum Zeitpunkt der Fertigstellung des Werkes entsprechen.
Der Verlag kann jedoch keine Gewähr für Angaben zu Dosierung und Applikationsformen übernehmen. Es sollte stets eine unabhängige und sorgfältige Überprüfung von Diagnosen und Arzneimitteldosierungen sowie möglicher Kontraindikationen erfolgen. Jede Dosierung oder Applikation liegt in der Verantwortung der Anwenderin oder des Anwenders. Die Elsevier GmbH, die Autorinnen und Autoren und alle, die an der Entstehung des Werkes mitgewirkt haben, können keinerlei Haftung in Bezug auf jegliche Verletzung und/oder Schäden an Personen oder Eigentum, im Rahmen von Produkthaftung, Fahrlässigkeit oder anderweitig übernehmen.

Für die Vollständigkeit und Auswahl der aufgeführten Medikamente übernimmt der Verlag keine Gewähr.
Geschützte Warennamen (Warenzeichen) werden in der Regel besonders kenntlich gemacht (®). Aus dem Fehlen eines solchen Hinweises kann jedoch nicht automatisch geschlossen werden, dass es sich um einen freien Warennamen handelt.

Bibliografische Information der Deutschen Nationalbibliothek
Die Deutsche Nationalbibliothek verzeichnet diese Publikation in der Deutschen Nationalbibliografie; detaillierte bibliografische Daten sind im Internet über https://www.dnb.de abrufbar.

25 26 27 28 5 4 3 2

Für Copyright in Bezug auf das verwendete Bildmaterial siehe Abbildungsnachweis.

Das Werk einschließlich aller seiner Teile ist urheberrechtlich geschützt. Jede Verwertung außerhalb der engen Grenzen des Urheberrechtsgesetzes ist ohne Zustimmung des Verlages unzulässig und strafbar. Das gilt insbesondere für Vervielfältigungen, Übersetzungen, Mikroverfilmungen und die Einspeicherung und Verarbeitung in elektronischen Systemen.

In ihren Veröffentlichungen verfolgt die Elsevier GmbH das Ziel, genderneutrale Formulierungen für Personengruppen zu verwenden. Um jedoch den Textfluss nicht zu stören sowie die gestalterische Freiheit nicht einzuschränken, wurden bisweilen Kompromisse eingegangen. Selbstverständlich sind **immer alle Geschlechter** gemeint.

Planung: Inga Schickerling, München
Projektmanagement: Martha Kürzl-Harrison, München
Redaktion und Bildredaktion: Dr. Nikola Schmidt, Berlin
Bild-Rechteklärung: Lisa Neulinger, München
Herstellung: Der Buchmacher, Arthur Lenner, Windach
Satz: STRAIVE, Puducherry/Indien
Druck und Bindung: Drukarnia Dimograf Sp. z o. o., Bielsko-Biała/Polen
Umschlaggestaltung: SpieszDesign, Neu-Ulm
Umschlagabbildung: © Hildendesign unter Verwendung mehrerer Motive von Shutterstock.com

Aktuelle Informationen finden Sie im Internet unter www.elsevier.de

Vorwort

Allgemeinmedizin – Was ist anders als in den anderen Fächern?

Die „Fälle aus der Allgemeinmedizin" spiegeln die Situation des Hausarztes und seiner Patienten wider. Die Ausgangssituation ist völlig anders als in der Klinik – das liegt unter anderem an den unselektionierten Patienten. Im Gegensatz zur Klinik und zu Spezialpraxen, die überwiegend nach Überweisung bzw. Einweisung von Kollegen tätig werden und ein gewissermaßen nach Fächern vorsortiertes Krankengut vorfinden, öffnet sich in der Allgemeinpraxis die Tür und der Patient schildert seine Beschwerden. In den meisten Fällen steckt hinter den geäußerten Beschwerden eine Banalität. Aufgabe des Hausarztes ist es, die abwendbar gefährlichen Verläufe (AGVs) zu erkennen, die den Patienten unter Umständen bedrohen. Hinter den Nöten des Patienten können sich sowohl organische als auch psychische Ursachen verbergen, die aus allen medizinischen Fachrichtungen stammen können. Oftmals sind mehrere medizinische Fachbereiche betroffen. Dies ist besonders häufig bei älteren, multimorbiden Patienten der Fall. Der Patient bringt ja keinen Über- oder Einweisungsschein mit, auf dem bereits Leitsymptome oder gar Diagnosen vermerkt sind. Daher ist in diesem Buch die Beratungsursache – meist durch den zitierten „ersten Satz" des Patienten dargestellt – Ausgangspunkt für alle folgenden Schritte. Eine ausführliche Anamnese im klassischen Sinn kommt in der Allgemeinmedizin wegen der knappen Zeit nur sehr selten vor. Der Hausarzt kann sich jedoch bei seinen langjährigen Patienten auf die „erlebte Anamnese" stützen. Aus diesem Grund erfolgt in aller Regel die Anamnestik zielgerichtet auf das vom Patienten vorgetragene Gesundheitsproblem, im vorliegendem Buch mit dem Begriff „Vorgeschichte" bezeichnet. Die Vorgeschichte beinhaltet sowohl gezielte Anamnestik als auch erlebte Anamnese.

Gleiches gilt für die Untersuchung. Sie erfolgt ebenfalls problemorientiert und zielgerichtet auf das jeweilige Patientenanliegen. Unter „Diagnose" versteht man in der allgemeinmedizinischen Berufstheorie nach R. N. Braun eine sichere Krankheitserkennung. Eine solche wissenschaftlich gesicherte Diagnose findet man in der Allgemeinpraxis in etwa 10% der Fälle. Die allgemeinmedizinische Berufstheorie kennt vier Klassifizierungsbereiche: Symptome (ca. 25%), Symptomgruppen (ca. 25%), Krankheitsbilder (ca. 40%,) und Diagnosen (ca. 10%). Der hausärztliche Alltag ist demnach geprägt von Unschärfe. Gerade der Umgang mit dieser Unschärfe macht die besondere Leistung des Hausarztes aus, muss er doch im Meer der Banalitäten die zwar seltenen, aber hochbedrohlichen und abwendbar gefährlichen Verläufe „herausfischen" und frühzeitig die Weichen richtig stellen. Durch diese viel niedrigere Vortestwahrscheinlichkeit der gefährlichen Diagnosen als im vorselektierten spezialistischen Bereich ergeben sich trotz zur Verfügung stehender diagnostischer Tools mit beeindruckenden Spezifitäten oder Sensitivitäten leider oft enttäuschend niedrige positive oder negative Vorhersagewerte für eine sichere Diagnosestellung oder Ausschluss einer Diagnose.

Eine spezifische Strategie zum Umgang mit diesem Problem ist z.B. das abwartende Offenlassen. Ebenso wichtig ist die Einbeziehung des aktuellen Standes der evidenzbasierten Medizin in den diagnostischen Prozess – insbesondere auch der für die Primärversorgung relevanten Leitlinien sowie der bio-psycho-sozialen Gesamtschau. Alles unter der Prämisse der Knappheit der Zeit – ein Arzt-Patienten-Kontakt dauert ja meist nur wenige Minuten.

Leitlinien – Basis ärztlicher Entscheidungen

Vor 40 Jahren war die Medizinwelt anders als heute. „Therapiefreiheit" war angesagt. Nach Studienabschluss hatten Ärzte angeblich die Kompetenz, souverän zu entscheiden – leider im krassen Gegensatz zur damals einseitig theorielastigen Ausbildung. Lehrbücher waren der Maßstab: Eminenz-basierte Medizin. Die „Halbwertszeit medizinischen Wissens" betrug damals sieben Jahre. Dann kam Mitte der 1990er-Jahre die Revolution: Evidence-based medicine. Valide Studien unabhängig vom Status der Autoren sind nun maßgebend. Leitlinien ermöglichen die Umsetzung von Evidenz in der Praxis – für mich der größte Fortschritt der letzten Jahrzehnte. Allerdings sind Leitlinien keine Richtlinien. Eine rein schematische Anwendung ist nicht in ihrem Sinn. In begründeten Fällen kann und muss von ihnen abgewichen werden, beispielsweise aufgrund von Multimorbidität, Unverträglichkeiten, psychosozialen Faktoren, Lebensumständen, mangelnden Ressourcen etc. und nicht zuletzt aufgrund von Wunsch und Wille der Patientinnen und Patienten. Die meisten Leitlinien sind krankheitsbezogen, zunehmend werden symptombezogene Leitlinien entwickelt, die wegen der oft bestehenden Unschärfe der diagnostischen Lage für die Praxis deutlich hilfreicher sind. Allerdings gibt es nicht für alle Symptome eine Leitlinie, so auch nicht für das häufigste Beratungsproblem in der Hausarztpraxis das „uncharakteristische Fieber" – also Fieber ohne Bezug zu einer definierten Krankheit oder ohne ungewöhnlich lange Dauer. Ein weiteres Problem besteht darin, dass viele Leitlinien abgelaufen sind, weil sie nicht rechtzeitig aktualisiert werden konnten. In der Regel wird man bis zum Erscheinen einer aktuellen Leitlinie die bisherige Leitlinie zur Grundlage für ärztliche Entscheidungen nehmen, allerdings müssen dann neuere valide wissenschaftliche Publikationen in den Entscheidungsprozess mit einfließen. Da sich die Leitlinienlandschaft im ständigen dynamischen Wandel befindet, sind in diesem Buch QR-Codes oder Links zu den jeweils aktuellen Leitlinien angefügt.

Neue Krankheiten erfordern in erhöhtem Maße Wissenschaftskompetenz

2020 überrollt uns Corona. Plötzlich wieder zwangsläufig pragmatische Entscheidungen mangels Evidenz. Zurück zur Eminenz? Mit der Zeit werden dann Studien publiziert, neue Empfehlungen zu verschiedenen Aspekten wie Hygienemaßnahmen, Diagnostik, Impfungen, Therapeutika etc. ausgesprochen. Leitlinien werden entwickelt. Änderungen gibt es wöchentlich, zum Teil täglich. Die „Halbwertszeit medizinischen Wissens" ist inzwischen von sieben Jahren auf gefühlte sieben Tage gesunken. Eine Herausforderung für jeden Arzt, immer auf dem aktuellen Stand zu sein! Hier ist Wissenschaftskompetenz im besonderen Maße gefragt. Recherche und Umsetzung der Informationen in die Praxis sind heute wichtiger denn je.

Egenburg, Frühjahr 2023

Prof. Dr. Reinhold Klein
Facharzt für Allgemeinmedizin, Sportmedizin, Chirotherapie, Palliativmedizin sowie Lehrbeauftragter am Institut für Allgemeinmedizin an der TU München
Hauptstraße 14
85235 Egenburg

Dr. med Johannes Schwarzbach
Schillerstraße 2/1,
89077 Ulm

Danksagung

Hiermit möchten wir uns herzlich bedanken

- für die Unterstützung der Literaturrecherche bei Frau Dr. Anna Schwarzbach, Herrn Dr. Andreas Ammer, Frau Dr. Sarah Behnsen und Herrn Zekeriya Aktürk (Prof. U. Atatürk),
- für die reibungslose Abwicklung der Schreibarbeiten und Formatierung bei Frau Heike Evers-Christophel und Herrn Thorsten Christophel und Frau Lena Fischer,
- für die redaktionelle Betreuung seitens des Verlags bei Frau Inga Schickerling und Frau Dr. Nikola Schmidt sowie bei Frau Martha Kürzl-Harrison für das Projektmanagement
- und nicht zuletzt bedanken wir uns bei unseren Patientinnen und Patienten für die Erlaubnis zur Publikation ihrer Krankengeschichten.

Prof. Dr. Reinhold Klein
Dr. Johannes Schwarzbach

Allgemeinmedizinische Grundbegriffe

Sie finden die Grundbegriffe unter folgendem Link:

https://else4.de.1f4b59

Fehler gefunden?

https://else4.de/978-3-437-43159-3

An unsere Inhalte haben wir sehr hohe Ansprüche. Trotz aller Sorgfalt kann es jedoch passieren, dass sich ein Fehler einschleicht oder fachlich-inhaltliche Aktualisierungen notwendig geworden sind.

Sobald ein relevanter Fehler entdeckt wird, stellen wir eine Korrektur zur Verfügung. Mit diesem QR-Code gelingt der schnelle Zugriff.

Wir sind dankbar für jeden Hinweis, der uns hilft, dieses Werk zu verbessern. Bitte richten Sie Ihre Anregungen, Lob und Kritik an folgende E-Mail-Adresse: kundendienst@elsevier.com

Abbildungsnachweis

Der Verweis auf die jeweilige Abbildungsquelle befindet sich bei allen Abbildungen im Werk am Ende des Legendentextes in eckigen Klammern. Alle nicht besonders gekennzeichneten Grafiken und Abbildungen © Elsevier GmbH, München.

A400	Reihe Pflege konkret, Elsevier GmbH, Urban & Fischer Verlag, München
E273	Mir A. Atlas of Clinical Diagnosis. 1. Aufl., 2003, Elsevier Saunders
E419	Patton KT, Thibodeau GA. Anatomy and Physiology. Mosby, 1. Aufl. 2010
E749	Boon N A et al. Davidson's Principles & Practice of Medicine. Elsevier/Churchill Livingstone, 20. Aufl. 2006
E577	Thomas P. Habif Clinical Dermatology. 4. Aufl. 2004
F201-048	Weckmann G et al. Versorgung von Patienten mit chronischer nichtdialysepflichtiger Nierenerkrankung in der Hausarztpraxis. Deutsches Ärzteblatt, 2020; 44: 745–751.
F201-049	Roenneberg,C et al. Funktionelle Körperbeschwerden. Deutsches Ärzteblatt, 2019; 116: 553–560.
F210-005	Ring J, Messmer K. Incidence and Severity of Anaphylactoid Reactions to Colloid Volume Substitutes. The Lancet, 1977; 309(8009): 466–469. Elsevier
F545-008	Ewig S et al. S3-Leinlinie: Behandlung von erwachsenen Patienten mit ambulant erworbener Pneumonie und Prävention – Update 2016. Pneumologie, 2016; 70(03): 151–200. Thieme Verlag
F759-002	Lip G et al. Refining Clinical Risk Stratification for Predicting Stroke and Thromboembolism in Atrial Fibrilation Using a Novel Risk Factor-based Approach. Chest, Feb 2010; 137(2): 263–272
F761-001	Hoppe UC. Leitlinien zur Therapie der chronischen Herzinsuffizienz. Zeitschrift für Kardiologie, 2005; 94(8): 488–509. Springer
F898-001	Wells PS, Anderson DR et al. Derivation of a Simple Clinical Model to Categorize Patients Probability of Pulmonary Embolism: Increasing the Models Utility with the SimpliRED D-dimer. Thrombosis and Haemostasis, 2000; 83(3): 416–420. Schattauer
G753-002	Salmon JF. Kanski's Clinical Ophthalmology. Elsevier/Saunders, 9. Aufl. 2020
G782-002	Largiadèr F. Checklist Chirurgie. Thieme, 12. Aufl. 2022
H209-002	Saunders JB et al. Development of the Alcohol Use Disorders Identification Test (AUDIT): WHO Collaborative Project on Early Detection of Persons with Harmful Alcohol Consumption-II. Addiction, 2006; 88(6): 791–804. John Wiley and Sons
L108	Rüdiger Himmelhan, Heidelberg
L157	Susanne Adler, Lübeck
L190	Gerda Raichle, Ulm
L231	Stefan Dangl, München
L255	Irina Kart, Berlin
M104	Prof. Dr. med. Jörg Braun, Großhansdorf
M123	Prof. Dr. med. Thomas Dirschka, Wuppertal
M512	Dr. Peter Banholzer, München
P013	Prof. Dr. Reinold Klein
P335	Dr. med. Olaf Krause, Hannover
P1283	Dr. med. Johannes Schwarzbach, Ulm
R246	Gruber G, Hansch A. Kompaktatlas Blickdiagnosen in der Inneren Medizin. Elsevier/Urban & Fischer, 2. Aufl. 2009
S700	Sobotta-Archiv aus: Paulsen F, Waschke J. Sobotta Atlas der Anatomie. Elsevier, 25. Aufl. 2022
T791	Prof. Dr. Andrea Baur-Melnyk, München
T937	Dr. Mathias Gerth, Klinik für Anästhesiologie, Universitätsmedizin der Johannes Gutenberg-Universität Mainz
T1274	Dr. med. Dominik Hoigné, St. Gallen
V492	abavo GmbH, Buchloe
V774	Firma Endres, Medizintechnik
W867-004	Bundesärztekammer (BÄK), Kassenärztliche Bundesvereinigung (KBV), Arbeitsgemeinschaft der Wissenschaftlichen Medizinischen Fachgesellschaften (AWMF). Nationale VersorgungsLeitlinie COPD – Teilpublikation der Langfassung, 2. Auflage. Version 1. 2021. www.leitlinien.de/copd

W988-004 Bundesärztekammer (BÄK), Kassenärztliche Bundesvereinigung (KBV), Arbeitsgemeinschaft der Wissenschaftlichen Medizinischen Fachgesellschaften (AWMF). Nationale VersorgungsLeitlinie Asthma – Langfassung, 4. Auflage. Version 1. 2020. www.asthma.versorgungsleitlinien.de.

W1097 Bundesärztekammer (BÄK), Kassenärztliche Bundesvereinigung (KBV), Arbeitsgemeinschaft der Wissenschaftlichen Medizinischen Fachgesellschaften (AWMF). Nationale VersorgungsLeitlinie Chronische Herzinsuffizienz – Langfassung, 3. Auflage. Version 3. 2019

X221 Robert Koch-Institut, Berlin

Abkürzungen

γ-GT	Gamma-GT
A., Aa.	Arteria(e)
ABDM	ambulantes Blutdruckmonitoring
ABU	asymptomatische Bakteriurie
ACA	Acrodermatitis chronica atrophicans
ACE	Angiotensinkonversionsenzym
ACP	Advanced Care Planning
AFAR	afebrile Allgemeinreaktion
AGV	abwendbar gefährlicher Verlauf
AP	alkalische Phosphatase
AR	Außenrotation
ARBA	aufgedeckte, realisierbar behandlungsbedürftige Affektionen
ARS	akute Rhinosinusitis
ASR	Achillessehnenreflex
AU	Arbeitsunfähigkeit
AUDIT	Alcohol Use Disorders Identification Test
AVK	arterielle Verschlusskrankheit
AVT	apparative Verhaltenstherapie
AZ	Allgemeinzustand
BB	Blutbild
bds.	beidseits, beidseitig
BE	Beratungsergebnis
BG	Berufsgenossenschaft
BMI	Body-Mass-Index
BPH	benigne Prostatahyperplasie
BSG	Blutkörperchensenkungsgeschwindigkeit
BtMVV	Betäubungsmittel-Verschreibungsverordnung
BU	Beratungsursache
BWS	Brustwirbelsäule
BZ	Blutzucker
Ca	Karzinom
CAT	COPD Assessment Test
CCD	Centrum-Collum-Diaphyse
CCQ	COPD Control Questionaire
CDD	Classification of Diverticular Disease
CDT	Carbohydrat-defizientes Transferrin
CK	Creatinkinase
CO_2	Kohlendioxid
COPD	chronisch-obstruktive Atemwegserkrankung (Chronic Obstructive Pulmonary Disease)
CPAP	Continuous Positive Airway Pressure
CRP	C-reaktives Protein
CRPS	komplexes regionales Schmerzsyndrom
CRS	chronische Rhinosinusitis
CT	Computertomografie
d	Tag/e
DBT	Dry Bed Training
DD	Differenzialdiagnose
DEGAM	Deutsche Gesellschaft für Allgemeinmedizin und Familienmedizin
dl	Deziliter
DMP	Disease-Management-Programm/e
DXA	Dual-Röntgen-Absorptiometrie
EbM	evidenzbasierte Medizin
EBV	Epstein-Barr-Virus
EEG	Elektroenzephalogramm
EHEC	enterohämorrhagische Escherichia coli
EKG	Elektrokardiogramm
EPU	elektrophysiologische Untersuchung
ESBL	Extended-Spectrum β-Lactamase-produzierenden gramnegativen Erregern
ELISA	Enzyme-linked Immunosorbent Assay
EMG	Elektromyografie
EZ	Ernährungszustand
FAP	familiäre adenomatöse Polyposis
FEV	forcierte Einsekundenkapazität
FSME	Frühsommer-Meningoenzephalitis
FVC	forcierte Vitalkapazität
GAS	Streptokokken der Gruppe A
GCS	Glasgow Coma Scale/Score
GERD	gastroösophageale Refluxkrankheit
GFR	glomeruläre Filtrationsrate
GOLD	Global Initiative for Obstructive Lung Disease
GOT	Glutamat-Oxalacetat-Transaminase
GPT	Glutamat-Pyruvat-Transaminase
GRE	Glycopeptid-resistente Enterokokken
GT	Glutamyl-Transferase
Gy	Gray
HA	Hausarzt
Hb	Hämoglobin
HBV	Hepatitis-B-Virus
hCG	humanes Choriongonadotropin
HCL	Hydrochloridsäure
HCT	Hämatokrit
HDL	High-Density-Lipoprotein
HF	Herzfrequenz
HGE	humane granulozytäre Ehrlichiose
HHV	humanes Herpesvirus
Hib	Haemophilus influenzae
HIT	heparininduzierte Thrombozytopenie
HNPCC	hereditäres non-polypöses Kolonkarzinom (Lynch-Syndrom)
HPV	humanes Papillomavirus
HWI	Harnwegsinfekt
IADL	Instrumental Activities of Daily Living
ICS	Inhaled Corticosteroids
i. d. R.	in der Regel
IE	internationale Einheiten
IfSG	Infektionsschutzgesetz
IgG	Immunglobulin G
IR	Innenrotation

i. v.	intravenös
J.	Jahr/e
KHK	koronare Herzkrankheit
KOF	Körperoberfläche
KTS	Karpaltunnelsyndrom
LABA	Long Acting β_2-Antagonist
LAE	Lungenarterienembolie
LAMA	Long Acting Muscarinic Antagonist
LDH	Laktatdehydrogenase
LDL	Low Density Lipoprotein
LE	Lungenembolie
Lj.	Lebensjahr/e
LWS	Lendenwirbelsäule
M., Mm.	Musculus, Musculi
MAGIC	Manageable Geriatic Assessment
MALT	Münchner Alkoholismus-Test
MAO	Monoaminooxidase
MFA	medizinische/r Fachangestellter
MMR	Masern, Mumps, Röteln
mMRC	Modified Medical Research Council
MMRV	Masern, Mumps, Röteln und Varizellen
MMST	Mini-Mental-Status-Test
MRA	Magnetresonanzangiografie
MRC	Medical Research Council
MRE	multiresistente Erreger
MRSA	Methicillin-/multiresistenter Staphylococcus aureus
MRT	Magnetresonanztomografie
MST	Morphinsulfattablette/n
N., Nn.	Nervus, Nervi
NaCl	Natriumchlorid
NäPA	nicht ärztliche/r Praxisassistent/in
neg.	negativ
NNH	Nasennebenhöhle, Number Needed to Harm
NNT	Number Needed to Treat
NOAKs	neue orale Antikoagulanzien
NSAR	nichtsteroidale Antirheumatika
NSTEMI	Non-ST-Segment Elevation Myocardial Infarction
NUB	neue Untersuchungs- und Behandlungsmethoden
NYHA	New York Heart Association
OA	Osteoarthritis
o. B.	ohne (krankhaften) Befund
OP	Operation
ORSA	Oxacillin-resistenter Staphylococcus aureus
OSAS	obstruktives Schlafapnoesyndrom
PALMA	Patienten-Anweisungen für lebenserhaltende Maßnahmen
PAVK	periphere arterielle Verschlusskrankheit
PEG	perkutane endoskopische Gastrostomie
PG	Prostaglandine
p. i.	per infusionem
p. m.	post mortem
p. o.	per os, peroral
pos.	positiv
PPI	Protonenpumpeninhibitor
PSA	prostataspezifisches Antigen
PSR	Patellarsehnenreflex
PTT	partielle Thromboplastinzeit
RAPD	relativer afferenter Pupillendefekt
RCT	Randomized Controlled Trial
RG	Rasselgeräusch/e
RPGN	rasch progrediente Glomerulonephritis
RR	Blutdruck nach Riva-Rocci, relatives Risiko
SABA	Short Acting β_2-Antagonist
SAMA	Short Acting Muscarinic Antagonist
SAPV	spezialisierte ambulante Palliativversorgung
s. c.	subkutan
SD	Schilddrüse
SE	Status epilepticus
sek.	sekundär
SGTKA	Status generalisiert tonisch-klonischer Anfälle
SIG	Sakroiliakalgelenk
SR	Sinusrhythmus
SSPE	subakut sklerosierende Panenzephalitis
SSW	Schwangerschaftswoche
STEMI	ST-Segment Elevation Myocardial Infarction
STIKO	Ständige Impfkommission
STSS	Streptococcal Toxic Shock Syndrome
T3, T4	Trijodthyronin, Thyroxin
TAPP	transabdominale präperitoneale Netzimplantation
Tbl.	Tablette/n
TEE	transösophageale Echokardiografie
TENS	transkutane elektrische Nervenstimulation
TEP	Totalendoprothese
TIA	transitorische ischämische Attacke
TSH	Thyroidea stimulierendes Hormon
TSS	toxisches Schocksyndrom
TVT	tiefe Venenthrombose
U	Unity
UACS	Upper Airway Cough Syndrome
UAW	unerwünschte Arzneimittelwirkung
UF	uncharakteristische Fieberfälle
US	Unterschenkel
V., Vv.	Vena, Venae
V. a.	Verdacht auf
VERAH	Versorgungsassistent/in in der Hausarztpraxis
VHF	Vorhofflimmern
VK	Vitalkapazität
VRE	Vancomycin-resistente Enterokokken
WHO	World Health Organization
WHR	Waist-to-Hip-Ratio (Taille-Hüft-Relation)
WK	Wirbelkörper
WS	Wirbelsäule
z. A.	zum Ausschluss
Z. n.	Zustand nach

Laborwerte

Name	Zahlenwert	Einheit	Anmerkung
Albumin	3,5–5,2	g/dl	
Bikarbonat	22–26	mmol/l	
Bilirubin gesamt	< 0,9	mg/dl	
BSG	1. h: 0–10 2. h: 10–30	mm	
BZ	74–106	mg/dl	
Chlorid	95–112	mmol/l	
Cholinesterase	3900–10 300 (♀) 4600–11 500 (♂)	U/l	Geschlechtsabhängig
CRP	< 5	mg/l	
Eisen	37–145	µg/dl	
Erythrozyten	4,2–6,3	Mio/µl	Geschlechtsunabhängige Angabe
Ferritin	10–280	µg/l	Geschlechts- und altersabhängig
Gesamtcholesterin	50–200	mg/dl	
Gesamteiweiß	6,4–8,3	g/dl	
Gesamttriglyzeride	< 200	mg/dl	
GOT (AST)	10–35	U/l	
GPT (ALT)	10–35	U/l	
Harnsäure	3,4–7,0	mg/dl	
Harnstoff	12,8–42,8	mg/dl	
Hb	12–18	g/dl	Geschlechtsunabhängige Angabe
HDL-Cholesterin	> 55 (♀) > 45 (♂)	mg/dl	
Hkt	37–52	%	Geschlechtsunabhängige Angabe
Immunglobulin G	700–1.600	mg/dl	
INR	0,85–1,15		Keine Einheit
Kalium	3,5–5,1	mmol/l	
Kalzium (gesamt)	2,15–2,50	mmol/l	
Laktat	0,5–1,6	mmol/l	
LDH	135–214 (♀) 135–225 (♂)	U/l	Obere Grenze geschlechtsabhängig
LDL-Cholesterin	100–160	mg/dl	
Leukozyten	4,3–10	Tsd/µl	
Lipase	13–60	U/l	
MCH	27–34	pg	
MCHC	31,5–36	g/dl	

Name	Zahlenwert	Einheit	Anmerkung
MCV	82–101	fl	
Natrium	136–145	mmol/l	
Pankreasamylase	13–53	U/l	
Procalcitonin quantitativ	< 0,05	ng/ml	
PTT	25,9–36,6	s	
Quick	70–130	%	
Retikulozyten	0,48–1,64	%	
Serumkreatinin	0,51–0,95 (♀) 0,67–1,17 (♂)	mg/dl	Alters- und geschlechtsabhängig
Thrombozyten	140–400	Tsd/µl	
Transferrinsättigung	15–40	%	
Triglyzeride	< 150	mg/dl	
TSH	0,27–4,20	µU/ml	
γ-GT	0–40	U/l	

Inhaltsverzeichnis

Mit dem nachstehenden QR-Code erhalten Sie Zugang zu ergänzender Literatur zu den einzelnen Fällen

https://else4.de.online_literatur

Inhaltsverzeichnis nach Diagnosen

Inhaltsverzeichnis nach Diagnosen

Inhaltsverzeichnis nach kasuistischen Hauptgruppen

Uncharakteristisches Fieber, afebrile Allgemeinreaktion, Luftwegs-Katarrhe, Tonsillitis

Myalgien, Neuralgien, Arthropathien, Kreuzschmerzen, Neuritiden

Pyogene Infektionen der Haut

Verletzungen

Beschwerden und Erkrankungen der Thoraxregion, Hypertonie, Schwindel, Beinödeme, Hypotonie, periphere akute Kreislaufinsuffizienz

Charakteristische und uncharakteristische Beschwerden und Krankheitszeichen in der abdominalen Region

Beschwerden und Erkrankungen der Haut

Beschwerden und Erkrankungen im Bereich von Nase, Ohren und Mund

Beschwerden und Erkrankungen im urogenitalen Bereich

Beschwerden im Bereich der Augen

Beschwerden im Bereich der Psyche und Nerven

Sonstige Erkrankungen, Beschwerden, Beratungsursachen

Non-sickness-Kontakte

1

Kopfschmerzen

„Ich komme zu Ihnen, weil ich schon wieder fürchterliche Kopfschmerzen habe."

Vorgeschichte

Die 41-jährige Frau K. ist seit Jahren in der Praxis aufgrund häufiger Kopfschmerzen und Wirbelsäulenprobleme in Behandlung.

Patientendaten

- Bekannte Diagnosen: rezidivierende HWS- und LWS-Beschwerden; Senkfuß bds.; chronische Schmerzen; Propyphenazon-Allergie
- Bisherige Medikation: Azur compositum (Paracetamol 350 mg; Coffein 50 mg; Codein 30 mg) wird seit Jahren sporadisch eingenommen.

1. Was versteht man unter chronischen Kopfschmerzen? Welche Ursachen ziehen Sie in Betracht, welche abwendbar gefährlichen Verläufe (AGVs) sind zu bedenken?

2. Welche Fragen stellen Sie der Patientin?

3. Welche diagnostischen Maßnahmen führen Sie durch bzw. veranlassen Sie?

4. Beurteilen Sie die Migränetherapie der Patientin. Was würden Sie daran ändern?

1. Ursachen von chronischen Kopfschmerzen

Chronische Kopfschmerzen liegen definitionsgemäß vor, wenn an 15 Tagen oder mehr pro Monat an 3 aufeinanderfolgenden Monaten ein Kopfschmerz besteht (der täglich mind. 4 h anhält).

Anhand der **IHS-Klassifikation** von 2013 (Headache Classification Subcommittee of the International Headache Society) werden **vier primäre Kopfschmerzformen** als Ursache eines nichtsymptomatischen chronischen Kopfschmerzes unterschieden:

- IHS 1.5.1: chronische Migräne (ICD-10 G43.0 bzw. G43.1)
- IHS 2.3: chronischer Kopfschmerz vom Spannungstyp (ICD-10 G44.2) (häufig assoziiert mit perikranialer Schmerzempfindlichkeit)
- IHS 4.7: Hemicrania continua mit einem einseitigen Dauerkopfschmerz (ICD-10 G44.8)
- IHS 4.8: neu aufgetretener Dauerkopfschmerz (ICD-10 G44.2) (ältere Klassifizierung – daher gleicher ICD wie Spannungskopfschmerz)

Auf jeden Fall sollte auch an Kopfschmerz bei Medikamentenübergebrauch (ICD-10 G44.41) gedacht werden, der bei ca. 1–2 % der Bevölkerung vermutet wird.

➤ Tab. 1.1 gibt einen Überblick über die Kriterien der vier chronischen Kopfschmerzformen.

Der **episodische Spannungskopfschmerz** (30 min bis 7 Tage an < 1 Tag/Monat) ist mit 90 % Lebenszeitprävalenz und 1-Jahres-Prävalenz um 63 % die häufigste Kopfschmerzform. Weitere häufige Kopfschmerzursachen sind die Migräne sowie halswirbelsäulenbedingte Kopfschmerzfälle. Außerdem kommen in Betracht:

- Refraktionsanomalien
- Sinusitiden
- Hypertonie und Hypotonie
- HWS- und Augenprobleme durch Bildschirmarbeit
- Schlafapnoesyndrom
- Psychogene/psychosoziale Ursachen (v. a. Depression)
- Medikamentös/durch Genussgifte bedingt (Alkohol, Nikotin, Kaffee)
- Pseudotumor cerebri
- Oromandibuläre Dysfunktion (Zähneknirschen – Schmerz beim Kauen)

An abwendbar gefährlichen Verläufen sind im Wesentlichen zu bedenken:

- Intrakranielle Blutungen
- Sinus- und Hirnvenenthrombosen
- Meningitis
- Intrazerebrale Tumoren
- Gefäßanomalien (Aneurysma)
- Arteriitis temporalis (BSG, CRP erhöht, Erblindungsgefahr)
- Glaukom
- Kraniozervikale Übergangsvariante (Schmerz bei Husten, Valsalva)
- Metabolisch (Niere, Diabetes)
- Episodischer und chronischer Clusterkopfschmerz (IHS 3.1): attackenartig auftretender, streng einseitiger, extrem heftiger Kopfschmerz mit autonomen Symptomen (Horner-Syndrom, Lakrimation, Rhinorrhö), gleichzeitig und ipsilateral zum Schmerz; spricht nicht auf Indometacin an

Aufgrund der Vorgeschichte scheidet eine akute Subarachnoidalblutung eher aus, da deren „Markenzeichen" ein plötzlicher Vernichtungskopfschmerz ist. Ebenso kommen andere akute Ursachen nicht in Betracht, da die Beschwerden der Patientin schon seit vielen Jahren in gleichbleibender Qualität bestehen.

Warnhinweise für AGVs:

- Neuer Kopfschmerz mit untypischem Charakter
- Atypischer Verlauf (z. B. keine Besserung auf die üblichen Maßnahmen)
- Zunehmende Schmerzintensität oder sich ändernder Schmerzcharakter bei bekannten Kopfschmerzen
- Zusätzliches Auftreten von neurologischen Symptomen/Ausfällen
- Nach Traumata
- Fieber und Meningismus
- Bewusstseinsstörungen
- Psychische Auffälligkeiten
- Neu aufgetretene Kopfschmerzen nach dem 65. Lebensjahr

Tab. 1.1 Diagnostische Kriterien für die vier chronischen Kopfschmerzformen (IHS-Klassifikation, Headache Classification Subcommittee of the International Headache Society; 3. Aufl., 2013)

Chronische Migräne	
A	Migränekopfschmerzen, die an ≥ 15 Tagen/Monat über ≥ 3 Monate auftreten, ohne dass ein Analgetikaübergebrauch besteht
B	Kopfschmerz, der die Kriterien der Migräne ohne Aura an ≥ 15 Tagen/Monat über > 3 Monate hinweg erfüllt
C	Nicht auf eine andere Erkrankung zurückzuführen
Chronischer Spannungskopfschmerz	
A	Ein Kopfschmerz, der die Kriterien B–D erfüllt, tritt an durchschnittlich ≥ 15 Tagen/Monat über mindestens 3 Monate (mindestens 180 Tage/Jahr) auf
B	Der Kopfschmerz hält für Stunden an oder ist kontinuierlich vorhanden
C	Der Kopfschmerz weist mindestens zwei der folgenden Charakteristika auf: ▪ Beidseitige Lokalisation ▪ Schmerzqualität drückend oder beengend, nicht pulsierend ▪ Leichte bis mittlere Schmerzintensität ▪ Keine Verstärkung durch körperliche Routineaktivitäten wie Gehen oder Treppensteigen
D	Beide folgenden Punkte sind erfüllt: ▪ Höchstens eines ist vorhanden: milde Übelkeit oder Photophobie oder Phonophobie ▪ Weder Erbrechen noch mittlere bis starke Übelkeit
E	Nicht auf eine andere Erkrankung zurückzuführen
Hemicrania continua	
A	Kopfschmerzen seit > 3 Monaten, die die Kriterien B–D erfüllen
B	Der Schmerz weist alle folgenden Charakteristika auf: ▪ Einseitiger Kopfschmerz ohne Seitenwechsel ▪ Täglich und kontinuierlich, ohne schmerzfreie Intervalle ▪ Mittelstarke Intensität, jedoch mit Exazerbationen mit starken Schmerzen
C	Wenigstens eines der nachfolgend angeführten autonomen Symptome tritt während der Exazerbationen auf der Seite des Schmerzes auf: ▪ Konjunktivale Injektion und/oder Lakrimation ▪ Nasale Kongestion und/oder Rhinorrhö ▪ Miosis und/oder Ptosis
D	Zuverlässiges Ansprechen auf therapeutische Dosen von Indometacin
E	Nicht auf eine andere Erkrankung zurückzuführen
Neu aufgetretener Dauerkopfschmerz	
A	Kopfschmerz, der innerhalb von 3 Tagen nach Beginn die Kriterien B–D erfüllt
B	Der Kopfschmerz tritt täglich auf und remittiert nicht während eines Zeitraums von > 3 Monaten
C	Der Kopfschmerz weist mind. 2 der folgenden Charakteristika auf: ▪ Beidseitige Lokalisation ▪ Drückend oder beengend, nicht pulsierende Qualität ▪ Leichte bis mittlere Schmerzintensität ▪ Keine Verstärkung durch körperliche Routineaktivität wie Gehen oder Treppensteigen
D	Beide der folgenden Punkte sind erfüllt: ▪ Höchstens eines ist vorhanden: milde Übelkeit oder Photophobie oder Phonophobie ▪ Weder mittlere bis starke Übelkeit noch Erbrechen
E	Nicht auf eine andere Erkrankung zurückzuführen

2. Fragen an die Patientin

Neben der Frage nach früher bereits durchgeführter Diagnostik und Therapie sowie bekannten Erkrankungen ist der Schmerz genau abzuklären. Dabei werden die Kriterien für die vier chronischen Kopfschmerzformen abgefragt (➤ Tab. 1.1). Außerdem stehen mögliche abwendbar gefährliche Verläufe und konkurrierende Beratungsergebnisse im Fokus. Die Fragen zielen auf Beginn (akut oder schleichend?), Lokalisation, Qualität, Intensität, Dauer, Periodik, Auslöser und Begleiterscheinungen. Meistens ist das Führen eines **Kopfschmerztagebuchs** hilfreich.

- **Migräne, Analgetikakopfschmerz,** aber auch **Kopfschmerzen bei Hirntumoren** treten häufig morgens auf.
- **Sinusitiden** haben ihr Schmerzmaximum 1–2 h nach dem Aufstehen, während Spannungskopfschmerz, Trigeminusneuralgie und atypischer Gesichtsschmerz meistens tagsüber auftreten.
- **Thunderclap-Headache,** „Vernichtungs-Kopfschmerz": eine Subarachnoidalblutung ist unbedingt sofort auszuschließen. Er kann auch andere Ursachen haben und tritt manchmal auch nach einem Orgasmus auf.
- **Lokalisation und Schmerzqualität** können wichtige Hinweise geben. Die Angaben der Patientin – einseitig, pulsierend – machen Migräne wahrscheinlich.
- Die **Schmerzintensität** sollte z. B. anhand einer Schmerzskala abgefragt werden (0 = keine Schmerzen, 10 = unerträglicher Schmerz).

Hoch schmerzhafte Erkrankungen wie akutes Glaukom, Barosinusitis oder intrazerebrale Blutungen kommen aufgrund der Angaben der Patientin kaum in Betracht. Der mäßige Schmerz spricht ebenfalls für Migräne.

Migräneattacken treten immer wieder in unregelmäßigen Zeitabständen auf oder werden durch bestimmte Ereignisse ausgelöst. Als Auslöser für den Kopfschmerz gab Frau K. Rotweingenuss an – dies würde zur Migräne passen, die durch den Genuss tyraminhaltiger Nahrungsmittel (Rotwein, Käse, Schokolade) ausgelöst werden kann. Augenflimmern passt ebenfalls dazu. Die von der Patientin erfragten Begleiterscheinungen im Zusammenhang mit dem Kopfschmerz helfen ebenfalls bei der Klassifizierung der Kopfschmerzerkrankung weiter.

Frau K. klagt über morgens schleichend auftretende, mäßige, einseitige und pulsierende Kopfschmerzen sowie Flimmerskotome und Übelkeit. Während des Anfalls hat sie das Bedürfnis, sich in einem verdunkelten Raum hinzulegen. Analgetika nimmt sie sporadisch bei Kopfschmerzen, jedoch nicht allzu regelmäßig ein. Daher ist in erster Linie eine Migräne in Betracht zu ziehen.

MERKE

Typisches Auftreten verschiedener Kopfschmerzformen im Tagesablauf

- **Nachts:** Clusterkopfschmerz
- **Morgens:** Migräne, Analgetikakopfschmerz, Hirntumor
- **Tagsüber:** Spannungskopfschmerz, Trigeminusneuralgie, atypischer Gesichtsschmerz

3. Diagnostische Maßnahmen

In der Regel wird man zunächst **Blutdruck** und **Puls** messen, den Schädel palpieren (inkl. A. temporalis) und die **Nervenaustrittspunkte** des Trigeminus auf Druckdolenz sowie die Kiefergelenke auf Druckempfindlichkeit und Funktion prüfen.

Außerdem wird die **Beweglichkeit der Halswirbelsäule** überprüft sowie ein möglicher paravertebraler Muskelhartspann im Bereich von Halswirbelsäule, Brustwirbelsäule und Halsmuskulatur palpiert – Myogelosen können Ursache oder Folge von Kopfschmerzen sein. Hierbei kann auch gleich nach einem Meningismus gefahndet werden.

Eine **Racheninspektion** sowie die Überprüfung der **Klopfempfindlichkeit von Kiefer- und Stirnhöhlen** sind ebenfalls angezeigt.

Die neurologische Untersuchung beinhaltet die Überprüfung der Pupillen (rund, isokor, beidseits frontal auf Licht reagierend?), aller Hirnnerven, der Diadochokinese, peripherer Motorik, Sensibilität, des Romberg-Stehversuchs, ggf. auch des Unterberger-Tretversuchs bzw. des Blindgangs mit vorgestreckten Händen. Die Überprüfung des Reflexstatus ergänzt die Untersuchung. Eine **Otoskopie** und die orientierende Überprüfung des Sehvermögens (Leseprobe) sollten ebenfalls erfolgen.

Des Weiteren ist **die psychische Verfassung** der Patientin zu beurteilen.

Daneben sind ggf. eine **Urinuntersuchung** (Zucker/Ketone), die Bestimmung von **Entzündungsparametern** (CRP/BSG) sowie kleines Blutbild, Kreatinin und Transaminasen angezeigt.

Bei allen Fällen, bei denen eine partielle zerebrale Raumforderung oder Blutung als abwendbar gefährlicher Verlauf infrage kommt, ist eine weitere Diagnostik mittels **bildgebender Verfahren** in Erwägung zu ziehen.

Bei schlagartigen Kopfschmerzen, die nach dem 50. Lebensjahr zum ersten Mal auftreten, ist zunächst ein **CT ohne Kontrastmittel** die derzeit beste Untersuchungsmethode. Sie ist rasch verfügbar und deckt eventuelle Hirnblutungen sicher auf. Um chronische, sich verschlimmernde Kopfschmerzen abzuklären, eignet sich das Kernspintomogramm wegen seiner größeren Sensitivität in der Diagnostik von Tumoren, Aneurysmen und von Läsionen der hinteren Schädelgrube besser. Gegebenenfalls ist eine sog. **Magnetresonanzangiografie** (MRA) mit Gefäßdarstellung zur Abklärung von Gefäßanomalien hilfreich. Invasive Verfahren (Angiografie) verlieren in letzter Zeit hier immer mehr an Bedeutung. Bei **lageabhängigen Kopfschmerzen** kann eine **Liquorpunktion** sinnvoll sein. Falls ein epileptisches Geschehen im Raum steht, sollte ein EEG erfolgen.

Ergebnisse

Bei Frau K. ergaben körperliche Untersuchung und Labordiagnostik keine auffälligen Befunde. Die Patientin erhielt einmalig ein MRT mit MRA, das ebenfalls keine Auffälligkeiten zeigte. In diesem Zusammenhang ergibt die Befragung der Patientin – wie so oft – kein klares Bild. Aufgrund der Anamnestik und Befunde spricht vieles für Migräne. Sie klassifizieren also: Bild der **Migräne ohne Aura (C).**

4. Beurteilung der Migränetherapie

Bevor eine Kopfschmerztherapie begonnen wird, sind mögliche abwendbar gefährliche Verläufe weitgehend auszuschließen. Ansonsten besteht die Gefahr einer Verschleierung und Verschleppung des Falls. Falls es sich mit hoher Wahrscheinlichkeit um eine Migräne handelt, genügt bei selten auftretenden Anfällen und geringem Schmerzmittelverbrauch eine Anfallstherapie. Im Fall unserer Patientin wurde ein Kombinationspräparat aus Paracetamol, Codein und Koffein gewählt. Dies entspricht nicht exakt den Empfehlungen der **Migräne-Leitlinie.** Diese empfiehlt für die **Akuttherapie:**

- Nichtopioidanalgetika und nichtsteroidale Antirheumatika (NSAR) sind bei der Behandlung der akuten Migräne wirksam. Am besten belegt sind ASS und Ibuprofen.
- Fixe Kombinationen aus Paracetamol, ASS und Koffein sind bei akuter Migräneattacke wirksam.
- Almotriptan, Eletriptan, Frovatriptan, Naratriptan, Rizatriptan, Sumatriptan und Zolmitriptan sind die Substanzen mit der besten Wirksamkeit bei akuten Migräneattacken mit starken Kopfschmerzen, wenn diese nicht ausreichend auf NSAR oder z. B. oben genannte Analgetika ansprechen. Sie sollten dazu möglichst früh in der Attacke eingenommen werden. Sumatriptan subkutan ist die wirksamste Therapie akuter Migräneattacken.
- Die Kombination eines Triptans (v. a. Sumatriptan) mit einem NSAR (v. a. Naproxen) ist der jeweiligen Monotherapie überlegen.
- Antiemetika sind wirksam zur Behandlung von Übelkeit und Erbrechen und verbessern die Resorption der Schmerzmittel (v. a. MCP mit geringer eigener analgetischer Wirkung bei Kopfschmerzen).
- Opioide sollten nicht eingesetzt werden (nutzlos, Nebenwirkungen, Medikamentenkopfschmerz bei Übergebrauch).
- Alternativen bei Unverträglichkeit von Analgetika oder Triptanen: Rimegepant, Lasmiditan (Cave: ZNS-Nebenwirkungen, Fahrtüchtigkeit!)

Nicht medikamentöse Maßnahmen

In Frage kommen:

- Akupunktur (Evidenz schwach)
- Externe transkutane Stimulation des N. trigeminus
- Vasokonstriktionstraining (Blut-Volumen-Puls-Biofeedback) Sie spielen in der Praxis eine eher geringere Rolle.

Die Wirksamkeit **nichtmedikamentöser Verfahren** wurde in der Attackentherapie in kontrollierten Studien kaum untersucht.

Medikamentöse Therapie

In der Praxis werden meist zunächst Nichtopioidanalgetika eingesetzt. Bei Versagen dieser Therapie kommen sog. Triptane (s. o.) infrage. Hier stehen neben Tabletten auch parenterale Darreichungsformen zur Verfügung (z. B. Spritze zur Selbstinjektion oder Nasenspray).

Anfallsprophylaxe: Besteht ein sehr hoher Verbrauch an Akutmedikation, vor allem Schmerzmittel, dauern Attacken regelhaft länger als 72 h oder treten mehr als 3 Attacken in einem Monat mit erheblicher Beeinträchtigung der Lebensqualität auf, ist eine Dauerprophylaxe indiziert. **Mittel der Wahl** sind:

- **Migräneprophylaktika der ersten Wahl: die Betablocker Propanolol, Metoprolol und Bisoprolol,** der Kalziumantagonist Flunarizin (**Cave:** Gewichtszunahme!) und die Antikonvulsiva Topiramat und Valproinsäure (Letztere nicht bei Patientinnen im gebärfähigen Alter ohne sichere Verhütungsmethode) sowie das Antidepressivum Amitriptylin (v. a. bei begleitender Depression und anderweitigen chronischen Schmerzen)
- **Migräneprophylaktika der zweiten Wahl** mit schwacher Evidenz sind Acetylsalicylsäure, Opipramol, Magnesium und ACE-Hemmer/Sartane.
- CGRP-Rezeptor-Antikörper (Eptinezumab, Fremanezumab und Galcanezumab, Erenumab) sind weitere Alternativen, spielen aber in der Hausarztpraxis kaum eine Rolle.

Bei chronischer Migräne mit oder ohne Übergebrauch von Schmerz- oder Migränemitteln sind Topiramat und Onabotulinumtoxin A wirksam.

Eine medikamentöse Behandlung sollte – wenn irgend möglich – durch Methoden der **Verhaltenstherapie (z. B. Entspannungsverfahren, kognitive Verhaltenstherapie, Biofeedback) sowie aeroben Ausdauersport** ergänzt werden. Bei sehr häufigen Attacken und erheblicher Einschränkung der Lebensqualität sollten Verfahren der psychologischen Schmerztherapie (Schmerzbewältigung, Stressmanagement, Entspannungsverfahren) eingesetzt werden. Akupunktur hat statistisch nur einen geringen Effekt, kann jedoch bei Ablehnung medikamentöser Prophylaxe versucht werden.

Verlauf

Trotz intensiver Bemühungen seitens des Hausarztes „dreht sich der Fall immer im Kreis". Es gelingt weder eine eindeutige diagnostische Zuordnung, noch brachte einer der vielen Therapieansätze zur Akutbehandlung oder Anfallsprophylaxe einen durchschlagenden Erfolg. Frau K. hat „schon alles probiert – nichts half".

WAS WÄRE, WENN …

- die Patientin mit einem plötzlich aufgetretenen massiven Kopfschmerz mit verändertem Schmerzcharakter kommen würde?
  - In diesem Fall wäre trotz drohender Verstärkung einer möglichen somatischen Fixierung je nach klinischem Eindruck trotzdem zum Ausschluss eines abwendbar gefährlichen Verlaufs eine erneute Bildgebung (natives cCT) indiziert. Nichts wäre schlimmer, als im Rahmen einer chronischen Erkrankung z. B. eine dennoch mögliche spontane Blutung (auch wenn ein Aneurysma bei vor einigen Monaten erfolgtem MRT unwahrscheinlich erscheint) mit möglichen schwerwiegenden neurologischen Folgen zu übersehen.

ZUSAMMENFASSUNG

Kopfschmerzen sind ein schwieriges Praxisproblem. Einerseits lauern abwendbar gefährliche Verläufe wie etwa Hirntumoren oder Blutungen, andererseits ist die Abgrenzung der verschiedenen Kopfschmerzformen auch für den Experten nicht einfach. Bei der Therapie der Migräne unterscheidet man Akuttherapie und Anfallsprophylaxe. Für beide Bereiche existiert eine Fülle von Therapiemöglichkeiten.

https://else4.de/Klein1

https://else4.de/Klein1a

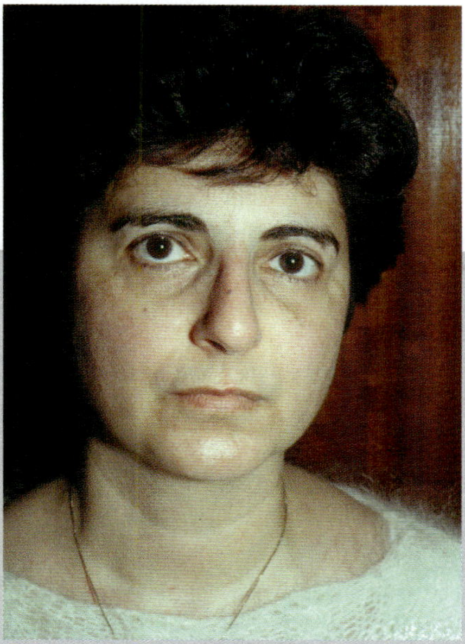
[P013]

2

Libidoverlust

„Herr Doktor, meine Frau hat seit einem Jahr nicht mehr mit mir geschlafen."

Vorgeschichte

Herr F. stellt sich wegen Kreuzschmerzen in der Praxis vor. Die Türklinke in der Hand: „Wissen Sie, so viel macht mir das ja nicht aus, aber meine Frau hat seit über einem Jahr nicht mehr mit mir geschlafen!"

Frau F. erscheint eine Woche später zum Termin (➤ Bild): „Wissen Sie, Herr Doktor, es herrscht vollständige Harmonie in unserer Ehe. Aber Zärtlichkeiten wehre ich immer ab. Das tut mir dann später leid! Ich habe ja auch immer Kopfschmerzen. Eigentlich tut mir alles weh! Schlafen kann ich auch schlecht und ich bin nervös und angespannt. Oft überfällt mich panische Angst, ohne dass ich weiß, warum."

1. **Welche psychischen Erkrankungen kommen bei Frau F. infrage?**

2. **Welche diagnostischen Maßnahmen ergreifen Sie zur Abklärung einer Depression?**

3. **Worauf zielt die Depressionstherapie?**

4. **Welche medikamentöse Therapie kommt für Frau F. in Betracht?**

5. **Welche nichtmedikamentösen Behandlungsmethoden stehen zur Verfügung?**

6. **Frau F. erleidet nach einem Jahr ein Rezidiv. Was tun Sie jetzt?**

1. Mögliche psychische Erkrankungen

Anhand der Schilderung der Patientin sowie des typischen Gesichtsausdrucks, der Übertragungsphänomene seitens des Arztes auslöst („die Stimmung sinkt, wenn man sie anschaut"), erscheint eine Depression sehr wahrscheinlich. In zweiter Linie kommen eine Angststörung und ein chronisches Müdigkeitssyndrom (Chronisches Fatigue-Syndrom, CFS) in Betracht. Vermutlich bestehen zusätzlich eine somatoforme Störung und eine Angst- bzw. Panikstörung.

2. Depressionsabklärung

Diagnostik und Schweregrad

In der Hausarztpraxis haben sich zwei Screeningfragen, die auf eine Depression zielen, bewährt:

- Fühlten Sie sich im letzten Monat häufig niedergeschlagen, traurig, bedrückt oder hoffnungslos?
- Hatten Sie im letzten Monat deutlich weniger Lust und Freude an Dingen, die Sie sonst gerne tun?

Werden beide Fragen verneint, kann eine ausgeprägte Depression mit hoher Sicherheit ausgeschlossen werden (Sensitivität 96 %).

Werden beide Fragen mit „Ja" beantwortet, so ist die klinische Erfassung der formalen Diagnosekriterien erforderlich (➤ Tab. 2.1).

Eine depressive Episode dauert definitionsgemäß mindestens 2 Wochen. In besonders schweren Fällen kann die Diagnose auch früher gestellt werden.

Man unterscheidet nach ICD-10:

- Leichte depressive Episode (F32.0): mind. zwei Haupt- und zwei Nebensymptome
- Mittelgradige depressive Episode (F32.1). mind. zwei Haupt- und drei bis vier Nebensymptome
- Schwere depressive Episode (F32.2; F32.3): mind. drei Haupt- und vier Nebensymptome

Eine rezidivierende depressive Episode unterschiedlichen Schweregrades liegt vor, wenn es neben der gegenwärtigen depressiven Episode in der Vorgeschichte wenigstens eine weitere gab.

Gemäß ICD-11 müssen für die Diagnose einer depressiven Episode mindestens fünf Symptome (ICD-10: vier Symptome) vorliegen, davon mindestens eines aus dem affektiven Bereich. Die Einstufung der Episodenschwere (leicht, mittelgradig, schwer) erfolgt in der ICD-11 nicht anhand der Summe der Symptome, sondern berücksichtigt neben der Anzahl auch deren Intensität sowie den Grad der Funktionseinschränkung.

Tab. 2.1 Haupt- und Nebensymptome bei Depressionen

Hauptsymptome
▪ Gedrückte, depressive Stimmung ▪ Interessenverlust, Freudlosigkeit ▪ Antriebsmangel, erhöhte Ermüdbarkeit
Nebensymptome
▪ Verminderte Konzentration und Aufmerksamkeit ▪ Vermindertes Selbstwertgefühl und Selbstvertrauen ▪ Gefühle von Schuld und Wertlosigkeit ▪ Psychomotorische Agitiertheit oder Hemmung ▪ Suizidgedanken/-handlungen ▪ Schlafstörungen ▪ Verminderter Appetit

Das „somatische Syndrom"

In der ICD-10 kann bei leichten bzw. mittelgradigen depressiven Episoden auch klassifiziert werden, ob zusätzlich zu den Haupt- und Zusatzsymptomen ein **somatisches Syndrom** vorliegt. Typische Merkmale des somatischen Syndroms sind:

- Interessenverlust oder Verlust der Freude
- Mangelnde emotionale Reaktion auf Freundlichkeit/freudige Ereignisse
- Frühmorgendliches Erwachen, zwei oder mehr Stunden vor der gewohnten Zeit
- Morgentief
- Psychomotorische Hemmung oder Agitiertheit
- Appetitverlust
- Gewichtsverlust
- Libidoverlust

Der Interessenverlust bzw. der Verlust von Freude an normalerweise angenehmen Aktivitäten sowie die fehlende emotionale Reagibilität auf an sich positive Lebenserfahrungen sind das Hauptmerkmal einer depressiven Episode mit somatischem Syndrom. Die gezielte Befragung ergibt, dass Frau F. an einer mittelgradigen depressiven Episode mit somatischem Syndrom leidet. Sie gibt Interessenlosigkeit, gedrückte Stimmung, negatives Selbstwertgefühl und Konzentrationsstörungen an, hinzu kommen Müdigkeit, verminderter Bewegungsdrang und Libidoverlust.

Psychotische Symptome

Kommen bei Depressionen vor und sind für die Klassifizierung und auch im Hinblick auf die Therapie von Bedeutung im Einzelnen:

- Verarmungswahn: Überzeugung, vor dem finanziellen Ruin zu stehen
- Hypochondrischer Wahn: Überzeugung, unheilbar krank zu sein
- Versündigungs- und Verschuldungswahn: Überzeugung, schuldig zu sein (für spezielle Ereignisse oder allgemein für alles Unglück der Welt)
- Nihilistischer Wahn: Überzeugung, innerlich tot und/oder in einem Totenreich zu sein
- Verkleinerungswahn: Überzeugung, körperlich ständig weiter zu schrumpfen
- Halluzinationen (meist akustischer Art)
- Depressiver Stupor

Abschätzung der Suizidalität

Der abwendbar gefährliche Verlauf bei Depressionen ist der Suizid. Daher ist die Aufdeckung einer möglichen Suizidgefahr ein zentrales Anliegen der Arzt-Patienten-Interaktion. Nach Suizidalität ist immer explizit zu fragen. Im Einzelnen haben sich Fragen bewährt nach:

- Lebensüberdruss, Todeswunsch – häufig?
- Sich aufdrängende Suizidgedanken – aktiv mental verdrängbar?
- Konkrete Suizidpläne?
- Suizidvorbereitungen?
- Suizidhemmnisse?
- Kommunikation mit anderen über Suizidgedanken?
- Frühere Suizidversuche?
- Suizide im Familien- oder Freundeskreis?

Ausschluss einer organischen Depressionsursache

Gegebenenfalls sind weitere auf körperliche Erkrankungen gerichtete Untersuchungen notwendig, um mögliche körperliche Erkrankungen als Depressionsursache auszuschließen.

Letztere sind äußerst vielfältig, z. B. Tumorerkrankungen, Erkrankungen des Bewegungsapparats, endokrinologische, kardiovaskuläre und pulmonale Erkrankungen, metabolische Störungen, Allergien, Infektionserkrankungen, zentralnervöse Pathologien, Hirntumoren, essenzielle Hypertonie, Alkoholismus oder Anämie, um nur einige zu nennen. Hier ist Augenmaß erforderlich, um einerseits nichts Wichtiges zu übersehen und andererseits keine organische Fixierung durch übertriebene Diagnostik zu erzeugen. Idealerweise sollten Arzt und Patient in dieser Phase Soma und Psyche gleichermaßen im Auge behalten.

Eine organische Ursache ist bei neu aufgetretener depressiver Symptomatik insbesondere bei Vorliegen folgender Red Flags in Betracht zu ziehen:

- Neue neurologische Fokalsymptomatik, die in zeitlichem Zusammenhang mit der Entwicklung depressiver Symptome steht (z. B. Paresen, Bewegungs- bzw. Sensibilitätsstörungen)
- Ausgeprägte kognitive Einschränkungen
- Psychotische Symptomatik; fehlende Hinweise auf psychosoziale Stressfaktoren und/oder Umstände
- Bekannte schwere chronische oder akute somatische Komorbidität; andere klinische Veränderungen in zeitlichem Zusammenhang mit der Entwicklung depressiver Symptome (z. B. ausgeprägter Gewichtsverlust oder -zunahme; Fieber etc.)

Im vorliegenden Fall erbrachten Labortests allgemeiner Art sowie die Untersuchung auf Schilddrüsen- und Sexualhormone keinen pathologischen Befund.

Auch in der Hausarztpraxis übliche Medikamente können Depressionen verursachen, z. B. Betablocker, ACE-Hemmer, Kalziumkanalblocker, L-Dopa, Glukokortikoide, Gestagene, α-Methyldopa, Clonidin, Prazosin, Opiate, Ibuprofen, Hydralazin, Nalidixinsäure, Nitrofurantoin, Tetrazykline, Metronidazol, Gyrasehemmer, Hydantoin, Neuroleptika, Barbiturate, Aciclovir, Interferon, Azathioprin etc.

3. Therapieplanung

Am Beginn der Behandlung von Patienten mit depressiven Störungen steht ein **Aufklärungsgespräch.** Therapieziele werden gemeinsam formuliert.

Als allgemeine Behandlungsziele gelten für Patienten mit depressiven Störungen:

- Verschwinden der Symptome – Erreichen einer Remission
- Wenn keine Besserung möglich: Verschlimmerung verhindern
- Suizide verhindern
- Rezidive vermeiden
- Berufliche und psychosoziale Leistungsfähigkeit und Teilhabe wiederherstellen
- Seelisches Gleichgewicht wiedererlangen
- Rezidivprophylaxe
- Alltagsbewältigung
- Entwicklung von Coping-Strategien
- Eigenverantwortliche Versorgung, Körperpflege, gesundheitsbewusstes Verhalten
- Seelisches Gleichgewicht, wenn möglich, wiederherstellen
- Realistische Selbsteinschätzung erreichen
- Bewältigung von häuslichen und alltäglichen Aufgaben
- Psychosoziale Leistungsfähigkeit und Teilhabe wiederherstellen (z. B. interpersonelle Interaktion und Kommunikation, Beziehungsqualität, Beteiligung am sozialen Leben)
- Gesundheitsbezogenen Lebensstil ermöglichen

Grundsätzlich gibt es folgende primäre Behandlungsstrategien, die einzeln oder in Kombination eingesetzt werden können:

- Hilfe zur Selbsthilfe und Stärkung von Selbstmanagement-Fähigkeiten durch Psychoedukation, Bibliotherapie, niedrigschwellige gesprächsbasierte Interventionen. Schriftliche Patienteninformationen und internet- bzw. Handy-App-basierte Programme können hilfreich sein.
- Beratung zur krankheitsangepassten Lebensführung, z. B. Schlafverhalten
- Psychotherapie
- Medikamentöse Therapie
- Neurostimulatorische Verfahren (Elektrokonvulsionstherapie, repetitive transkranielle Magnetstimulation u. a.)
- Psychosoziale Interventionen (Ergo- oder Soziotherapie)
- Unterstützende Maßnahmen (Sport- und Bewegungstherapie, Lichttherapie, Schlafentzugstherapie)

Die nächsten Angehörigen sollen nach Möglichkeit in den Therapieprozess einbezogen werden.

Folgekontakte werden vereinbart. Suizidgefährdete Patienten sind auf jeden Fall täglich zu kontaktieren, besonders ca. eine Woche nach Therapiebeginn mit SSRI und SSNRI. Der Antrieb nimmt infolge der initialen Wirkung zu. Die Stimmung ist aber meist noch nicht besser, die „Lösung aus der Starre" steigert dann das Suizidrisiko. Der Patient ist darauf hinzuweisen, dass nach einer Woche noch keine Besserung zu erwarten ist. Auch sind nach Therapiebeginn anfangs Probleme möglich: Schwindel, Müdigkeit, Schlafstörungen, Schwitzen, Verstopfung, kalte Füße, Erregungszustände. Auch deshalb anfangs engmaschige Kontakte in der Praxis oder per Telefon oder Videosprechstunde.

4. Medikamente

Zunächst ist eine Akutbehandlung erforderlich, um möglichst rasch die belastenden Symptome abzumildern. Allerdings brauchen Antidepressiva i. d. R. ca. 3–4 Wochen, bis die depressionslösende Wirkung einsetzt. Dieser Zeitraum kann notfalls mit Benzodiazepinen, z. B. Lorazepam, überbrückt werden. **Cave:** Suchtgefahr! Verordnung für maximal 2 Wochen!

Akuttherapie

Es geht darum, die belastenden Beschwerden in den Griff zu bekommen. Bei leichten oder mittelgradigen depressiven Episoden kann ein erster Therapieversuch auch mit Johanniskraut (Dosierung 900–1.200 mg Extrakt/d) unternommen werden. **Cave:** Quick-Anstieg bei Marcumar®-Patienten! Weitere Nebenwirkungen: Photosensibilisierung, allergische Hautreaktionen, Müdigkeit, selten Unruhe und Abdominalbeschwerden.

Ansonsten steht „Chemie“ (von depressiven Patienten oft argwöhnisch betrachtet) zur Verfügung.
Die wichtigsten antidepressiven Substanzgruppen sind:

- Tri- und tetrazyklische Antidepressiva
- Serotonin-Reuptake-Hemmer (SSRI)
- Nichtselektive Monoamin-Reuptake-Hemmer
- Selektive Serotonin-/Noradrenalin-Reuptake-Hemmer (SSNRI)
- Monoaminoxidase (MAO)-Inhibitoren
- Alpha-2-Rezeptor-Antagonisten
- Melatonin-Rezeptor-Agonisten
- Serotonin-2-Rezeptor (5HT2-Rezeptoren)-Agonisten (Trazodon, Agomelatin)
- Selektive Dopamin- und Noradrenalin-Reuptakehemmer (SNDRI) (Bupropion)
- Tianeptin (fördert Serotonin-Reuptake)
- Lithiumsalze
- Johanniskraut
- etc.

Die Auswahl des Antidepressivums richtet sich neben der Patientenpräferenz vor allem nach dem Nebenwirkungsprofil und Interaktionen, besonders im Hinblick auf vorbestehende Erkrankungen und Medikationen. Im Einzelnen ist zu beachten:

- **Trizyklika** wie Amitriptylin oder Imipramin zeigen ausgeprägte anticholinerge Effekte sowie Appetit- und Gewichtszunahme, Interaktionen mit Alkohol (gegenseitige Verstärkung von Wirkung und Nebenwirkungen) und QT-Zeit-verlängernden Substanzen. Wegen drohender Absetzsymptome ist die Therapie ausschleichend zu beenden.
- **SSRI** wie Citalopram, Fluoxetin, Sertralin: Übelkeit, Unruhe, Sexualstörungen, Serotonin-Syndrom, QT-Verlängerung bei Citalopram und Escitalopram, verstärkte Blutungsneigung
- **SSNRI** wie Venlafaxin, Duloxetin verursachen Unruhe, Antriebssteigerung, Tremor, Hypertonie, Mundtrockenheit, Sexualstörungen, Serotonin-Syndrom, Gerinnungsstörungen, QT-Zeit-Verlängerung. Wegen drohender Absetzsymptome ist die Therapie ausschleichend zu beenden.
- **MAO-Hemmer** wie Moclobemid oder Tranylcypromin verursachen Schlafstörungen, Mundtrockenheit und orthostatische Dysregulation. Unter Tranylcypromin kann es zu Blutdruckschwankungen mit Krisen und Leberinsuffizienz kommen.
- **A2R-Rezeptor-Antagonisten** wie Mianserin und Mirtazapin wirken sedierend, weiterhin Gewichtszunahme, gestörte Kreislaufregulation und Albträume. Kontraindikation: schwere Leber- und Nierenfunktionsstörung.
- **Trazodon** verursacht Müdigkeit und orthostatische Dysregulation.
- **Bupropion** verursacht Unruhe, Schlafstörungen, Hypertonie, Mundtrockenheit, Appetitlosigkeit, Tremor, epileptische Anfälle.
- **Agomelatin** kann Leberfunktionsstörungen, Müdigkeit und Albträume verursachen.
- **Tianeptin** verursacht Schlafstörungen und Appetitverlust. **Cave:** Missbrauch!
- **Lithiumsalze** verursachen kognitive Störungen, Gewichtszunahme, Tremor und Polyurie. Die Nieren- und Schilddrüsenfunktion müssen überwacht werden.
- **Johanniskraut** kann phototoxische Hautreaktionen hervorrufen; außerdem viele Interaktionen z. B. mit Antikoagulanzien, MAO-Hemmern, Anti-Baby-Pille.

Auf mögliche Interaktionen mit anderen Medikamenten infolge Abbau über Cytochrom P 450 ist zu achten, besonders wenn eine genetisch bedingte Isoenzym-Variante (z. B.CyP2D6) mit schlechterer Metabolisierung vorliegt – in diesen Fällen ist mit höheren Spiegeln zu rechnen. Andererseits gibt es auch erblich bedingt Schnell-Metabolisierer.
Haben sich Arzt und Patient für ein bestimmtes Antidepressivum entschieden, beginnt man mit der niedrigsten Anfangsdosis und steigert sie langsam. Gemeinsam mit dem Patienten wird festgelegt, wann eine Wirkung zu erwarten ist (meist nach 3–4 Wochen) und wie die weitere Therapiestrategie aussieht.
Besonders zu Beginn einer Serotonin-Reuptake-Hemmer(SSRI)-Therapie ist auf ein mögliches Serotonin -Syndrom zu achten. Verwirrtheit, Delir, Zittern/ Frösteln, Schwitzen, Veränderungen des Blutdrucks, Myoklonus und Mydriasis weisen auf diesen lebensbedrohlichen Zustand hin.
Auch mit Blutungsneigung, Diarrhö, Suizidgedanken, motorischer Unruhe, Angst und Agitiertheit muss

gerechnet werden. EKG-Kontrollen sind bei Einsatz von SSRI wie Citalopram und besonders Escitalopram und Fluoxetin, aber auch anderen Antidepressiva z. B. Venlafaxin (s. o.) erforderlich, um eine QT-Verlängerung rechtzeitig aufzudecken, die zu bedrohlichen Rhythmusstörungen im Sinne einer Torsade-de-Pointes-Tachykardie führen kann. EKG-Kontrollen sollten vor Therapiebeginn, dann nach einer Woche, nach 4 Wochen danach alle 3 Monate erfolgen. Weiterhin sind Laborkontrollen zum Ausschluss von Nebenwirkungen obligat.

Bei mangelnder Wirkung kann nach reiflicher Überlegung das Antidepressivum gewechselt werden („Switching"). Allerdings ist, um Interaktionen zu vermeiden, meist ein vorsichtiges Aus- bzw. Einschleichen angebracht.

Bei der Umstellung von SSRI, SNRI und Clomipramin auf MAO-Hemmer ist ein ausreichender Sicherheitsabstand von 2 Wochen, bei Fluoxetin von 5 Wochen zu berücksichtigen. Eine Kombination der MAO-Hemmer mit diesen Antidepressiva ist kontraindiziert. Zur Wirkungsverstärkung können ggf. Lithium, Quetiapin (zugelassen), Aripiprazol, Olanzapin und Risperidon (jeweils off-label) in verhältnismäßig niedrigen Dosierungen eingesetzt werden.

Erhaltungstherapie

Um Rezidive zu vermeiden, soll nach erreichter Remission die Therapie mit Antidepressiva in unveränderter Dosis mindestens 6–12 Monate fortgesetzt werden. Erst dann ist eine schrittweise Dosisreduktion sinnvoll. Ausschleichen über 8–12 Wochen! Waren in der jüngsten Vergangenheit zwei oder mehr depressive Episoden aufgetreten, sollte die Erhaltungstherapie mindestens 2 Jahre fortgesetzt werden. Gegebenenfalls ist eine langfristige Rezidivprophylaxe z. B. mit Lithium angezeigt. Dadurch werden das Rezidivrisiko und die Suizidgefahr vermindert.

5. Nichtmedikamentöse Maßnahmen

Psychotherapeutische Verfahren

Sie sind unverzichtbarer Bestandteil der Depressionstherapie und sollten in jedem Fall bei der schweren Depression in Kombination mit Antidepressiva angeboten werden. Auch bei akuten, leichten und mittelschweren Depressionen können sie zum Einsatz kommen. Eine Fülle verschiedener Verfahren steht zur Verfügung. Unter Umständen sollte eine psychotherapeutische Langzeitbehandlung eingesetzt werden. Sie führt zur Stabilisierung der in der Akutphase erzielten Behandlungseffekte. Dadurch wird die nachhaltige Wirkung der Akuttherapie stabilisiert. Psychotherapie zur Rezidivprophylaxe kann u. a. nützlich sein,

- um Bewältigungsstrategien zu entwickeln und zu festigen.
- um psychosoziale Belastungen abzubauen.
- bei aktueller Remission einer vorher chronifizierten (über 2 Jahre) Depression.
- wenn die antidepressive Medikation pausiert werden muss.
- bei Beziehungsstörungen.

Lichttherapie, Schlafentzug, Sport

Eine Lichttherapie kommt vor allem bei sog. Winterdepressionen ((mind. 1 h/d 10.000 Lux, „Lichtdusche") in Betracht.

In der Praxis gut bewährt hat sich der partielle Schlafentzug: Der Patient wird mehrfach im Abstand von 2–3 Tagen um 1 Uhr morgens geweckt, bleibt dann den ganzen Tag bis zum Abend wach und holt den Schlaf nicht nach. Sportliche Aktivität wie z. B. Joggen oder Radfahren, möglichst abwechslungsreich bei mittlerer Belastung, zeigt einen positiven Effekt.

Stimulationstechniken

- **Elektrokonvulsive Therapie (EKT):** Einsatz bei therapieresistenten, schweren depressiven Störungen. Rascher Wirkeintritt nach 2–4 Wochen. Erfolgsquote 60–80 %.
- **Transkranielle Gleichstromstimulation:** nichtinvasives Verfahren, bei dem über auf der Kopfhaut angebrachte Elektroden ein schwacher Gleichstrom appliziert wird.
- **Repetitive transkranielle Magnetstimulation (rTMS):** Sie stimuliert nichtinvasiv kortikale Neuronen im dorsolateralen präfrontalen Kortex beidseits durch ein starkes, zeitlich veränderliches

Magnetfeld. Das Verfahren kann laut Leitlinie bei Patienten eingesetzt werden, die primär nicht auf eine antidepressive Pharmakotherapie angesprochen haben.

- **Vagusnervstimulation (VNS):** ursprünglich für die Epilepsiebehandlung entwickelt. Ein implantierter Impulsgenerator stimuliert den N. vagus, der elektrische Signale über das Mittelhirn zum limbischen System sendet. Nutzen derzeit noch unklar.

Frau F. erhält Citalopram 20 mg morgens. Die Dosis wird später auf 30 mg gesteigert. Nach 4 Wochen Besserung der Abwehrhaltung gegenüber dem Ehemann, „die Angst ist weg". Nach 4 Monaten (➤ Abb. 2.1) hat Frau F. nur noch gelegentlich Kopfschmerzen, manchmal Albträume und keine emotionalen und sexuellen Probleme mehr. Nach 6 Monaten wird das Antidepressivum abgesetzt. Ein Jahr später kommt sie in die Praxis: „Herr Doktor, es geht wieder los. Ich wache wieder frühmorgens auf und kann mich zu nichts aufraffen."

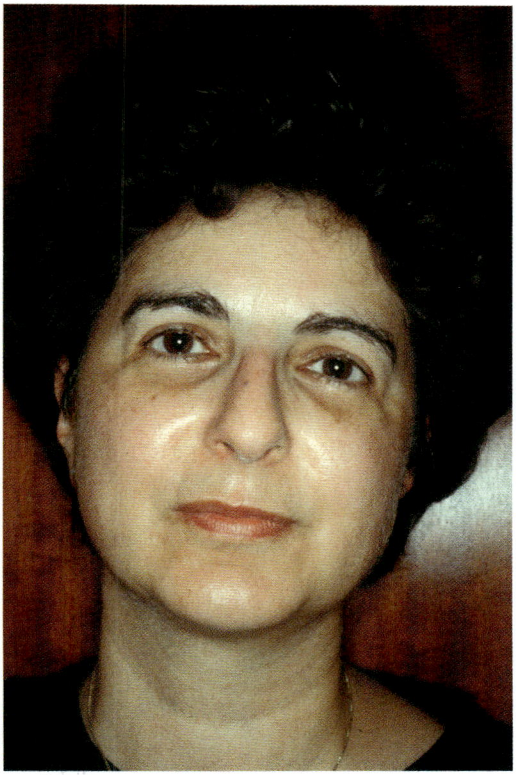

Abb. 2.1 Patientin nach 4 Monaten antidepressiver Therapie [P013]

6. Behandlung des Rezidivs

Das Antidepressivum ist wieder anzusetzen und ggf. mindestens 2 Jahre als Langzeitprophylaxe weiterzugeben. Allgemeine, insbesondere psychotherapeutische Maßnahmen sind wieder anzusetzen. Bei häufig rezidivierenden Depressionen ggf. Phasenprophylaxe, z. B. mit Lithiumsalzen. Eine Vorstellung in einer psychiatrischen Praxis ist anzustreben.

ZUSAMMENFASSUNG

Depressionen treten mitunter in Form von körperlichen Beschwerden in Erscheinung. Interessen-, Freud-, Antriebslosigkeit und Störung der vegetativen Funktionen sind mitunter typisch. Die Frage nach der Suizidalität ist für den Arzt Pflicht. Therapeutisch kommen Antidepressiva, aber auch Psychoedukation, Psychotherapie, Schlafentzug, Sport und bei Lichtmangeldepression Phototherapie sowie Stimulationstechniken infrage. Vor allem zu Beginn der Therapie ist eine engmaschige Überwachung nötig.

https://else4.de/Klein2

3

Bauchweh

„Ich komme zu Ihnen, weil mein Bauch so wehtut!"

Vorgeschichte

Die 52-jährige Frau S. kommt am Freitag in die Sprechstunde: „Ich habe wieder fürchterliche Bauchschmerzen – so wie vor 2 Jahren!"

Frau S. wirkt krank, schwitzt, Temperatur 38,2 °C rektal. Bei der Untersuchung finden Sie regelrechte Darmgeräusche – Druckschmerz im linken Unterbauch mit dezenter lokaler Abwehrspannung – kein peritonitischer Reiz bei der Perkussion.

Patientendaten

- Bekannte Diagnosen: Hypertonie, Polyarthrose
- Bisherige Medikation: Ramipril 5 mg, HCT 12,5 mg, sporadisch Ibuprofen

1. **Welche Ursache für die Bauchschmerzen vermuten Sie?**
2. **Welche Untersuchungen führen Sie in der Praxis durch?**
3. **Worauf achten Sie bei der Darmsonografie? Beurteilen Sie das beispielhafte Sonogramm (➤ Abb. 3.1).**
4. **Ambulante oder stationäre Behandlung – nach welchen Kriterien treffen Sie die Entscheidung?**
5. **Welche Therapiemaßnahmen führen Sie in der ambulanten Behandlung durch?**
6. **Welche Empfehlungen geben Sie der Patientin zur Vermeidung von Rezidiven?**

1. Ursachen

Die Symptome sind relativ typisch für eine Divertikulitis. Vor 2 Jahren war Frau S. deswegen bereits stationär auf der Inneren Abteilung der örtlichen Klinik. Als konkurrierende Beratungsergebnisse kommen v. a. Erkrankungen im Bereich des weiblichen Genitale (z. B. Adnexitis), des Harntrakts (Zystitis, Pyelonephritis, Nephrolithiasis etc.) infrage. Weitere mögliche Ursachen sind Kolonkarzinom (v. a. bei Stenosierung), ischämische Kolitis (z. B. embolisch bei Vorhofflimmern), NSAR-Kolitis (krampfartige Bauchschmerzen mit blutigen Diarrhöen), Reizdarmsyndrom, Appendizitis (v. a., wenn das Schmerzmaximum nicht genau lokalisiert werden kann), chronisch-entzündliche Darmerkrankungen (Morbus Crohn, Colitis ulcerosa) und Mesenterialinfarkt (eher bei älteren Patientinnen).

2. Untersuchung in der Praxis

Folgende Untersuchungen sind angezeigt:

- Auskultation, Perkussion und Palpation des Abdomens
- Rektale Untersuchung
- Temperaturmessung
- Labor (Leukozyten, CRP und Urinuntersuchung)
- Sonografie

Akut zunehmende Schmerzen im linken Unterbauch in Verbindung mit Temperaturerhöhung > 7,6–37,6 °C, CRP > 5 mg/100 ml, Leukozyten > 10.000–12.000/µl sind typische Symptome der **Divertikulitis.** Dabei entwickeln sich die Entzündungsparameter i. d. R. erst über 1–2 Tage. Sie kann jedoch auch völlig ohne systemische Entzündungszeichen lokal ausgeprägt auftreten. Man spricht auch von einer sog. **linksseitigen Appendizitis.** Sie kann jedoch ausnahmsweise auch rechtskolisch oder bei langem Sigma im mittleren oder linken Unterbauch auftreten. Weitere Symptome: Flatulenz, spontane Stuhlentleerung, Übelkeit, Erbrechen, Obstipation oder Diarrhö. Gegebenenfalls rektaler Blutabgang bei gleichzeitiger Divertikelblutung oder Anämie bei chronischer okkulter Blutung aufgrund lokaler Entzündungen.

Die rektale Untersuchung löst bei tiefem Sitz der Divertikulitis ggf. Schmerzen aus. Pollakisurie, Dysurie, Pneumaturie oder sogar Hämaturie sowie Schmerzen im Genitalbereich/Dyspareunie deuten auf **lokale Komplikationen** (Fistelung, Perforation in die Blase, Irritation des Plexus sacralis) hin.

CRP-Werte von > 5 mg/100 ml sprechen bei entsprechender klinischer Symptomatik für eine Divertikulitis, während ein CRP-Wert von > 20 mg/100 ml verdächtig für eine Perforation ist. Bei CRP-Konzentrationen von < 5 mg/100 ml ist in der Folge eine Perforation unwahrscheinlich.

Um einen abszedierenden/komplizierten Verlauf auszuschließen, wurden bei der Patientin in den ersten 48 h nach Beginn tägliche Kontrollen der subjektiven Beschwerden sowie von Abdominalbefund, Temperatur, CRP, Leukozyten und Sonografie durchgeführt.

3. Beurteilung sonografischer Zeichen (➤ Abb. 3.1)

Die Sonografie fahndet einerseits nach anderen Bauchschmerzursachen, wie z. B. Harnleiterkolik oder Pathologien an den Adnexen.

Andererseits sucht sie nach sonografischen Divertikulitis-Zeichen:

- Echoarme, zunächst asymmetrische Wandverdickung (> 5 mm) mit Aufhebung der Wandschichtung, geringer Verformbarkeit unter Druck und einer Einengung des Lumens (➤ Abb. 3.1a)
- Echoarme Darstellung des entzündeten Divertikels, umgeben von einer echogenen Netzkappe (perikolische entzündliche Fettgewebsreaktion; (➤ Abb. 3.1b)
- Echoarme Entzündungsstraßen (➤ Abb. 3.1c)

Des Weiteren hat sie mögliche **Komplikationen** im Visier. Für Abszedierung sprechen echoarme bzw. echofreie parakolische oder intramurale Herdbildung mit echogenen Reverberationsechos bzw. durch Luftreflexe hervorgerufene „Kometenschweifartefakte". Luftreflexe innerhalb echoarmer bandförmiger Strukturen sind charakteristisch für Fisteln. Zeichen einer Perforation sind der Nachweis freier Luft sowie freier, gemischt echogener Flüssigkeit.

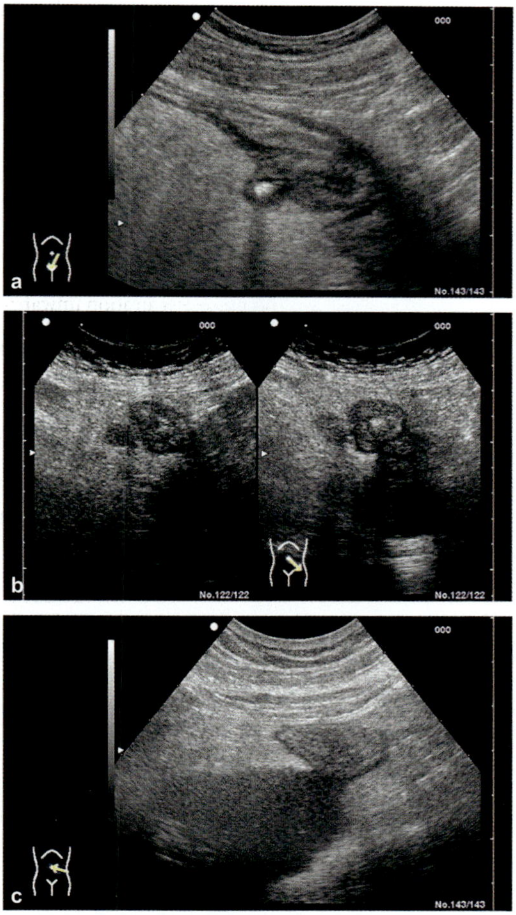

Abb. 3.1 Beispielhafte Sonografie [M512]

4. Behandlungsart

Das Vorgehen richtet sich nach dem Stadium, die Stadieneinteilung nach der Classification of Diverticular Disease (CDD). Anhand dieser kann auch eine Einschätzung über ambulantes oder stationäres Management erfolgen. Ambulant behandelt werden können i. d. R. die Stadien I a und Ib, d. h. entweder lokal beschränkte Symptome ohne systemische Entzündungszeichen oder aber leichte systemische Entzündungszeichen (Leukozyten, CRP) mit sonografisch lediglich phlegmonöser Umgebungsreaktion. Weitere Therapieentscheidungen (mittlerweile sehr strenge Kriterien für OP-Indikation) sind der Klinik unter Nutzung umfangreicher Diagnostik inkl. CT etc. vorbehalten.

Die Entzündungsparameter entwickeln sich häufig erst über 1–2 Tage, sodass die 48-Stunden-Regel mit klinischer Beobachtung des Patienten, Laborkontrollen (CRP, Leukozyten) und ggf. wiederholter Sonografie über diesen Zeitraum erfolgen sollte.

Bei Frau S. ist die Lage sicherlich grenzwertig, da sie zwar sonografisch keinen Anhalt für einen (Mikro)-Abszess oder eine Perforation hat, jedoch bereits eine lokale Abwehrspannung und subfebrile Temperatur. Sie drängt auf eine ambulante Behandlung und verspricht sofortige Vorstellung im Krankenhaus bei Verschlechterung. So erhält sie Amoxicillin/Clavulansäure und wird in die Abendsprechstunde noch einmal für eine kurze Kontrolle des klinischen Befunds einbestellt.

MERKE

Patienten ohne Fieber, Leukozytose, Abwehrspannung, tastbare Resistenz und Stuhlverhalt ohne sonografischen Anhalt für Komplikationen können ambulant behandelt werden. Per erweiterter Bildgebung (Sono, CT) sind ggf. Perforation oder komplizierte Divertikulitis auszuschließen. CRP sollte nur gering erhöht und der Allgemeinzustand gut sein.

5. Therapiemaßnahmen in der ambulanten Behandlung

Die überwiegende Mehrzahl der Patienten mit unkomplizierter Divertikulitis ist konservativ behandelbar. Ausreichende Flüssigkeitszufuhr – wenn möglich oral – ist sicherzustellen. Falls dies nicht ausreicht, ist eine parenterale Flüssigkeitszufuhr indiziert.

Antibiotika

Laut Leitlinie kann bei akuter, unkomplizierter, linksseitiger Divertikulitis ohne Risikoindikatoren unter engmaschiger klinischer Kontrolle auf eine Antibiotikatherapie verzichtet werden. Hier kann ggf. lokal antiinflammatorisch mit Mesalazin (**Cave:** Off-Label-Use) mit oft guter Wirksamkeit behandelt werden. Liegen Risikoindikatoren für einen komplizierten Verlauf vor, sollte auf jeden Fall antibiotisch behandelt werden. Die meisten Kollegen werden sich bei akuter Divertikulitis für eine antibiotische Therapie entscheiden.

Als Antibiotika kommen im hausärztlichen Bereich Amoxicillin/Clavulansäure oder die Gyrasehemmer Ciprofloxacin oder Moxifloxacin (**Cave:** Roter-Hand-Brief wegen Nebenwirkungen im Bereich des Bewegungsapparats, des Nervensystems und der Herzklappen!) infrage, diese dann wegen der fehlenden Wirkung gegen Anaerobier kombiniert mit Metronidazol oral. Als Reservemedikament wäre Ampicillin/Sulbactam bzw. das Prodrug Sultamicillin oral verfügbar, Piperacillin/Tazobactam muss per infusionem verabreicht werden, was in der Praxis auf Grenzen stößt.

Kommt es trotz adäquater konservativer Behandlung innerhalb von 48 h zu einer Befundprogredienz oder Beschwerdepersistenz, sollte eine stationäre Einweisung erfolgen.

Verlauf

Im Lauf der nächsten 2 Tage nehmen bei Frau S. Bauchschmerz und Abwehrspannung zu und sie fiebert auf. Leukozyten 16.000, CRP 80 mg/dl. Sie wird stationär eingewiesen und bei Nachweis freier Luft im CT wird eine Sigmaresektion durchgeführt.

MERKE

Ausreichend Flüssigkeit zuführen! Als orale Antibiotika eignen sich v. a. Amoxicillin/Clavulansäure oder Gyrasehemmer, diese dann kombiniert mit Metronidazol.

6. Empfehlung zur Vermeidung von Rezidiven

Eine generelle Empfehlung (Ernährung, Lebensstil, körperliche Aktivität, Medikamente) zur konservativen Sekundärprophylaxe der rekurrierenden Divertikelkrankheit kann aufgrund unzureichender Datenlage laut Leitlinie nicht gegeben werden. Vegetarische, ballaststoffreiche Kost und regelmäßige körperliche Aktivität scheinen jedoch das Risiko zu reduzieren. Allerdings sollten Risikofaktoren für eine Divertikulitis weitgehend ausgeschaltet werden. Hier sind u. a. der Genuss von rotem Fleisch, Schnaps, mangelnde Ballaststoffzufuhr, kombiniert mit erhöhtem Fettkonsum und Rauchen zu nennen. NSAR, Paracetamol und Kortikoide erhöhen das Risiko für Divertikelkrankheit und -blutung. Opioide fördern ebenfalls Divertikulitiden, während Kalziumantagonisten das Blutungsrisiko erhöhen.

Zerealien wie Körner, Nüsse, Mais/Popcorn etc. scheinen entgegen früherer Ansicht keinen schädlichen Einfluss zu haben.

ZUSAMMENFASSUNG

Klinisch erscheint die Divertikulitis typischerweise als „Linksappendizitis". Bei Fieber, ausgeprägter Leukozytose, Abwehrspannung, tastbarer Resistenz, Stuhlverhalt, Hinweis auf Perforation oder komplizierte Divertikulitis in der Bildgebung bzw. hohem oder steigendem CRP sollte eine stationäre Einweisung erfolgen. An Komplikationen ist mit Abszess, Perforation und Blutungen zu rechnen. In der Praxis erfolgt auch bei unkomplizierter Divertikulitis i. d. R. eine antibiotische Therapie, wenngleich die Leitlinie dies nicht zwingend vorsieht.

https://else4.de/Klein3

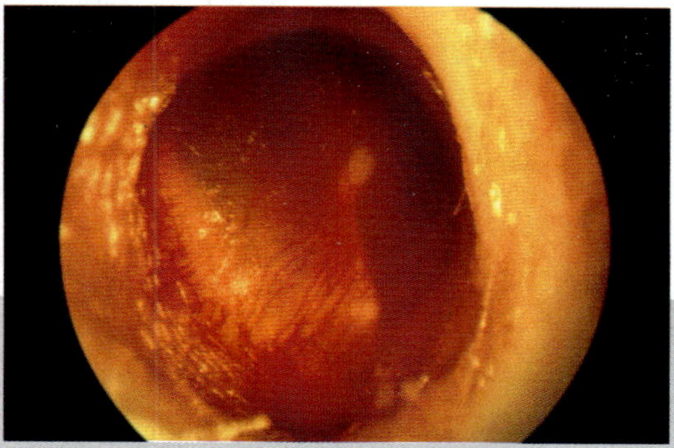

[P013]

4

Mittelohrentzündung

„Ich glaube, meine Tochter hat wieder eine Mittelohrentzündung."

Vorgeschichte

Die 2½-jährige Tanja K. wird von ihrer Mutter in die Praxis gebracht: „Ich glaube, Tanja hat wieder eine Mittelohrentzündung. Seit vorgestern hat sie Fieber bis 40 °C, greift sich ständig ans linke Ohr und jammert. Schauen Sie doch bitte mal rein." Die durchgeführte Ohrinspektion zeigt links ein stark gerötetes und vorgewölbtes Trommelfell (➤ Bild).

Eine Woche später sucht Sie Frau K. erneut auf: „Die Tanja hat jetzt auch noch die Masern! Tanja zeigt jetzt einen deutlichen Ausschlag.

1. **Welche AGVs drohen bei Otitis media?**
2. **Welche Diagnostik ist indiziert?**
3. **Welche therapeutischen Maßnahmen veranlassen Sie?**
4. **Wann würden Sie das Mädchen beim Hals-Nasen-Ohren-Arzt vorstellen?**
5. **Welche Ursache für den Ausschlag vermuten Sie?**
6. **Wie behandeln Sie den Ausschlag?**

1. AGVs

Die häufigsten Komplikationen betreffen das Ohr selbst. Intrakranielle Komplikationen sind seltener (➤ Tab. 4.1).

Häufig erfolgt eine Trommelfellperforation im Rahmen der Otitis media. Diese verschließt sich jedoch i. d. R. von selbst und muss nicht operativ angegangen werden. Allerdings besteht die Gefahr, dass durch wiederholte Otitiden sowohl das Trommelfell als auch die Gehörknöchelchenkette dauerhaft Schaden erleiden. Bei Kindern besteht das Risiko einer gestörten Sprachentwicklung.

Tab. 4.1 Komplikationen und Spätschäden bei Otitis media

Lokal (Ohr)	Intrakraniell
▪ Hörminderung ▪ Vestibularisschaden ▪ Trommelfellperforation ▪ Otitis media chronica mesotympanalis ▪ Otitis media chronica epitympanalis (Cholesteatom) ▪ Mastoiditis (➤ Abb. 4.1) ▪ Fazialisparese	▪ Meningitis ▪ Enzephalitis ▪ Epiduralabszess, Subduralempyem ▪ Hirnabszess, Hydrozephalus ▪ Sinusthrombose

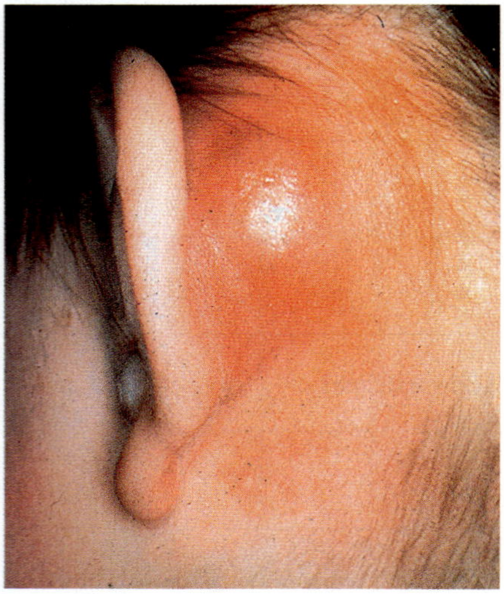

Abb. 4.1 Schwellung hinter dem Ohr: Mastoiditis [P013]

2. Diagnostik

Im Kleinkindalter weist ein Tragusdruckschmerz auf eine Otitis media hin, bei älteren Kindern und Erwachsenen spricht dieser Test eher für eine Otitis externa. Neben der Ohrinspektion (ggf. nach vorsichtiger Säuberung des Gehörgangs) sollte überprüft werden, ob das Mastoid druckschmerzhaft ist, um eine beginnende Mastoiditis rechtzeitig zu erkennen (abwendbarer gefährlicher Verlauf!). Beurteilung bezüglich Rötung des Trommelfells, Paukenerguss, Vorwölbung oder Perforation. Weiterhin sollte der N. facialis überprüft werden. Um eine Beteiligung des Gleichgewichtsorgans auszuschließen, ist auf einen intakten Gleichgewichtssinn zu achten bzw. ist bei älteren Kindern die Frage nach Tinnitus bzw. eine Stimmgabelprüfung u. U. hilfreich. Zudem bei sehr krank wirkenden Kindern Meningismus-Prüfung. Massive Infektwerteerhöhung (Leukozyten, CRP, BSG) weisen auf eine Komplikation hin.

MERKE

Bei Otitis media deuten folgende Alarmzeichen auf eine Komplikation hin:
- Druckschmerzhaftes Mastoid
- Sehr hohe Infektwerte (Leukozyten, CRP, BSG)
- Meningismus

3. Therapeutische Maßnahmen

Auf jeden Fall verschreiben Sie **abschwellende Nasentropfen** und **Analgetika/Antiphlogistika:**
- Paracetamol bis max. 50 mg/kg KG/d (entspricht 10–15 mg/kg KG/Einzeldosis, max. 6-stündlich)
- Ibuprofen bis max. 20–30 mg/kg KG/d (entspricht 10 mg/kg KG/Einzeldosis, max. 8-stündlich)

Auf eine Antibiotikatherapie kann i. d. R. innerhalb der ersten 48 h unter Kontrolle des Befunds zunächst verzichtet werden. Bessert sich der Befund nicht, ist eine **Antibiotikatherapie** indiziert, v. a. auch, um die Komplikationsrate der akuten Otitis media zu senken. Dabei ist eine gute Aufklärung wichtig, damit sich die Eltern bei Verschlechterung sicher wieder vorstellen.

Bezüglich des Schmerzverlaufs ergibt sich hinsichtlich einer oder keiner Antibiotikagabe in unkomplizierten Fällen kein signifikanter Unterschied. Hautausschlag und Diarrhö können oft vermieden werden. Die Komplikationsrate ist auch ohne Antibiose äußerst gering.

Bei Patienten mit erhöhtem Risiko (jünger als 24 Monate, Begleit-/Grunderkrankungen, rezidivierende Infekte, Immunsuppression, schlechter AZ durch hohes Fieber und anhaltendes Erbrechen und/oder Durchfall) ist dagegen eine sofortige antibiotische Therapie einzuleiten und eine Überweisung an HNO oder Pädiatrie oder sogar eine stationäre Einweisung zu prüfen. Entsprechend den zu erwartenden Erregern ist das Antibiotikum der ersten Wahl Amoxicillin, falls keine Penicillinallergie besteht. Außerdem kommen Makrolidantibiotika und Cephalosporine in Betracht. Eine antibiotische Behandlung wird von der DEGAM-Leitlinie in unkomplizierten Fällen nach 48 h wie folgt empfohlen:

- 1. Wahl: Amoxicillin 40–80 mg/kg KG/d, 2–3 Einzeldosen über 7 Tage
- 2. Wahl: Cephalosporin der Gruppe 2 20–30 mg/kg KG/d für 5 Tage
- 3. Wahl: Bei Vorliegen von Allergien gegen Penicillin/Cephalosporin: Makrolide, z. B. Azithromycin 10 mg/kg KG/d, über 3 Tage

Je nach Verlauf sollte die Therapie u. U. länger eingenommen werden. Bei persistierenden Beschwerden nach Beendigung der Antibiotikatherapie ist eine Wiedervorstellung in der Praxis notwendig.

MERKE

Antibiotikum der 1. Wahl bei Otitis media: Amoxicillin. Alternativ Makrolide und Cephalosporine.

4. HNO-Vorstellung

Bei der akuten Otitis media ist eine Parazentese nicht indiziert. Dennoch sollten therapieresistente oder rezidivierende Otitisfälle dem HNO-Arzt vorgestellt werden.

Nach Abschluss der Behandlung muss auf jeden Fall eine Hörprüfung erfolgen.

Tanja erhält abschwellende Nasentropfen, Paracetamol- und Amoxicillin-Saft. Wegen der Rezidive ist eine Vorstellung beim HNO-Arzt geplant.

5. Ursachen des Ausschlags

Auf den ersten Blick wirkt das Exanthem tatsächlich masernähnlich (➤ Abb. 4.2). Es handelt sich um ein sog. morbiliformes Exanthem. Das Mädchen zeigt keinerlei katarrhalische Symptome und hat klare Augen. Dieses Erscheinungsbild macht einen Zusammenhang mit der vor 8 Tagen eingeleiteten Antibiotikatherapie

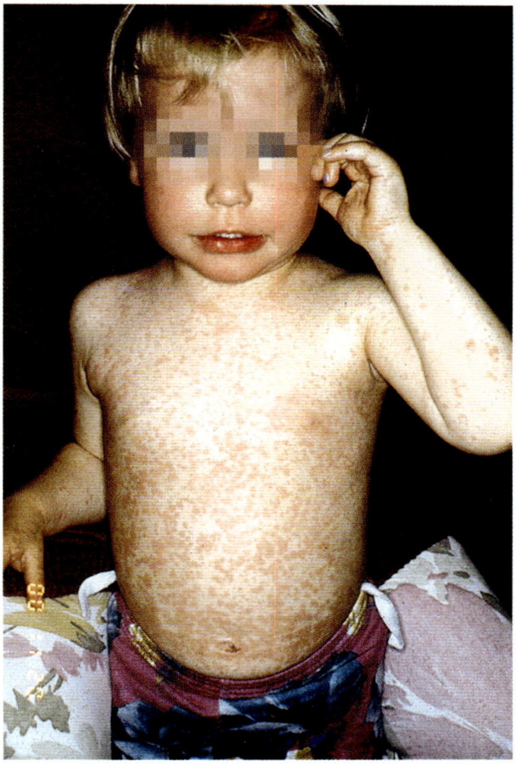

Abb. 4.2 Ausschlag [E419]

hoch wahrscheinlich. Vor allem bei Amoxicillin treten i. d. R. im Abstand von etwa einer Woche nach Beginn der Medikamentengabe typischerweise morbiliforme Exantheme ohne katarrhalische Symptome auf. Bei Gabe von Amoxicillin muss bei jedem 10.–15. Patienten mit einem derartigen Exanthem gerechnet werden. Es entspricht jedoch keiner Allergie. Besonders häufig sind ähnliche Ereignisse im Rahmen einer Mononukleose.

6. Behandlung des Ausschlags

Das Amoxicillin-Exanthem ist harmlos. Außer symptomatischen Maßnahmen bei gelegentlich bestehendem Juckreiz ist keine Therapie erforderlich. Das Exanthem verschwindet auch, wenn man das Antibiotikum weitergibt. Wenn möglich, wird man – aus psychologischen Gründen – die Einnahme beenden. Nach solchen Ereignissen wird dann oft bei den Patienten über Jahre oder lebenslang wegen einer „Penicillinallergie" auf Reserveantibiotika zurückgegriffen. Über die PEN-FAST-Regel kann bei anamnestisch berichteter Penicillinallergie mit den Fragen nach allergischer Reaktion innerhalb der letzten 5 Jahre (F_{ive}, 2 Punkte), Anaphylaxie, Angioödem, schwerer allergischer Hautreaktion (AS, 2 Punkte) oder Therapienotwendigkeit der allergischen Reaktion (T, 1 Punkt) bei weniger als 3 Punkten ein geringes Risiko für eine tatsächliche Penicillinallergie angenommen werden.

ZUSAMMENFASSUNG

Otitiden bei Kleinkindern sind ein häufiges Praxisproblem. Wegen vielfältiger Komplikationsmöglichkeiten ist in jedem Fall eine gründliche Untersuchung nötig. In unkomplizierten Fällen kann in den ersten 48 h symptomatisch mit Nasenspray und Antiphlogistika therapiert werden. Antibiotikum der ersten Wahl ist Amoxicillin. Makulopapulöse Exantheme treten nach Amoxicillingabe in etwa 5–10 % der Fälle auf. Sie sind harmlos und nicht therapiebedürftig. Notfalls kann die Antibiotikatherapie trotzdem fortgesetzt werden.

https://else4.de/Klein4

5

Hyperthyreose

„Ich komme zu Ihnen, weil mein Kropf wächst. Es wird doch nicht Krebs sein?"

Vorgeschichte

Die 56-jährige Frau T. kommt zur Kontrolluntersuchung wegen ihrer Schilddrüse in die Praxis. Seit vielen Jahren ist eine euthyreote Struma nodosa bekannt.

Patientendaten

Bekannte Diagnosen:
- Adipositas Grad II (BMI 39,9)
- Hypertonie
- Lymphödem mit rezidivierendem Erysipel
- Asthma bronchiale
- Paroxysmales Vorhofflimmern
- Rheumatoide Arthritis
- Diabetes mellitus Typ 2

Medikation:
- Insulin Liprolog Mix (25 IE/ml)/lispro Isophan (75 E/ml): (26–28) 0–24
- Candesartan 16 mg/HCT 12,5 mg: 1/0/0
- Bisoprolol 2,5 mg: 1/0/0
- Beclomethason (100 µg)/Formoterol (6 µg) Hub: 1/0/1
- Rivaroxaban 20 mg: 0/0/1
- Metformin 1.000/Sitagliptin 50: 1/0/1

Anamnestik

Frau T. fühlt sich in letzter Zeit nervös und fahrig. Sie hat bemerkt, dass „der Kropf gewachsen ist. Es wird doch kein Krebs sein, denn Krebs ist in meiner Familie zu Hause" (Schwester und Mutter Mammakarzinom, Großmutter Kolonkarzinom). Es werden eine Blutentnahme und eine Schilddrüsensonografie (➤ Abb. 5.1, ➤ Tab. 5.1) veranlasst.

1. **Was verrät Ihnen die Sonografie über Knoten in der Schilddrüse? Beurteilen Sie das Sonogramm (➤ Abb. 5.1).**

2. **Nach welchen Symptomen fragen Sie die Patientin? Worauf achten Sie bei der Untersuchung?**

3. **Welche weiteren Untersuchungen veranlassen Sie?**

4. **Welche Therapieoptionen gibt es? Was raten Sie der Patientin?**

5. **Eine Woche nach der Operation klagt Frau T. über Kribbeln in Armen und Beinen. Was vermuten Sie? Wie gehen Sie weiter vor?**

6. **Welche Therapie führen Sie durch?**

1. **Beurteilung Sonogramm (➤ Abb. 5.1)**

Tab. 5.1 Laborwerte von Frau T.

Parameter	Messwert	Normalwert
Glukose	120 mg/dl	70–100 mg/dl
HbA_{1c}	8,4 %	5,7–6,4 %
fT_3	4,2 pg/ml	1,64–3,45 pg/ml
fT_4	2,3 ng/dl	0,71–1,85 ng/dl
TSH	< 0,1 mU/l	0,3–4,0 mU/l
Krea	0,81 mg/dl	0,8–1,2 mg/dl
Micral-Test (Urintests auf Albumin)	Negativ	Negativ

Sonografiebefund: multipel knotiger Umbau, teils haloniert, teils zentral zystischer Anteil; Knoten bis zu 2 cm Durchmesser. Volumen links 15,5 ml, rechts 3,8 ml, Gesamtvolumen 19 ml.

Der Stellenwert der Schilddrüsensonografie liegt in der Selektion von „malignitätsverdächtigen" Knoten, die eine weitere Abklärung (Feinnadelbiopsie ggf. Histologie) erfordern.

Echofreie Knoten sind gutartige seröse Zysten oder Kolloidzysten. Binnenechos in zystischen Strukturen kommen bei Einblutung vor, aber auch Malignome können sich infolge nekrotischen Zerfalls so darstellen. Echogleiche halonierte oder echodichte Knoten sind meist makrofollikuläre Adenome. Das größte Problem hinsichtlich der Dignitätsbeurteilung stellen echoarme Knoten dar: Kleinzystisch degenerierte Knoten, mikrofollikuläre (auch autonome) Adenome, Nebenschilddrüsenadenome, eisenharte Riedel-Struma und Knoten nach Radioiodtherapie gehören ebenso wie die meisten Schilddrüsenkarzinome in diese Gruppe.

Sonografische Malignitätskriterien

- Solider echoarmer Knoten
- Mikrokalzifikationen
- Intranoduläres Vaskularisationsmuster (farbkodierte Duplexsonografie)
- Unscharfe Randbegrenzung

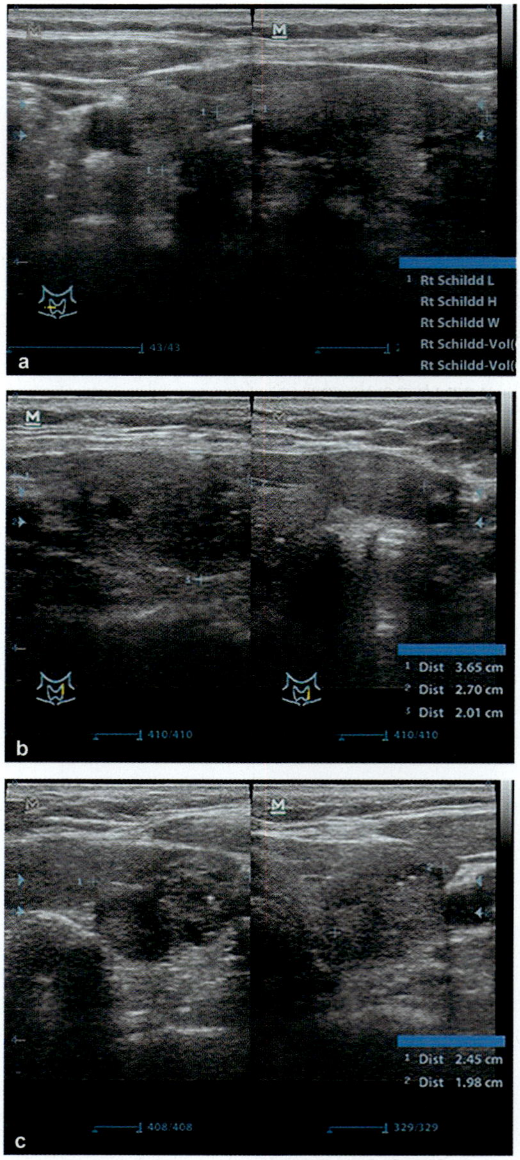

Abb. 5.1 Sonografie der Schilddrüse [P013]

- Anterior-posteriorer Durchmesser größer als transversal

Bei Nachweis mehrerer verdächtiger Ultraschallbefunde in einem Schilddrüsenknoten betragen die Sensitivität 83–99 % und die Spezifität 56–85 % für das Vorliegen eines Schilddrüsenmalignoms. Die Szintigrafie hilft insofern weiter, als szintigrafisch kalte Knoten eher malignitätsverdächtig sind. Eine weitere Diagnosemöglichkeit ist die Elastografie. Eine besondere Herausforderung bei der Dignitätsbeurteilung stellt die Struma multinodosa dar, bei der durch Kombination von Ultraschall- und Szintigrafiebefund auf nichtautonome und kalte Areale mit sonografisch auffälligem Befund fokussiert werden muss.

Da das TSH erniedrigt ist und fT_3 und fT_4 erhöht sind, liegt eine **hyperthyreote** Stoffwechsellage vor.

Jede manifeste Hyperthyreose sollte zunächst mit Thyreostatika (Carbimazol oder Thiamazol) behandelt werden. Zudem können ggf. unselektive Betablocker (Propranolol) gegeben werden, die neben der Frequenzkontrolle auch die Konversion von fT_4 zu fT_3 hemmen. Die weitere Therapie richtet sich nach der Genese der Hyperthyreose. Bei Hypothyreosen besteht ab TSH > 10 µU/ml eine absolute (in Abhängigkeit vom Patientenwunsch), zwischen 4,0 und 10 µU/ml eine Indikation zur Kontrolle und dann ggf. Einleitung einer Therapie.

2. Symptome der Patientin

Sie fahnden nach Zeichen einer Hyperthyreose.

Anamnestik

- Hyperaktivität
- Herzklopfen
- Hitzeintoleranz
- Verstärktes Schwitzen
- Gewichtsverlust
- Erhöhte Stuhlfrequenz
- Oligomenorrhö oder Amenorrhö
- Gynäkomastie und erektile Dysfunktion
- Myopathie der proximalen Schulter- und Beckengürtelmuskulatur
- Konzentrationsstörungen
- Vermindertes Kurzzeitgedächtnis
- Emotionale Labilität, Ängstlichkeit bis zu psychotischen Zuständen und Delir

Untersuchungsbefunde

- Feinschlägiger Fingertremor
- Hyperreflexie
- Oberlidretraktion
- Tachykardie, ggf. Vorhofflimmern
- Onycholyse, Trommelschlägelfinger bei lang andauernder Hyperthyreose

MERKE

Viele typische Symptome der Hyperthyreose erklären sich aus einem erhöhten Sympathikotonus.

3. Weitere Untersuchung

In diesem Fall mit multiplen knotigen Veränderungen sollte eine Schilddrüsenszintigrafie mit Technetium veranlasst werden, um ein autonomes Adenom auszuschließen bzw. zu verifizieren. Außerdem hilft sie unter Umständen bezüglich der Dignitätsbeurteilung weiter. Zudem ist eine Bestimmung der SD-Antikörper TRAK (TSH-ähnlicher Antikörper, bei Morbus Basedow meist erhöht) und TPOAK (Thyreoperoxidase-Antikörper, meist erhöht bei Hashimoto-Thyreoiditis) sinnvoll. Mikrosomale und Thyreoglobulin-Antikörper sind bei dieser Fragestellung primär nicht sinnvoll.

Gegebenenfalls kann das Calcitonin bestimmt werden, um nach einem – insgesamt eher seltenen – medullären Schilddrüsenkarzinom zu fahnden. Thyreoglobulin (TG) ist bei papillären und follikulären Schilddrüsenkarzinomen ggf. erhöht.

Befund

Szintigrafisch findet sich eine linksseitige Autonomie mit zunehmendem Tc-Uptake im Verlauf.

Die SD-Antikörper TRAK und TPO sind negativ.

4. Therapieoptionen

Therapeutisch kommt für Frau T. eine Radioiodtherapie infrage, alternativ eine Schilddrüsenresektion. Eine rein thyreostatische Behandlung ist – im Gegensatz zum Morbus Basedow – in diesem Fall in kurativer Hinsicht nicht Erfolg versprechend und kommt ggf. bei hohem Alter und/oder Multimorbidität in Betracht. Eine ggf. zur intermittierenden Symptomkontrolle indizierte zusätzliche Betablockertherapie ist nicht nötig, Frau T. nimmt ja bereits wegen ihrer Hypertonie Bisoprolol ein. Da die Schilddrüse wächst, die morphologische Situation sehr unübersichtlich ist und Frau T. Angst vor Krebs hat, entscheiden sich Arzt und Patientin gemeinsam für eine Operation. Präoperativ ist die Schilddrüsenfunktion medikamentös zu normalisieren. Außerdem sollte eine Vorstellung beim HNO-Arzt erfolgen, um eine bereits präoperativ bestehende Stimmbandschädigung auszuschließen (Gefahr der Schädigung des N. laryngeus recurrens durch die Operation).

Verlauf

Intraoperativ entscheiden sich die Kollegen für eine totale Schilddrüsenresektion beidseits. In der Histologie zeigen sich beidseits Struma colloides nodosa et adenomatosa, kein Anhalt für Malignität.

5. Ursache des Kribbelns

Da die Schilddrüse total entfernt wurde, was natürlich auch die Epithelkörperchen nicht ungeschoren lässt, liegt der Verdacht auf eine Hypokalzämie nahe. Diese bestätigt sich laborchemisch: Ca^{2+} 1,4 mmol/l (Norm 2,2–2,6 mmol/l). Sie schreiben ein EKG.

EKG-Befund: F = 75/min, Sinusrhythmus, Linkslage 0,13 s, QRS = 0,11 s, QT = 0,4 s, QTc = 447 ms. RsR V_1–V_3, T-Negativierungen in aVR und V_1 (➤ Abb. 5.2).

Beurteilung: inkompletter Rechtsschenkelblock. Die QTc-Zeit liegt unter dem Maximalwert für Frauen von 460 ms. Angesichts der Hypokalzämie hätte man eine Verlängerung der QT-Zeit erwartet – sichere Hypokalzämiezeichen können aus dem EKG nicht abgelesen werden.

6. Hypokalzämietherapie

Grundsätzlich soll neben dem Serumkalzium das ionisierte Kalzium bestimmt werden, da das Gesamtkalzium bei Proteinmangel verfälscht sein kann. Daneben Bestimmung von Serum-Phosphat, alkalischer Phosphatase, intaktem Parathormon, Magnesium, Serum-Kreatinin, Urin: U-Kalzium/U-Kreatinin-Quotient. Bei akuter schwerer Symptomatik (Tetanie ohne Hyperventilation, EKG-Veränderungen oder Krampfanfall) ist jedoch eine sofortige Therapie indiziert. Daher wird die Patientin ins Krankenhaus eingewiesen. Daraufhin wird ambulant weiter substituiert mit Kalzium und Vitamin D_3. Außerdem wird unter TSH-Kontrolle L-Thyroxin bis zur Normalisierung substituiert.

Vorrangig ist eine Substitution von Kalzium (20–30 mg/kg KG pro Tag; max. 1.500 mg, 2–3 ED pro Tag) und

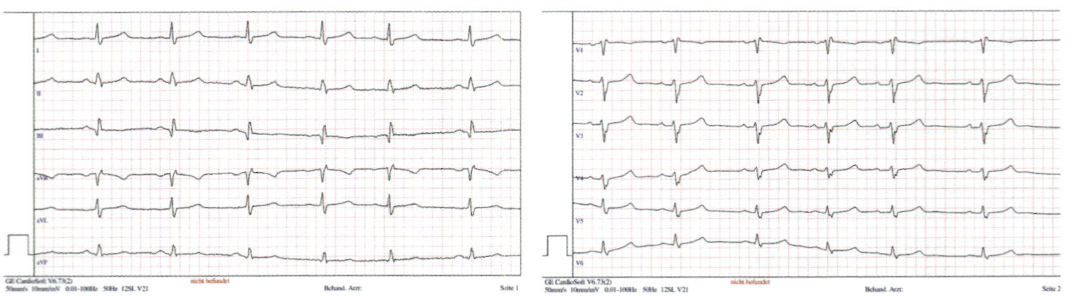

a b

Abb. 5.2 EKG von Frau T. [P013]

aktivem Vitamin D (Calcitriol [1,25[OH]$_2$-Vitamin D$_3$) oder Alfacalcidol (1α-[OH]-Vitamin D) in einer Dosierung von 15–40 ng/kg KG pro Tag (aufgeteilt in 1–2 ED). In diesem Fall wurden – nach i. v.-Substitution bis zum unteren Grenzwert in der Klinik mit Kalziumglukonat 10 % in einer Dosierung von 1–2 ml/kg KG – Kalziumkarbonat-Tabletten (2.500 mg Kalziumkarbonat entsprechen 1.000 mg Kalzium) verordnet. Eine Langzeittherapie (falls die Nebenschilddrüsenfunktion sich auch ein Jahr nach OP nicht erholt hat) ist ebenfalls möglich: 1.000–4.000 I. E. Vitamin D täglich oder Dihydrotachysterol (DHT) 0,25 mg (Tropfenform!) bis 1,5 mg (Kapseln), ebenfalls mit 1.000–2.000 mg Kalzium.

Die Wirkung dieser Langzeitpräparate setzt erst mit tage- bis wochenlanger Verzögerung ein. Ihre Wirkung kann zudem nach dem Absetzen/Herunterdosieren noch wochenlang anhalten. Hohe Vitamin-D-Dosen können zu Überdosierung und schwer behandelbaren Vergiftungen führen. Daher sind aktive Vitamin-D-Metaboliten zur Einstellung des gewünschten niedrig-normalen Serumkalziumspiegels zu bevorzugen.

Zur Vermeidung gefährlicher Hyperkalzämien sind in der Einstellungsphase in jedem Fall engmaschige und langfristig mindestens vierteljährliche Kontrollen des Kalziumspiegels zu empfehlen.

Verlauf

Die Hypokalzämie normalisiert sich im Laufe von Wochen. Die Schilddrüsenstoffwechsellage ist gut eingestellt. Frau T. ist hinsichtlich ihrer (nicht mehr vorhandenen) Schilddrüse beschwerdefrei – sie wird jährlich kontrolliert.

ZUSAMMENFASSUNG

Bei Struma multinodosa ist die Dignitätsbeurteilung besonders schwierig; eine Kombination von Ultraschall und Szintigrafie ist erforderlich, ggf. auch eine Feinnadelbiopsie.

Therapie der Wahl beim autonomen Adenom sind Radioiodtherapie bzw. Resektion.

Postoperativ muss mit dem Auftreten einer Hypokalzämie gerechnet werden.

https://else4.de/Klein5

Palliativbetreuung

„Herr Kollege, ich habe die Schulteroperation abgebrochen. Das sieht aus wie eine Metastase."

Vorgeschichte

Der 60-jährige Herr R. wird wegen unerträglicher Schmerzen in der linken Schulter bei Rotatorenmanschettenruptur zur Operation überwiesen.

Patientendaten

Bekannte Diagnosen: Rotatorenmanschettenteilruptur li. Schulter, koronare Herzkrankheit, Hypertonie, euthyreote Struma diffusa, benigne Prostatahyperplasie. **Bisherige Medikation:** L-Thyroxin: 125 µg (1/0/0), Simvastatin: 40 mg (0/0/1), Ramipril: 5 mg (1/0/0), Metoprolol-Succinat: 47,5 mg (1/0/0), Tamsulosin: 40 mg (1/0/0).

Anamnestik

Mitten in der Sprechstunde ruft der operierende Orthopäde an: „Herr Kollege, ich habe die Schulteroperation abgebrochen. Das sieht aus wie eine Metastase." Die Histologie ist verdächtig auf eine Hypernephrom-Metastase – in der Sonografie findet sich eine Raumforderung in der rechten Niere (➤ Bild). Beim Staging zeigen sich neben multiplen Knochenmetastasen auch Absiedlungen in beiden Lungen. Die rechte Niere wird entfernt. Eine Chemotherapie hat leider keinen Erfolg, sie wird deshalb abgebrochen. Der „austherapierte", zu diesem Zeitpunkt bereits stark abgemagerte und extrem schwache Patient wird zur Pflege nach Hause verlegt.

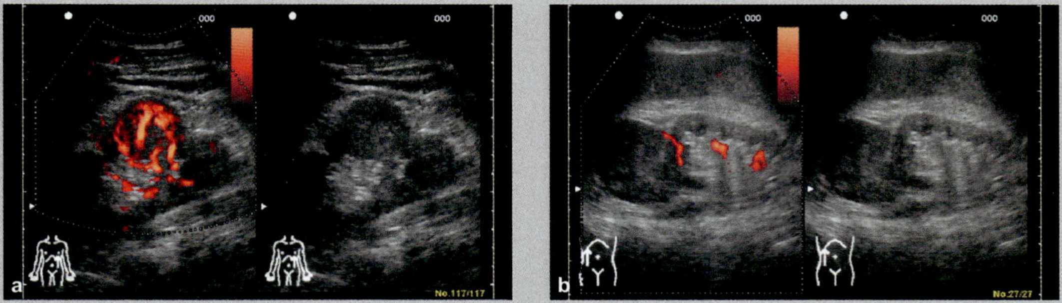

Sonografiebefund rechte Niere: kugelige Raumforderung, ca. 5 cm, etwas echoreicher als das Nierenparenchym, in das Nierenbecken einwachsend. a) Die Hypervaskularisation des Nierenkarzinoms wird im Farbdoppler deutlich. b) Bei einem hypervaskularisierten Nierenkarzinom fehlen die Gefäße im Farbdoppler. [M512]

1. **Worüber sprechen Sie mit dem Patienten bezüglich des Therapieziels?**

2. **Sie einigen sich mit dem Patienten auf ein palliatives Therapieziel. Welche Maßnahmen treffen Sie?**

3. **Herr R. klagt zunehmend über Schmerzen in Schulter und Thorax sowie über Atemnot. Was unternehmen Sie?**

4. **Herr R. trübt zunehmend ein und nimmt kaum mehr Flüssigkeit oder Nahrung zu sich. Was tun Sie? Zwei Tage später ist er bewusstlos und sehr unruhig. Die Angehörigen sind verzweifelt ob seiner rasselnden Atmung. Welche Maßnahmen sind möglich?**

1. Therapieziel

Ein kuratives Therapieziel gab es von Anfang an nicht, da bereits eine ausgedehnte Metastasierung vorlag. Von onkologischer Seite wurde nach der Operation das Therapieziel Lebensverlängerung definiert. Nun muss zusammen mit dem Patienten das Therapieziel neu definieret werden. In der Regel kommt es nicht vorrangig auf die Lebenszeit, sondern die Lebensqualität an: „Nicht dem Leben mehr Tage, sondern den Tagen mehr Leben geben." *Cicely Saunders*

2. Maßnahmen Palliativmedizin

Hier geht es in erster Linie um den Patienten, in zweiter Linie aber auch um die Angehörigen. Es sollten möglichst mehrere Familienangehörige und andere Helfer in das palliative Netzwerk einbezogen werden, um einzelne Personen nicht zu überlasten. Je nach individueller Situation stehen professionelle und ehrenamtliche Helfer zur Verfügung: Angehörige, Hausarzt, Fachärzte in Klinik und Praxis, SAPV-Teams (spezialisierte ambulante Palliativversorgung), Pflegepersonal ambulant und in der Klinik, Sozialarbeiter, Physiotherapeuten, Ergotherapeuten, Psychotherapeuten, Musik-, Kunst-, Körper- bzw. Atemtherapeuten, Apotheker, Diätassistenten, Hospizhelfer (ehrenamtlich), Seelsorger, Selbsthilfegruppen, Freunde, Nachbarn und Bekannte.

Sie fragen, ob eine **Patientenverfügung** sowie eine **Vorsorgevollmacht** bzw. **Betreuungsverfügung** vorliegen, und bieten Unterstützung bei der Abfassung sowie Bescheinigung seiner Urteilsfähigkeit an.

Außerdem sollten die gewünschten medizinischen Maßnahmen (Reanimation, intensivmedizinische Therapie, stationäre Einweisung z. B. nur bei sicher schnell zu behebenden medizinischen Problemen, nur lindernde Maßnahmen in der häuslichen Umgebung). Behandlung im Voraus planen: **ACP (Advanced Care Planning).** Die schriftliche Dokumentation kann z. B. mithilfe des PALMA-Bogens erfolgen (➤ Abb. 6.1). Außerdem ist ein Notfallplan mit gewünschten Maßnahmen und Kontaktdaten der Bezugspersonen (Bevollmächtigte/Betreuer, Ärzte, Pflegedienst, SAPV-Team, Hospizdienst, Seelsorge etc.) zu erstellen. Außerdem sollten sowohl die Dauermedikation als auch Notfallmedikation etwa bei plötzlichen Schmerzen, Angst/Unruhe, Atemnot, Übelkeit, Wahnvorstellungen/Delir, Obstipation etc. mit genauer Angabe von Indikation, Menge und Häufigkeit der Mittelgabe gut sichtbar angebracht werden. Dies muss vor allem auch für unbekannte Ärzte (Notdienst, Notarzt, Krankenhausarzt) eindeutig nachvollziehbar sein.

Die Medikation ist kritisch zu überprüfen und regelmäßig an den aktuellen Zustand des Patienten anzupassen. Je nach aktuellem Therapieziel sind „lebensverlängernde" Medikamente ggf. abzusetzen.

3. Schmerztherapie

Die Schmerztherapie orientiert sich am **WHO-Stufenschema** (➤ Abb. 6.2, ➤ Fall 47).

Folgende **Grundregeln** sind zu beachten:

- Regelmäßige Gaben (p. o., s. c. oder per Port), noch **bevor** der Schmerz auftritt
- Prophylaxe der Opiat-Obstipation
- Passende Ko-Analgetika wie Dexamethason, Amitriptylin, Antiepileptika, Sedativa, Bisphosphonate verordnen
- Ggf. Antiemetika

Stufe 1 – Nichtopioidanalgetika

- **Metamizol:** gute Analgesie und Spasmolyse; schneller Wirkungseintritt. Steht als Tablette, Tropfen, Zäpfchen sowie als Ampulle zur s. c.- und i. v.-Injektion zur Verfügung (**Cave:** fataler Kreislaufzusammenbruch! Deshalb langsam i. v. oder besser p. o.); das in palliativen Situationen am häufigsten verwendete Stufe-1-Analgetikum.
- **Paracetamol:** Die oralen und rektalen Applikationsformen sind im Gegensatz zur (teuren!) Infusionslösung weniger wirksam. Gut bei Kopfschmerzen infolge intrazerebraler Raumforderungen.
- **NSAR (z. B. Diclofenac, Naproxen, Coxibe):** antiphlogistisch wirksam – gut bei Knochenschmerzen; können Magenulzera verursachen, den Blutdruck

„P A L M A“

Patienten-Anweisungen für lebenserhaltende Maßnahmen

- für Patienten in einer palliativen Situation **ergänzend** zur ausführlichen Patientenverfügung -

Für:

(Name, Vorname, Geburtsdatum, Adresse)

Dieser Bogen ist speziell für die Notfallversorgung von Patienten in einer palliativen Situation konzipiert (dies meint auch eine terminale Pflegesituation am Lebensende) und fasst die ausführliche Patientenverfügung zusammen'
Bitte vollständig und nur mit Hilfe eines beratenden Arztes ausfüllen. Pro Rubrik ist nur eine Antwort möglich, bei widersprüchlichen Angaben wird maximal behandelt. Ein vorhandener Bevollmächtigter sollte genannt werden.

A **Gewünschte Behandlung im Falle eines Herz-Kreislauf-Stillstandes:**

[ ] Herz-Lungen-Wiederbelebung   [ ] keine Wiederbelebung beginnen

B **Gewünschte Behandlung in einer lebensbedrohlichen Situation bei vorhandener Herz-Kreislauf-Funktion:**

[ ] maximale Therapie:
volle medizinisch gebotene und mögliche Behandlung
inkl. künstlicher Beatmung, Intensivtherapie etc..

[ ] begrenzte Therapie (Basistherapie):
Notfalltherapie vor Ort und ggf. Krankenhauseinweisung, falls nötig,
jedoch keine künstliche Beatmung oder Intensivtherapie.

[ ] nur lindernde (palliative) Maßnahmen:
keine lebenserhaltende Therapie, ausschließlich Beschwerdelinderung und Schmerztherapie, beruhigende Therapie bei Atemnot etc..

C **Hintergrundinformationen** (schwere Vorerkrankungen, persönl. Erfahrungen etc.):

(ggf. Arztbrief anfügen)

D **Bevollmächtigung in Gesundheitsangelegenheiten:**

Es besteht eine [ ] Vorsorgevollmacht gem. § 1896/2 BGB
[ ] gerichtlich bestellte Betreuung gem. §§ 1896–1904 BGB

(Name, Vorname, Geburtsdatum, Adresse, Telefon des Bevollmächtigten/ Betreuers)

E **Unterschriften:** Arztunterschrift und -stempel bestätigen die erfolgte Beratung.
Der Bevollmächtigte/ Betreuer erklärt, die Patientenwünsche und den Inhalt der Verfügung zu kennen.

Datum	Patient	Beratender Arzt (+Stempel)	Bevollmächtigter/ Betreuer

Name, Adresse, Telefon des beratenden Arztes:

ggf. erneute Bestätigung (Datum, Unterschrift Patient):

Version 3.2. © Gerth/ Mohr/ Paul 08/2011

Abb. 6.1 PALMA: Patienten-Anweisungen für lebenserhaltende Maßnahmen [T937]

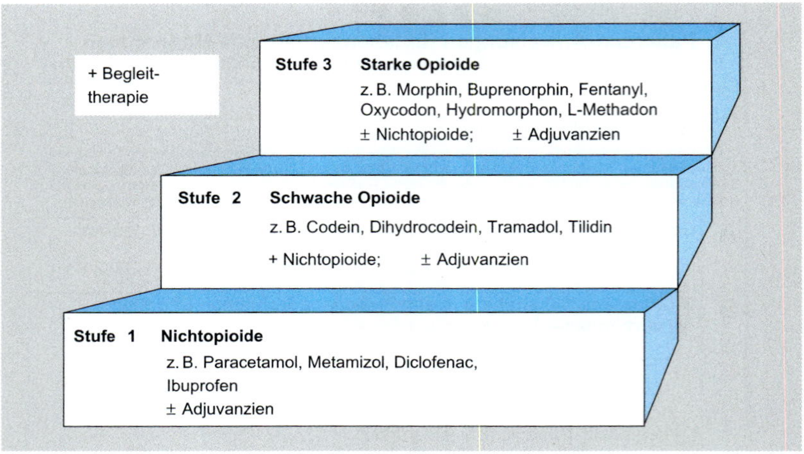

Abb. 6.2 WHO-Stufenschema der Schmerztherapie [L157]

steigern und unerwünschte Herz-Kreislauf-Nebenwirkungen verursachen.

Bei Übergang zu Stufe 2 oder 3 sollte ein Medikament der Stufe 1 beibehalten werden.

Stufe 2 – schwach wirksame Opioidanalgetika

Beispiele: Tramadol, Tilidin/Naloxon.

Flüssige Darreichungsformen sind BtM-pflichtig. An Nebenwirkungen treten vor allem anfangs Übelkeit/Erbrechen auf, außerdem Obstipation. Nach Erfahrung des Autors unter Tilidin/Naloxon weniger Übelkeit und Obstipation als bei Tramadol.

Stufe 3 – stark wirksame Opioidanalgetika

Beispiele: Morphin, Hydromorphon, Fentanyl.

Hydromorphon wirkt im Vergleich zu Morphin etwa 7-mal so stark, Fentanyl etwa 100-mal. Die Nebenwirkungen sind ähnlich wie bei den Stufe-2-Präparaten, jedoch stärker ausgeprägt.

Bedarfsmedikation

Zur Kupierung von Schmerzspitzen werden unretardierte Opiate mit jeweils ⅙ bis ¼ der Tagesmenge eingesetzt. Muss die Bedarfsmedikation s. c. oder i. v. gegeben werden, weil Schlucken schwierig ist, muss die Menge noch einmal gedrittelt werden; z. B. bei 2× 30 mg Morphinsulfattabletten (MST) retard täglich bei akutem Schmerz 10 mg MST p. o. oder 3 mg s. c./i. v.

Begleitmedikation

Sinnvoll bei Stufe 1:

- Magenschutz (Omeprazol/Pantoprazol etc. bei NSAR-Analgetika)
- Kortikosteroide (bevorzugt Dexamethason), bei nahezu jeder Schmerzart lohnend
- Sedativa
- Antidepressiva (bevorzugt Amitriptylin) und Antiepileptika (bevorzugt Gabapentin oder Pregabalin) als Ko-Analgetika v. a. bei neuropathischen Schmerzen

Sinnvoll bei Stufe 2:

- Antiemetika (z. B. Metoclopramid, Haloperidol, Levomepromazin*)
- Laxanzien (z. B. Makrogol)
- Sedativa (z. B. Lorazepam p. o./s. l., Midazolam i. v.)
- Kortikosteroide
- Antidepressiva/Antikonvulsiva (s. o.)
- Bei Knochenschmerzen kommen Bisphosphonate (z. B. Pamidronsäure) zum Einsatz.

*Off-Label-Use

Herr R. erhält, da Stufe 1 wegen der Knochenschmerzen nicht ausreicht, initial Ibuprofen mit Magenschutz (Pantoprazol) in Kombination mit Tilidin/Naloxon. Dies reicht jedoch nicht aus. Zwei Monate später sieht sein Medikamentenplan wie folgt aus:

- Hydromorphon retard: 8 mg/0 mg/16 mg/0 mg
- Metamizol Tropfen: 40/40/40/40
- Lorazepam 0,5–1 mg s. l.: eine bei Schlafstörung
- Hydromorphon akut 1 Tbl. 2,6 mg plus 1 Tbl. 1,3 mg: bei Schmerzen bis zu 6 × tgl.

Die „lebensverlängernde" Therapie mit Ramipril, Simvastatin und Metoprolol (niedriger Blutdruck) wird ab-, eine Stufe-3-Schmerztherapie angesetzt.
Opioide (v. a. das Opiat Morphin) sind gleichzeitig sehr gut gegen die vermutlich durch Lungenmetastasen bedingte Atemnot wirksam. Daneben können gegen die psychische Komponente der Atemnot auch Benzodiazepine oder Steroide (v. a. Dexamethason) eingesetzt werden. Sauerstoff ist bei fehlender Hypoxie meist entbehrlich.

MERKE

Schmerztherapie nach WHO-Schema

- By the clock (feste Einnahmezeiten)
- By mouth (oral)
- By the ladder (stufenweise Steigerung)

4. Fehlende Nahrungsaufnahme, Unruhe – was tun?

Herr R. tritt nun in die Finalphase ein. Er leidet offensichtlich nicht. Eine Ernährung via s.c-Infusionen oder PEG-Sonde hat Herr R. in seiner Patientenverfügung abgelehnt. Angehörige äußern oft die Befürchtung des „Verhungerns und Verdurstens". Sie können beruhigt werden; nach aktuellem Wissensstand leiden Sterbende, eine suffiziente befeuchtende Mundpflege vorausgesetzt, nicht unter Hunger oder Durst.
Terminale Unruhe gehört oft zum Sterbeprozess. Eine Therapie ist nur erforderlich, wenn der Sterbende gequält oder ängstlich wirkt. Könnten ein Schmerzzustand (z. B. Harnverhalt) oder Atemnot bestehen, so ist ggf. 1/6 bis 1/4 der Opiattagesdosis unretardiert zu verabreichen, ansonsten Sedierung mit Midazolam 2,5–5 mg alle 4–6 h.
Bei der Rasselatmung handelt es sich um sog. Todesrasseln, das für die Angehörigen, jedoch meist für den Patienten nicht belastend ist. Eine ggf. laufende Infusion ist abzustellen, Lagerung des Oberkörpers leicht angehoben und seitengelagert. Medikamentös kommt v. a. Butylscopolamin (s. c.) infrage. In der Nacht „schläft er friedlich ein".

ZUSAMMENFASSUNG

Sind kurativ-lebensverlängernde Maßnahmen ausgeschöpft, steht nicht mehr die Lebensverlängerung, sondern die Lebensqualität im Mittelpunkt. In einem Palliativgespräch sind gewünschte lebenserhaltende und Notfallmaßnahmen festzulegen und zu dokumentieren. Die Symptomkontrolle steht im Vordergrund. Schmerztherapie erfolgt nach dem WHO-Stufenschema einschließlich Bedarfs- und Komedikation. Bei Atemnot kann man die beruhigende Wirkung und die Dämpfung des Atemantriebs durch Morphin nutzen. Terminale Unruhe und Todesrasseln treten im Sterbeprozess häufig auf – Sterbende leiden darunter in der Regel nicht.

https://else4.de/Klein6

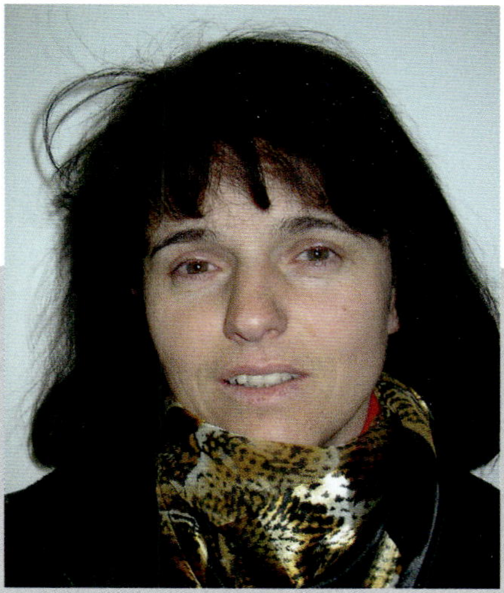

[P013]

7

Fieber

„Ich komme zu Ihnen, weil ich seit 2 Tagen 40 °C Fieber habe."

Vorgeschichte

Die 40-jährige Frau S. schleppt sich im Januar morgens um 9 Uhr sichtlich abgeschlagen ins Sprechzimmer: „Ich habe seit vorgestern Abend 40 °C Fieber. Das kam um halb acht plötzlich wie angeflogen. Alle Glieder tun mir weh. Außerdem habe ich Husten, die Nase läuft und ich habe fürchterliche Kopfschmerzen."

1. **Nennen Sie einige AGVs, die bei Fieberfällen zu bedenken sind. Auf welche Erkrankung können die genannten Symptome hinweisen?**
2. **Welche Fragen stellen Sie? Welche Untersuchungen führen Sie durch?**
3. **Welche Labordiagnostik ist angezeigt?**
4. **Welche Therapie empfehlen Sie Patienten mit uncharakteristischem Fieber?**
5. **Frau S. hat nach einer Woche immer noch Fieber. Wie gehen Sie jetzt vor?**
6. **Vier Wochen später kommt die Patientin erneut wegen Fieber in die Sprechstunde – ihr rechtes Bein ist gerötet, geschwollen und heiß. Wie gehen Sie vor?**

1. AGVs

Fieber ist ein sehr uncharakteristisches Symptom und kann eine nahezu unüberschaubare Fülle von Ursachen haben. Von Kinderkrankheiten über Mundinfektionen, Otitis, Tonsillitis bis hin zu Erysipel, Lungenentzündung, aber auch Listeriose kann allerlei dahinterstecken. Auch die möglichen AGVs sind so vielfältig, dass eine lückenlose Aufzählung jeglichen Rahmen sprengen würde. In diesem Fall besonders zu bedenken sind u. a.:

- Influenza
- COVID-19
- Pneumonie
- Sepsis
- Pyelonephritis/Nephritis
- Tonsillitis
- Meningitis
- Peritonitis
- Febriler Abort
- Tropenkrankheit
- Endokarditis
- Cholezystitis
- Erysipel
- Leukämie

Die genannten Symptome der Patientin sprechen für eine Influenza. Gestützt wird diese Vermutung durch die epidemiologische Lage. Zum damaligen Zeitpunkt bestand gerade eine epidemische Ausbreitung der Influenza in Deutschland. Vor der flächendeckenden Maskenpflicht im öffentlichen Leben kam es regelmäßig in den Monaten Januar bis März zu solchen Epidemien.

2. Befragung und Untersuchung

Da gerade bei Fieberfällen – wie bereits oben erwähnt – eine Fülle von konkurrierenden Beratungsergebnissen und AGVs besteht, ist die Gefahr, etwas Wichtiges zu übersehen, hier besonders groß. Wenn die Genese nicht gleich offensichtlich ist, sollte jeder Fieberfall programmiert untersucht werden (Programm Nr. 1 „Fieber-Programm“, ➤ Tab. 7.1).

Die Patientin berichtet, sie habe nunmehr seit 2 Tagen 40 °C Fieber und „friere“ ständig. Der Husten sei quälend. Insgesamt fühle sie sich abgeschlagen und am schlimmsten seien die Husten- und Gliederschmerzen sowie die rasenden Kopfschmerzen. Bei der Untersuchung weist die Patientin eine starke Konjunktivitis auf. Sie wirkt mehr oder weniger aufgedunsen. Die zervika-

Tab. 7.1 Fieber-Programm: Checkliste für uncharakteristische Fieberfälle (UF) und deren fieberfreie Varianten (afebrile Allgemeinreaktion/AFAR) (Mader FH, Brückner T. Programm Nr. 1 „Fieberstandard“. Springer 2019)

Subjektiv	Datum	Datum	Objektiv	Datum	Datum
Erster Eindruck (leicht/schwer krank)			Inspektion Körper/Beine (z. B. Erysipel)		
Vorschaltdiagnostik (Epidemie?) Krank (Bettruhe) seit			Nasensekretion (Spekulum)		
Gleich/besser/schlechter			Nasennebenhöhlen druckschmerzhaft?		
Schon mal gehabt			Gehörgang/Trommelfell (Otoskopie Kleinkind)		
Fieberhöhe (axillar, rektal, Ohr, oral)			Mund/Rachen		
Fieberdauer/Fieberschübe			Kopfbeugung frei		
Mattigkeit/Appetitlosigkeit/Schlafstörungen			Halslymphknoten		
Frösteln/Schweiße			Lungenauskultation/-perkussion		
Nasenatmung/Atemnot			Herzauskultation		

Tab. 7.1 Fieber-Programm: Checkliste für uncharakteristische Fieberfälle (UF) und deren fieberfreie Varianten (afebrile Allgemeinreaktion/AFAR) (Mader FH, Brückner T. Programm Nr. 1 „Fieberstandard". Springer 2019) (*Forts.*)

Subjektiv	Datum	Datum	Objektiv	Datum	Datum
Ausschlag			Abdomen palpatorisch		
Aktuelle Operation/Implantation von Fremdmaterial			Nieren klopfempfindlich		
Schnupfen/Niesen/Husten/Auswurf (klar/gelb/blutig)			Blutdruck/Puls		
Halsschmerzen/Heiserkeit			Labortests (Urinstatus)		
Kopf-, Ohrenschmerzen			Laborserologie (HIV)/Borrelioseserologie		
Stamm-/Waden-/Glieder-/Gelenk-/Nackenschmerzen/sonstige Schmerzen (z. B. Bauch/Mutterbrust)			Sonst auffällig		
Übelkeit/Brechreiz/Erbrechen			Beratungsergebnis		
Durchfall/Verstopfung			Maßnahmen		
Pollakisurie/Algurie					
Menstruelle Anomalien					
Gewichtsabnahme (kg/Zeit)					
Tropenreise/HIV-Möglichkeit					
Genuss von roher Milch/Rohmilchprodukten (Listeriose!)/Besonderes gegessen					
Katze gekratzt (Felinose!)/Zecken-/Kanülenstich/Vogelhaltung					
Berufliche Exposition					
Ängste (Furcht vor)					
Vermutete Ursache					
Selbstbehandlung/ärztliche Anbehandlung					
Sonst noch					

len Lymphknoten sind geschwollen. Kein Meningismus, Herz- und Lungenauskultationsbefund sind unauffällig. Der Blutdruck beträgt 100/70 mmHg, der Puls 100/min. Der Rachen ist flammend gerötet und Sie werden auf ein Uvulaödem aufmerksam.

3. Labordiagnostik

Gegebenenfalls sind ein Urinstatus sowie ein Blutbild und Entzündungsparameter (BKS, CRP, ggf. Procalcitonin) angebracht. Die weitere Labordiagnostik richtet sich nach den Ergebnissen der gezielten Befragung und klinischen Untersuchung.

Die Patientin leidet seit 2 Tagen an dieser fieberhaften Erkrankung. Falls es sich um eine Influenza handelt und die Patientin immunsupprimiert ist (medikamentös oder durch Vorerkrankungen), wäre innerhalb von 48 h, ggf. jedoch auch noch danach einer Therapie mit Neuraminidasehemmern zu beginnen. Zu diskutieren ist die Durchführung eines Bedside-Influenza-Schnelltests. Dieser kann im Vergleich zum kulturellen Nachweis trotz geringerer Spezifität noch rechtzeitig ein Ergebnis für die Therapieentscheidung liefern.

In der Praxis wird ein Influenzatest durchgeführt. Dieser ist überraschenderweise negativ.

4. Therapie bei uncharakteristischem Fieber

Wichtig sind Schonung und Arbeitsruhe, vorschlagsweise zunächst für 5–7 Tage, sowie reichliche Flüssigkeitszufuhr. Gegen die Kopf- und Gliederschmerzen kommt eine symptomatische Therapie mit Acetylsalicylsäure, anderen NSAR, Paracetamol oder Metamizol infrage. Gegen Schnupfen sind ggf. abschwellende Nasentropfen für wenige Tage indiziert. Gegen trockenen Husten sind Mukolytika eher nutzlos. Allerdings kann die Verordnung eines Hustendämpfers, z. B. in Form von Codein (Codicaps® Kps.), v. a. bei nächtlichen Hustenattacken, sinnvoll sein. Eine „ungezielte antibiotische Therapie“ ist nicht angebracht.

Die Patientin fiebert nach einer Woche immer noch.

5. Vorgehen bei länger anhaltendem Fieber

In der überwiegenden Zahl der uncharakteristischen Fieberfälle erfolgt die Genesung spätestens nach 5–7 Tagen. Wie oben erwähnt, sind spätestens nach einer Woche Fieber eine Röntgenaufnahme der Lunge, Urinstix, Blutbild und ggf. weitere Labor- bzw. technische Untersuchungen wie Abdomensonografie indiziert.

Fieberhafte Erkrankungen, die ohne erkennbare Ursache länger als 3 Wochen andauern, bezeichnet man als Fieber unbekannter Ursache. Es kommt in der Praxis sehr selten vor. Hier ist neben akuten, infektiösen Erkrankungen nun vor allem auch nach „exotischen“ infektiösen, autoimmunen, rheumatologischen Erkrankungen und Malignomen zu fahnden. In der Regel ist eine Krankenhauseinweisung zur raschen weiteren Diagnostik und gezielten Therapie angezeigt.

In diesem Fall war die Röntgenuntersuchung des Thorax unauffällig. Urinbefund und Blutbild ergaben ebenfalls keine Besonderheiten. Frau S. entfieberte am 8. Tag und erholte sich im Lauf der nächsten Tage.

Auch eine Testung auf COVID-19 (Schnelltest oder PCR) ist abhängig von der epidemiologischen Lage und den aktuellen RKI-Empfehlungen ggf. angezeigt.

MERKE

Über 7 Tage persistierendes Fieber erfordert in der Regel weitere Diagnostik: Röntgen-Thorax, Urinuntersuchung, Blutbild.

6. Beinschwellung und Fieber

Vier Wochen später kommt die Patientin erneut wegen Fieber in die Sprechstunde. Am rechten Unterschenkel ist eine flächenhafte und flammende Rötung zu sehen (➤ Abb. 7.1). Der Unterschenkel ist überwärmt und geschwollen. Eine Eintrittspforte (z. B. interdigitale Läsion) ist nicht zu finden.

Im Zusammenhang mit dem plötzlichen Beginn von Kopfschmerz, Fieber und Schüttelfrost bei schwerem Krankheitsgefühl ist die Klassifizierung **„Bild des Erysipels (C)“** möglich.

Als Komplikation kann eine **Begleitthrombophlebitis** auftreten, die sich auch auf die tiefen Beinvenen ausbreiten kann. Bei **Gesichtserysipel** kann eine **Hirnvenenthrombose** eine lebensbedrohliche Komplikation darstellen. Weitere Gefahren sind Sepsis sowie eine nekrotisierende Fasziitis. Langfristig bestehen Rezidivneigung und die Gefahr der Ausbildung eines **Lymphödems** infolge der Zerstörung der kleinen Lymphbahnen.

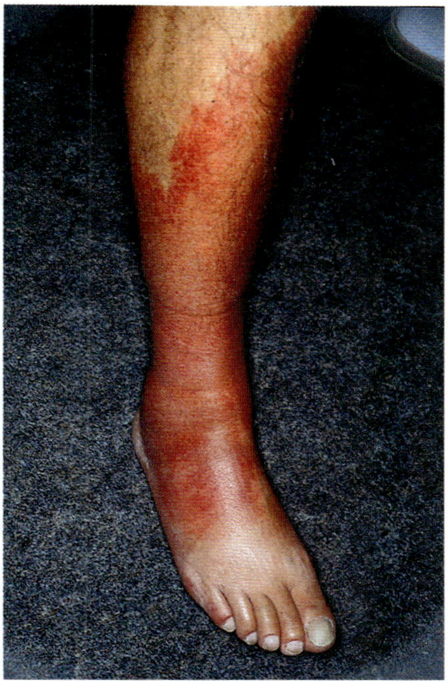

Abb. 7.1 Befund rechtes Bein: flächig flammend gerötet, überwärmt [P013]

Erfahrungsgemäß wird die lokale Symptomatik bei rezidivierenden Erysipelen mit der Zeit immer dezenter. Oft treten nur noch eine „leichte Rötung und leichtes Spannen in den Beinen" auf, was den Patienten oftmals nicht einmal zum Arzt führt.

Die kausale Therapie besteht im ambulanten Bereich in der Gabe von **Penicillin V** in einer Dosierung von 1,5–3(–4) Mio. Einheiten, verteilt in drei Einzeldosen über 10–14 Tage.

Allerdings sollte die Dosis im Fall des Erysipels eher höher als zu niedrig gewählt werden. Bei Penicillin-Unverträglichkeit stehen als Alternativen **Clindamycin** und **Makrolide** zur Verfügung.

Symptomatisch kommen Hochlagerung (ggf. Heparin zur Thromboseprophylaxe bei Immobilisation), lokal kühlende und desinfizierende Umschläge (z. B. mit Octenidin oder Chinosol) und symptomatische Fiebersenkung mit Antipyretika (z. B. Paracetamol oder Metamizol mehrmals täglich, bei Bedarf) infrage. Eine weitere wichtige Maßnahme ist die Sanierung der Eintrittspforte, z. B. durch Behandlung einer Fußmykose mit verschiedenen -azolhaltigen Cremes oder lokaler Pinselung. Eine Kompressionstherapie sollte erst nach deutlicher klinischer Besserung des Lokalbefundes begonnen werden.

In schwereren Fällen mit breiter Ausdehnung oder schweren Allgemeinsymptomen, fehlender Entfieberung sowie bei progredientem Verlauf ist eine stationäre Einweisung angezeigt.

ZUSAMMENFASSUNG

Fieberfälle sind das häufigste Beratungsproblem in der Allgemeinpraxis. Eine sichere Diagnose kann bei Fieberfällen in der Praxis nur selten gestellt werden. Meistens liegt eine Banalität als Ursache vor. Gefährliche Fieberursachen (z. B. Meningitis, Pneumonie, Appendizitis, Malaria) sollten aber unbedingt aufgedeckt werden. In jedem Fall sind eine gründliche Anamnese, Untersuchung und Verlaufsbeobachtung nötig. Dazu gehört auch die vollständige Entkleidung des Patienten, u. a. um wegweisende Hautveränderungen – wie in diesem Fall Erysipel – nicht zu übersehen.

Eine intuitiv-individuelle Diagnostik ist allenfalls bei leichten Fällen vertretbar, die erst seit sehr kurzer Zeit bestehen. Wenn der Patient bereits aufgrund der Präsentation seiner Beschwerden eine direkte Diagnostik ermöglicht, wie z. B. bei Halsschmerzen und Schluckbeschwerden, kann eine gezielte Inspektion die purulente Tonsillitis zugleich aufdecken.

Ansonsten sind eine standardisierte Untersuchung und Befragung vorzunehmen, z. B. mit dem Fieber-Standard der programmierten Diagnostik.

Stellt sich der Patient innerhalb von 2 Tagen nach Krankheitsbeginn vor, ist bei einschlägiger Symptomatik ein Influenzanachweis zu erwägen, da im positiven Fall eine spezifische Therapie bei Risikofaktoren für einen schweren Verlauf möglich ist.

https://else4.de/Klein7

8

Fieber und Atemnot

„Ich bin Impfgegner."

Vorgeschichte

Der 51-jährige Herr M. war gestern zum Corona-Test in der Praxis. Das Ergebnis ist positiv. Heute stellt er sich im eigens für Corona-Verdachtsfälle eingerichteten Praxis-Container vor. Herr M. ist Impfgegner. Er leidet an Diabetes. Seit 5 Tagen hat er Husten und Gliederschmerzen, Temperatur 39,5 °C. Seit 2 Tagen geht es deutlich schlechter. Der Rachen ist leicht gerötet, die Lunge frei. pO_2 98 %. Labor ➤ Tab. 8.1.

1. **Welche Maßnahmen ergreifen Sie?**

2. **Vier Tage später Wiedervorstellung: Zustand deutlich schlechter, jetzt Tachypnoe 24/min, beidseits basal feinblasige RG über der Lunge. pO_2 84 %. Was unternehmen Sie jetzt?**

3. **Herr M. lehnt eine stationäre Behandlung ab. Welche therapeutischen Maßnahmen ergreifen Sie?**

4. **Herr M. wird aus der Klinik entlassen. Der Coronatest ist inzwischen negativ. Worauf müssen Sie jetzt als Hausarzt achten?**

5. **Herr M. erholt sich nicht und klagt nach 4 Monaten immer noch über Müdigkeit, Kopfschmerzen, Schlaf- und Konzentrationsstörungen. Was nun?**

6. **Das Robert Koch-Institut empfiehlt nach einem angemessenen Abstand zur Infektion die Corona-Impfung. Wie gehen Sie mit Herrn M.s Impfskepsis um?**

Tab. 8.1 Laborbefunde

	Messwert	Normbereich
EDTA-Blut		
Leukozyten	4,4/	3,7–10,1/nl
Erythrozyten	4,7 Mio/µl	4,1–5,7Mio/ul
Hämoglobin	15,4 g/dl	13,1–16,8 g/dl
Hämatokrit	0,44 l/l	0,38–0,49 l/l
MCV	95,3 fl	81,0–99,0 fl
MCH	33 pg	27–34 pg
MCHC	35 g/l	27–34 g/l
Thrombozyten	168/nl	150–361/nl
CRP	41,7 mg/l	≤ 5,0 mg/dl
BSG	35 mm/h	≤ 20 mm/h
Serum		
GOT(AST)	55 U/l	< 50 U/l
GPT(ALT)	131 U/l	< 50 U/l
LDH	527 U/l	135–225 U/l
Kreatinin	0,75 mg/dl	< 1,2 mg/dl
GFR	106 ml/min	93 ml/min (für Alter 50–60)

1. Akute COVID-19-Erkrankungen: Maßnahmen

Zunächst sollte bei einem leicht erscheinenden Verlauf auf die eventuell nötigen Hygienemaßnahmen zu Hause und in der Öffentlichkeit zur Vermeidung einer Weiterverbreitung hingewiesen werden. Die aktuellen Bestimmungen hierzu sind unter https://www.rki.de/DE/Home/homepage_node.html abzurufen.

Bei der Anamnestik ist neben dem Alter vor allem auf Begleiterkrankungen, die ein Risiko bedeuten könnten (in diesem Fall Diabetes mellitus Typ 2), zu achten. Daneben ist nach der Symptomdauer zu fragen, weil dies ggf. therapeutische Konsequenzen hat.

Bei der Untersuchung ist besonders auf Atemfrequenz und -muster, die periphere Sauerstoffsättigung und den Lungenauskultationsbefund zu achten.

Im Fall von Herrn M. sind die Entzündungsparameter erhöht. Gegebenenfalls sollte auch noch Procalcitonin bestimmt werden, um eine zusätzliche bakterielle Infektion auszuschließen. Die erhöhte LDH ist ein prognostisch ungünstiger Faktor. Weitere Prognoseparameter sind Ferritin Troponin und CK.

Bei der Entscheidung zum ambulanten Management soll der Patient regelmäßig telefonisch oder persönlich vom Hausarzt kontaktiert werden, um eine Verschlechterung rechtzeitig zu erkennen. Eine Arbeitsunfähigkeitsbescheinigung ist auszustellen.

Bei erhöhtem Risiko (Alter > 65 Jahre und/oder Begleiterkrankungen wie in diesem Fall der Diabetes) soll ggf. ein **Pulsoxymeter** verordnet und der Patient täglich kontaktiert werden. Therapeutisch stehen symptomatische Maßnahmen wie bei anderen Virusinfekten im Vordergrund.

Inwieweit eine spezifische Therapie angezeigt ist, lässt sich aktuell aus der *„living guideline“* unter https://www.rki.de/DE/Home/homepage_node.html abrufen.

2. Zustandsverschlechterung – schwerer Verlauf

Anamnestik

Die nun erhobenen Parameter sprechen für eine deutliche **Verschlechterung der Oxygenierung** und damit einen schweren Verlauf der COVID-19-Infektion. Dass dieser Patient umgehend stationär eingewiesen werden muss, ist klar. Für grenzwertige Fälle kann der CRB-65-Score eine Entscheidungshilfe darstellen (➤ Fall 31).

MERKE

Klinisch schwere COVID-19-Verläufe sollten großzügig stationär eingewiesen werden, weil sich der Allgemeinzustand häufig rasant verschlechtert.

3. Maßnahmen bei abgelehnter Einweisung

Herr M. lehnt jedoch eine stationäre Einweisung kategorisch ab: Er habe keine Atemnot. Häufig empfinden Patienten mit COVID-19-Infektion – trotz extrem schlechter Sauerstoffsättigung – subjektiv keine schwere Atemnot und erkennen den Ernst der Lage nicht.
Aus den Erfahrungen mit Corona weiß man jedoch, dass es sehr rasch zu einer nochmaligen deutlichen Verschlechterung mit vitaler Gefährdung – oft innerhalb weniger Stunden – kommen kann.
Herr M. unterscheibt, dass er über die Risiken, insbesondere auch die vitale Gefährdung, aufgeklärt wurde. Ein gewisses Problem stellt sich allerdings dahingehend, dass möglicherweise infolge der niedrigen Sauerstoffsättigung eine Beeinträchtigung der Hirnfunktion vorliegen könnte, was Zweifel an der Zurechnungsfähigkeit und Gültigkeit der Unterschrift lässt. Trotz Einbindung der Angehörigen lehnt er jedoch eine Einweisung weiterhin ab.
Da er erst seit einigen Tagen Symptome hat, kommt eine spezifische Therapie mit antiviralem oder immunmodulatorischem Ansatz infrage. Die aktuellen Empfehlungen sind unter https://www.rki.de/DE/Home/homepage_node.html abrufbar. In diesem speziellen Fall ist neben der symptomatischen und spezifischen Therapie die Verordnung von häuslichem Sauerstoff angezeigt. In der Regel ist dies nicht nötig, da sauerstoffpflichtige Fälle stationär behandelt werden sollten. Den Angehörigen wird eingeschärft, bei Verschlechterung sofort den Notarzt zu rufen. Um 23 Uhr ruft der 10-jährige Sohn den Notarzt. Herr M. fährt unter Protest mit und wird in die Klinik gebracht.
Am nächsten Tag Telefonat mit dem behandelnden Stationsarzt – Herr M. sei stabil unter 5 l Sauerstoff, Antikörper werden eingesetzt. Bis zur Entlassung nach knapp 2 Wochen nimmt Herr M. 10 kg an Gewicht ab.

4. Nach der Krankenhausentlassung

Aufgrund des immer noch deutlich geschwächten Allgemeinzustands ist weiterhin eine Verordnung von Arbeitsruhe notwendig. Auch Sport sollte die nächsten Wochen noch vermieden werden. Für Leistungssport besteht sogar eine Empfehlung zur 6-monatigen Karenz. Weiterhin symptomatische Therapie und regelmäßige klinische und laborchemische Kontrollen (u. a. CRP, D-Dimere, Blutbild, Nierenwerte).

5. Müdigkeit, Kopfschmerzen, Schlaf- und Konzentrationsstörungen nach COVID-19-Infektion

Herr M. hatte sich zunächst stabilisiert. Im Verlauf mehren sich jedoch die Anzeichen für ein **Long-COVID-Syndrom.** 10–15 % scheinen davon betroffen zu sein. Bei einer Dauer von 4–12 Wochen spricht man von einem **fortwährend symptomatischen COVID-19,** nach 12 Wochen von einem **Post-COVID.** Neben den Symptomen des Patienten gehören dazu typischerweise Leistungsknick, Husten, Dyspnoe, Riech- und Schmeckstörung, psychische Auffälligkeiten (z. B. depressive Verstimmung, Angst), allgemeine Schmerzen etc. Die Ursachen sind multifaktoriell, mögliche Trigger sind lang dauernde Gewebsschäden, Viruspersistenz, chronische Hyperinflammation und Autoimmunphänomene. Bei klinischem Verdacht auf eine persistierende organische Schädigung, v. a. von Lunge und Herz, sind EKG, Laborwerte (Diff-BB, CRP, Kreatinin, GOT, GPT, TSH, Urinstix, D-Dimere, CK, Troponin, Ferritin, NT-proBNP, ggf. auch Autoantikörper [ANA, dsDNA-AK]) und ggf. weitere Untersuchungen im spezialistischen Bereich zu veranlassen.
Die Leitlinie nennt **keinen spezifischen Therapieansatz.** In der Hausarztpraxis stellt sich die Herausforderung einer **hohen diagnostischen Unsicherheit.** Zu beachten ist die große Prävalenz an psychischer Komorbidität. Wichtig ist es, eine durch übertriebene Labor- und apparative Diagnostik entstehende somatische Fixierung zu vermeiden. Gleichzeitig muss man mit dem Patienten den voraussichtlich langwierigen Verlauf besprechen, um realistische Rehabilitationsziele zu setzen und Frustration dadurch zu vermeiden.
Unterstützend können z. B. Krankengymnastik, Ergotherapie und Psychotherapie eingesetzt werden. Ein Behandlerwechsel sollte durch entsprechend empathisches Vorgehen vermieden werden. Hilfreich zur selbstständigen Rehabilitation ist der Patientenratgeber der WHO (https://apps.who.int/iris/handle/10665/340306).

6. Umgang mit Impfskepsis

Im Zusammenhang mit der Impfung gegen SARS-CoV-2 kommt es immer wieder zu Diskussionen über die Sinnhaftigkeit einer Impfung. Als Arzt sollte man sich Zeit nehmen, die Impffragen und Sorgen ernst nehmen und skeptische Patienten in Impfentscheidungen einbeziehen. Dabei ist es von größter Bedeutung, offen über Nutzen und Notwendigkeit von Impfungen zu sprechen und auch seltene Impfnebenwirkungen und Impfdurchbrüche zu thematisieren.

Wesentliche Argumente der Impfskeptiker sind u. a.:

- „Die Wirksamkeit von Impfungen wurde niemals belegt."
- „Die Nebenwirkungen und Risiken von Impfungen sind unkalkulierbar."
- Speziell für SARS-CoV-2-Impfungen wird das Argument angeführt, die Impfstoffe seien zu schnell entwickelt worden und zu wenig erprobt, außerdem griffen die mRNA-Impfstoffe in das Erbgut ein.

Es ist essenziell, dass der Arzt stets über den neuesten Stand von Impfempfehlung, -wirkung und –nebenwirkungen informiert ist, da impfskeptische Patienten meist „sehr gut informiert" sind.

Man sollte in Bezug auf die COVID-19-Impfungen keine zu hohen Erwartungen schüren, sondern darauf hinweisen, dass eine Ansteckung und Erkrankung trotz Impfung sehr wohl möglich sind, ein erneuter schwerer Verlauf wie bei Herrn M. jedoch sehr unwahrscheinlich wird.

Die sehr rasche Einführung der Impfstoffe war in diesem Fall möglich, weil die mRNA-Technik sich bereits lange Zeit für die Herstellung anderer Therapien (z. B. gegen verschiedene Krebsformen) in Entwicklung befand und so nach geringfügigen Anpassungen für die Impfstoffentwicklung genutzt werden konnte. Die schnelle Einführung war auch deshalb möglich, weil lange „Wartezeiten" zwischen den einzelnen Schritten wegfielen und alle Beteiligten ohne Verzögerung unbürokratisch zusammengearbeitet haben. Was den Eingriff in die Erbsubstanz anbelangt, gibt es bisher keinen bekannten Weg von mRNA zu DNA. Hierbei handelt es sich um eine Einbahnstraße.

Wichtig ist in der Kommunikation mit impfskeptischen Patienten, dass unabhängig von der souveränen Entscheidung des Patienten für oder gegen eine Impfung die wertschätzende Arzt-Patienten-Beziehung nicht leidet.

Informationen zu häufigen Argumenten und deren nachhaltiger Entkräftung finden sich unter:

- https://www.zusammengegencorona.de/faqs/impfen/impfmythen/
- https://www.rki.de/DE/Content/Infekt/Impfen/Bedeutung/Schutzimpfungen_20_Einwaende.html

ZUSAMMENFASSUNG

Die Empfehlungen zur Diagnostik und Therapie von COVID-19 unterliegen einem ständigen Wandel, sodass die Informationsbeschaffung aus aktuellen seriösen Quellen wesentlich für die Diagnostik, Therapie und Prävention dieser Erkrankung von überragender Bedeutung ist. Sie verlangt vom behandelnden Arzt ein hohes Maß an Wissenschaftskompetenz. Dies gilt insbesondere auch für Long-COVID, da hier die Forschung erst am Anfang steht. Der Umgang mit Impfskeptikern setzt seitens des Arztes hoch entwickelte Kommunikationskompetenz voraus.

https://else4.de/Klein8

9

Herz außer Takt

„Ich komme mal wieder zur Vorsorgeuntersuchung."

Vorgeschichte

Der 56-jährige Landschaftsgärtner Herr B. kommt nach vielen Jahren wieder einmal zur Vorsorge. Er hatte vor 23 Jahren eine Sarkoidose mit Hilus- und Myelonbeteiligung. Er ist bis auf eine beginnende Coxarthrose links gesund und nimmt keine Medikamente ein. Ein EKG von letzter Woche liegt bereits vor. Befund: SR LT f = 65, PQ = 0,2, QRS = 0,1, QT = 0,42, d. h. unauffällig. Bei der körperlichen Untersuchung fällt ein unregelmäßiger Puls auf. Es wird sofort erneut ein EKG-Rhythmus-Streifen geschrieben (➤ Bild).

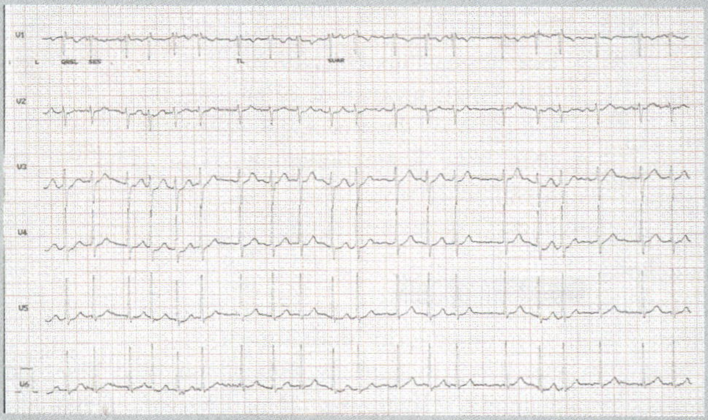

[V492]

1. **Befunden Sie den EKG-Rhythmus-Streifen: Was fällt Ihnen auf?**

2. **Anamnestik: Wonach fragen Sie den Patienten?**

3. **Welche Untersuchungen führen Sie durch bzw. veranlassen Sie?**

4. **Welche therapeutischen Maßnahmen kommen in Betracht?**

5. **Bei der Vorsorge werden eine Hypertonie und ein Diabetes mellitus Typ 2 festgestellt. Das EKG deckt einen unbemerkt abgelaufenen Myokardinfarkt auf. Welche Konsequenzen ergeben sich daraus bezüglich der Therapie?**

6. **Von orthopädischer Seite wird die Indikation zum endoprothetischen Hüftgelenksersatz gestellt. Was ist nun zu beachten?**

1. Beurteilung EKG-Rhythmus-Streifen

EKG-Befund: keine P-Wellen, RR-Abstände absolut unregelmäßig, Frequenz um 100/min. Es handelt sich um eine absolute (Tachy)Arrhythmie bei Vorhofflimmern.

2. Anamnestik

Zunächst sind die Kreislaufsituation und eine eventuelle akute Dekompensation zu erörtern: Schwindel? (Belastungs)Dyspnoe (wie viele Stockwerke ohne Stehenbleiben)? Orthopnoe? Husten? Angina-pectoris-Beschwerden? Nykturie?

Zu fragen ist ferner u. a. nach Alkoholkonsum (Holiday-Heart-Syndrom) und auslösenden Medikamenten wie z. B. Betasympathomimetika (z. B. auch infolge Anästhesie beim Zahnarzt), Antiarrhythmika (veränderte Reizleitung), Diuretika (Hypokaliämie), Schilddrüsenhormone (Hyperthyreosis factitia). Außerdem gezielte Befragung bezüglich Schlafapnoe-Syndrom (starkes, unregelmäßiges Schnarchen und häufige Atempausen – Angabe z. B. durch Ehepartner –, Nachtschweiß, Tagesmüdigkeit, Kopfschmerzen, Konzentrationsstörungen, Herzrhythmusstörungen, depressive Verstimmung). Hyperthyreose-Symptome (Nervosität, Zittern, Schwitzen, Wärmeempfindlichkeit, Durchfall).

Um Vorhofflimmern frühzeitig zu erkennen, wird empfohlen, bei Patienten > 65 Jahren im Rahmen des opportunistischen Screenings per Pulspalpation oder EKG-Rhythmusstreifen, ggf. auch mittels Smartwatch, nach Vorhofflimmern zu fahnden.

3. Untersuchungen

Zunächst sollte eine Einschätzung erfolgen, ob der Patient akut bedroht ist und stationär eingewiesen werden muss: Blutdruck, Herzfrequenz, O_2-Sättigung, pulmonale Rasselgeräusche (Stauung, Lungenödem), Giemen (Asthma cardiale).

Ist der Patient stabil, kann ein ambulantes Management mit weiterer Abklärung erfolgen. Dabei ist insbesondere nach möglichen Ursachen zu fahnden, die Vorhofflimmern zugrunde liegen können. Daraus ergeben sich weitere diagnostische Schritte:

- Bluthochdruck (Praxismessung, Selbstmessprotokolle und ggf. Langzeit-Blutdruckmessung)
- Herzinsuffizienz (NYHA-Klassen II–IV), einschließlich Herzklappenerkrankungen, Kardiomyopathien, Vorhofseptumdefekte und andere angeborene Herzfehler
- Echokardiografie beim Kardiologen
- Koronare Herzerkrankung (Belastungs-EKG, ggf. kardiale Bildgebung)
- Manifeste Hyperthyreose und möglicherweise auch subklinische Schilddrüsen-Dysfunktion (TSH, ggf. fT_4)
- Übergewicht
- Diabetes mellitus (BZ, HbA1c)
- COPD (Raucheranamnese, Spirometrie)
- Schlafapnoe (Anamnese, ggf. Polygrafie)
- Chronische Nierenerkrankungen (Na^+, K^+, Ca^{2+}, Kreatinin, Harnstoff)
- Infekt (Anamnese, BB, CRP)

4. Therapeutische Maßnahmen

Generell sollten zunächst einmal mögliche Ursachen wie Infekt, Hypertonie, Hyperthyreose, Elektrolytstörungen etc. behandelt werden. Bei Herrn B. besteht diesbezüglich kein Handlungsbedarf. Er hat subjektiv keine Beschwerden und ist bisher herzgesund, sodass er aktuell eigentlich keine Therapie braucht.

Grundsätzlich gibt es diesbezüglich zwei verschiedene Strategien:

1. Frequenzkontrolle (Puls-Zielwert < 110/min): eher bei älteren Patienten mit milder Symptomatik mittels Betablocker, Diltiazem/Verapamil/bei Asthma oder normaler Pumpfunktion), Digitalis (second-line) – bei struktureller Herzerkrankung Amiodaron
2. Wiederherstellung und Erhalt des Sinusrhythmus (SR) (eher bei jüngeren Patienten mit erster Episode, ohne schwere Herzerkrankung, bei schlecht erreichbarer Frequenzkontrolle oder wenn akute Krankheit oder behebbare Ursachen, z. B. Hyperthyreose, ursächlich sind). Zur medikamentösen Kardioversion (nach Ausschluss von Vorhofthromben und suffizienter Antikoagulation) werden

eingesetzt: Flecainid, Amiodaron, Propafenon, Vernakalant. Zum ggf. Erhalt des SR nach erfolgreicher Kardioversion: Amiodaron, Flecainid, Propafenon, Sotalol, Dronedaron (Reservemedikament; nur einzusetzen unter Einbeziehung eines Kardiologen, Überprüfung der Herz-, Leber- und Lungenfunktion erforderlich). Alternativen zur Wiederherstellung des Sinusrhythmus sind elektrische Kardioversion und Katheterablation.

Gerinnungshemmung zur Embolie-/Schlaganfallprophylaxe

Zur Abschätzung des Schlaganfallrisikos hat sich der CHA_2DS_2-VASc-Score bewährt (> Tab. 9.1).

Der CHA_2DS_2-VASc-Score bei Herrn B. beträgt 0. Somit besteht keine Indikation für eine gerinnungshemmende medikamentöse Therapie. Außerdem würde sie bei der erhöhten Verletzungsgefahr (Landschaftsgärtner) ein Risiko bedeuten.

Indikation für eine Antikoagulation ist ein CHA_2DS_2-VASc-Score ≥ 2 bei Männern bzw. ≥ 3 bei Frauen. Bei einem CHA_2DS_2-VASc-Score von 1 bei Männern bzw. 2 bei Frauen sollte eine Antikoagulation unter Berücksichtigung der aktuellen Situation des Patienten und seiner Wünsche erwogen werden. Grundsätzlich ist immer auch das Blutungsrisiko (z. B. mit dem HAS-BLED-Score) zu berücksichtigen und mit dem Patienten zu besprechen. Künstliche (v. a. mechanische) Herzklappen und eine hämodynamisch wirksame Mitralstenose sind eindeutige Indikationen für eine Antikoagulation mit Vitamin-K-Antagonisten (z. B. Phenprocoumon). Ansonsten werden in der aktuellen europäischen Leitlinie DOAKs (direkte orale Antikoagulanzien, z. B. Dabigatran, Rivaroxaban, Apixaban, Edoxaban) als First-Line-Therapie zur Schlaganfallprophylaxe empfohlen, Vitamin-K-Antagonisten werden jedoch bei gut eingestelltem INR als korrekte Alternative benannt. Thrombozytenaggregationshemmer sind bei Vorhofflimmern obsolet.

Tab. 9.1 CHA_2DS_2-VASc-Score [F759-002]

Englische Bezeichnung	Deutsche Bezeichnung	Punkte
Congestive heart failure	Herzinsuffizienz	1
Hypertension	Bluthochdruck	1
Age	Alter > 75 J.	2
Diabetes mellitus	Diabetes mellitus	1
Stroke/TIA	Vorausgegangener Schlaganfall/TIA (transitorische ischämische Attacke)	2
Vascular disease	Gefäßerkrankung (z. B. Herzinfarkt)	1
Age	Alter 65–74 J.	1
Sex category	Weibliches Geschlecht	1

- 0–1 Punkt: niedriges Risiko
- 2 Punkte: mittleres Risiko
- 3–6 Punkte: hohes Risiko

MERKE

Thrombozytenaggregationshemmer werden zur Schlaganfallprophylaxe bei Vorhofflimmern nicht mehr empfohlen. Keine DOAKs bei künstlichen Herzklappen und symptomatischer Mitralstenose!

5. Konsequenzen für die Therapie

Der CHA_2DS_2-VASc-Score beträgt nun 3 (Hypertonie, Diabetes, KHK) (> Tab. 9.1). Eine Antikoagulation ist indiziert. In diesem Fall wird eine Phenprocoumon-Therapie mit einem INR-Zielwert von 2–3 begonnen. Dies wird im Rahmen eines Shared Decision Making von Arzt und Patient gemeinsam so entschieden, da Herr B. Wert auf bewährte Therapiekonzepte legt und ihm Kontrolltermine nichts ausmachen.

Bei der Indikationsstellung zur Antikoagulation ist das Blutungsrisiko zu berücksichtigen. Dies wird durch den **HAS-BLED-Score** erfasst:

1 Punkt für:

- **H**ypertonie
- **A**bnormale Nieren-/Leberfunktion (je 1 Punkt)
- **S**chlaganfall (in der Anamnese)
- **B** Blutungen in der Anamnese

- **L**abile INR-Einstellung
- **E** Alter (engl. *elderly*) ≥ 65
- **D** Medikamente (engl. *drugs*)/Alkohol (je 1 Punkt)

Ein HAS-BLED Score > 2 bedeutet ein hohes Blutungsrisiko. Herr B. hat 0 Punkte, daher spricht in seinem Fall die Risikoabwägung eindeutig für die Antikoagulation.

6. Perioperatives Bridging

In den letzten Jahren gab es immer wieder unterschiedliche Empfehlungen zum „Bridging", also zur intermittierend überlappenden Heparintherapie. Nun stellte sich heraus, dass Bridging hinsichtlich der Komplikationsrate nur bei mittlerem und hohem Thromboembolierisiko von Vorteil ist. Dies hängt wiederum vom Zeitpunkt einer stattgehabten Thromboembolie, der Höhe des CHA_2DS_2-VASc-Scores und einer eventuell bestehenden Tumorerkrankung oder Gerinnungsstörung ab. Blutungskomplikationen nehmen dann jedoch je nach Invasivität des Eingriffs zu. Wo immer möglich, wird man gerade bei kleineren Eingriffen, z. B. auch im zahnärztlichen Bereich, versuchen, ohne Unterbrechung der Antikoagulation auszukommen. Bei größeren Eingriffen ist die Antikoagulation entsprechend dem OP-Termin bei niedrigem Thromboembolierisiko präoperativ ersatzlos zu streichen und postoperativ wieder anzusetzen oder aber bei mittlerem oder hohem Risiko durch niedermolekulares Heparin in halb- oder therapeutischer Dosis zu ersetzen (vgl. DEGAM-S1-Handlungsempfehlung Bridging). Unbenommen davon bleibt natürlich auch im Fall der bloßen Pausierung die obligate Gabe von niedermolekularem Heparin zur Thromboseprophylaxe.

MERKE

Bei Antikoagulation mit DOAKs wegen nicht valvulärem Vorhofflimmern Bridging nur noch bei mittlerem und hohem Thromboembolierisiko vor operativen Eingriffen.

ZUSAMMENFASSUNG

Vorhofflimmern ist häufig und mit erheblichen Gesundheitsrisiken, v. a. Schlaganfall, behaftet. Bei älteren Patienten sollte per Pulspalpation, Smartwatch oder EKG danach gefahndet werden. Bezüglich der Therapie sind Frequenzkontrolle oder Wiederherstellung des Sinusrhythmus mögliche Strategien. Der CHA_2DS_2-VASc-Score ermöglicht eine Einschätzung des Schlaganfallrisikos. Als Antikoagulanzien stehen Vitamin-K-Antagonisten und DOAKs (direkte orale Antikoagulanzien) zur Verfügung. Bridging vor operativen Eingriffen ist nur noch bei höherem Thromboembolierisiko angezeigt.

https://else4.de/Klein9

10

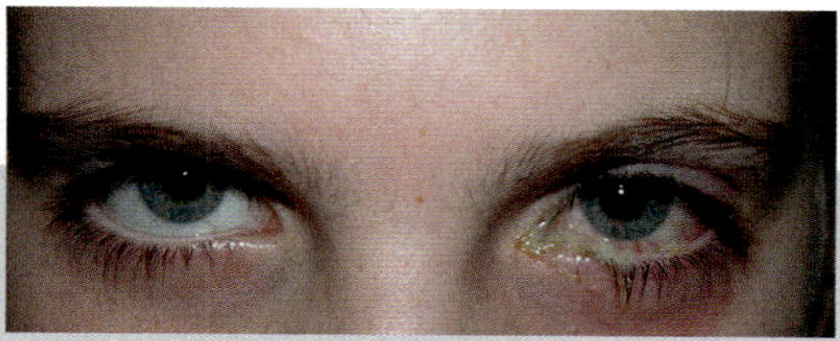

[P013]

Rotes Auge

„Meiner Tochter läuft Eiter aus dem Auge!"

Vorgeschichte

Die 10-jährige Sabine kommt mit ihrer Mutter in die Praxis: „Herr Doktor, vor 3 Tagen hat Sabines Auge zu tränen angefangen – jetzt ist es ganz rot und Eiter läuft heraus."

1. **Wie beurteilen Sie den Befund (➤ Bild)?**

2. **Wie lautet die Klassifizierung in der allgemeinmedizinischen Fachsprache nach R. N. Braun? Welche konkurrierenden Beratungsergebnisse und abwendbar gefährlichen Verläufe sind zu bedenken?**

3. **Welche klinischen und weiteren Untersuchungen führen weiter?**

4. **Welche Soforttherapie schlagen Sie vor?**

1. Beurteilung des Befunds

Das linke Auge und die Periorbitalregion sind gerötet. Es findet sich eine konjunktivale Injektion des Auges. Die Lider sind geschwollen. Das Auge tränt, es besteht eitrige Sekretion. Das Auge wird spontan offen gehalten. Es besteht kein Lidkrampf, sodass prima vista davon ausgegangen werden kann, dass lediglich die Konjunktiva, nicht jedoch die Kornea im Sinn einer Keratitis betroffen ist. Die Farbe der Iris ist normal, die Pupillen sind rund und isokor.

2. Einschätzung der gesundheitlichen Situation und Klassifikation abwendbar gefährlicher Verläufe

Die Klassifizierung lautet **„Bild der bakteriellen Konjunktivitis (C)"**. Bakterielle Infektionen sind bei Kindern die häufigste Ursache der Konjunktivitiden. Bei Erwachsenen sind Viren die häufigsten Erreger. Das eitrige Sekret spricht eher für eine bakterielle Infektion. Unter den bakteriellen Infektionen nehmen Chlamydieninfektionen eine Sonderstellung ein. In unseren Breiten muss nicht mit einer Trachominfektion durch *Chlamydia trachomatis* gerechnet werden, jedoch kommt häufiger die sog. Schwimmbad-Konjunktivitis (Paratrachom) im Sinne einer Einschlusskörperchen-Konjunktivitis vor, die jedoch mehr durch Sexualkontakt denn durch Aufenthalt in schlecht gechlorten Schwimmbädern übertragen wird. Sie ist in diesem Fall ebenfalls eher unwahrscheinlich, da weder Follikel am Ober- oder Unterlidtarsus noch eine Bindehautüberwachsung am oberen Hornhautlimbus (Pannus) zu sehen sind. Bei begründetem Verdacht auf eine Chlamydieninfektion sollte unbedingt ein Abstrich erfolgen und sowohl Patient als auch Sexualpartner sollten topisch und systemisch mit einem Tetrazyklin (z. B. Doxycyclin) behandelt werden. Dabei ist vor Therapiebeginn auf die Fotosensibilisierung hinzuweisen. Kinder sollten nur mit Erythromycin behandelt werden, da Doxycyclin zu Zahnschäden und gestörtem Knochenwachstum führen kann.

Grundsätzlich kommen bei dem Leitsymptom „rotes Auge" zahlreiche konkurrierende Beratungsergebnisse infrage, wobei das eitrige Sekret eine bakterielle Infektion am wahrscheinlichsten macht.

Die bakterielle Infektion ist in diesem Fall gegen folgende Diagnosen abzugrenzen:

- Verletzung der Kornea: Anamnese ist in diesem Fall leer.
- **Keratitis:** Dagegen sprechen Fehlen der ziliaren sowie perikornealen Injektion und fehlender Blepharospasmus.
- **Akute Iritis oder Iridozyklitis:** scheidet aus, da die Sehschärfe normal ist, die Pupille rund und keine Systemkrankheit bekannt ist.
- **Episkleritis:** Die Abgrenzung ist oft schwierig; einseitig; eher umschriebene Rötung. Die manuelle Verschieblichkeit der Konjunktiva gegen die Sklera lässt eine Unterscheidung zwischen konjunktivaler und episkleraler Injektion zu. Hier sind eine Behandlung mit Kortikoiden und die Abklärung einer internistischen Systemerkrankung angezeigt. Häufig selbstlimitierender Verlauf über 1–2 Wochen mit Rezidivneigung. Eine Episkleritis ist in unserem Fall unwahrscheinlich.
- **Skleritis:** selten, Häufung zwischen 40. und 60. Lebensjahr; akut heftige, stechende Schmerzen mit Abwehrtrias (Tränen, Lichtscheu, Lidkrampf); Druckschmerz im Bereich der Entzündung. Es werden hochdosiert orale Kortikoide gegeben. Die internistische Grunderkrankung muss abgeklärt werden.
- Akutes Glaukom: Palpationsbefund der Bulbi normal
- Subkonjunktivale Blutung (Hyposphagma)
- Andere Formen der Konjunktivitis

Andere Konjunktivitisformen sind durchaus in Betracht zu ziehen, infrage kommen infektiöse Ursachen, z. B.:

- virale,
- parasitäre oder
- mykotische.

Vor allem bei gehäuftem Auftreten von Konjunktivitiden ist an eine hochkontagiöse, meldepflichtige, viral bedingte (Adenoviren, meist Typ 8 oder 19) **Keratoconjunctivitis epidemica** zu denken. Pilze und Parasiten sind eher selten Ursache von Konjunktivitiden.

Nichtinfektiöse Ursachen sind Reizzustand (Tränenmangel, Brechungsfehler), allergische, toxische Ursachen (durch äußere Reize wie Rauch, Staub), um nur die häufigsten zu nennen:

- Bei **Reizzuständen** und **toxischen Ursachen** wäre eher eine klare bis gar keine Sekretion zu erwarten gewesen.
- Eine **allergische Konjunktivitis** kommt durchaus in Betracht, z. B. im Rahmen von Pollenerkrankungen. Jedoch wäre das Sekret dann eher fädig-weiß bis zähflüssig, aber weniger eitrig-gelblich. Dennoch sollte bei längerem Verlauf bzw. bei immer wieder zur gleichen Jahreszeit wiederkehrenden Konjunktivitiden an diese Möglichkeit gedacht werden.

MERKE

Von der bakteriellen Konjunktivitis abzugrenzen:
- Virale, parasitäre oder mykotische Konjunktivitis
- Keratitis oder Iritis
- Episkleritis oder Skleritis
- Akutes Glaukom
- Verletzung der Kornea (z. B. Fremdkörper)

3. Klinische und weitere Untersuchungen

Neben der Inspektion sollte vor allem beim Erwachsenen der Augapfel bei geschlossenem Auge im Vergleich zur Gegenseite palpiert werden, um eine Erhöhung des Augendrucks im Sinn eines Glaukoms (auch hier rotes Auge) nicht zu übersehen (abwendbar gefährlicher Verlauf). Weiterhin sollte versucht werden, das Auge zu ektropionieren. **Ektropionieren des Unterlids** mit dem Daumen. Der **Lidhalter nach Desmarres** hat sich bewährt (➤ Abb. 10.1), um ggf. „pflastersteinartige" Wucherungen (allergische Konjunktivitis) oder „sagokornartige" Lymphozytenansammlungen im Fall einer Chlamydien- oder Virusinfektion zu entdecken. Das Ektropionieren kann auch mit einem Wattestäbchen erfolgen. Ebenfalls sollte eine orientierende Prüfung von Sehschärfe und Gesichtsfeld erfolgen.

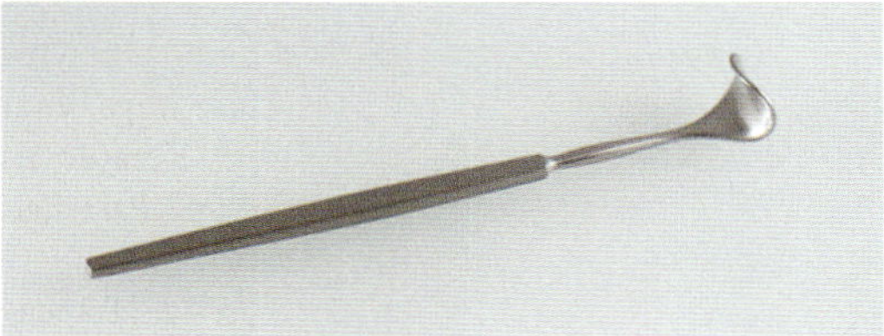

Abb. 10.1 Lidhalter nach Desmarres [V774]

Ergebnis

In diesem Fall fand sich lediglich eine diffuse Rötung der Konjunktiven ohne perikorneale Injektion. Die palpatorische Tonometrie war unauffällig.

Weiterführende Diagnostik

In diesem Fall käme in erster Linie ein bakteriologischer Augenabstrich infrage. Dieser ist auf jeden Fall anzufertigen, wenn die Erkrankung nicht rasch auf die kalkulierte lokalantibiotische Therapie anspricht.

4. Soforttherapie

Im Allgemeinen ist die lokale Therapie mit Breitbandantibiotika enthaltenden Augentropfen oder -salben bei der Behandlung der bakteriellen Konjunktivitis sehr erfolgreich. Zur Verfügung stehen z. B. Gentamicin, Tobramycin, Aureomycin, Kanamycin, Ofloxacin oder Ciprofloxacin. Eine Kombinationstherapie mit Kortikoiden und Antibiotika sollte dem Augenarzt vorbehalten sein, da nur dieser in der Lage ist, durch genauere Untersuchungstechniken (Spaltlampe, Augendruckmessung) Kontraindikationen für die Kortikoidtherapie, wie z. B. Glaukom oder Keratitis dendritica (Herpes simplex), auszuschließen. Kontaktlinsen sollten während der Entzündung nicht getragen und vor Wiedereinsetzen gründlich gereinigt werden.

Verlauf

In Sabines Fall wurden Gentamicin-Augentropfen rezeptiert. Die Konjunktivitis heilte in wenigen Tagen ab.

ZUSAMMENFASSUNG

Konjunktivitiden sind vor allem bei Kindern häufig bakteriell bedingt und können mit antibiotischen Augensalben oder -tropfen behandelt werden. Häufen sich Infektionen im Umfeld, ist an eine viral bedingte Konjunctivitis epidemica zu denken.

WAS WÄRE, WENN ...

- ... Sabine berichtet hätte, dass sie sich mit Hammer und Meißel als Bildhauerin versucht habe?
  - Dann suchen Sie nach einem Fremdkörper und beurteilen die Injektion (➤ Abb. 10.2). Konjunktivale Injektion: oberflächliche Verletzung: Konjunktivalgefäße vermehrt blutgefüllt sichtbar. Ziliare Injektion: Beteiligung Hornhaut: diffuse Rötung um den Hornhautrand oder tieferer Augenabschnitte.
  - In diesem Fall findet sich ein Fremdkörper wenige Millimeter links von der optischen Achse. Es liegt eine kombinierte Injektion vor. Eine umgehende Vorstellung beim Augenarzt ist zwingend.
- ... die Patientin berichtet hätte, dass die ganze Familie seit über einer Woche an einer schweren Augenentzündung erkrankt sei?
  - Dann ist an eine Keratoconjunctivitis epidemica zu denken (s.o.). Hier besteht Meldepflicht. Es handelt sich um eine hochansteckende Infektion mit langwierigem Verlauf.

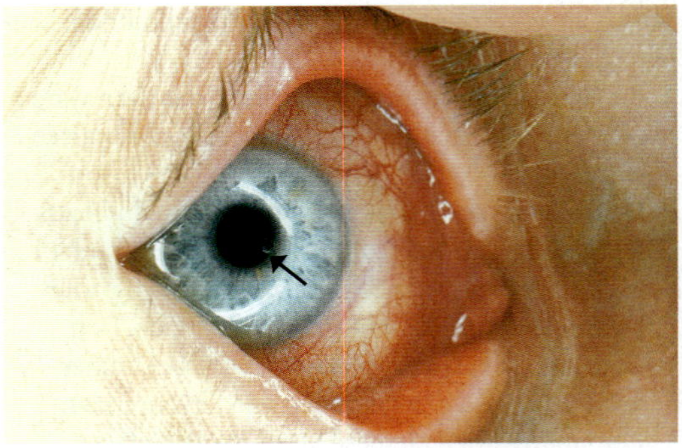

Abb. 10.2 Rotes Auge nach Brecharbeiten mit Hammer und Meißel [P013]

https://else4.de/Klein10

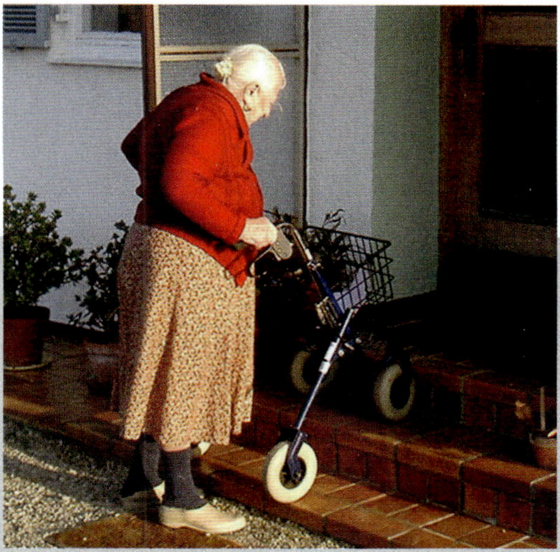

[P013]

11

Geriatrisches Assessment

„Vielen Dank, dass Sie mich besuchen!"

Vorgeschichte

Routinehausbesuch bei der 82-jährigen Frau M., die regelmäßig vom Hausarzt betreut wird. Frau M. will gerade mit ihrem Rollator vom Garten ins Haus (➤ Bild).

Sie leidet unter hypertensiver Herzkrankheit, arterieller Verschlusskrankheit der Beine, Coxarthrose beidseits, Gonarthrose beidseits sowie Diabetes mellitus Typ 2. Bisherige Medikation:

- Ramipril 5 mg: Einnahme 1/0/0
- Paracetamol 500: Einnahme 1/1/1
- HCT 25: Einnahme 1/0/0
- Metformin 500: Einnahme 1/0/0

1. **Worauf richten Sie Ihr Augenmerk bei Patientenumfeld, Anamnestik und körperlicher Untersuchung beim Hausbesuch alter Menschen?**

2. **Geriatrisches Basisassessment in der Hausarztpraxis – worauf zielt es ab?**

3. **Welche Instrumente zur Beurteilung der Selbstständigkeit des hausärztlichen, geriatrischen Patienten sind sinnvoll?**

4. **Welche Tests setzen Sie zur Einschätzung der Mobilität/Sturzgefahr ein?**

5. **Welche Tests helfen Ihnen bei der Beurteilung der kognitiven Fähigkeiten von Frau M.?**

1. Beurteilung des Patientenumfelds, Anamnestik und körperliche Untersuchung beim Hausbesuch

Patientenumfeld

Bereits beim Betreten der Wohnung beginnt die Diagnostik! Sie haben beobachtet, wie sich Frau M. mit dem Rollator über die Treppe geschleppt hat. Hier ist mit Sturzgefahr zu rechnen. Oft helfen einfache Tipps, wie z. B. hier die Benutzung des ebenerdig liegenden Hintereingangs.
Auf folgende Dinge sollten Sie insbesondere achten:
Allgemeine Wohnsituation:

- Stolperfallen (Teppiche, Kabel), Beleuchtung, Handgriffe, Rutschgefahr im Bad, Haushaltshilfe?
- Welche Hilfsmittel (Rollator, Rollstuhl, Pflegebett, Toilettensitz, Badewannensitz) sind vorhanden?
- Hausnotruf vorhanden?

Medikamentenbestand:
Welche und wie viele Medikamente wurden verordnet? Wer richtet sie, werden sie regelmäßig in richtiger Dosis eingenommen? Ist der Medikamentenplan aktuell, welche zusätzlichen nicht verschreibungspflichtigen Medikamente werden eingenommen (Abführmittel, Vitamine, Schlafmittel, Gesundheitspflegemittel, Schmerzmittel)? Hierbei sind die Neben- und Wechselwirkungen zu beachten. Die Medikation ist auf das Notwendigste zu begrenzen, da gerade bei multimorbiden Patienten oft eine Fülle von Medikamenten mit unüberschaubaren Wechsel- und Nebenwirkungen verordnet wird.
Soziales Umfeld:
Ansprechpartner insbesondere bei Hilfsbedürftigkeit (Nachbarschaftshilfe, soziale Dienste, Seniorentreff, Kirche, Sozialstation), Physiotherapie?

Anamnestik

Die Anamnestik kann sich in diesem Fall auf wenige Fragen beschränken, da Frau M. bereits seit Langem hausärztlich betreut wird und dem Hausarzt soziales Umfeld, Medikation, Vorerkrankungen etc. bereits bekannt sind („erlebte Anamnese").
Besonderes Augenmerk ist bei alten Menschen auf die Gewichtsentwicklung zu richten (Unterernährung?), deshalb sollte nach **Ernährungsgewohnheiten, Flüssigkeitszufuhr** (auch Alkohol) und Gewichtsverlust gefragt werden. Auch die Frage nach eventuellen **Stürzen** ist von besonderer Bedeutung.
Außerdem sollte eine mögliche **Altersdepression** abgeklärt werden. Dabei helfen Fragen nach den Hauptsymptomen (gedrückte depressive Stimmung, Interessenverlust, sozialer Rückzug, Antriebsmangel, erhöhte Ermüdbarkeit).
Weitere Fragen befassen sich mit der Entwicklung der **kognitiven Fähigkeiten wie** Verwirrtheitszustände, gestörtes Neugedächtnis, Aufmerksamkeitsdefizit, Orientierungsstörung, getrübtes Bewusstsein, gestörter Schlaf-Nacht-Rhythmus, Sprachstörung. Der Hausarzt ist hierbei auch auf die Aussagen der Angehörigen angewiesen, da die meisten dementen Patienten ihre kognitiven Fähigkeiten weit überschätzen.

Körperliche Untersuchung

Folgende körperliche Untersuchungsschritte sind beim alten Menschen vorrangig:

- Beurteilung des Allgemeinzustands
- Beurteilung des Ernährungszustands
- Exsikkose, Hydratation?
- RR, Puls (Arrhythmie?)
- Inspektion Mundhöhle, Zustand der Mundhöhle, des Gebisses
- Auskultation der Lunge, ggf. Perkussion
- Auskultation des Herzens
- Beinödeme?
- Inspektion der Haut hinsichtlich Dekubitus-gefährdeter Stellen (Steißbein, Gesäß, Ellenbogen, Schulter, Wirbelsäule, Ohrmuschel, Hinterkopf)
- Ausreichende Seh- und Hörhilfe?

Frau M. ist in gutem Ernährungs- und Hydrationszustand. Zur Sturzprophylaxe sollten eine krankengymnastische Übungsbehandlung und eine Vorstellung beim Augenarzt veranlasst werden.

3. Ziel des geriatrischen Assessments

Die Zusammenhänge zwischen Alter, Krankheit, Funktionalität und Beeinträchtigung der Selbstständigkeit sind vielfältig und kompliziert (➤ Fall 46). Zum Erhalt einer ausreichenden Lebensqualität gilt „Funktionalität vor Morbidität". Zur Erkennung der therapierelevanten

medizinischen, funktionellen und psychosozialen Begleitstörungen bedarf es geeigneter Messverfahren. Empfohlen wird aktuell das geriatrische Assessment **„MAGIC" (Manageable Geriatric Assessment).**
MAGIC fragt folgende Punkte ab:
- Alltagsleistungsfähigkeit
- Sehen
- Hören
- Stürze
- Harninkontinenz
- Depressivität
- Soziales Umfeld
- Impfstatus
- Orientierungstest zur Kognition (Uhrentest)

Je nach Ergebnis im MAGIC-Assessment, das die geforderten Inhalte des geriatrischen Assessments vollständig abbildet, sind weitere spezifische Tests je nach aufgedecktem Problembereich durchzuführen (z. B. Selbstständigkeit im Alltag, Mobilität, Kognition).
Manchmal ist es nach hausärztlicher Einschätzung ausreichend, nur Teile des MAGIC-Assessments durchzuführen, um Ressourcen zu sparen.
Außerdem ist ein „Medikationscheck" nötig: Multimedikation, Neben-/Wechselwirkungen, Eignung im Alter, erhöhte Sturzgefahr? Evtl. Anpassung nach PRISCUS-Liste. Grundsätzlich können neben der hausärztlichen Einschätzung bezüglich des Frailty-Status eines Patienten über 70 Jahren die zwei „Signalfragen" sehr hilfreich sein, um dann ein ausführliches Assessment durchzuführen.
1. Fühlen Sie sich voller Energie?
2. Haben Sie Schwierigkeiten, eine Strecke von 400 m zu gehen?

Je nach Ergebnis im MAGIC-Assessment sind weitere spezifische Tests je nach aufgedecktem Problembereich durchzuführen (z. B. Selbstständigkeit im Alltag, Mobilität, Kognition).

3. Instrumente zur Beurteilung der Selbstständigkeit des hausärztlichen geriatrischen Patienten

Barthel-Index
Der Barthel-Index dient der systematischen Erfassung von Selbstständigkeit bzw. Pflegebedürftigkeit im Alltag. Er ist einfach anzuwenden, der maximale Wert beträgt 100 Punkte. Als Summenscore kann er aber bei gleichem Wert eine völlig unterschiedliche Pflegebedürftigkeit repräsentieren (https://www.bfarm.de/SharedDocs/Downloads/DE/Kodiersysteme/hamburger-manual.pdf).
Frau M. erreicht im Barthel-Index 90 Punkte (–10 Punkte wegen Urininkontinenz), sie ist also punktuell hilfsbedürftig.

Geldzähltest nach Nikolaus
Dieser Test erfasst Geschicklichkeit und kognitive Leistungsfähigkeit.
Durchführung: Der Patient soll das in einer Geldbörse befindliche Geld zählen. Im Außenfach befinden sich ein 10-Euro- und ein 5-Euro-Schein. Im Münzfach befinden sich jeweils eine 2-Euro-, 1-Euro-, 50-Cent-, 20-Cent- und 10-Cent-Münze. Nach genauer Erklärung durch den Prüfer muss der Patient das Geld aus der verschlossenen Geldbörse entnehmen und auf dem Tisch zählen. Nach drei Fehlversuchen oder mehr als 300 s wird der Test abgebrochen.
Interpretation:
- 45 s: Der Patient ist selbstständig.
- 45–70 s: Es besteht ein Risiko für Hilfsbedürftigkeit.
- > 70 s: Es besteht ein Risiko für erhebliche Hilfsbedürftigkeit.

Frau M. ist zunächst gar nicht in der Lage, Geld zu zählen. Erst als ihr eine Lesebrille mit +1 Dptr. (vom Arzt mitgebracht) aufgesetzt wird, zählt sie problemlos korrekt in 28 s. Konsequenz: Überweisung zum Augenarzt zur Versorgung mit einer Lesebrille.
Der Geldzähltest ist inzwischen bezüglich seiner diagnostischen Wertigkeit zur Beurteilung der instrumentellen Alltagskompetenz umstritten – eine gute Alternative ist der IADL (Instrumental Activities of Daily Living) nach Lawdon und Brody.

4. Tests zur Einschätzung von Gangstörungen
Die Testverfahren zur Erfassung von Gangstörungen untersuchen auch das Sturzrisiko des Patienten. Folgende Verfahren werden angewandt:

Chair-Rising-Test

Fünfmal infolge aus dem Sitzen aufstehen und wieder hinsetzen zur Prüfung der Kraft.

Bei einer Testdauer über 10 s besteht eine erhöhte Sturzgefahr.

Timed-up-&-go-Test

Der Patient steht von einem Stuhl mit Rückenlehne und Armlehnen auf und geht mit normalem, sicherem Gang bis zu einer Linie (**Cave:** Sturzgefahr! Patienten ggf. begleiten.), die in 3 m Entfernung am Boden markiert ist. Dort kehrt der Patient um, geht zu seinem Platz zurück und setzt sich wieder auf den Stuhl.

Gehhilfsmittel und Aufstützen mit Armen beim Aufstehen sind erlaubt.

Interpretation:

- < 10 s: Mobilität uneingeschränkt
- 11–19 s: leichte Einschränkung in der Mobilität
- 20–29 s: stärkere Einschränkung in der Mobilität
- > 30 s: ausgeprägte Mobilitätseinschränkung, die in der Regel eine intensive Betreuung und adäquate Hilfsmittelversorgung erfordert

Frau M. führt den Timed-up-&-go-Test mit dem Rollator sicher durch, benötigt jedoch mit 24 s mehr Zeit als die Norm.

Tandemstand-Test

Prüfung von Balancefähigkeit und Gangsicherheit in drei Positionen für jeweils 10 s:

- Parallelstand: Füße parallel
- Semitandemstand: Schrittstellung
- Tandemstand: beide Füße in einer Linie hintereinander, wobei die Ferse des einen Fußes die Spitze des anderen berührt

Die Arme hängen locker herab, die Augen sind geöffnet. Hilfe ist bei Einnahme der Position erlaubt. Jedes Umsetzen der Beine beendet den Versuch.

Bewertung: ja/nein.

Beim Tandemstand-Test steht Frau M. sicher mit den Füßen parallel; Semitandemstand und Tandemstand sind nicht möglich, da Frau M. zu stürzen droht. Es besteht erhebliche Sturzgefahr. Die Verordnung einer krankengymnastischen Übungsbehandlung ist dringend erforderlich.

Die Mobilität ist eingeschränkt. Frau M. setzt bereits einen Rollator ein und bekommt die Anweisung, zum Betreten des Hauses den ebenerdigen Hintereingang zu benutzen. Weitere Optionen sind die Verordnung eines Nachtstuhls sowie eines Badewannenlifts, da durch die erhebliche Cox- und Gonarthrose und die damit verbundene Gangstörung die Mobilität eingeschränkt ist.

5. Tests zur Beurteilung der kognitiven Fähigkeit

Mini-Mental-Status-Test

Der Test bildet folgende Bereiche ab: Orientierung, Merkfähigkeit, Aufmerksamkeit, Rechenfähigkeit, Sprache, visuomotorische Funktionen und Erinnerungsfähigkeit. Die Durchführung dauert in der Regel 15–20 min. Die Aufgaben werden mit Punkten bewertet und nach Beendigung des Tests aufsummiert.

Der Test von Frau M. ergibt eine leichte Demenz, es besteht ein kognitives Defizit. Durch die grenzwertige Einschränkung der kognitiven Fähigkeit sollte eine zeitnahe Kontrolluntersuchung erfolgen.

Uhrentest nach Shulman

Ziel ist die Erfassung von zwei kognitiven Teilfunktionen, der visuell-räumlichen Organisation und dem abstrakten Denken. Der Test kann bereits geringe kognitive Defizite aufdecken. Der Patient soll einen Kreis zu einer Uhr vervollständigen. Er wird gebeten, alle Ziffern zu ergänzen und danach die Zeiger auf „10 Minuten nach 11 Uhr" einzuzeichnen.

Der Uhrentest ist Bestandteil der MAGIC-Erhebung.

ZUSAMMENFASSUNG

Bei jedem Patienten ab dem 70. Lebensjahr, bei jeder akuten Veränderung des Funktionszustands sowie etwa zweimal im Jahr sollte ein geriatrisches Assessment durchgeführt werden. Dabei werden Selbstständigkeit, Motorik (insbesondere auch Sturzgefährdung), instrumentelle Alltagskompetenz und Kognition sowie häusliches Umfeld und soziale Vernetzung beurteilt.

https://else4.de/Klein11

12

Brennen beim Wasserlassen

„Ich komme zu Ihnen, weil es beim Wasserlassen brennt."

Vorgeschichte

Die 16-jährige Marion S. kommt in Begleitung ihrer Mutter in die Sprechstunde. „Seit vorgestern habe ich so ein Brennen beim Wasserlassen. Es ‚schneidet' richtig. Und ich habe das Gefühl, dass sich mein ganzer Unterbauch zusammenzieht."

Die Untersuchung des Urinstreifentests zeigt massiv Erythrozyten und Leukozyten, Nitrit ist positiv. Marion war bisher gesund, sie nimmt „die Pille" (Valette®) ein.

1. **Unkomplizierter oder komplizierter Harnwegsinfekt? Was liegt bei der Patientin vor?**
2. **Welche Fragen stellen Sie der Patientin?**
3. **Welche weiteren Untersuchungen sind i. d. R. in der Praxis angezeigt?**
4. **Wann soll der Hausarzt Patienten mit Harnwegsinfekt dem Spezialisten vorstellen?**
5. **Welche Therapie ist bei der Patientin indiziert?**
6. **Welche Kontrolluntersuchungen führen Sie durch?**

1. Komplizierter oder unkomplizierter Harnwegsinfekt?

Wenn überhaupt ein Harnwegsinfekt vorliegt, so leidet die Patientin nach allem, was bisher bekannt ist, an einem **unkomplizierten Harnwegsinfekt.** Komplizierende Faktoren liegen bei ihr nicht vor. Unter komplizierenden Faktoren versteht man:

- Jede funktionelle oder anatomische Anomalie am Urogenitaltrakt oder den Nieren (auch Urolithiasis)
- Jegliche Voroperation oder andere Manipulation an den Nieren oder Harnwegen (z. B. Blasenkatheter)
- Männer, Kinder, Schwangere
- Vorliegen von chronischen renalen Erkrankungen oder Immunsuppression (z. B. Niereninsuffizienz, Steroidtherapie etc.)
- Innerhalb der letzten zwei Wochen:
  - Anlage eines Urinkatheters
  - Entlassung aus Krankenhaus oder Pflegeheim
  - Antibiotikatherapie
- Aufsteigende Symptomatik: Flanken(klopf)schmerz und Fieber, die den Verdacht auf einen oberen Harnwegsinfekt (Pyelonephritis) erhärten können

Unter die Gruppe der unkomplizierten Harnwegsinfekte fallen z. B. auch Diabetiker mit stabiler Stoffwechsellage.

2. Fragen an die Patientin

Insbesondere ist zum Ausschluss von AGVs und komplizierenden Faktoren nach Schmerzen beim Wasserlassen (Dysurie), Pollakisurie (häufiges Wasserlassen von kleinen Mengen Urin), imperativem Harndrang, Geruch und/oder Trübung des Urins, vaginalem Ausfluss, Fieber sowie Flankenschmerzen zu fragen.

Die Angaben von Fieber und Flankenschmerz weisen auf eine Infektion der oberen Harnwege **(Pyelonephritis)** hin.

Genauso wichtig ist es, nach **begünstigenden Faktoren** wie vorangegangener asymptomatischer Bakteriurie, zurückliegende Harnwegsinfekten, möglichen Begleiterkrankungen, Sexualverkehr, Benutzung von Diaphragmen, Spermiziden etc. zu fragen.

Hieraus ergibt sich ein möglicher Aufschluss hinsichtlich der Genese der Erkrankung. Häufig können therapeutische Konsequenzen daraus abgeleitet werden.

Die Patientin gibt an, in den letzten 2 Jahren keine Harnwegsinfekte gehabt zu haben. Vor 2 Monaten habe sie sich die Pille verschreiben lassen, weil sie jetzt einen Freund habe.

3. Weitere Diagnostik

Ergibt sich aus der Anamnestik – wie bei dieser Patientin – kein Hinweis auf einen komplizierten Verlauf oder eine andere Erkrankung, ist bei einem offensichtlich unkomplizierten Harnwegsinfekt die weitere klinische und Urinuntersuchung entbehrlich.

- Bei unsicherer Klinik sollte jedoch eine Urinuntersuchung (Mittelstrahlurin!) mit Testung auf Nitrit und Leukozyten durchgeführt werden. **Merke:** Die ABU **(asymptomatische Bakteriurie)** wird nicht behandelt, weshalb eine Urintestung v. a. der Bestätigung der bereits durch die Anamnese erhaltenen Diagnose dient.
- Eine Sonografie ist sinnvoll bei:
  - Fieberhaften Harnwegsinfekten
  - Einmalig bei häufigen Rezidiven zusammen mit Urinkultur
  - V. a. Urolithiasis
  - V. a. Restharn
  - V. a. Pyelonephritis

MERKE

Das wichtigste diagnostische Mittel beim unkomplizierten Harnwegsinfekt ist die **Anamnese!** Bei unklarer Symptomatik Urinuntersuchung mit Testung auf Nitrit und Leukozyten.

4. Vorstellung beim Spezialisten

Eine Vorstellung beim Fachspezialisten (i. d. R. Urologe) ist grundsätzlich erforderlich bei:

- Fieberhaften Harnwegsinfekten bei Kindern (Überweisung zum pädiatrischen Urologen zum Ausschluss von Fehlbildungen der Urogenitalorgane)
- Männern mit rezidivierenden Harnwegsinfekten
- Urolithiasis
- Rezidivierender Pyelonephritis

5. Therapie

Nichtmedikamentös sollte der Patientin empfohlen werden, **viel zu trinken (min. 2 l/d)** sowie bei rezidivierenden Harnwegsinfektionen prophylaktisch nach dem Geschlechtsakt die Blase zu entleeren. Symptomatisch kann eine Schmerztherapie, z. B. mit Ibuprofen 400 mg, erfolgen. Übertriebene Genitalhygiene wirkt eher kontraproduktiv.

Der unkomplizierte Harnwegsinfekt könnte bei dieser Patientin **medikamentös** mit Antibiotika behandelt werden. Da jedoch keine AGVs zu befürchten sind und Resistenzen vermieden werden sollen, ist auch der Verzicht auf eine antibiotische Behandlung in Absprache mit der Patientin zugunsten einer symptomatischen Therapie möglich und leitliniengerecht.

Häufigster Erreger unkomplizierter Harnwegsinfektionen ist *Escherichia coli,* gefolgt von *Staphylococcus saprophyticus, Klebsiella pneumoniae* und *Proteus mirabilis.* Andere Erreger sind selten. Enterokokken werden am häufigsten bei Mischinfektionen gefunden, deshalb ist ihre Pathogenität bei unkomplizierten Harnwegsinfektionen nur unsicher nachzuweisen.

Laut Leitlinie sind Mittel der ersten Wahl einer medikamentösen Therapie: Pivmecillinam 2–3× 400 mg 3 Tage, Nitrofurantoin ret. 2× 100 mg für (3)–5 Tage, Nitroxolin 3× 250 mg 5 Tage, Fosfomycin 1× 3.000 mg und Trimethoprim 2× 100–200 mg für 3 Tage (falls die lokale Resistenzlage < 20 % beträgt). Diese Antibiotika haben eine hohe Erregerempfindlichkeit gegenüber *E. coli* und verursachen nur geringe Kollateralschäden. Sie werden im Wesentlichen in der Therapie der unkomplizierten Zystitis verwendet. Alternativ kommen Cefpodoxim, Cotrimoxazol und Fluorchinolone lediglich als Mittel der zweiten Wahl infrage.

Sowohl Trimethoprim als auch Nitrofurantoin sind in der Schwangerschaft nicht unbedenklich. Hier sollten bevorzugt Penicilline, Cephalosporine oder Fosfomycin verordnet werden. Da Harnwegsinfekte bei jungen Frauen öfter mit sexueller Aktivität zusammenhängen, ist sicherzustellen, dass die Pilleneinnahme regelmäßig erfolgte bzw. dass die Patientin keinesfalls schwanger ist. Kann eine Schwangerschaft nicht mit letzter Sicherheit ausgeschlossen werden, ist auf ein sicher nicht teratogenes Präparat auszuweichen. Hierfür eignet sich z. B. die Einmalgabe von Fosfomycin mit anschließender Kontrolle des Therapieerfolgs. Ein regelmäßiges Screening auf eine Bakteriurie während der Schwangerschaft wird nur noch bei auffälliger Anamnese durchgeführt.

MERKE

Bei möglicher Schwangerschaft keine potenziell teratogenen Antibiotika verordnen (kein Trimethoprim oder Nitrofurantoin!). Mittel der Wahl sind z. B. Fosfomycin, Pivmecillinam, oder Cephalosporine.

6. Kontrolluntersuchungen

Laut DEGAM-Leitlinie sind bei sonst gesunden jungen Frauen routinemäßig keine Kontrolluntersuchungen erforderlich. Die Patientin kann mit dem Satz „Kommen Sie wieder, wenn die Beschwerden nicht in wenigen Tagen abklingen oder etwas Unerwartetes eintritt" aus der Sprechstunde entlassen werden.

Bei Schwangeren sollte jedoch eine Kontrolle des Therapieerfolgs durchgeführt werden.

ZUSAMMENFASSUNG

Unkomplizierte Harnwegsinfekte bei Frauen können aufgrund der typischen Symptomatik ausreichend sicher erkannt werden. Im Zweifelsfall (häufige Rezidive, V. a. Steinleiden, Restharn oder V. a. Pyelonephritis sowie bei Männern und Kindern) hilft die weiterführende Diagnostik (Urinstreifentest, ggf. Urinsediment, Urinkultur und ggf. Sonografie). Mittel der ersten Wahl für die Behandlung des unkomplizierten Harnwegsinfekts sind u. a. Fosfomycin-Trometamol, Pivmecillinam oder Nitrofurantoin. Für diese Antibiotika ist die Empfindlichkeit gegenüber dem häufigsten Erreger eines Harnwegsinfekts *(E. coli)* hoch und sie verursachen nur geringe Kollateralschäden.

WAS WÄRE, WENN …

- … die Patientin 3 Tage später mit Fieber bis 39 °C und rechtsseitigen Flankenschmerzen wieder in die Praxis kommen würde?
  - Nun besteht der Verdacht auf eine Pyelonephritis. Trotz der bereits erfolgten antibiotischen Therapie sollte eine Urinkultur angelegt werden. Blutbild, CRP und Sonografie zum Ausschluss eines Nierenabszesses.
  - Therapie nach Ausschluss von Komplikationen mit Cefpodoxim, Ciprofloxacin oder Levofloxacin. Fluorchinolone sind hier trotz des Rote-Hand-Briefs wegen möglicher Sehnenschäden, Aortenaneurysmen und -dissektionen und zentralnervöser Nebenwirkungen nach wie vor Mittel der ersten Wahl. Die Patienten müssen jedoch über mögliche Nebenwirkungen aufgeklärt werden.

https://else4.de/Klein12

13

Kreuzschmerzen

„Jetzt behandeln Sie erst meinen Rücken."

Vorgeschichte

Frau S., eine sportliche Mittfünfzigerin, kommt am Montagfrüh in die Sprechstunde. „Jetzt habe ich es schon wieder im Kreuz. Vorgestern ist's mir wieder hineingeschossen." Auf meine Frage: „Na, wieder Tennis gespielt?", antwortet sie: „Ja, zum Tennis komme ich dann noch. Jetzt behandeln Sie erst mal meinen Rücken! Die Schmerzen habe ich schon seit vorgestern."

1. Welche AGVs sind bei Kreuzschmerzen zu bedenken?

2. Welche gezielten Fragen stellen Sie? Welche Untersuchungen führen Sie durch?

3. Die körperliche Untersuchung ergibt keine Auffälligkeiten. Welche Therapiemaßnahmen ergreifen Sie?

4. Nach 6 Wochen keine Besserung, aber Schmerzen beim Husten, Zehenheberschwäche rechts, regional begrenzte Hypästhesie am Unterschenkel. Wie sieht die weitere Diagnostik aus? Wann ist eine Operation angeraten?

1. AGVs/Chronifizierungsrisiko

Neben den AGVs (Red Flags) im engeren Sinne ist die Gefahr einer Chronifizierung (Yellow Flags) mit oft schweren Folgen für die körperliche und seelische Gesundheit sowie mit sozialen Problemen für Patient und Gesellschaft (Arbeitsunfähigkeit) im Auge zu behalten.

Vertebragen bedingt

Folgende **vertebragen** bedingte AGVs sind zu bedenken – vor allem, wenn Hinweissymptome vorliegen:
- **Fraktur/Trauma** (auch pathologische Fraktur, z. B. bei Osteoporose, Steroidtherapie)
- **Tumor** (höheres Alter, Tumorleiden in der Vorgeschichte; Gewichtsverlust, Appetitlosigkeit, rasche Ermüdbarkeit; Schmerz, der in Rückenlage zunimmt, starker nächtlicher Schmerz)
- **Infektion** (Fieber, i. v.-Drogenmissbrauch, Immunsuppression): Grunderkrankung, (Infiltrationsbehandlung, starker nächtlicher Schmerz)
- **Radikulopathie/Neuropathie (Diskusprolaps):** radikuläre Symptomatik, Blasen-Mastdarm-Störung, perianale Hypästhesie (Cauda-Syndrom), ausgeprägte oder progrediente neurologische Symptomatik, zunehmende Lähmung, nachlassender Schmerz (Nervenwurzeltod)
- **Axiale Spondyloarthritis:** länger anhaltende Kreuzschmerzen (> 12 Wochen) und Beginn vor dem 45. Lj., schleichender Beginn der Schmerzen, Morgensteifigkeit, Verbesserung der Kreuzschmerzen durch Bewegung, nicht in Ruhe, schmerzbedingtes frühmorgendliches/nächtliches Erwachen, alternierender Gesäßschmerz, zunehmende Steifheit der Wirbelsäule, begleitende periphere Arthritis, Enthesitis (Achillessehne), Uveitis, bekannte Psoriasis, chronisch-entzündliche Darmerkrankung)

Extravertebragen bedingt

Des Weiteren sind auch **extravertebragene** Gefahren in Betracht zu ziehen:
- Abdominelle und viszerale Prozesse, z. B. Cholezystitis, Pankreatitis
- Gefäßveränderungen, z. B. Aortenaneurysmen
- Bei Frauen: gynäkologische Ursachen, z. B. Endometriose
- Urologische Ursachen, z. B. Urolithiasis, Nierentumoren, perinephritische Abszesse
- Rheumatologische Erkrankung (z. B. Polymyalgia rheumatica)
- Psychosomatische und psychiatrische Erkrankungen

Die Häufigkeit extravertebragener Ursachen wurde in der Primärversorgung auf circa 2 % geschätzt. Folgende Faktoren spielen für das **Chronifizierungsrisiko** eine Rolle:

Psychosoziale Risikofaktoren für Chronifizierung

- Depressivität, Distress (negativer Stress, v. a. berufs- und arbeitsbezogen)
- Schmerzbezogene Kognitionen (Angst/Katastrophisieren, Hilf-/Hoffnungslosigkeit, Angst-Vermeidungs-Überzeugungen)
- Passives Schmerzverhalten (Schon-/Angst-Vermeidungsverhalten)
- Neigung zur Somatisierung
- Überaktives Schmerzverhalten: beharrliche Arbeitsamkeit, suppressives Schmerzverhalten
- Schmerzbezogene Kognitionen: Gedankenunterdrückung

Arbeitsplatzbezogene Risikofaktoren

- Subjektiv empfundene Belastungen am Arbeitsplatz (physisch oder psychosozial)
- Objektivierbare soziale Rahmenbedingungen seitens der Arbeitgeber/Versorgungssysteme bzw. objektiv messbare Arbeitsplatzfaktoren wie schwere körperliche Arbeit oder geringe Kontrolle am Arbeitsplatz

Iatrogene Faktoren

- Mangelhaftes Respektieren der multikausalen Genese
- Überbewertung somatischer/radiologischer Befunde bei nicht spezifischen Schmerzen
- Lange, schwer begründbare Krankschreibung
- Förderung passiver Therapiekonzepte
- Übertriebener Einsatz diagnostischer Maßnahmen

Sonstige Faktoren

- Rauchen
- Übergewicht
- Geringe körperliche Kondition
- Alkohol

Zur Einschätzung des Chronifizierungsrisikos wurden standardisierte Testverfahren entwickelt (z. B. Start-Back-Tool, Örebro-Kurzfragebogen, Heidelberger Kurzfragebogen Rückenschmerzen etc.), die nach 4 Wochen Schmerzdauer einbezogen werden sollten.

2. Anamnestik/Untersuchung

Neben den spontanen Angaben sind folgende **Fragen** sinnvoll:

- Schmerzauslöser?
- Schmerzdauer?
- Schmerzqualität?
- Schmerzlokalisation?
- Schmerz bei Husten oder Pressen?
- Wird der Schmerz abends besser?
- Nachts Schmerzen?
- Stuhl- oder Urinverhalten verändert?
- Libidoänderung?
- Gefühlsstörungen zwischen oder in den Beinen?
- Beeinträchtigung im Alltag?
- Schmerzmittelkonsum?
- Welche Ursache vermuten Sie selbst?

Darüber hinaus zielen die Fragen – je nach Situation – auf AGVs und Risikofaktoren in Bezug auf die Chronifizierung (s. o.).

Die Patientin gibt an, dass die Schmerzen akut beim Bücken auftreten; keine Schmerzen beim Husten oder Pressen, Urin und Stuhl normal. Keine sensomotorischen Störungen.

Laut Leitlinie genügen beim hier vorliegenden **unkomplizierten Kreuzschmerz:**

- Inspektion
- Palpation
- Bewegungsprüfung
- Lokaler Druck- bzw. Klopfschmerz der Procc. spinosi
- Prüfung des Lasègue-Zeichens
- Untersuchung des SIG-Gelenks
- Palpation der Fußpulse

Gegebenenfalls ergänzend bei V. a. Nervenwurzelkompression:

- Patellarsehnenreflex (Nervenwurzel L3/L4)
- Kraft der Zehenheber (Nervenwurzel L5)
- Kraft der Plantarflexion (Nervenwurzel S1)
- Achillessehnenreflex (Nervenwurzel S1)
- Sensibilität im Bereich der „Reithose" sowie im Verlauf der Nervenwurzeln L3 bis S1
- Gegebenenfalls Babinski-Reflex zur Abgrenzung von zentralen Läsionen

Zum Frakturausschluss:

- Stauchungstest (vom Zehenstand auf die Fersen fallen lassen); bei V. a. Fraktur

Grundsätzlich hilfreich ist in solchen Fällen die „programmierte Diagnostik" (Kreuzschmerz-Standard).

Frau S. zeigt außer der schmerzhaften Bewegungseinschränkung keine pathologischen Untersuchungsbefunde.

Eine Bildgebung ist i. d. R. bei Therapieresistenz einmalig nach 6 Wochen anzufertigen, Frühere oder häufige Bildgebung kann auch eine Somatisierung fördern.

MERKE

- Schmerz bei Husten und Pressen deutet auf einen **Diskusprolaps** hin.
- Nächtliche Schmerzen werden bei **Tumor/Infektion** beobachtet.
- Tagsüber zunehmende Schmerzen bei **Spinalkanalstenose** und **Osteoporose** (hier auch manchmal nächtlicher Schmerz).
- Wichtig sind die gezielten Fragen nach Änderungen im Stuhl- und Urinverhalten und nach Sensibilitätsstörungen im Bereich der „Reithose". Diese Fragen zielen auf den AGV **Caudakompression** mit nachfolgend dringlicher Operationsindikation.

3. Therapiemaßnahmen

Es sollten nichtsteroidale Antiphlogistika oral eingesetzt werden. Bei Unverträglichkeit, Magenproblemen und vor allem Niereninsuffizienz kommt – insbesondere auch bei älteren Menschen – ersatzweise Metamizol in Betracht. Intramuskuläre Injektionen von NSAR sind obsolet. In sehr schweren Fällen können Analgetika vom Opioidtyp (z. B. Tramadol) eingesetzt werden. Hinsichtlich flankierender Maßnahmen steht die körperliche Aktivierung im Vordergrund. Von Bettruhe ist unbedingt abzuraten.

Weitere therapeutische Möglichkeiten bei Kreuzschmerzen sind z. B. Bewegungstherapie mit edukativen verhaltenstherapeutischen Maßnahmen, manuelle Therapie, Wärmeanwendungen, Akupunktur. Verhaltenstherapeutische und Entspannungstechniken, z .B. progressive Muskelrelaxation und Verhaltenstherapie kommen v. a. bei protrahierten Verläufen und bei erhöhtem Chronifizierungsrisiko in Betracht.

Besonders wichtig ist die Aufklärung der Patientin darüber, dass akute Rückenschmerzen im Normalfall harmlos sind und eine Bildgebung zunächst nicht indiziert ist.

MERKE

Wichtigste Maßnahmen bei Lumbago

- Aufklärung über die wahrscheinliche Harmlosigkeit der Beschwerden
- Sobald es wieder möglich ist, sich normal bewegen
- Bettruhe vermeiden
- Je nach Stärke des Schmerzes therapeutisch einsetzbar:
  - Ibuprofen oder andere NSAR (**Cave:** Magenschutz, Niere!)
  - Analgetika vom Opioidtyp

4. Diagnostische Schritte beim komplizierten Fall

Schmerzverstärkung bei Husten und Pressen spricht für eine **Nervenwurzelkompression** infolge Diskusprolaps. Zehenheberschwäche und Sensibilitätsausfall (➤ Abb. 13.1) sprechen für eine Läsion der Nervenwurzel L5, d. h., die Kompression ist im Segment L4/5 zu erwarten. Vor allem bei progredientem neurologischem Defizit ist eine vertiefte Diagnostik indiziert. Ebenso nach 4–6 Wochen Therapieresistenz.

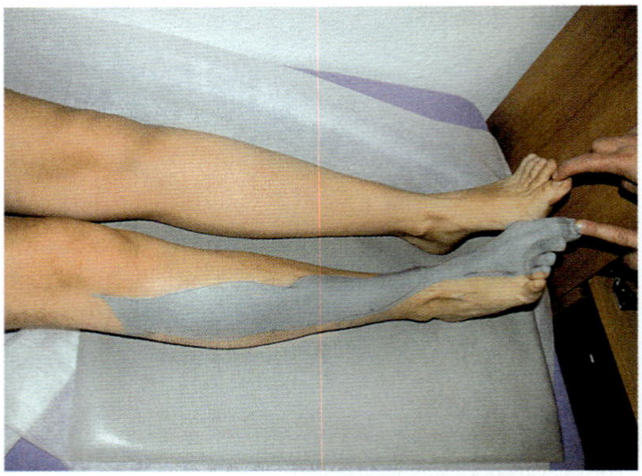

Abb. 13.1 Zehenheberschwäche und Hypästhesie (farblich grau gekennzeichnet) [P013]

Diagnostische Möglichkeiten:

- Standardbildgebung ist das MRT (alternativ CT).
- Bei vermuteten sagittalen oder frontalen Deformitäten ist ein Röntgenbild sinnvoll, da hier die stehende gegenüber der liegenden Haltung im MRT vorteilhaft ist. Außerdem ist das Röntgen bei Frakturen bzw. Z. n. Trauma indiziert.
- Labor (BSG, CRP, Blutbild, Urinstix etc.) bei Verdacht auf entzündliche Genese
- Überweisung zum Neurologen (ggf. EMG), ggf. Klinikeinweisung
- Ggf. Psychotherapie (**Cave:** Chronifizierung!)

Bei Frau S. wird eine MRT durchgeführt. Radiologischer und klinischer Befund sind in diesem Fall diskordant. Die klinische Untersuchung deutet auf das Segment L4/5, während der Kernspinbefund einen Diskusprolaps bei L5/S1 beschreibt. Für die weitere Planung ist der klinische Befund entscheidend (NW-Kompression L5).

Eine absolute OP-Indikation besteht bei einem Cauda-Syndrom, bei Blasen-Mastdarm-Lähmung oder bei progredienten und neu aufgetretenen schweren motorischen Ausfällen (Kraftgrad < 3/5). Bei milderen Befunden (auch mit Radikulopathie) kann in der Regel über 6 Wochen ein konservativer Therapieversuch unternommen werden, bis eine OP neu evaluiert werden sollte.

Die **rasche Befundverschlechterung** bei relativ akutem Geschehen ist als AGV (dauerhafte Lähmung infolge eines Nervenwurzeltodes) mit **hoher Dringlichkeit** einzustufen. Frau S. wird zur Operation überwiesen.

ZUSAMMENFASSUNG

Beim unkomplizierten Kreuzschmerz ist nach einer Nervenkompression und weiteren AGVs zu fahnden. Als Therapie reichen in den meisten Fällen ärztliche Aufklärung (Harmlosigkeit der Beschwerden, Vermeidung von Bettruhe, Motivation zur körperlichen Aktivität) und symptomatische Medikation aus. Nur bei Hinweis auf komplizierende Faktoren, Therapieresistenz oder progrediente Symptomatik ist eine weitere Abklärung (MR, Überweisung Neurologie) zur Klärung einer OP-Indikation angezeigt.

Wichtig ist auch eine frühzeitige suffiziente Schmerztherapie, ggf. ergänzt durch psychotherapeutische Verfahren, um einer Schmerzchronifizierung vorzubeugen.

WAS WÄRE, WENN ...

- ... die Patientin über schlagartig auftretende Rückenschmerzen seit dem Vortag und nun zunehmende Bauchschmerzen klagen würde?
  - Dann ist unbedingt an ein (gedeckt perforiertes) Aortenaneurysma zu denken und umgehend eine abdominelle Sonografie durchzuführen. Die meisten Bauchaortenaneurysmen befinden sich infrarenal, d. h. kaudal der Nierenarterienabgänge.
  - Seit 2018 kann bei Männern ab 65 Jahren einmalig als Screening eine Sonografie zum Ausschluss eines Bauchaortenaneurysmas durchgeführt werden.

https://else4.de/Klein13

14

Krankenhausentlassung

„Sie haben mich jetzt entlassen, schreiben Sie mir meine Medikamente auf!"

Vorgeschichte

Die 88-jährige multimorbide Frau D. ist gestern aus der Rehaklinik entlassen worden.

Diagnosen

- Periphere Lungenembolie mit Infarktpneumonie
- COPD Gold II B
- Koronare Dreigefäßerkrankung, Z. n. Bypass-OP und mehrfacher Stent-Implantation
- Arterielle Hypertonie
- Hyperlipidämie
- Chronische Niereninsuffizienz Stadium IIIa (GFR 44,3 ml/min)
- Z. n. Ablatio mammae wegen Mammakarzinom vor 21 Jahren
- Chronisch-degeneratives Wirbelsäulensyndrom
- Osteoporose
- Depression
- Allergisches Exanthem
- Z. n. erosiver Gastritis

Sie möchte ihre Medikamente verschrieben bekommen.

1. **Wie beurteilen Sie die Entlassmedikation im Hinblick auf die Compliance?**
2. **Mit welchen Wechselwirkungen müssen Sie rechnen?**
3. **Welche Organe sind durch die „Übermedikation" gefährdet?**
4. **Welche Kontrolluntersuchungen führen Sie durch?**
5. **Wie kann die Medikation auf ein überschaubares Maß zurückgefahren werden?**
6. **Welche zusätzlichen Hilfen können Sie der Patientin, die immer schlechter zurechtkommt, anbieten?**

1. Entlassmedikation und Compliance

Im Entlassungsbrief wurden 17½ Tabletten, 14 Spezialitäten und 16 Substanzen verordnet (➤ Tab. 14.1).

Tab. 14.1 Entlassmedikation

Medikament	Einnahme morgens/mittags/abends
Metoprolol 47,5 mg	1/0/0
Ramipril 5 mg	1/0/0
Triamteren 50 mg/Hydrochlorothiazid 25 mg	1/0/0
Furosemid 40 mg	1,5/1/0
Simvastatin 20 mg	0/0/1
ASS 100	1/0/0
Rivaroxaban 20 mg	1/0/0
Pantoprazol 40 mg	1/0/0
Citalopram 20	1/0/0
Calcium D3 600 mg/400 I.E.	1/1/1
Tilidin/Naloxon 50/4 Ret.-Tbl.	1/0/1
Ibuprofen 400 mg	Bei Schmerzen aller Art ED 400 mg, MD 1.600 mg
Tiatropium Inh. Kps.	1/0/0
Salbutamol D.A. 0,1 mg	Bei Atemnot ED 1 Hub, MD 4 Hübe Abstand ≥ 1 h
Clarithromycin 500 mg	1/0/1 für weitere 5 d

Gerade ältere Patienten sind oft nicht in der Lage, ihre Medikamente korrekt einzunehmen, wenn es zu viele sind. Werden mehr als vier Medikamente gleichzeitig verordnet, steigt die Non-Compliance von 32 % auf 69 % an.

2. Wechselwirkungen

Mögliche Wechsel- und Nebenwirkungen bei 16 verschiedenen Substanzen zu überblicken, ist praktisch unmöglich. Die Therapie ist gewissermaßen unkalkulierbar geworden. Hier einige Beispiele ohne Anspruch auf Vollständigkeit:

- Furosemid erhöht neben der Ausscheidung von Kalium auch die von Magnesium und Kalzium.
- Eine Kombination von Kalzium und Thiaziden (in diesem Fall Hydrochlorothiazid) erhöht das Hyperkalzämierisiko.
- Ibuprofen schwächt die Wirkung von Diuretika ab. Eine Hyperkaliämie kann auftreten.
- Ramipril plus Triamteren kann zu einer Hyperkaliämie führen.
- Ibuprofen schwächt die Wirkung von Ramipril ab. Darüber hinaus verschlechtert es die Nierenfunktion und schwächt damit die Elimination von Medikamenten und deren Metaboliten, die renal ausgeschieden werden.
- Citalopram/Pantoprazol: Stoffe, die das QT-Intervall verlängern: Es kann z. T. zu schweren Herzrhythmusstörungen mit Torsade-de-Pointes-Arrhythmien kommen.
- Rivaroxaban: Es besteht erhöhte Blutungsneigung infolge Wirkungsverstärkung durch Simvastatin und ASS. Darüber hinaus ist die Kombination von Citalopram mit Antikoagulanzien mit einer erhöhten Blutungsneigung assoziiert.
- Die Kombination von ASS und Simvastatin bedingt ein erhöhtes Blutungsrisiko.
- Die Kombination von Clarithromycin und Simvastatin erhöht das Rhabdomyolyse-Risiko.
- Metoprolol/Salbutamol: Mit einer gegenseitigen Wirkungsabschwächung muss gerechnet werden.

Zugegebenermaßen sind einige der aufgeführten Interaktionen eher gering ausgeprägt. Jedoch können aufgrund der unübersichtlichen Medikamentensituation und der Multimorbidität der Patientin auch kleine Effekte möglicherweise Folgen haben. Daher ist im Rahmen der quartären Prävention die Medikation in jedem Fall auf das notwendige Maß zurückzuführen.

MERKE

Übermedikation verschlechtert die Compliance und kann durch vielfältige Wechselwirkungen verschiedener Medikamente unerwünschte Folgen haben.

3. Organgefährdung durch Übermedikation

- NSAR und ASS gefährden den Magen. Es besteht Ulkus- und ggf. Blutungsgefahr. Daher besteht eine Indikation für Pantoprazol.
- Ibuprofen, Furosemid, Acetylsalicylsäure, seltener auch Ramipril und Metoprolol können Blutbildveränderungen hervorrufen.
- Die Niere wird auch aufgrund der NSAR-Gabe (Ibuprofen) belastet.
- Elektrolytstörungen können durch Diuretika (Furosemid, HCT, Triamteren) und Ibuprofen verursacht werden.
- Herz-Kreislauf-Probleme (RR-Abfall) können durch Diuretika und Tramadol ausgelöst werden – erhöhte Sturzgefahr!
- Lungenprobleme (Asthma/Bronchospasmen) durch Ibuprofen, Metoprolol; auch bei kardioselektiven β-Blockern bei höherer Dosierung nicht ganz auszuschließen.
- Blutdruckerhöhung durch Ibuprofen
- Erhöhtes Blutungsrisiko unter Rivaroxaban, ASS und Ibuprofen auch infolge der Niereninsuffizienz und des Alters der Patientin
- Die Eisenresorption kann durch Kalzium vermindert werden. Dies betrifft auch das Nahrungseisen.
- HCT erhöht das Risiko für weißen Hautkrebs.

Aufzählung ohne Anspruch auf Vollständigkeit. Außerdem können bei allen Medikamenten allergische Reaktionen auftreten.

4. Kontrolluntersuchungen

Frau D. kann nicht in die Praxis kommen. Aufgrund ihrer Risikokonstellation sind regelmäßige Hausbesuche angezeigt. Mittels Befragung und körperlicher Untersuchung sind u. a. zu überprüfen:

- Allgemeinzustand
- Herz-Kreislauf, einschließlich RR und Puls
- Haut: Zyanose?
- Lunge: Dyspnoe, pathologischer Auskultationsbefund?
- Nervensystem
- Sturzgefährdung

Regelmäßige laborchemische Untersuchungen:

- Nierenfunktion
- Leberwerte
- Blutbild
- Entzündungszeichen
- Elektrolyte

Auch im Sinne eines geriatrischen Assessments ist immer wieder zu überprüfen, inwieweit Frau D. mit ihrer Situation noch zurechtkommt und ob sie sturzgefährdet ist.

5. Rückführung der Medikation auf ein sinnvolles Maß

Eine derartige Übermedikation wie in diesem Fall kommt häufig dadurch zustande, dass gerade bei multimorbiden oder empfindlichen Patienten „für jedes Wehwehchen ein Pillchen" gegeben wird. Wichtig ist es, in solchen Fällen Prioritäten zu setzen und auch einmal eine Krankheit unbehandelt zu lassen. Dies den Patienten zu erläutern, ist nicht immer einfach – die hausärztliche Kommunikationskompetenz ist hier in einem hohen Maß gefordert.

Hilfreich ist hierbei der **Medication Appropriateness Index** (MAI), durch Leitliniengruppe modifiziert nach Hanlon:

- Gibt es eine Indikation für das Medikament?
- Ist das Medikament wirksam für die Indikation und die Patientengruppe?
- Ist die Dauer der medikamentösen Therapie korrekt? (Seit wann verordnet?)
- Stimmt die Dosierung? Besteht eine relevante Einschränkung der Nieren- oder Leberfunktion?
- Gibt es klinisch relevante Interaktionen mit anderen Medikamenten/Zuständen?
- Bestehen kardiale Vorerkrankungen und/oder eine QT- oder AV-Verlängerung?
- Gibt es Altersbeschränkungen?
- Liegt ein aktueller und schriftlicher Einnahmeplan vor?
- Sind die Einnahmevorschriften (Applikationsmodus, Einnahmefrequenz, Einnahmezeit, Relation zu den Mahlzeiten) korrekt?

- Sind die Handhabung und Anwendungsvorschriften praktikabel?
- Bestehen Doppelverschreibungen?
- Ist die Adhärenz zur Therapie gegeben?
- Wird jede behandlungsbedürftige Indikation therapiert?
- Wurde die kostengünstigste Alternative vergleichbarer Präparate ausgewählt?

Bei älteren Menschen ist darauf zu achten, dass nicht alle Medikamente für sie geeignet sind. Hilfreich ist hierfür ganz besonders die **Priscus-Liste** (potenziell inadäquate Medikation für ältere Patienten, https://www.priscus2-0.de/) sowie die **FORTA (Fit For The Aged)-Liste** (https://www.umm.uni-heidelberg.de/klinische-pharmakologie/forschung/forta-projekt-deutsch/). Letztere steht inzwischen auch als App fürs Handy zur Verfügung. Die Priscus-Liste formuliert tabellarisch wesentliche Bedenken bezüglich der Anwendung potenziell ungeeigneter Arzneimittel bei älteren Menschen, schlägt Therapiealternativen vor und empfiehlt Maßnahmen, sollte das Medikament trotzdem verwendet werden.

Die **FORTA-Liste** kennt vier Kategorien:

1. Kategorie A: Arzneimittel schon geprüft an älteren Patienten in größeren Studien, Nutzenbewertung eindeutig positiv
2. Kategorie B: Wirksamkeit bei älteren Patienten nachgewiesen, aber Einschränkungen bezüglich Sicherheit und Wirksamkeit
3. Kategorie C: Die ungünstige Nutzen-Risiko-Relation für ältere Patienten erfordert die genaue Beobachtung von Wirkungen und Nebenwirkungen; sie sind nur ausnahmsweise erfolgreich. Bei > 3 Arzneimitteln gleichzeitig als erste weglassen, Alternativen suchen.
4. Kategorie D: Diese Arzneimittel sollten fast immer vermieden werden, Alternativen finden.

Folgende Maßnahmen wären im konkreten Fall zu diskutieren:

- **Absetzen von Calcium D3:** Es handelt es sich um drei große Tabletten, deren Priorität umstritten ist – ggf. Substitution von Kalzium über die Nahrung und isolierte Vitamin-D-Gabe.
- **ASS/Rivaroxaban:** Re-Evaluation der Rivaroxaban-Indikation in 3–6 Monaten
- **Ibuprofen:** sollte schon wegen des Alters (FORTA-Listen-Kategorie D), der Niereninsuffizienz, der Blutungsgefahr bei Gabe von ASS und Rivaroxaban, der möglichen negativen Auswirkungen auf die Lunge und der Wirkungsabschwächung von ASS nicht gegeben werden. Stattdessen Tilidin comp. zusätzlich als Bedarfsmedikation.
- **Triam/HCT und Furosemid:** zwei Diuretika, die drei diuretische Substanzen enthalten. Nach Überprüfung der Notwendigkeit sollte Triam/HCT angesichts der Niereninsuffizienz ggf. abgesetzt werden – zumal neuerdings bekannt wurde, dass HCT den weißen Hautkrebs fördert.
- **Citalopram:** FORTA-Liste Kategorie C – die Patientin ist bereits seit über 2 Monaten in stationärer Behandlung gewesen und wurde die gesamte Zeit über antidepressiv behandelt. Möglicherweise ist derzeit schon ein Auslassversuch – ausschleichend absetzen – angebracht.
- **Clarithromycin:** klinische Kontrolle: Wenn die Pneumonie abgeklungen ist, absetzen. Falls nicht möglich, ggf. wegen Interaktionsgefahr auf ein Cephalosporin umsetzen (ggf. Antibiogramm im Arztbrief berücksichtigen).
- **Simvastatin** sollte gegen ein Statin mit geringeren Interaktionen ausgetauscht werden.

Kombinationspräparate – von den Pharmakologen viel gescholten – sind oft im Hinblick auf die Compliance von Vorteil. In diesem Fall trifft das nur für Tilidin/Naloxon zu, das allerdings aus anderen Gründen (geringere Suchtgefahr, weniger Obstipation) immer kombiniert eingesetzt wird. Die Kombination Ramipril/HCT wurde in diesem Fall wegen der Niereninsuffizienz nicht gegeben, stattdessen Furosemid.

Die der Patientin weiterhin verordnete Medikation fasst ➤ Tab. 14.2 zusammen.

Es war in diesem Fall möglich, bereits im ersten Schritt nach der Entlassung die Tablettenzahl von täglich 17½ einzunehmenden Tabletten auf 11½ zu drücken. Im zweiten Schritt erfolgt zu einem vereinbarten Termin die Re-Evaluation. Vielleicht lässt sich die Zahl der Medikamente dann noch einmal verringern.

- Wegen der Niereninsuffizienz (GFR 44,34) ist zu prüfen, inwieweit eine Dosisreduktion erforder-

Tab. 14.2 Neue Medikation

Medikament	Einnahme morgens/mittags/abends
Metoprolol 47,5 mg	1/0/0
Ramipril 5 mg	1/0/0
Furosemid 40 mg	1,5/1/0
Pravastatin 10 mg	0/0/1
ASS 100	1/0/0
Rivaroxaban 20 mg	1/0/0, ggf. Dosisreduktion auf 1× 15 mg in 3–6 Monaten. Re-Evaluation der Indikation.
Pantoprazol 40 mg	1/0/0, solange Rivaroxaban und ASS kombiniert werden, nach erosiver Gastritis
Tilidin/Naloxon 50/4 Ret.-Tbl.	1/0/1, bei Schmerzen zusätzlich 1 Tbl. bis zu 3×/d
Vitamin D 1.000 IE	1/0/0
Tiatropium Inh. Kps.	1/0/0
Salbutamol D.A. 0,1 mg	Bei Atemnot ED 1 Hub, MD 4 Hübe, Abstand ≥ 1 h

lich ist. Die **Dosing-Internet-Seite** (https://dosing.de/nierebck.php) ist hier besonders hilfreich. Bezüglich Rivaroxaban sollte eine Dosisreduktion auf 15 mg erwogen werden, zumal gleichzeitig ASS gegeben wird. Eigentlich wäre aufgrund der Äquivalenzdosis Pravastatin mit 40 mg anzusetzen – aufgrund der eingeschränkten GFR ist jedoch Vorsicht geboten. Laut Priscus-Liste Beginn mit 10 mg/Tag. Alle anderen Medikamente können unverändert dosiert werden. Allerdings muss die Nierenfunktion laufend überprüft werden, da bei einer GFR < 30 eine Fülle von Kontraindikationen und Anwendungsbeschränkungen besteht.

MERKE

Bezüglich der Eignung von Arzneimitteln für ältere Menschen sind Priscus- und FORTA-Liste sehr hilfreich. Inwieweit bei eingeschränkter Nierenfunktion eine Dosisreduktion oder ein Absetzen des jeweiligen Medikaments nötig ist, zeigt die Dosing-Internetseite. Bezüglich Interaktionen informiert ein in die Praxissoftware integriertes Arzneimittelprogramm. Eine Kontrolle sollte zudem in den Apotheken erfolgen.

6. Sonstige Hilfen

Ein **geriatrisches Basisassessment** ist angezeigt, um den Hilfsbedarf abschätzen zu können und mögliche Gefährdungen rechtzeitig zu erfassen (➤ Fall 11).

Um die häusliche Versorgung zu sichern, sind einige Maßnahmen sinnvoll: Der **Pflegedienst** sollte eingeschaltet werden, schon um die korrekte Medikamentenversorgung sicherzustellen und um der Patientin beim Baden, Zubereiten der Nahrung und der Körperpflege zu helfen.

Hilfsmittel: Ein Gehstock ist bereits vorhanden. Möglicherweise wäre ein Rollator für die Patientin vorteilhaft. Auch einfach zu montierende Griffe an Badewanne oder Waschbecken sind bereits eine Hilfe. Da Frau D. aus dem Sitzen schlecht aufstehen kann, wäre ein Stuhl mit Aufstehhilfe (keine Kassenleistung) sinnvoll, des Weiteren eine Toilettensitzerhöhung und ein Badewannenlift. Ein Antrag auf Schwerpflegebedürftigkeit sollte zur Optimierung der Versorgung sowohl in finanzieller Hinsicht als auch im Hinblick auf Sachleistungen gestellt werden. Frau D. sollte einen Behindertenausweis beantragen.

ZUSAMMENFASSUNG

Multimorbide Patienten werden oft mit einer unüberschaubaren Anzahl von Medikamenten aus der Klinik entlassen. Um Neben- und Wechselwirkungen vorzubeugen und die Compliance sicherzustellen, ist es eine wichtige hausärztliche Aufgabe, nach der Entlassung den Medikamentenplan zu „entrümpeln".

https://else4.de/Klein14

15

Hypertonie

„Ich komme zu Ihnen, weil mein Blutdruck nicht stimmt."

Vorgeschichte

Die 87-jährige Frau Z. kommt wieder einmal zu einem Kontrollbesuch in die Sprechstunde. Frau Z. wurde vor 2 Jahren an einer Karotisstenose rechts operiert. Außerdem besteht ein kombiniertes Aortenvitium (Stenose im Grad 2, Insuffizienz Grad 1). Weiterhin leidet sie unter Asthma bronchiale und Depression. Ein Bluthochdruck ist bekannt. Frau Z. ist auf ein Kombinationspräparat mit Candesartan und Hydrochlorothiazid eingestellt. Trotzdem sind die zu Hause gemessenen Blutdruckwerte zu hoch. Des Weiteren nimmt sie an Medikamenten L-Thyroxin 50 mg wegen latenter Hypothyreose (diese besteht seit 3 Jahren), ASS 100 wegen Gefäßerkrankung, Ezetimib (zur Lipidsenkung), Statine wurden nicht vertragen (heftige Muskelschmerzen und Erhöhung der Muskelenzyme). Bei Anstieg des Blutdrucks über 200 mmHg systolisch nimmt sie als Bedarfsmedikation Nitrendipin 5 mg Phiolen.

1. Definieren Sie den Normalbereich des Zufallsblutdrucks.

2. Welche diagnostischen Maßnahmen sind angezeigt?

3. Welche Folgeerkrankungen drohen Patienten mit Hypertonie?

4. Welche therapeutischen Maßnahmen sind bei Hypertonie angezeigt? Auf welche Werte sollte der Blutdruck gesenkt werden?

5. Beurteilen Sie das ABDM-Protokoll (➤ Abb. 15.1). Was ist die Konsequenz?

Gesamt-Auswertung 63 Messwert(e)
29.10.2013 09:07 – 30.10.2013 08:00

	Min.	Mittel.	Max.	Std.Abw	> Limit
SYS	108	170,8	218	25,7	90,59
DIA	42	59,8	156	22,2	66,79
PULS	50	69,2	187	18,3	3,29
MAP	66	116,8	166	19,8	92,19
PP	10	81,0	132	26,7	87,39

Tag/Nacht Abweichung

MBPS	-28,6	mmHg
SYS	6,76	Anstieg bei Nacht
DIA	6,26	Anstieg bei Nacht
PULS	12,56	Absenkung bei Nacht
MAP	6,56	Anstieg bei Nacht
PP	7,26	Anstieg bei Nacht

Gesamt-Auswertung 51 Messwert(e)
29.10.2013 09:07 – 30.10.2013 08:00

	Min.	Mittel.	Max.	Std.Abw	> Limit
SYS	108	168,6	213	25,1	90,24
DIA	42	88,8	156	22,4	66,94
PULS	53	70,9	187	19,5	3,94
MAP	66	115,4	166	19,3	92,84
PP	10	79,9	132	28	87,34

Gesamt-Auswertung 12 Messwert(e)
29.10.2013 22:01 – 30.10.2013 05:30

	Min.	Mittel.	Max.	Std.Abw	> Limit
SYS	108	179,9	218	27,7	91,74
DIA	53	94,3	139	21,4	91,79
PULS	50	62,1	83	9,5	0,04
MAP	71	122,8	160	21,7	91,74
PP	55	85,6	124	20,5	100,04

□ Sys/Dia

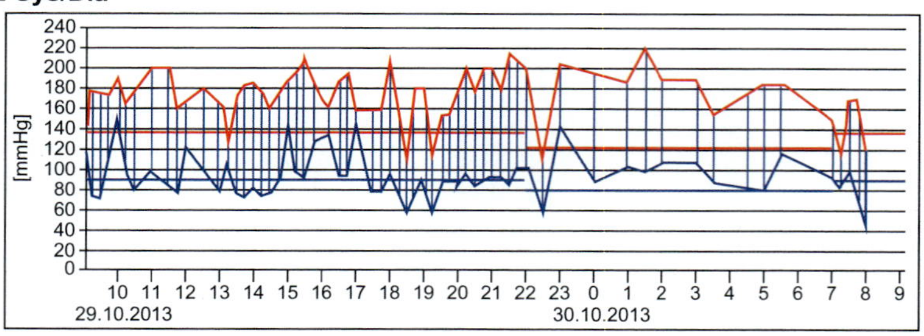

□ Puls

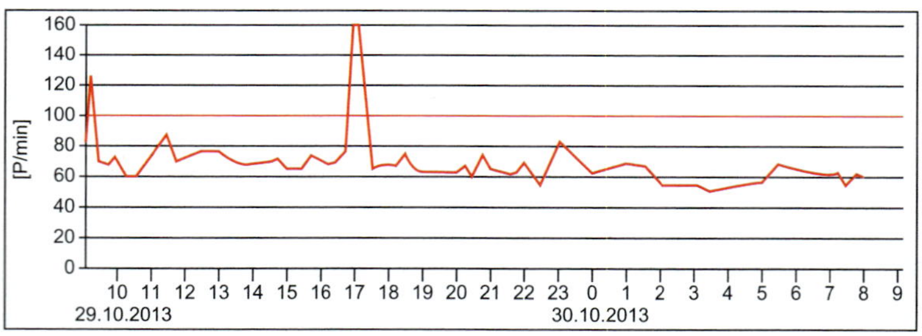

Abb. 15.1 ABDM (ambulantes Blutdruckmonitoring)-Protokoll [P013]

1. Normal- und Zielbereich für Blutdruckwerte

Ein pathologischer Bluthochdruck liegt ab 140/90 mmHg vor. Der Schweregrad wird nach der aktuellen Leitlinie der Hochdruckliga eingeteilt (➤ Tab. 15.1).

Die American Heart Association hat Ende 2017 die Grenzwerte deutlich verschärfter angegeben. Laut deren Definition beginnt Hypertonie Grad 1 bereits bei Werten von 130–139 mmHg systolisch oder 89–89 mmHg diastolisch. Dies hat in Europa zu heftigen Diskussionen geführt und wird weithin nicht akzeptiert.

Die Diagnose der Hypertonie sollte nicht allein auf Blutdruck-Messwerten bei einem einzigen Praxisbesuch beruhen, es sei denn, die Werte sind deutlich erhöht. Es wird empfohlen, entweder wiederholte Praxismessungen bei mehr als einem Besuch oder häusliche Messungen (Blutdrucktagebuch oder Langzeitblutdruckmessung [ABPM]) durchzuführen.

Tab. 15.1 Definition und Klassifikation der Blutdruckwerte [mmHg] (ESC-Leitlinie, 2018)

Kategorie	Systolisch		Diastolisch
	< 120	und	< 80
Normal	120–129	und/oder	80–84
Hoch normal	130–139	und/oder	85–89
Hypertonie Grad 1	140–159	und/oder	90–99
Hypertonie Grad 2	160–179	und/oder	100–109
Hypertonie Grad 3	> 180	und/oder	> 110
Isolierte systolische Hypertonie	> 140	und	< 90

2. Diagnostik

Die meisten Hypertoniefälle (85–90 %) sind „essenzieller" Natur (primäre Hypertonie). Die Untersuchung von Menschen mit Hypertonie zielt auf Folgendes:

- Feststellen des Schweregrads
- Untersuchung auf Folgeschäden, besonders an Herz, Augen und Nieren
- Ausschluss einer sekundären Hypertonie (➤ Fall 21)
- Identifizierung weiterer kardiovaskulärer Risikofaktoren

Die Beurteilung des kardiovaskulären Gesamtrisikos ist wichtig, um festzulegen, ob zusätzlich eine Behandlung mit Statinen und Thrombozytenaggregationshemmern indiziert ist.

Die Patientin ist erst relativ kurzfristig (seit 3 Jahren) an Hypertonie erkrankt. Eine entsprechende eingehende Anamnestik und eine körperliche Untersuchung sind anzuraten.

Basisdiagnostik

- Anamnestik:
  - Erfragen von Risikofaktoren (familiäre Belastung, Rauchen, sitzender Lebensstil, Ernährung, Schlafanamnese)
  - Beschwerden durch Folgeschäden (z. B. Kopfschmerz, Schwindel, Synkope, Sehstörung, Brustschmerzen, Atemnot)
  - Medikamenteneinnahme
  - Blutdruckkrisen können ein Hinweis z. B. auf ein Phäochromozytom sein.
- Körperliche Untersuchung einschließlich Vitalparameter
- Oberbauchsonografie (Nierenveränderungen, Nierenstau)
- 12-Kanal-EKG, bei Auffälligkeiten Echokardiografie und ggf. Belastungs-EKG
- Ggf. Langzeit-Blutdruckmessung
- Labor: kleines Blutbild, Kreatinin mit Berechnung der GFR, Kalium, Natrium, TSH, Blutfette (Gesamtcholesterin, HDL, LDL, TG), Nüchternglukose/HbA1c, Leberenzyme – ggf. weitere Parameter je nach Situation
- Urinstatus, Urin-Albumin-Kreatinin-Quotient

3. Folgeerkrankungen

Bluthochdruck ist ein wesentlicher Risikofaktor für die Entwicklung der Arteriosklerose. Kommen weitere

Risikofaktoren wie z. B. Zigarettenrauchen, Hypercholesterinämie oder Diabetes mellitus vor, steigt das Risiko ganz erheblich. Das individuelle Risiko eines Patienten, in den nächsten 10 Jahren einen Herzinfarkt oder Schlaganfall zu erleiden, kann für die Hausarztpraxis mit dem äußerst relevanten Programm **arriba** berechnet werden: https://arriba-hausarzt.de/.
Hypertonie ist nach dem Zigarettenrauchen der zweithöchste Risikofaktor für das Auftreten einer Herz-Kreislauf-Erkrankung. Im Einzelnen drohen folgende Komplikationen im Rahmen der allgemeinen Arteriosklerose:

- Koronare Herzkrankheit/Herzinfarkt
- Arterielle Verschlusskrankheit der zentralnervösen Gefäße mit Zerebralsklerose und möglichen apoplektischen Insulten
- Periphere arterielle Verschlusskrankheit

Des Weiteren können sich eine hypertensive Herzerkrankung mit konsekutiver Herzinsuffizienz, eine hypertensive Nephropathie und ein Fundus hypertonicus durch Veränderung der Netzhautgefäße in der Folge entwickeln.

4. Therapie

Allgemein
Allgemeine Therapiemaßnahmen (Lebensstilinterventionen) sollten allen Patienten mit Hypertonie und hochnormalem Blutdruck empfohlen werden. Es ist Aufgabe der hausärztlichen Langzeitbetreuung, den Hypertoniker immer wieder hinsichtlich seiner Lebensführung zu beraten. Dabei sind u. a. folgende Punkte von Bedeutung:

- Gewichtsabnahme bei Übergewicht
- Ernährung mit reichlich Obst und Gemüse sowie wenigen gesättigten Fettsäuren („mediterrane Kost“)
- Regelmäßiges Ausdauertraining nach ausreichender Einstellung (30 min an mind. 5 Tagen/Woche)
- Senkung der Kochsalzzufuhr möglichst auf < 5 g/d
- Senkung des Alkoholkonsums auf < 15 Einheiten/Woche für Männer und < 8 Einheiten/Woche für Frauen (eine Einheit entspricht 125 ml Wein oder 250 ml Bier)
- Nikotinkarenz
- Medikamentöse Therapie

Schulungsprogramme im Rahmen der Disease-Management-Programme Diabetes und KHK sind für Hypertoniker neben Lebensstilinterventionen und Medikamenten eine weitere wichtige Säule der Therapie. Im Fall von Frau Z. sind hier allerdings aufgrund des hohen Alters Grenzen gesetzt.

Medikamentös
Die meisten hypertensiven Patienten benötigen zusätzlich zu Lebensstilinterventionen eine medikamentöse Therapie. Folgende Medikamente kommen für die Routinebehandlung zum Einsatz:

- Diuretika (Thiazide, z. B. HCT in einer Dosierung von 12,5–25 mg/d). Allerdings gibt es Diskussionen wegen des erhöhten Risikos für weißen Hautkrebs. Thiazid-artige Diuretika sind z. B. Chlorthalidon und Indapamid.
- Lang wirksame Kalziumkanalblocker, z. B. Amlodipin in einer Dosierung von 5–10 mg/d
- Hemmstoffe des Renin-Angiotensin-Systems (ACE-Hemmer oder AT-II-Rezeptor-Antagonisten), besonders bei Patienten mit Herzinsuffizienz, Z. n. Myokardinfarkt oder Diabetes, z. B. Ramipril in einer Dosierung von 1,25–10 mg/d
- Betablocker, z. B. Bisoprolol, in einer Dosierung von 2,5–10 mg/d

Es wird empfohlen, die Behandlung mit einer Kombination von zwei Medikamenten als Einzeltablette, bevorzugt ACE-Hemmer oder AT-II-Antagonist mit Kalziumkanalblocker oder Diuretikum, zu beginnen. Betablocker sollten in bestimmten klinischen Situationen, z. B. Angina pectoris, Postmyokardinfarkt, Herzinsuffizienz oder zur Herzfrequenz-Kontrolle, mit einer der anderen Hauptsubstanzklassen kombiniert werden. Sollte die Therapie nach 1–3 Monaten nicht zufriedenstellend ansprechen, sind eine Dosissteigerung und eine Kombinationstherapie mit drei Präparaten zu versuchen.
Wenn sich der Blutdruck mit einer Dreifachkombination nicht einstellen lässt, sollte die Therapie um Spironolacton erweitert werden. Falls dieses nicht vertragen wird, kommen andere Diuretika wie Amilorid

oder höhere Dosen anderer Diuretika, Betablocker oder Alphablocker (z. B. Prazosin oder Doxazosin) zum Einsatz.
Allgemein hat es sich bewährt, die Dosis der einzelnen Pharmaka nicht primär „auszureizen", sondern frühzeitig zwei oder mehr Antihypertensiva zu kombinieren. So erzielt man eine suffiziente Blutdrucksenkung bei weniger Nebenwirkungen.

Therapieziele
Die 2018 aktualisierten Europäischen Leitlinien zur Hochdrucktherapie sehen für alle Patienten mit arterieller Hypertonie ein **erstes Blutdruckziel von < 140/90 mmHg** vor. Sofern die Therapie gut vertragen wird, sollten bei Patienten < 65 Jahren **Blutdruckwerte < 130/80 mmHg** angestrebt werden. Erstmals wurde in einer Hypertonie-Leitlinie mit 120/70 mmHg eine Blutdruckgrenze definiert, unter die der Praxisblutdruck nicht abgesenkt werden sollte.
Eine wichtige Ausnahme davon sind ältere Menschen. Bei Menschen ≥ 80 Jahren sollte eine medikamentöse Therapie erst ab einem Blutdruck von ≥ 160/90 mmHg begonnen werden. Wird eine bestehende blutdrucksenkende medikamentöse Therapie gut vertragen, sollte diese jedoch nicht aufgrund des Alters abgesetzt werden.

5. Beurteilung ABDM-Protokoll

Das Protokoll des ambulanten Blutdruckmonitorings (ABDM) zeigt durchgehend tagsüber wie auch nachts deutlich erhöhte systolische wie auch diastolische Blutdruckwerte (➤ Abb. 15.1). Nachts steigen die Blutdruckwerte sogar noch weiter an, was sehr ungewöhnlich ist. Normalerweise wäre eine Nachtabsenkung zu erwarten. Der ABDM-Befund gibt somit einen Hinweis auf eine mögliche **sekundäre Hypertonie-Form,** die durch eine andere Erkrankung bedingt und somit nicht essenziell ist. Besonderes Augenmerk ist auf eine mögliche **renale Form der Hypertonie** zu richten. Auch haben Patienten mit **unphysiologischem Nachtabsenkungsverhalten** ein erhöhtes Risiko für Herz-Kreislauf-Erkrankungen.

An Ursachen ist neben der renalen Hypertonie auch eine Vielfalt von **endokrinologischen Störungen, Gefäßerkrankungen und Tumoren** zu nennen. Vorrangig bedacht werden müssen im hausärztlichen Bereich häufige Störungen wie Hyperthyreose und Gefäßerkrankungen. Daneben führen manchmal **psychische Faktoren,** z. B. im Rahmen von Phobien oder Panikstörungen, erregungsbedingt zu erhöhtem Blutdruck. Auch chronische Schmerzpatienten weisen durch den erhöhten Adrenalinspiegel oft erhöhte Blutdruckwerte auf. Auch an ein **Schlafapnoe-Syndrom** ist zu denken.
In diesem Fall waren die Laborparameter bis auf eine eingeschränkte Nierenfunktion (Kreatinin 1,1 mg/dl/ GFR 46 ml/min) unauffällig. Die Sonografie des Abdomens ergab ebenfalls keinen pathologischen Befund. Der Urinstreifentest war negativ. Mit Verdacht auf eine sekundäre Hypertonieursache wurde eine Duplexsonografie der Gefäße durchgeführt. Dabei ergab sich der Verdacht auf eine **atherosklerotische Nierenarterienstenose** rechts. Dieser Befund wurde mittels MR-Angiografie (**Cave:** Kontrastmittel bei beginnender Niereninsuffizienz!) bestätigt. Da es bei Frau Z. gelang, den Blutdruck mit einer Dreierkombination aus Candesartan, Hydrochlorothiazid und Amlodipin einzustellen und die Nierenfunktion in den zurückliegenden 6–12 Monaten stabil war, wurde keine Intervention empfohlen. Die Nierenfunktion sollte unter der Therapie jedoch im Auge behalten werden.

ZUSAMMENFASSUNG

Die meisten Hypertoniefälle sind „essenzieller" Natur. Nur ausnahmsweise findet sich eine sekundäre Ursache. Der Blutdruck sollte mindestens auf 140/90 mmHg gesenkt werden. Die Patienten sollten aufgefordert werden, selbst Gegenmaßnahmen zu ergreifen. Dazu gehören Gewichtsabnahme bei Übergewicht, Senkung des Alkoholkonsums und der Kochsalzzufuhr sowie Ausdauertraining. Die medikamentöse Einstellung erfolgt mit regelmäßigen, engmaschigen Blutdruckkontrollen durch die Patienten und bei Praxisterminen.

Als medikamentöse Therapie eignen sich je nach Alter des Patienten und Schweregrad der Erkrankung Diuretika, Kalziumantagonisten und ACE-Hemmer/AT_1-Blocker sowie bei entsprechender Komorbidität Betablocker. Es wird empfohlen, die antihypertensive Therapie mit einer Zweifachkombination zu beginnen, bevorzugt als Einzeltablette. Bei therapieresistenter Hypertonie (keine zufriedenstellende Blutdruckkontrolle unter Dreifachkombinationstherapie) kommt zur Therapieeskalation Spironolacton zum Einsatz.

https://else4.de/Klein15

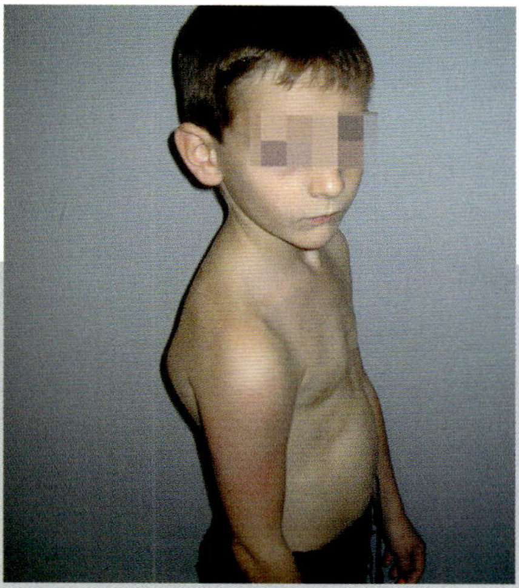

[P013]

16

Impfkomplikationen

„Vorgestern haben Sie ihn geimpft, heute hat B. einen geschwollenen Arm!"

Vorgeschichte

Die Mutter des 7-jährigen Bastian kommt in die Praxis: „Bastian hat einen ganz geschwollenen Arm." Zwei Tage zuvor hatte ich den 7-Jährigen links gegen Mumps-Masern-Röteln und rechts gegen Diphtherie und Tetanus geimpft. „Er hatte gestern schon Schmerzen, heute ist es schlimmer, er kann den Arm kaum bewegen." Die Untersuchung ergibt eine deutliche Rötung und Schwellung am rechten Arm mit Überwärmung (➤ Bild).

1. **Welche Impfkomplikationen kommen vor und wie häufig?**

2. **„Wir hatten doch als Kinder alle die Masern gut überstanden. Warum jetzt die Kinder impfen?" Was sagen Sie der Mutter?**

3. **„Das Durchmachen von Krankheiten ist für eine normale Entwicklung des Kindes wichtig und bewirkt einen besseren Schutz als eine Impfung." Was sagen Sie der Mutter?**

4. **„Durch die vielen Impfungen und Mehrfachimpfstoffe wird das Immunsystem von Bastian überlastet." Was sagen Sie der Mutter?**

5. **Wie schätzen Sie den vorliegenden Fall ein – droht ein abwendbar gefährlicher Verlauf?**

6. **Was müssen Sie bei der Impfaufklärung beachten?**

1. Impfreaktionen: Häufigkeit

Im vorliegenden Fall kam es zu einer Impfreaktion im Sinne einer lokalen Reaktion. Derartige Schwellungen des Arms und Rötung an der Einstichstelle nach einer Impfung werden regelmäßig in der Praxis beobachtet. Sie sind die häufigsten Allgemeinerscheinungen, neben dem Fieber die häufigsten Impfreaktionen und kommen ca. bei jeder 50. Impfung vor. Impfreaktionen sind jedoch so gut wie immer harmlos.

Ernsthaftere **Impfkomplikationen** mit schwerer Erkrankung und drohenden Dauerschäden bis hin zum Tod werden wesentlich seltener beobachtet.

In der Praxis hat es sich bewährt, bereits bei der Impfung auf eventuell mögliche Impfreaktionen wie Lokalreaktion und Fieber, Allgemeinerscheinungen und dergleichen hinzuweisen und entsprechende Anweisungen (z. B. Gabe eines Antipyretikums) zu geben.

Folgende **Impfreaktionen** und **Impfkomplikationen** kommen grundsätzlich vor:

Rötung, Überwärmung, Schwellung, Schmerz

Häufig bis sehr häufig (< 1:100) werden nach Impfungen lokale Reaktionen wie Rötung, Überwärmung, Schwellung und Schmerz/Druckempfindlichkeit beschrieben. Sie treten in der Regel 6–48 h nach Impfung auf. Meistens verlaufen diese Lokalreaktionen mild und verschwinden von selbst. Gegebenenfalls ist eine symptomatische Therapie, z. B. Kühlung, notwendig. Die Verwendung längerer Kanülen (23 Gauge, 25 mm) reduziert diese Impfreaktion im Vergleich zur kürzeren Kanüle (25 Gauge, 16 mm) um etwa ein Drittel.

Gelegentlich bis häufig werden stärker ausgeprägte Schwellungen (> 50 mm Durchmesser) bis hin zur Schwellung der gesamten Extremität beobachtet. Der Mechanismus der Entstehung solcher extremen Schwellungen ist unbekannt. Sie dauern 1–4 Tage an, sind nur wenig schmerzhaft und verschwinden ohne bleibende Folgen.

Fieber und Fieberkrämpfe

Häufig bis sehr häufig beobachtet werden leichte Fieberreaktionen nach Impfungen (< 39,5 °C). Bei Totimpfstoffen sind diese Reaktionen in der Regel 1–2 Tage nach Impfung zu erwarten, bei Lebendimpfstoffen 7–14 Tage nach Impfung. Das Fieber dauert meist 1–2 Tage. Hohes Fieber (≥ 39,5 °C) kommt gelegentlich vor. Zur Prophylaxe von gelegentlich nach Impfungen auftretenden Fieberkrämpfen sollten die Eltern über die rechtzeitige Gabe von Antipyretika aufgeklärt werden.

Relativ häufig treten Arthralgien als allergische Spätreaktion nach Rötelnimpfung bei erwachsenen Frauen auf (13–15 %) – bei Kindern sind sie sehr selten. Ebenfalls bekannt sind gelegentliche Arthritiden nach Hepatitis-B-Impfungen. Allergische Reaktionen nach Impfungen sind ansonsten selten, hier kommen auch im Präparat enthaltene Hilfsstoffe als Auslöser infrage.

Selten treten Komplikationen wie Verhärtungen an der Einstichstelle (Zyste, Knötchen, Granulom) auf. Weitere seltene Komplikationen sind: idiopathische thrombozytopenische Purpura, hypotone hyporesponsive Episoden, schrilles Schreien, Krampfanfälle, Enzephalitis/Meningitis oder, wie seit der COVID-19-Impfung bekannt, thrombotische Ereignisse im Zusammenhang mit Thrombozytopenien oder Myokarditiden. Daneben gibt es eine Reihe für den jeweiligen Impfstoff typischer Komplikationen, wie z. B. „Impfmasern" oder Parotisschwellung bei der Mumps-Impfung.

Am häufigsten kommen Impfreaktionen bei der FSME-Impfung vor – gefolgt von Masern, Pertussis, Tetanus (Einzel- oder Mehrfachimpfstoffe).

2. Masern-Impfung notwendig?

Ungefähr bei einem von 1.000 Kindern, die an Masern erkranken, entwickelt sich eine Entzündung des Gehirns, die **Masernenzephalitis**. Diese führt häufig zu bleibenden Hirnschäden oder verläuft sogar tödlich. Ferner schwächt das Masernvirus nachweislich das Immunsystem der Erkrankten. So können besonders durch bakterielle Überinfektionen Lungen- oder Mittelohrentzündungen auftreten.

Vergleichbares gilt für Kinderkrankheiten wie Mumps oder Röteln.

Seit dem 01.03.2020 gibt es eine **Impfpflicht:** Das Gesetz sieht vor, dass alle Kinder ab dem vollendeten ersten Lebensjahr beim Eintritt in die Schule oder den Kindergarten die von der Ständigen Impfkommission empfohlenen Masern-Impfungen vorweisen müssen. Auch bei der Betreuung durch eine Kindertagespflegeperson muss in der Regel ein Nachweis über die Masernimpfung erfolgen.

Gleiches gilt für Personen, die in Gemeinschaftseinrichtungen oder medizinischen Einrichtungen tätig sind, wie Erzieher, Lehrer, Tagespflegepersonen und medizinisches Personal (soweit diese Personen nach 1970 geboren sind). Auch Asylbewerber und Flüchtlinge müssen den Impfschutz 4 Wochen nach Aufnahme in eine Gemeinschaftsunterkunft aufweisen.

3. Einfluss durchgemachter Krankheiten auf das Immunsystem

Bisher konnten wissenschaftliche Studien nicht belegen, dass sich nicht geimpfte Kinder geistig oder körperlich besser entwickeln als geimpfte. Dies wäre auch nicht plausibel. Die verfügbaren Schutzimpfungen richten sich gegen rund ein Dutzend besonders häufig auftretende oder gefährliche Erreger – mit Hunderten weiteren Erregern muss sich das Immunsystem täglich auseinandersetzen. Auch die Impfung selbst stellt für das Abwehrsystem einen Stimulus dar und trainiert das Immunsystem. Selbst wenn man, wie eingangs geschildert, manchen Krankheitserfahrungen einen positiven Wert beimessen mag, steht umgekehrt außer Frage, dass Kinder in der Regel durch Infektionen in ihrer Entwicklung zurückgeworfen werden und gesundheitliche Komplikationen drohen.

4. Überlastung des Immunsystems durch Impfungen

Trotz immer mehr empfohlener Impfungen hat sich die Zahl der durch Impfung applizierten Antigene deutlich verringert.

So beinhaltete allein der alte Keuchhusten-Impfstoff rund 3.000 solcher Antigene; in allen heutigen nach neuesten Standards produzierten Impfstoffen sind es – alle Schutzimpfungen zusammengenommen – gerade mal 150. Tatsächlich setzt sich das kindliche Immunsystem tagtäglich mit einer vielfach größeren Menge von Antigenen auseinander, als dies bei Impfungen der Fall ist.

Es gibt keine Hinweise darauf, dass Mehrfachimpfstoffe die Immunabwehr überlasten. Bekannt ist allerdings, dass bestimmte Teilkomponenten der Kombinationsimpfungen das Immunsystem schwächer stimulieren, als wenn man sie allein gäbe, weshalb beispielsweise eine Impfdosis mehr erforderlich werden kann. Dennoch kann aber die Zahl der erforderlichen Spritzen durch Mehrfachimpfstoffe deutlich reduziert und bei einem Großteil der Geimpften ein langfristiger, möglicherweise sogar lebenslanger Schutz erzielt werden.

5. Einschätzung des Falls

In diesem Fall ist mit größter Wahrscheinlichkeit von einer Impfreaktion auszugehen. Die Klassifizierung lautet also **Impfreaktion (C).** Zu bedenken ist jedoch, dass in seltenen Fällen eine Abszedierung mit Gewebseinschmelzung auftreten kann. Daher wäre der Abszess ein möglicher zu bedenkender abwendbar gefährlicher Verlauf. Mithilfe der Sonografie kann jedoch ein Abszess weitgehend ausgeschlossen werden (➤ Abb. 16.1). Im vorliegenden Fall kam es glücklicherweise nicht zu einer Abszessbildung.

6. Impfaufklärung

Die Aufklärungspflichten des behandelnden Arztes gegenüber dem Patienten bzw. der zu impfenden Person sind im „Gesetz zur Verbesserung der Rechte von Patientinnen und Patienten“ (Patientenrechtegesetz) im Jahr 2013 neu geregelt worden (§ 630e BGB). Vor Durchführung einer Schutzimpfung hat der Arzt die Pflicht, die zu impfende Person oder den anwesenden Elternteil bzw. Sorgeberechtigten über die zu verhütende Krankheit und die Impfung aufzuklären, damit eine wirksame Einwilligungserklärung abgegeben werden kann. Eine schriftliche Einwilligung ist nicht gesetzlich vorgeschrieben, sie kann jedoch in Einzelfällen sinnvoll sein. Der impfende Arzt ist verpflichtet, Aufklärungen und Einwilligungen – egal in welcher Form sie erfolgt bzw. erklärt worden sind – in der Patientenakte zu dokumentieren (§ 630f Abs. 2 S. 1 BGB). Wird der Aufklärung ein entsprechendes Aufklärungsmerkblatt zugrunde gelegt, sollte der impfende Arzt in seiner Dokumentation darauf verweisen. Zudem ist es sinnvoll, die Ablehnung

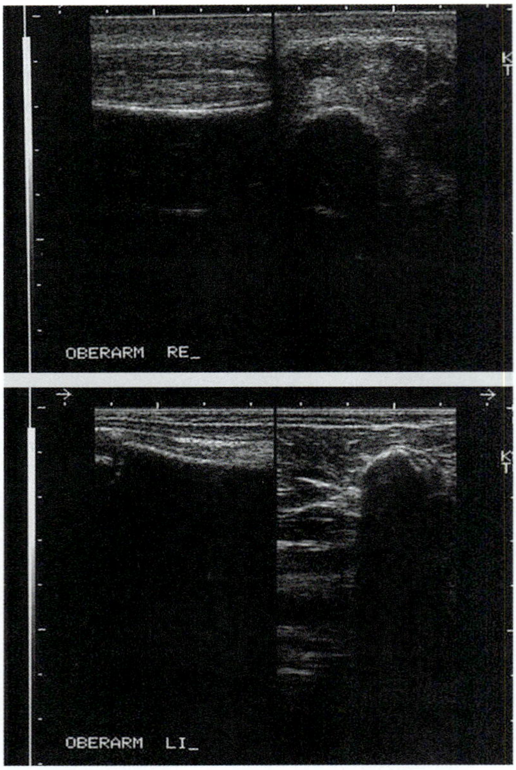

Abb. 16.1 Sonografie Oberarm: keine Einschmelzung [P013]

einer Impfung durch die vorstellige Person bzw. die Eltern oder Sorgeberechtigten nach durchgeführter Aufklärung in der Patientenakte zu dokumentieren.

Bei Minderjährigen unter 14 Jahren ist regelmäßig die Einwilligung der Eltern bzw. Sorgeberechtigten einzuholen. Jugendliche können selbst einwilligen, wenn sie die erforderliche Einsichts- und Entscheidungsfähigkeit besitzen; das ist in der Regel mit 16 Jahren der Fall.

Aufklärungsmerkblätter
Für Impfungen durch niedergelassene Ärzte stehen unentgeltlich über die Homepage des „Forum impfende Ärzte“ Aufklärungsmerkblätter zur Verfügung (www.forum-impfen.de, nach Anmeldung mit Passwort).

ZUSAMMENFASSUNG

Impfreaktionen und -komplikationen sind insgesamt selten und treten bei etwa 2 % der Geimpften auf. Am häufigsten sind Lokalreaktionen und Fieber. Die FSME- und Masernimpfung weisen die häufigste Komplikationsrate auf. Schwerwiegende Impfschäden sind extrem selten. Dennoch sind viele Eltern bezüglich der Impfungen für ihre Kinder kritisch eingestellt.

https://else4.de/Klein16

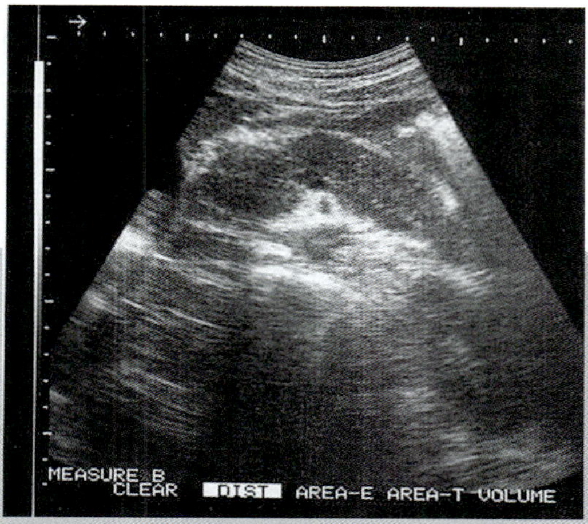

[P013]

17

Oberbauchschmerzen

„Ich komme zu Ihnen, weil ich vor Bauchschmerzen nicht schlafen kann."

Vorgeschichte

Ein 22-jähriger Werkzeugmacher kommt wegen Oberbauchschmerzen in die Praxis. Er könne seit 2–3 Wochen nachts wegen massiver Bauchkrämpfe nicht schlafen. „Nach dem Frühstück wird es besser." Die sofort in der Praxis durchgeführte körperliche Untersuchung ergibt keine Besonderheiten. Nacht- und Nüchternschmerz lassen an ein Duodenalulkus denken. Sie überweisen den Patienten zur Endoskopie, die ein kompliziertes Duodenalulkus aufdeckt. Nachweis von *Helicobacter pylori.* Eine Eradikation wird durchgeführt. Nach 2 Wochen ist der Patient subjektiv völlig beschwerdefrei. Die Abheilung und erfolgreiche Eradikation werden nach 6 Wochen endoskopisch gesichert.

Vier Tage nach der Kontrolluntersuchung wird der Patient erneut in der Praxis vorstellig. Wieder treten massive Schmerzen im Oberbauch auf. Die Sonografie ergibt ein verdickt aufgetriebenes Pankreas mit echoarmer Binnenstruktur (➢ Bild). Die Laborbefunde bestätigen den Pankreatitisverdacht (➢ Tab. 17.1).

1. **Welche Ursachen für eine Pankreatitis kennen Sie?**

2. **Worauf achten Sie bei Anamnestik und klinischer Untersuchung?**

3. **Welche Komplikationen drohen Pankreatitispatienten?**

4. **Wovon hängt die Prognose ab?**

5. **Welche technischen Untersuchungen führen Sie durch bzw. veranlassen Sie?**

6. **Wie gehen Sie im konkreten Fall vor?**

Tab. 17.1 Laborbefunde: Verdacht auf Pankreatitis

Parameter	Normalwert	Messwert
Hb	12,6–17,4 g/dl	14,5
Ery	4,0–5,7 × 10^6/µl	5,1
Leuko	4,0–10,5 × 10^6/µl	8,3
BKS		22/30
CRP	< 0,5 mg/dl	12,5
Urin		o. B.
Alk. Phosphatase	50–170 U/l	149
Gamma-GT	< 28 U/l	55
GPT	< 23 U/l	19
Lipase	< 190 U/l	1.130

1. Ätiologie

Am häufigsten werden Pankreatitiden durch Gallengangssteine bzw. Gallenwegserkrankungen ausgelöst (biliär) (ca. 45 %). Alkoholinduzierte Pankreatitiden machen ca. 35 % aus. Bei 15 % findet man keine eindeutige Ursache. Iatrogen können sie durch Eingriffe wie z. B. ERCP durch Manipulation an der Papilla Vateri ausgelöst werden. Außerdem durch Medikamentengabe, wie z. B. Azathioprin, Statine, Furosemid, Glukokortikoide, Östrogene, Tetrazykline und andere. Weitere, jedoch seltene Ursachen sind Autoimmunerkrankungen sowie eine Begleitpankreatitis, z. B. bei penetrierenden Magenduodenalulzera oder bei bakterieller Cholangitis. Außerdem Hyperkalzämie, Hyperlipidämie (v. a. Triglyzeride) und Diabetes. Hereditäre Ursachen. Obstruktion der Pankreasgänge durch Narben, Tumoren, Fehlbildungen, Traumata, Urämie.

2. Anamnestik und klinische Untersuchung

Typisch für eine Pankreatitis ist ein plötzlich einsetzender Oberbauchschmerz, der gürtelförmig in den Rücken ausstrahlt. Außerdem Übelkeit und Erbrechen, ggf. entfärbter Stuhl und dunkler Urin bei biliärer Genese. Ein subakuter nächtlicher Bauchschmerz wie in diesem Fall ist eher atypisch für eine Pankreatitis, aber: Krankheiten lesen keine Lehrbücher. Häufig besteht ein Meteorismus, der auch die sonografische Untersuchung erheblich erschwert, außerdem ein prall gespanntes Abdomen. Im Verlauf kommt es meist zu einer Paralyse bis hin zum paralytischen Ileus. Eventuell treten Fieber, Tachykardie, Hypertonie, Hypoxie sowie Oligurie/Anurie auf, im weiteren Verlauf meist auch Aszites, Pleuraergüsse und z. T. Ikterus. Bei der Inspektion ist besonders darauf zu achten, ob bläuliche oder grünbraune Verfärbungen an typischer Stelle auftreten. Pankreashautzeichen in Form von lividen oder bräunlichen Verfärbungen periumbilikal **(Cullen-Zeichen)** oder in der Flankenregion **(Grey-Turner-Zeichen)** sind selten und prognostisch ungünstig. Bei der Untersuchung fahnden Sie nach aufgetriebenem „Gummibauch" und Pleuraergüssen, (basale Dämpfung, abgeschwächtes Atemgeräusch).

3. Komplikationen

Gefürchtet ist die **nekrotisierende Pankreatitis** mit häufig schweren, intensivpflichtigen Verläufen mit großem Flüssigkeitsbedarf, Flüssigkeitskollektionen im Pleuraraum und Abdomen, paralytischem Ileus, Arrosionsblutungen, Thrombosen von Pfortader und V. lienalis bis hin zum Multiorganversagen. Im weiteren Verlauf können sich Nekrosen infizieren, was dann (und streng genommen nur dann) eine antibiotische Therapie notwendig macht. Nach einigen Wochen können sich Pseudozysten ausbilden, die dann interventionell drainiert oder operiert werden müssen.

4. Prognose

Der Prognose der akuten Pankreatitis hängt entscheidend vom Schweregrad ab. Grundsätzlich gibt es überwiegend milde Verläufe, die nur vorübergehende Symptome, keine Organveränderung oder Komplikationen zeigen. Diese heilt meist innerhalb von einer Woche aus. Kommt es zur Mitbeteiligung von Organen, inklusive lokaler Komplikationen (Nekrosenbildung, Pseudozysten), sowie zur Beteiligung weiterer Organe, ist die Prognose ernster, vor allem wenn die Organstörungen länger als 48 h andauern. Negative, prädiktive Faktoren bei Diagnosestellung hinsichtlich der Prognose sind: Alter > 55 Jahre, Hypokalzämie (< 2 ml/l), LDH-Erhöhung > 600 U/l sowie eine Leukozytose > 15.000/ml, pO_2 < 60 mmHg, Glukose > 180 mg/dl, Harnstoff > 45 mg/dl, Albumin < 32 g/l, Transaminasen > 100 U/l (Glasgow-Kriterien). Schweregrad und Ausmaß der Erkrankung korrelieren nicht mit der Erhöhung der Serumlipase. Insgesamt verlaufen 65–85 % der akuten ödematösen Pankreatitiden komplikationslos. Kommt es zu einer nekrotisierenden Pankreatitis, steigt die Letalität mit zunehmendem Schweregrad dramatisch an.

5. Technische Untersuchungen

In der Hausarztpraxis werden im Allgemeinen eine **Sonografie** und eine **Labordiagnostik** durchgeführt. Bei leichter Pankreatitis finden sich sonografisch eine unscharfe Begrenzung der Pankreasloge im Sinne einer ödematösen Aufquellung sowie eine verminderte Echogenität des Pankreas. Der Nachweis von Nekrosen, Abszessen und Pankreaspseudozysten sowie eine peripankreatische Flüssigkeitsansammlung oder der Nachweis von Aszites weisen auf einen komplizierten Verlauf hin, treten aber in der Regel frühestens nach einigen Tagen auf.

Weiterhin sollte nach Steinen in den Gallenwegen sowie raumfordernden Prozessen gefahndet werden. Ein Hinweis auf eine Abflussstörung ist neben den erweiterten Gallenwegen die Dilatation des Ductus pancreaticus.

An **Laborparametern** ist neben der Lipase (3-fache Erhöhung) die Bestimmung von GPT (= ALT) von Bedeutung, da diese neben den Cholestasewerten (γ-GT, AP, Bilirubin) wegen Zellschädigung nach Rückstau in die Leber auf einen biliären Ursprung hinweist. Isoliert erhöhte γ-GT und MCV sprechen eher für eine äthyltoxische Genese. Zur Abschätzung der Prognose (s. o.) sollten Hämatokrit, LDH, CRP, Leukozyten sowie Kreatinin und Harnstoff, Albumin und LDH bestimmt werden. Außerdem Kalzium: Eine **Hypokalzämie** kann die Folge einer Pankreatitis sein (dann prognostisch ungünstig, s. o.).

6. Therapie

Jede akute Pankreatitis ist umgehend stationär einzuweisen, da der weitere Verlauf nicht vorausgesehen werden kann. Insofern ist die Einschätzung des Schweregrads für die Hausarztpraxis ohne Relevanz. Therapeutisch ist in schweren Fällen eine umgehende Flüssigkeitssubstitution, am besten mittels Ringer-Laktat, sinnvoll. Auch ist ggf. eine entsprechende Analgesie mit z. B. Pethidin zur Vermeidung von Papillenspasmen vonnöten. Die Ernährung sollte entgegen früheren Empfehlungen so bald wie möglich enteral begonnen werden.

ZUSAMMENFASSUNG

Die Diagnose wird anhand von Klinik, ≥ 3-fach erhöhter Lipase und ggf. Bildgebung gestellt. Häufigste Ursachen sind Gallensteine und Alkohol. Gefürchtet sind nekrotisierende Verläufe. Da initial der weitere Verlauf nicht abschätzbar ist, sollte jeder Patient mit akuter Pankreatitis stationär eingewiesen werden.

WAS WÄRE, WENN ...

- ... ein 83-jähriger Patient mit einem zunehmenden Ikterus ohne Bauchschmerzen, aber massivem Juckreiz und starker Gewichtsabnahme in die Praxis kommen würde?
  - Es drängt sich der Verdacht auf einen malignen Prozess in der Leber oder den Gallenwegen auf. Sicherlich über 2,0–2,5 mg/dl (untere Grenze der Sichtbarkeit) erhöhtes v.a. direktes (konjugiertes) Bilirubin. Vermehrtes Bilirubin in der Haut führt oft zu starkem Juckreiz.
  - Ggf. Oberbauchsonografie zur näheren Eingrenzung (aufgestauter DHC? Raumforderung in Leber oder Pankreaskopf?). In diesem Fall echoarme Raumforderung im Pankreaskopf mit auf 12 mm erweitertem DHC (Norm < 7 mm) und auf 5 mm erweitertem Pankreasgang (Norm < 2 mm) (Double Duct Sign).
  - Einweisung zur weiteren Diagnostik (Diagnosebestätigung? Metastasen? Operabler Befund?) oder es ist, je nach Patientenwunsch, eine rein palliative Betreuung zu Hause denkbar (Colestyramin gegen Juckreiz, Analgesie, falls im Verlauf notwendig).
  - Daneben sind generell noch folgende Ursachen eines schmerzlosen Ikterus zu bedenken:
    - Bei erhöhtem indirektem (unkonjugiertem) Bilirubin, prähepatisch: Hämolyse mit massivem Freiwerden von Bilirubin durch Zellzerfall; Morbus Gilbert-Meulengracht (harmloser Enzymdefekt)
    - Bei oft gemischt erhöhtem direktem und indirektem Bilirubin, intrahepatisch: hepatozelluläre Cholestaseformen bei Hepatitis oder Zirrhose

https://else4.de/Klein17

18

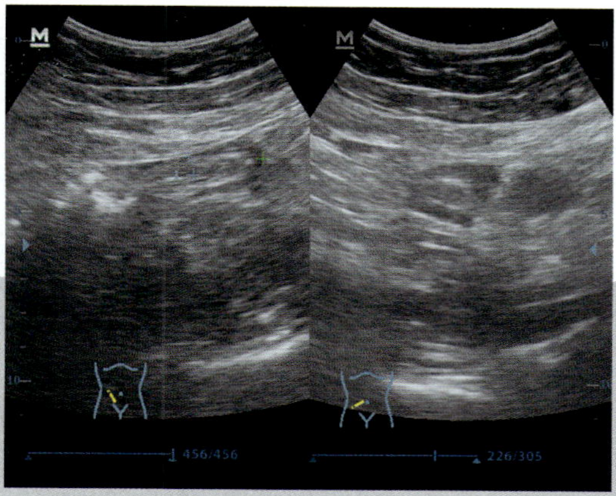

[P1283]

Unterbauchschmerzen

„Ich habe seit 2 Tagen starke Bauchkrämpfe."

Vorgeschichte

Frau N., Erzieherin, 38 Jahre, kommt in die Sprechstunde: „Ich habe seit 2 Tagen starke Bauchkrämpfe. Einmal musste ich erbrechen. Erst hat es da oben angefangen, jetzt hat es sich nach rechts unten verlagert." Vor 1 Jahr Cholezystektonie, Hypothyreose seit 3 Jahren bei Hashimoto-Thyreoiditis. „Die Schilddrüsentabletten habe ich seit 1 Jahr nicht mehr genommen, da habe ich Herzklopfen gekriegt." Frau N. berichtet über extremen Stress im Beruf (Personalmangel). Sie habe Wärmekissen auf den Bauch gelegt, das habe ihr gutgetan. Bei der Untersuchung finden sich eher spärliche Darmgeräusche. Es bestehen ein Druck- und Klopfschmerz sowie eine dezente lokalisierte Abwehrspannung im rechten Unterbauch. Labor ➤ Tabelle.

Tab.: Laborbefunde

Test	Einheit	Norm	Messwert
Leuko	/nl	3,7–10,1	7,9
CRP	mg/l	0,0–5,0	35,9
TSH	uU/ml	0,3–4,2	37,7

1. Welche Erkrankung vermuten Sie?

2. Worauf achten Sie bei Anamnestik und körperlicher Untersuchung?

3. Welche technischen Untersuchungen sind angezeigt?

4. Beurteilen Sie Labor und Sonografie (➤ Bild).

5. Welche therapeutischen Maßnahmen veranlassen Sie?

6. Frau N. wird nach 3 Tagen nach Hause entlassen. Worauf achten Sie im Rahmen der hausärztlichen postoperativen Betreuung?

1. Erkrankung

Anamnestische Angaben und Befunde von Frau N. sprechen für eine **Appendizitis:**

- Eine **unkomplizierte Appendizitis** weist lediglich eine Entzündung des Wurmfortsatzes auf.
- Als **komplizierte Appendizitis** wird eine gangränöse Appendizitis mit oder ohne Perforation mit periappendikulärer Phlegmone, mit freier Flüssigkeit oder perityphilitischem Abszess definiert.
- Als **chronisch-rezidivierende Appendizitis** wird ein wiederholtes Vorkommen der unkomplizierten Appendizitis bezeichnet.

2. Anamnestik und körperliche Untersuchung

Anamnestik

Anamnestisch spricht die konsekutive Verlagerung des Schmerzes vom Oberbauch in den rechten Unterbauch für eine Appendizitis. Weitere typische Angaben sind Appetitlosigkeit, Übelkeit, Erbrechen. Erhöhte Körpertemperatur zeigt eine signifikante Korrelation zur fortgeschrittenen Appendizitis. Zur Anamnese gehört auch die Frage nach anderen Erkrankungen, die für die Beschwerden verantwortlich sein können, z. B. Morbus Crohn, Nephrolithiasis, Endometriose oder Divertikulose. Besonders wichtig bei Frauen ist die Frage nach möglicher Schwangerschaft oder letzter Regelblutung, da eine Tubargravidität einen abwendbar gefährlichen Verlauf darstellt.

Allgemeine Untersuchung

Je nach Allgemeinzustand sind ggf. zunächst die Vitalparameter zu überprüfen. Selbstverständlich ist vor der Palpation eine Auskultation des Abdomens durchzuführen. Außerdem ist eine gründliche allgemeine Abdominaluntersuchung auch zum Ausschluss von konkurrierenden Beratungsergebnissen, z. B. akuten Erkrankungen der Galle, Divertikulitis, Adnexerkrankungen etc., geboten. Zum Ausschluss einer akuten Nierenproblematik wie Nephritis, Steinleiden etc. ist der Flankenklopfschmerz zu prüfen. Bei Männern sollte das Skrotum auf jeden Fall zum Ausschluss einer Orchitis, Epididymitis oder Hodentorsion mituntersucht werden.

Appendizitis-typisch sind im Fall von Frau N. der Druck- und Klopfschmerz im rechten Unterbauch mit lokalisierter Abwehrspannung. Eine lokalisierte Abwehrspannung im rechten Unterbauch spricht für eine lokale Irritation des Peritoneums, während eine generalisierte Abwehrspannung für ein fortgeschrittenes Krankheitsbild mit diffuser Peritonitis spricht. Analoges gilt für eine Schmerzauslösung durch Erschütterung.

Appendizitis-Zeichen

Sie sind unentbehrlich in der Appendizitis-Diagnostik:

- Druckschmerz, Resistenz an **McBurney-Punkt** (gedachte Linien zwischen rechter Spina iliaca anterior superior und Bauchnabel zwischen lateralem und mittlerem Drittel) oder
- **Lanz-Punkt:** gedachte Linie zwischen beiden Spinae iliacae anteriores superiores zwischen rechtem und mittlerem Drittel. Beide gelten als typische druckschmerzhafte Punkte bei Appendizitis.
- **Blumberg-Zeichen:** kontralateraler Loslass-Schmerz im linken Unterbauch (Schmerz im rechten Unterbauch nach tiefer Palpation und plötzlichem Loslassen des linken Unterbauchs)
- **Psoas-Zeichen:** Schmerzen im rechten Unterbauch bei Beugung der rechten Hüfte gegen Widerstand. Ein positives Psoas-Zeichen kann auf einen retrozökal gelegenen entzündeten Appendix hinweisen.
- **Absenkzeichen:** Schmerzen im rechten Unterbauch nach Ausstreichen des Kolons längs des Kolonrahmens

Auf eine früher geforderte rektale Untersuchung kann aufgrund des niedrigen diagnostischen Wertes in den meisten Fällen verzichtet werden.

Scores

Appendizitis-Scores ermöglichen die klinische Einschätzung der Wahrscheinlichkeit einer akuten Appendizitis. Am bekanntesten sind der der AIR- oder Anderson-Score und der Alvarado-Score. Der **AIR-Score** ist aufgrund seiner hohen Spezifität für die im Niedrigprävalenzbereich arbeitende Hausarztpraxis besonders geeignet. Er erfasst folgende Parameter:

- Erbrechen
- Schmerz in rechter Fossa iliaca (1 Punkt)

- Empfindlichkeit oder Abwehrspannung in rechter Fossa iliaca: leicht – mittel – hoch (1–3 Punkte)
- Körpertemperatur > 38,5 °C (1 Punkt)
- Leukozytenzahl 10,0–14,9/ml (1 Punkt) ≥ 15,0/ml (2 Punkte)
- Polymorphkernige Granulozyten 70–84 % (1 Punkt) ≥ 85 % (2 Punkte)
- CRP 10–49 mg/l (1 Punkt), ≥ 50 (2 Punkte)

Auswertung:

- 0–4 = geringe Wahrscheinlichkeit
- 5–8 = mittlere Wahrscheinlichkeit
- 9–12 = hohe Wahrscheinlichkeit für Appendizitis

3. Technische Untersuchungen

Labor

Laboruntersuchungen sind fast in allen Fällen indiziert, es sei denn, die Symptomatik ist so dramatisch, dass ohne weitere Diagnostik eine umgehende stationäre Einweisung erfolgen muss. Blutbild, CRP und ggf. BSG sind Standard. Bei Verdacht auf komplizierte Appendizitis gibt ggf. die Bestimmung des Procalcitonins Aufschluss. Bei akuter Appendizitis sind häufig die Leukozyten und das CRP sowie die BSG erhöht. Leuko- bzw. Thrombopenie kann bei Peritonitis auf eine sich entwickelnde Sepsis hindeuten. Der Urin ist aus Gründen der konkurrierenden Beratungsergebnisse (Harnwegsinfektion, Harnleiterstein) zu untersuchen. Bei Fieber, Schüttelfrost ggf. Blutkultur. Um eine Tubargravidität nicht zu übersehen, ist, zumindest bei Frauen im gebärfähigen Alter, ein Schwangerschaftstest indiziert.

Bildgebende Verfahren

- Als bildgebende Verfahren zur Abklärung einer Appendizitis ist an erster Stelle die **Sonografie** zu nennen, da sie praktisch in jeder Praxis verfügbar ist und eine zuverlässige Methode darstellt, um eine Appendizitis zu bestätigen. Sie ist aber nicht zuverlässig genug, um diese auszuschließen. In der Sonografie gilt als Appendizitis-Zeichen der Nachweis einer pathologischen Kokarde oder freier Flüssigkeit im rechten Unterbauch. Die Darstellung gelingt besonders gut in schräger posteriorer Linksseitenlage mit Position des Schallkopfes an der rechten Flanke. Eine gesunde Appendix lässt sich in aller Regel sonografisch nicht darstellen.
- In Zweifelsfällen stehen als mögliche Ergänzungen **Computertomografie** und **Kernspintomografie** zur Verfügung, die eine höhere Sensitivität und Spezifität als die doch deutlich untersucherabhängige Sonografie haben. Aus Gründen des Strahlungsschutzes sollten jüngere Patienten nicht mit Computertomografie, sondern mit Kernspintomografie untersucht werden.

4. Beurteilung von Labor und Sonografie

- **Labor:** Die Laborwerte zeigen normale Leukozyten, die Blutsenkungsgeschwindigkeit ist leicht beschleunigt, das CRP mit 35 mg/l deutlich erhöht. Somit ergibt sich eigentlich kein klares Bild.
- **Bildgebung:** Eine zur Bildgebung sofort durchgeführte Sonografie (> Bild) zeigt im rechten Unterbauch eine längliche, ca. 4,8 cm lange wandverdickte Struktur, die im Querschnitt als typische Kokarde erscheint. Für freie Flüssigkeit oder Abszessbildung kein Anhalt.

5. Therapie

- Eine **unkomplizierte Appendizitis ohne Nachweis von Kotsteinen** in der Bildgebung kann beim Erwachsenen primär **antibiotisch** behandelt werden. Die konservative Therapie setzt eine enge Verlaufskontrolle voraus. Bei Versagen der konservativen Therapie ist rechtzeitig eine operative Behandlung einzuleiten.
- Bei der **komplizierten Appendizitis** wird bei fehlenden Risikofaktoren und einem stabilen Zustand ebenfalls eine primär **konservative Therapie** diskutiert.

Die wissenschaftliche Diskussion über die konservative Appendix-Therapie ist jedoch derzeit noch nicht abgeschlossen. In den meisten Fällen wird heutzutage ist bei komplizierter Appendizitis eher operativ – meist laparoskopisch – therapiert. Intervallappendektomie kann bei Symptompersistenz in ausgewählten Fällen durchgeführt werden.

Frau N. wird in die Klinik eingewiesen und am nächsten laparoskopisch appendektomiert.

6. Postoperative Nachbetreuung

Postoperative Komplikationen

Appendektomierte Patienten werden meist ca. 2–3 Tage nach der Operation entlassen.

Ein wesentlicher Aspekt der postoperativen Nachbetreuung ist die **Beurteilung und Nachbehandlung der Operationswunde.** Insbesondere ist nach Wundheilungsstörungen, Wundinfektion, Wunddehiszenz, Gewebsnekrose, Keloid-Narbenhypertrophie zu fahnden. Besonders wichtig ist es, Infektionen rechtzeitig zu erkennen. Insbesondere ist auf Schmerzhaftigkeit, Überwärmung und Fluktuation zu achten, die Zeichen für einen beginnenden Wundabszess sein können. Fluktuationen ohne Schmerz und Überwärmung sprechen für ein Hämatom.

Wiedereinbestellung

Gegebenenfalls erfolgt eine Einbestellung zum Entfernen von Drainagen, i. d. R. 2.–4. postoperativer Tag, jedoch erst, sobald die Sekretion gering ist (< 10 ml/Tag). 24 h nach Entfernung der letzten Drainage kann geduscht werden. Erneute Einbestellung dann wieder zum Fadenzug nach 10 Tagen, vorausgesetzt, die Wundheilung verläuft nach Plan. Bei Komplikationen ist unter Umständen eine tägliche Wiedereinbestellung notwendig.

Arbeitsfähigkeit

Je nach beruflicher Belastung und Verlauf der Erkrankung besteht ab dem 10. postoperativen Tag Arbeitsfähigkeit. Heben und Tragen von schweren Lasten über 10 kg: nach offener Operation erst nach 3–4 Wochen, nach laparoskopischer Behandlung nach 2 Wochen.

ZUSAMMENFASSUNG

Akute Appendizitiden werden in unkomplizierte und komplizierte unterschieden. Zur Einschätzung der Situation sind Scores wie der Alvarado-Score oder der AIR-Score hilfreich. Neben Anamnese, körperlicher Untersuchung und Labordiagnostik hat die Sonografie inzwischen einen festen Stellenwert in der Appendizitis-Diagnostik. Hinsichtlich der optimalen Therapie ist die Diskussion, was die konservative antibiotische Therapie von Appendizitiden angeht, derzeit noch nicht abgeschlossen. In der postoperativen Nachbetreuung liegt der Fokus neben der Wundbehandlung auf möglichen Komplikationen wie Wundheilungsstörung, intraabdominalen Abszessen, Nachblutung und Ileus.

https://else4.de/Klein18

19

Anhaltende Muskelschmerzen

„Ich komme zu Ihnen, weil mir alles wehtut."

Vorgeschichte

Die 67-jährige Nebenerwerbsbäuerin Frau A. kommt in die Vormittagssprechstunde. Sie klagt über seit 4 Monaten bestehende Muskelschmerzen: „Es tut mir überall weh, ich bin ganz fertig und kann kaum schlafen. Zuerst hat's da oben wehgetan (deutet auf den Nacken). Dann ist's da runtergegangen. Bis zu den Händen vor hat's gezogen – am meisten aber im Oberarm. Und weiter den Rücken hinunter … bis in die Kniekehlen. Ich habe die Beine kaum bewegen können. Beim Aussteigen aus dem Auto habe ich das Bein mit den Händen rausheben müssen. Wenn ich aus dem Sitzen aufgestanden bin, habe ich mich erst gebeugt hinstellen müssen, bis ich dann weggehen konnte. So weh hat das am Rücken getan. Und in den Knien ist's auch drin gewesen. Ganz besonders schlimm war's an den Armen in der Nacht. Und ich hab mich nicht strecken können, weil's da unten immer so gezogen hat. Ich habe gemeint, es ist vom Unterleib. Das hat alles dahinten runtergezogen."

1. **Sind Muskel-/Gelenkschmerzen eine häufige Beratungsursache in der Allgemeinpraxis?**

2. **Welche Erkrankungen ziehen Sie in diesem Fall in Betracht? Welche Untersuchungen führen Sie durch?**

3. **Die BKS beträgt 55 mm in der ersten Stunde, das CRP liegt bei 60 mg/dl. Welche Erkrankung vermuten Sie?**

4. **Welche AGVs bedenken Sie?**

5. **Welche Therapie empfehlen Sie?**

6. **Welche Kontrolluntersuchungen sind während der Therapie nötig?**

1. Häufigkeit in der Praxis

Myalgien gehören zu den häufigsten Beratungsproblemen in der Allgemeinmedizin. Sie machen etwa 3–4 % aller Fälle in der Hausarztpraxis aus. Meist handelt es sich eher um banale Erkrankungen, bei denen die Beschwerden früher oder später auch ohne differenzierte Therapie verschwinden. Trotz der überwältigenden Dominanz der Banalität gilt es, wachsam zu bleiben, um seltene AGVs nicht zu übersehen.

2. Mögliche Erkrankungen – Diagnostik

Myalgien können vielfältige Ursachen haben. Grundsätzlich unterscheidet man:

- Entzündliche Myopathien
- Metabolische Myopathien (selten, daher für Allgemeinpraxis wenig relevant)
- Degenerative Myopathien (z. B. Muskeldystrophien, selten)
- Myotonie (ebenfalls selten, daher für Allgemeinpraxis wenig relevant)
- Endokrine Myopathien (z. B. Hypothyreose)
- Polymyalgia rheumatica
- Myofasziales Schmerzsyndrom, Fibromyalgie-Syndrom
- Durch Pharmaka/Toxine ausgelöste Myalgien
- Myalgien bei Schädigungen des Nervensystems (ebenfalls selten, daher für Allgemeinpraxis wenig relevant)

Darüber hinaus noch einige seltene Myalgieformen.

In der Allgemeinarztpraxis sind statische Beschwerden und akute („Muskelkater") oder chronische (Ansatztendinosen) Überlastungen am häufigsten.

- **Entzündliche Myopathien:** Bei Viruserkrankungen (z. B. Influenza, Coxsackie B3 und B4, „Bornholm Krankheit" und vielen anderen) treten häufig Muskelschmerzen auf. Weitere infektiöse Ursachen sind durch Zeckenstich übertragene Lyme-Borreliose, Ehrlichiose, Babesiose, Malaria.
- Verschiedene **Erkrankungen des rheumatischen Formenkreises,** z. B. verschiedene Myositis-Formen und Vaskulitiden – etwa Polymyalgia rheumatica –, kommen in Betracht.
- **Endokrine Myopathien:** Bei Hypothyreose können neben Muskelschwäche und Ermüdung auch Myalgien und Muskelkrämpfe auftreten. Die CK ist oft deutlich erhöht. Die Symptome sind nach Wiederherstellung der euthyreoten Stoffwechsellage reversibel. Eine postoperative Hypokalzämie nach Strumektomie kann zu schmerzhaften Tetanien führen.
- **Fibromyalgie-Syndrom:** Das Fibromyalgie-Syndrom äußert sich als chronischer multilokulärer Schmerz im Bewegungsapparat, vorzugsweise im Bereich der Muskulatur rund um die Sehnenansätze, als multiple autonome Funktionsstörungen sowie als psychische Komorbiditäten.
- **Durch Pharmaka/Toxine ausgelöste Myalgien:** Medikamente wie z. B. die in der primären und sekundären Prävention von Gefäßerkrankungen eingesetzten Statine (➤ Tab. 19.1). Auch Alkoholismus kann Myopathien verursachen. Zudem muss man nach manchen Impfungen (z. B. Gelbfieber) mit Myalgien rechnen.

Als Basisdiagnostik empfiehlt sich die Bestimmung von

- Differenzialblutbild,

Tab. 19.1 Pharmaka, die schmerzhafte Myopathien auslösen können

Entzündliche Myopathien	Andere Myopathien	Myopathie und Neuropathie
▪ Cimetidin ▪ D-Penicillamin ▪ Levodopa ▪ Penicillin ▪ Sulfonamide ▪ Zidovudin ▪ Procainamid ▪ Kokain	▪ ACTH ▪ Carbimazol ▪ Clofibrat ▪ Cromoglicinsäure ▪ Ciclosporin ▪ Enalapril ▪ HMG-CoA-Reduktase-Hemmer ▪ Metoprolol	▪ Amiodaron ▪ Colchicin ▪ L-Tryptophan ▪ Vincristin ▪ Heroin

- Blutsenkung (BKS/BSG) und CRP als Hinweise auf Infekte sowie von autoimmuner Genese,
- Leberenzymen als Hinweis auf chronischen Alkoholismus,
- Elektrolyten und
- Kreatinkinase (CK), ggf. auch von Myoglobin.

3. Vermutete Erkrankung

Vorgeschichte und Befunde sprechen laut Leitlinie für eine **Polymyalgia rheumatica** (➤ Tab. 19.2).
Wegen des subjektiven Leidensdrucks fordert die Patientin unverzüglich die Linderung ihrer Beschwerden. Am liebsten möchte sie eine Spritze haben, was aufgrund vermeidbarer Komplikationsmöglichkeiten (z. B. Spritzenabszess) nicht angezeigt ist. Gewissermaßen als „Diagnostik und Therapie in einem" werden 25 mg/d Dexamethason p. o. verordnet. Die Patientin wird in 5 Tagen wiedereinbestellt.
Sie berichtet jetzt Folgendes: „Am Nachmittag waren die Schmerzen noch schlimm, aber bis abends war dann alles weg. Ich hatte überhaupt keine Schmerzen mehr! Drei Tage lang, dann hab ich's an den Schultern und an den Armen schon wieder gespürt."

Tab. 19.2 Diagnosekriterien für eine Polymyalgia rheumatica. Die Diagnose ist wahrscheinlich, wenn mind. 3 Kriterien positiv sind oder 1 Kriterium zusammen mit einer Riesenzellarteriitis auftritt. (Deutsche Gesellschaft für Neurologie. Leitlinien für Diagnostik und Therapie in der Neurologie, S1-Leitlinie Diagnostik und Differenzialdiagnose bei Myalgien, 2020)

- Bilateraler Muskelschmerz und/oder beidseitige Steifigkeit
- Bilaterale Druckschmerzempfindlichkeit der Oberarme
- Akuter Krankheitsbeginn in < 2 Wochen
- Anfängliche Blutkörperchensenkungsbeschleunigung von > 40 mm in der 1. Stunde
- Morgensteifigkeit > 1 h
- Alter > 60 J.
- Depression und/oder Gewichtsverlust

Das Ansprechen ist charakteristisch für die rheumatische Polymyalgie. Die Klassifizierung lautet **„Bild von Polymyalgia rheumatica (C)"**. Von einer exakten wissenschaftlichen Diagnose kann allerdings nach wie vor keine Rede sein. Ob eine solche bei diesem Krankheitsbild überhaupt möglich ist, ist fraglich (auch die Spezialisten kämpfen hier mit Indizien).

4. AGVs

Die Polymyalgia rheumatica weist in bis zu 50 % Bezüge zur **Riesenzellarteriitis (früher Arteriitis temporalis)** (➤ Fall 98) auf. Wird die Riesenzellarteriitis nicht erkannt, droht Erblindung. So kann eine Duplexsonografie der Temporalarterien zur Fahndung nach dem typischen **Halo-Zeichen** erfolgen. Obwohl in den meisten Fällen eine Banalität vorliegt, sind verschiedene abwendbar gefährliche Verläufe zu bedenken – man denke neben einer Riesenzellarteriitis auch an paraneoplastische Erscheinungen, z. B. im Rahmen eines Tumorleidens.

5. Therapie

Die Behandlung erfolgt mit **Prednisolon.** Dabei beginnen wir mit einer Tagesdosis von 15–25 mg. Die Dosis wird jede Woche um 2,5 mg reduziert bis zu einer Tagesdosis von 10 mg, danach um 1 mg pro Monat, bis das Medikament wieder abgesetzt werden kann. Sollten wieder Beschwerden und Entzündungszeichen auftreten, was durch erhöhte Blutsenkungsgeschwindigkeit oder erhöhtes C-reaktives Protein nachgewiesen werden kann, wird die Dosis vorübergehend gering gesteigert. Es gibt keine „Erhaltungsdosis", sondern es wird immer eine möglichst niedrige Prednisolondosis angestrebt. Wenn über längere Zeit höhere Steroiddosen benötigt werden, sollte über den Einsatz von MTX nachgedacht werden. Zur Osteoporoseprophylaxe ist die Gabe von Kalzium und Vitamin D sowie bei erniedrigter Knochendichte eines Bisphosphonats (z. B. Alendronsäure 70 mg/Woche – Einnahme nüchtern!) i. d. R. erforderlich. Gegebenenfalls je nach Begleitmedikation 40 mg Pantoprazol/Tag als Magenschutz.

6. Kontrolluntersuchungen

Vor allem initial muss nach einer vaskulitischen Beteiligung der A. temporalis im Sinne einer Riesenzellarteriitis (früher Arteriitis temporalis) mit **Erblindungsgefahr** gefahndet werden. Gegebenenfalls ist eine Biopsie erforderlich. Augenärztliche Kontrollen sind in diesem Fall obligat. Regelmäßige klinische und Laborkontrollen sind alle 4–8 Wochen im ersten Jahr erforderlich, um die Entzündungsaktivität einzuschätzen (BKS, CRP), aber auch um Nebenwirkungen der Kortisontherapie (z. B. BZ-Entgleisung) zu erfassen. Der Blutdruck sollte ebenfalls regelmäßig kontrolliert werden. Gelegentliche Gewichtskontrollen. Bezüglich der Bisphosphonat-Therapie muss auf entzündliche Veränderungen im Kiefergelenk geachtet werden.

ZUSAMMENFASSUNG

Myalgien sind ein überaus häufiges Praxisproblem in der Allgemeinmedizin. Die Polymyalgia rheumatica ist selten, muss aber unbedingt erkannt werden, da sie häufig mit einer Riesenzellarteriitis vergesellschaftet ist, die das Augenlicht gefährdet. Eine langfristige Kortisontherapie ist erforderlich. Wegen der Nebenwirkungen dieser Therapie sind meist Begleitmedikation und Kontrolluntersuchungen nötig.

WAS WÄRE, WENN ...

- ... Frau A. berichten würde, sie habe vor 4 Monaten nach einem Zeckenbiss einen roten Fleck am Bauch gehabt, der sich über Wochen zunächst ringförmig ausgebreitet habe und dann verblasst sei?
  - Dann ist eine Infektion mit *Borrelia burgdorferi* als Ursache für die Gelenkbeschwerden in Betracht zu ziehen (➤ Fall 58), die dringend antibiotisch behandelt werden muss.
  - Antibiotikum der ersten Wahl ist in diesem Fall Doxycyclin.
  - Die Serologie wird vermutlich die Vermutung bestätigen.
  - Ist sie negativ (was trotz Borrelieninfektion vorkommt), ist aufgrund der typischen Vorgeschichte dennoch eine antibiotische Behandlung anzuraten, da weitere Komplikationen seitens des Nervensystems und des Herzens drohen. Es stellt sich die Frage, ob die Serologie angesichts mangelnder therapeutischer Konsequenz überhaupt sinnvoll ist.
- ... BSG und CRP negativ wären?
  - Dann ist an psychosomatische Zusammenhänge zu denken (➤ Fall 88).
  - Eine entsprechende Exploration ist erforderlich.

https://else4.de/Klein19

20

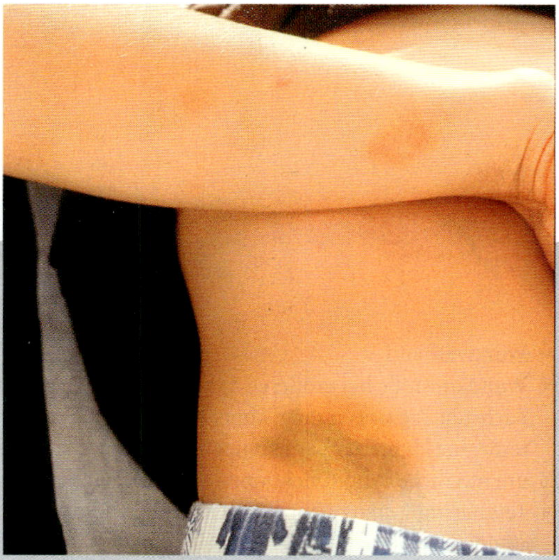

[P013]

Stichwunde – blaue Flecke

„Wir kommen zu Ihnen, weil mein Sohn eine Wunde am Fuß und überall blaue Flecke hat."

Vorgeschichte

Eine 43-jährige Bäuerin stellt ihren 9-jährigen Sohn Hanno am Samstagvormittag in der Notfallsprechstunde vor: „Der Bub hat sich vor 2 Tagen einen Ast in den Fuß getreten. Ob noch was drin ist, weiß ich nicht."
Die Untersuchung gestaltet sich schwierig. Bei der leisesten Berührung des Wundgebiets schreit der Bub vor Schmerzen. Gemeinsam mit der Mutter wird entschieden, die Wunde im wörtlichen wie übertragenen Sinne abwartend offen zu lassen. Wiedervorstellung vereinbarungsgemäß am Montag, bei Problemen früher.
Nebenbei fallen blaue Flecke am ganzen Körper auf (➤ Bild). Auch am Augenunterlid links ist eine kleine Einblutung sichtbar. Die Mutter gibt an, dies habe sie seit etwa einer Woche auch schon bemerkt. „Ich habe in der Schule schon angerufen, ob die Jungs oft rangeln!" Dies sei bejaht worden und hatte die Frau etwas beruhigt, ganz zufrieden war sie jedoch nicht mit der Erklärung: „… dann hätten die anderen Jungen es ja auch haben müssen."

1. Wie gehen Sie bei Stichwunden mit Fremdkörpereinsprengung vor?

2. Welche AGVs bedenken Sie? Welche diagnostischen Maßnahmen veranlassen Sie?

3. Beurteilen Sie die Laborwerte (➤ Tab. 20.1)?

4. In der Kinderklinik wird eine akute lymphatische Leukämie festgestellt. Hanno wird zwischen den einzelnen Chemotherapiezyklen in die hausärztliche Betreuung entlassen. Mit welchen Nebenwirkungen ist aufgrund einer Chemotherapie zu rechnen? Welche Kontrollen sind durchzuführen?

5. Wie schätzen Sie die Prognose ein? Die Eltern fragen Sie, wie lange die Therapie voraussichtlich dauern wird. Welchen Zeitraum geben Sie an?

6. Zwischen den Therapieeinheiten wird Hanno zu Hause betreut. Was ist zu beachten?

1. Vorgehen bei Fremdkörpern

Wenn Fremdkörper sicht- oder tastbar sind, können sie in der Praxis selbst entfernt werden. Voraussetzung ist, dass sie sich nicht an einer „heiklen" Stelle befinden, wie etwa im Bereich von Nervengefäßverläufen, und dass kein Verdacht auf Verletzungen sensibler Strukturen – etwa von Gelenken – besteht. Ist nur der Einstich sichtbar und die Lage des Fremdkörpers unklar, ist eine Überweisung zum Chirurgen empfehlenswert.

Zur Vorgehensweise

- Die Entfernung erfolgt unter sterilen Bedingungen, die MFA bereitet den Eingriff vor.
- An der Fußsohle ist i. d. R. eine Infiltrationsanästhesie möglich, wenngleich sie aufgrund des straffen Gewebes schmerzhaft sein kann. Die Anästhesie ist so durchzuführen, dass der Fremdkörper nicht im Infiltrat verschwindet (➤ Abb. 20.1).
- Anlegen der Blutsperre: Bein hochhalten, Blutdruckmanschette über den systolischen Druck hinaus aufpumpen
- Inzision über dem Fremdkörper
- Präparation entlang des Splitters mit dem Skalpell sowie unter wiederholtem Spreizen mit der Splitterfasszange, bis Sie das Ende des Splitters sehen; Entfernung unter Sicht; nicht einfach mit der Pinzette „anziehen", da der Splitter sonst möglicherweise abreißt und eine vollständige Entfernung nicht gesichert ist.
- Blutsperre öffnen
- Drainage der immer kontaminierten Wunde. Nicht zunähen (!), da sonst die Gefahr der Wundinfektion besteht!
- Wundverband
- Wundkontrolle bei größeren Verletzungen am nächsten Tag wegen möglicher Serome oder Hämatome; bei kleineren Verletzungen am Tag 4 oder 5, um mögliche Wundinfektionen zu erkennen
- Tetanusimpfschutz überprüfen und ggf. vervollständigen

Metallsplitter sind röntgendicht und können so genau geortet werden. Auch bei Glassplittern gelingt je nach chemischer Zusammensetzung des Glases oft die Darstellung mittels Röntgen.

2. AGVs

Als AGV war angesichts der Stichwunde zunächst eine Fremdkörpereinsprengung mit drohender Infektion bis hin zur Sepsis zu bedenken. Die Entfernung des Fremdkörpers sowie anschließende engmaschige Kontrollen sind erforderlich.

Dann waren da noch die nebenbei entdeckten „Flecke auf der Haut" – eine Fülle AGVs von der Kindesmisshandlung über Hämophilie, diverse andere Gerinnungsstörungen, Thrombopenien und -pathien bis hin zur Leukämie waren hier zu bedenken. Im Übrigen passt die flächenhafte Hautblutung nicht klassisch ins lehrbuchmäßige Bild der laborchemisch nachgewiesenen Thrombopenie, wobei die Literaturangaben hier differieren.

3. Beurteilung der Laborwerte

Die Laboruntersuchungen zeigen eine Thrombopenie (➤ Tab. 20.1), außerdem massiv erhöhte LDH- und Harnsäurewerte als Zeichen des Zelluntergangs. Die Gesamtleukozytenzahl sowie das vom Automaten

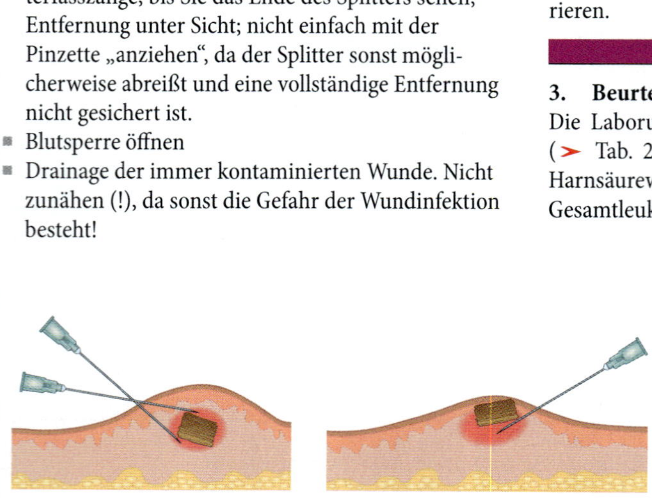

Abb. 20.1 Lokalanästhesie bei Fremdkörperentfernung: a) Falsch: So verschwindet der Fremdkörper in der Tiefe. b) Richtig: Infiltration unter den Fremdkörper, „hebt ihn heraus". [G782-002/L255]

erstellte Differenzialblutbild zeigen zu diesem Zeitpunkt keine Auffälligkeiten. Blasten können erst in der 2 Tage später verfügbaren gleichzeitig abgenommenen Handdifferenzierung nachgewiesen werden. Bei Vorliegen der ersten Ergebnisse sind eingehende Gespräche mit den Eltern erforderlich. Es wird vereinbart, den Jungen ohne nochmalige Blutentnahme (zum Ausschluss einer Probenverwechslung) sofort in die Kinderklinik einzuweisen.
Dort gibt es Schwierigkeiten bei der genauen Zuordnung zur entsprechenden Unterform der **akuten lymphatischen Leukämie** – wohl eher B-ALL. Die Therapie wird ohne letztlich ganz klare Diagnose begonnen.

Tab. 20.1 Laborwerte

Parameter	Normalwert	Messwert
Harnsäure	3–0,7 mg/dl	10
LDH	< 240 U/l	985
Quick	> 80 %	100
PTT	< 40 s	25
Thrombinzeit	14–21 s	15
MCV	81–99 fl	76
MCH	27–33 pg	26
MCHC	32–36 g/dl	35
Thrombozyten	180–450/ni	46
Lymphozyten	25–50	52
Mono	Bis 14	12
INR	Mechanischer	1,0
Leuko	4,0–10,5	7,2
Erythrozyten	3,5–5,4	3,9
Hb	12,0–16,0	10,4
HK	0,36–0,46	0,30
Neutrophile	45–75	33
Eosinophile	Bis 7	2
Basophile	Bis 1	2

4. Chemotherapie: Nebenwirkungen und Kontrollen bei ALL

Zu den Nebenwirkungen gehören Übelkeit, Erbrechen, Schädigung der Mund- und Darmschleimhaut, Reizung der Blase und Haarausfall. Sie müssen ggf. weiter abgeklärt und. behandelt werden (meist symptomatisch). In jedem Fall sind Kontrollen des Differenzialblutbilds erforderlich. Im Einzelnen differieren die Nebenwirkungen erheblich in Abhängigkeit von den eingesetzten Chemotherapeutika. Zu erwarten sind fast immer:

- **Blutbildveränderungen:**
  - **Neutropenie:**
    - Leicht: 1.000–1.500/µl
    - Moderat: 599–1.000/µl
    - Schwer: < 500/µl
  - **Thrombopenie:** Blutungs- bzw. Hämatomgefahr bei Werten < 20.000/µl
    Gegen Neutropenien können Wachstumsfaktoren eingesetzt werden. Bei neutropenem Fieber gleichzeitig Antibiotika- und ggf. Antimykotikagabe zur Prophylaxe bzw. Behandlung von Infektionen.
- **Anämie:** Diese kann erforderlichenfalls ebenso wie die Thrombopenie durch eine Transfusion von Blut oder Blutbestandteilen bekämpft werden.

In Absprache mit den behandelnden Tumorspezialisten ist ggf. eine Verschiebung der nächsten Chemotherapiegabe, ggf. auch eine stationäre Einweisung erforderlich. Ob und welche weiteren Organe (Leber, Niere, Herz etc.) durch die Therapie geschädigt werden können, hängt wiederum von den eingesetzten Substanzen ab.
Zur Erkennung von Rezidiven sind nach abgeschlossener Behandlung in den nächsten Jahren weitere Kontrollen erforderlich.

5. Prognose und Therapiedauer

Prognostisch kann davon ausgegangen werden, dass nach 5 Jahren 80–90 % der Kinder rezidivfrei überleben. Ein Rezidiv erleiden ca. 15 %, die 5-Jahres-Überlebensrate liegt dann zwischen 50 und 60 %. Rezidive treten meist innerhalb der ersten 2–3 Jahre nach Diagnosestellung auf, nur noch sehr selten nach 5 Jahren.

Die Therapiedauer beträgt bei Patienten der Standardrisikogruppe i. d. R. 2 Jahre, vorausgesetzt, es tritt im Laufe oder nach der Therapie kein Rückfall auf:

- 6 Monate Intensivtherapie
- 1½ Jahre orale Dauertherapie

Entsprechende Nachsorgeuntersuchungen im spezialistischen Bereich sind unerlässlich.

6. Betreuung zu Hause

Zunächst ist eine regelmäßige ärztliche Überwachung nötig, um mögliche Nebenwirkungen und Komplikationen der Therapie rechtzeitig aufzuspüren. Die von der Klinik im Arztbrief vorgeschlagenen Laborkontrollen sind regelmäßig durchzuführen. Da in der Praxis bei dem zeitweise immunsupprimierten Patienten erhöhte Infektionsgefahr besteht, sind Hausbesuche in regelmäßigen Zeitabständen erforderlich. Da aus dem gleichen Grund kein Schulbesuch möglich ist, erfolgt Homeschooling. Bei möglichen Komplikationen, wie z. B. Fieber oder Stomatitis, sind dringliche ärztliche Hausbesuche noch am gleichen Tag notwendig, bei Fieber immer Kontrolle der Neutrophilen, im Falle bedrohlicher Komplikationen umgehende Klinikeinweisung.

ZUSAMMENFASSUNG

Stichverletzungen mit möglicher Fremdkörpereinsprengung sind in Lokalanästhesie und ggf. Blutsperre zu inspizieren, ein möglicher Fremdkörper ist umgehend schonend zu entfernen. Wiederbestellung spätestens nach 3–4 Tagen.

„Blaue Flecke" sind oftmals banal, jedoch kann eine Fülle AGVs von der Kindesmisshandlung bis zur Leukämie dahinterstecken.

Chemotherapiepatienten sind während ihres Aufenthalts engmaschig zu überwachen, Infektionsmöglichkeiten weitgehend auszuschließen. Klinische und Laborkontrollen sind in Abstimmung mit dem Tumorzentrum zuverlässig durchzuführen.

https://else4.de/Klein20

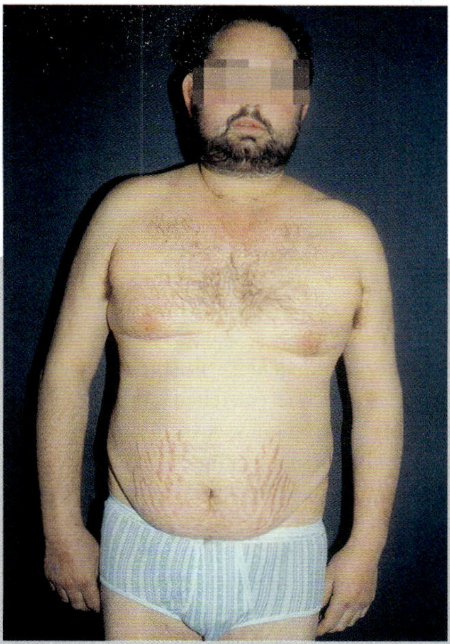

[P013]

21

Morbus Cushing

„Das ist der Arztbrief, den ich in der Klinik erhalten habe."

Vorgeschichte

Der 37-jährige Herr M. (> Bild) ist seit längerer Zeit wegen Rückenschmerzen und Nierensteinen bei uns in Behandlung. Vor gut einem Jahr wurde eine Nierensteinzertrümmerung durchgeführt. Er hat seither ca. 7 kg an Gewicht zugenommen (er wiegt jetzt 100 kg, vorher konstantes Gewicht über 10 Jahre).

Heute kommt er mit einem Befundbericht aus der medizinischen Poliklinik der Universitätsklinik in die Praxis. „Ich habe so einen Drehschwindel gehabt, da sind wir gleich in die nächste Klinik gefahren. Hier ist der Arztbrief." Die dort durchgeführten Routineuntersuchungen waren unauffällig. Jedoch war dem untersuchenden PJ-Studenten ein cushingoider Habitus aufgefallen. Entlassungsdiagnose: V. a. „vaskuläre Synkope", Hypercholesterinämie, V. a. Cushing-Syndrom. Empfehlung: Kontrolle BB, BZ, ACTH, Kortisol etc.

1. **Welche Symptome ließen den jungen Kollegen an ein Cushing-Syndrom denken?**

2. **Cushing-Syndrom – was steckt ursächlich dahinter?**

3. **Welche Diagnostik veranlassen Sie in diesem Fall?**

4. **Ein Cushing-Syndrom kann Ursache einer sekundären arteriellen Hypertonie sein. Wann sollte an eine sekundäre Hypertonieursache gedacht werden?**

5. **Welche Ursachen einer sekundären Hypertonie kennen Sie und welche Diagnostik sollte veranlasst werden?**

1. Symptome

Herr M. (➤ Bild) zeigt eine Reihe typischer Cushing-Symptome:

- Gesichtsrötung mit Facies lunata („Vollmondgesicht")
- Stammfettsucht
- Striae distensae
- Specknacken
- Akne im Bereich des Rückens, in letzter Zeit verschlimmert
- Gynäkomastie
- Zunehmender Blutdruckanstieg

Cushing-Patienten weisen typische Symptome auf. Über 80 % sind adipös, leiden unter Bluthochdruck, psychischen Störungen, Libidoverlust, Impotenz und Osteoporose. Bei über 70 % bestehen ein **Hirsutismus,** Glukoseintoleranz, Hyperlipidämie sowie Plethora. 70 % der weiblichen Cushing-Patienten haben Menstruationsstörungen. Bei über der Hälfte der Fälle bestehen eine Muskelschwäche sowie Striae. Etwa ein Drittel der Patienten leidet unter Akne und/oder Hämatomneigung. Es handelt sich um eine sehr seltene Erkrankung – sieht man einmal von den häufigen sekundären Cushing-Syndromen infolge Kortikoidtherapie ab, ist mit einer Inzidenz von 2–10 Fällen pro 1 Million Einwohner und Jahr auszugehen.

2. Cushing-Syndrom: Ursachen

Die häufigste Ursache für ein Cushing-Syndrom ist eine **Langzeittherapie mit Glukokortikoiden.** In der Fachliteratur wird die Cushing-Dosis mit der Wirkungsstärke von 7,5 mg Prednisolonäquivalent pro Tag angegeben, wobei hier ein fester Cut-off-Wert sicherlich nicht als „Schwellendosis" verstanden werden darf, unter der nicht mit Nebenwirkungen zu rechnen ist. Es sollte immer die niedrigstmögliche Dosis angestrebt werden. Andererseits ist ein abruptes Absetzen von Glukokortikoiden zu vermeiden, da infolge Atrophie der Nebennierenrinde ein Mangel an Kortisol die Folge sein kann. Selten kommt ACTH in der Epilepsiebehandlung zum Einsatz. Auch hier wäre eine Erhöhung des Kortisolspiegels möglich.

Etwa 85 % der endogenen Cushing-Fälle sind **ACTH-abhängig,** d. h., sie entstehen infolge erhöhter ACTH-Produktion im Hypophysenvorderlappen (meist infolge eines Hypophysenadenoms). Durch die vermehrte Stimulierung der Nebennierenrinde steigt der Kortisolspiegel. Selten verursacht ektropes ACTH- oder CRH-produzierendes Gewebe ein Cushing-Syndrom, z. B. im Rahmen eines paraneoplastischen Syndroms bei Bronchialkarzinom.

Etwa 15 % der endogenen Fälle sind ACTH-unabhängig. Hierzu gehören eine vermehrte Kortikoidsekretion aus den Nebennieren aufgrund von Adenomen oder Karzinomen, gelegentlich auch infolge einer nodulär adrenalen Hyperplasie.

3. Diagnostik

Zunächst gilt es, eine inadäquat vermehrte Kortisolsekretion nachzuweisen. Einzelne Kortisolbestimmungen sind hierfür ungeeignet, da ACTH und Kortisol physiologischerweise pulsativ in einem zirkadianen Rhythmus sezerniert werden (Abfall der Sekretion in der ersten Schlafhälfte und Anstieg in den frühen Morgenstunden). Außerdem erhöhte Kortisolsekretion bei Stress.

Folgende Verfahren eignen sich zur **Erfassung der Kortisolsekretion:**

- **24-h-Kortisolausscheidung im Urin:** Dieser Wert ist unabhängig von der tageszeitlichen Beeinflussung.
- **Dexamethason-Hemmtest:** Einnahme von 1 mg Dexamethason um Mitternacht, Messung des Kortisolspiegels 8 h später. Lässt sich durch die Dexamethasoneinnahme die Kortisolsekretion nicht unter 2 mg/dl absenken, besteht der dringende Verdacht auf ein Cushing-Syndrom.

Nach Nachweis einer inadäquat vermehrten Kortisolsekretion sollte der Hausarzt den Patienten an ein spezialisiertes endokrinologisches Zentrum zur weiteren Diagnostik überweisen. Dort werden weitere Laboruntersuchungen durchgeführt, um einen hypothalamisch/hypophysär verursachten Morbus Cushing von einem Cushing-Syndrom zu unterscheiden. Des Weiteren ist eine Lokalisationsdiagnostik durchzuführen (Darstellung der Hypophyse mittels MRT, Darstellung der Nebennieren mittels Sonografie und ggf. CT).

Als Ursache stellte sich bei Herrn M. ein zentraler Morbus Cushing bei Hypophysenadenom heraus. Es erfolgte eine transsphenoidale Entfernung des ACTH-produzierenden Adenoms der Hypophyse. Da sich nach Entfernung von Hypophysentumoren meist eine Monate bis Jahre anhaltende sekundäre **Nebenniereninsuffizienz** entwickelt, ist eine Hydrokortison-Substitutionstherapie erforderlich. Die **Hydrokortison-Substitutionstherapie** im Falle einer Hypophysenvorderlappeninsuffizienz wird in einem endokrinologischen Zentrum optimal eingestellt. Darüber hinaus ist die Schilddrüsenhormonsituation abzuklären und ggf. zu substituieren, da auch eine hypothyreote Stoffwechsellage daraus resultieren kann. Gelegentlich ist auch eine Substitution von Wachstumshormon nötig. In jedem Falle sind endokrinologische Laborkontrollen und eine enge Zusammenarbeit mit dem Endokrinologen erforderlich. In verschiedenen Stresssituationen, wie z. B. bei fieberhaften Infekten, ist eine rasche, ausreichend frühe Anpassung der Hydrokortisondosis lebenswichtig (Verdoppelung bis Verdreifachung der Tagesdosis).

4. Hinweise auf eine sekundäre Hypertonie

Bei folgenden Patientenmerkmalen oder Hinweisen sollte an das Vorliegen einer sekundären Hypertonie gedacht werden:

- Ungewöhnliches Manifestationsalter (< 40 Jahre)
- Sich akut verschlechternde Hypertonie nach längerer Zeit mit guter Einstellung
- Plötzliche Hypertonie Grad 3 oder hypertensiver Notfall
- Therapieresistente Hypertonie
- Fehlende Nachtabsenkung („non-dipper") oder sogar nächtlicher Blutdruckanstieg („reversed dipper") in der 24-h-Langzeitmessung
- Klinische oder biochemische Hinweise auf eine endokrine Ursache

5. Ursachen und Diagnostik bei sekundärer Hypertonie

Bei 10–15 % der Patienten mit erhöhtem Blutdruck liegt eine sekundäre, potenziell ursächlich behandelbare Hypertonie vor. ➤ Tab. 21.1 gibt einen Überblick

Tab. 21.1 Ursachen einer sekundären Hypertonie

Ursache	Prävalenz	Hinweise	Screening-Untersuchungen
Obstruktive Schlafapnoe	5–10 %	Schnarchen, Adipositas, Morgenkopfschmerz, Tagesmüdigkeit	Epworth-Score, ambulante Polygrafie
Nierenparenchymerkrankung	2–10 %	Meist asymptomatisch	Kreatinin, eGFR, Elektrolyte, Urin-Stix, Albumin-Kreatinin-Quotient im Urin, Nierensonografie
Nierenarterienstenose	1–10 %	Abdominelles Strömungsgeräusch, erhöhtes kardiovaskuläres Risiko	Duplex-Nierenarterien-Doppler, CT- oder MRT-Angiografie
Primärer Hyperaldosteronismus	5–15 %	Meist asymptomatisch	Plasma-Aldosterin und Renin, Aldosterin/Renin-Quotient, Hypokaliämie
Phäochromozytom	< 1 %	Episodische Symptome: Hypertonie, Kopfschmerz, Schwitzen, Herzklopfen	Metanephrine im Plasma oder 24-h-Sammelurin
Cushing-Syndrom	< 1 %	Cushingoider Habitus	24 h freies Kortisol im Urin
Schilddrüsenerkrankung	1–2 %	Symptome einer Hyper- oder Hypothyreose	TSH, fT_3, fT_4
Hyperparathyreoidismus	< 1 %	Hyperkalzämie, Hyperphosphatämie	Parathormon, Kalzium
Aortenisthmusstenose	< 1 %	Blutdruckdifferenz > 20/10 mmHg	Echokardiografie

über die Ursachen einer sekundären Hypertonie und die einzuleitende Screening-Diagnostik bei entsprechendem Verdacht. Die Einnahme blutdrucksteigender Medikamente oder Substanzen, wie orale Kontrazeptiva, Glukokortikoide, nichtsteroidale Antirheumatika, Amphetamine, Kokain, Erythropoetin und Ciclosporin, sollte ebenfalls erfragt werden.

https://else4.de/Klein21

ZUSAMMENFASSUNG

Ein echter Morbus Cushing ist eine seltene Erkrankung, die nicht jeder Arzt in seinem Leben sieht. Die häufigste Ursache für ein Cushing-Syndrom ist eine Langzeittherapie mit Glukokortikoiden. Therapie der Wahl bei hypophysärem Morbus Cushing infolge eines Hypophysenadenoms ist die transsphenoidale Operation. Postoperativ sind entsprechende Kontrollen in enger Zusammenarbeit zwischen Hausarzt, Endokrinologen, Augenarzt und Radiologen erforderlich. Bei unzureichender ACTH-Sekretion infolge einer Hypophyseninsuffizienz ist eine Substitution mit Hydrokortison erforderlich, welche in Stresssituationen zwingend deutlich erhöht wird. Sekundäre arterielle Hypertonieformen sind vergleichsweise selten (10–15 %), sollten aber gerade bei jüngeren Patienten, therapieresistener Hypertonie, Blutdruckkrisen und fehlender nächtlicher Blutdruckabsenkung abgeklärt werden. Die häufigsten Ursachen sind Schlafapnoe-Syndrom, Nierenparenchymerkrankungen, Nierenarterienstenose und primärer Hyperaldosteronismus.

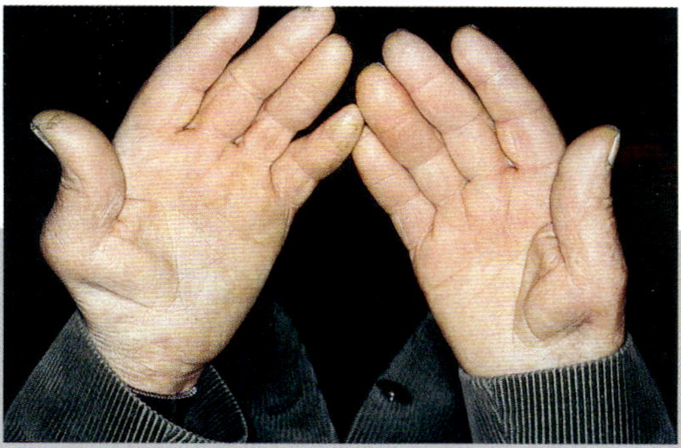

[P013]

22

Schmerzen in den Händen und pelzige Finger

„Ich komme zu Ihnen, weil ich Schmerzen in den Händen und pelzige Finger habe!"

Vorgeschichte

Der rüstige 92-jährige Hobbygärtner Herr G. – seit 12 Jahren Patient in der Praxis wegen Gonarthrose – kommt in die Sprechstunde: „Ich habe seit Jahren Schmerzen in den Händen und pelzige Finger!" Er zeigt seine Hände (➤ Bild). Die Schmerzen und das „Einschlafen" sind nachts am schlimmsten.

1. **Welche Ursache vermuten Sie in erster Linie?**

2. **Welche anderen Erkrankungen kommen in Betracht?**

3. **Karpaltunnelsyndrom: Ist es häufig?**

4. **Welche Untersuchungen führen Sie durch?**

5. **Welche Therapieoptionen gibt es?**

6. **Zwei Jahre nach der Operation klagt Herr Gleim erneut über pelzige Finger. Was nun?**

1. Vermutliche Ursachen

Vorgeschichte und Befund sprechen für ein **Karpaltunnelsyndrom.** Herr G. klagt über schmerzhafte Kribbelparästhesien der Finger 1–4. Die Daumenballenmuskulatur ist bereits deutlich atrophiert. Typische **Symptome** für ein Karpaltunnelsyndrom (KTS) sind:

- Taubheitsgefühl, Kribbeln, Schmerzen an den radialseitigen Fingern
- Nächtliche bzw. morgendliche Par- und Dysästhesien
- Beschwerden bei bestimmten Tätigkeiten (Rad- und Motorradfahren, Zeitunglesen, Telefonieren, Stricken etc.)
- Besserung durch „Ausschütteln" und Reiben sowie Pumpbewegungen der Finger, Stellungsänderung des Arms bzw. der Hand, Halten unter kaltes Wasser etc.
- Auslösen elektrisierender Missempfindungen („elektrische Schläge") durch Greifbewegungen oder eine permanent anhaltende Missempfindung als Ausdruck einer zunehmenden Medianusschädigung
- Ausfallerscheinungen mit einer zunehmenden Hypästhesie einschließlich Beeinträchtigung der Stereoästhesie (Zwei-Punkt-Diskrimination) bei weiterem Fortschreiten der Krankheit
- Atrophie der radialseitigen Anteile des Daumenballens (Mm. abductor pollicis brevis und opponens pollicis) mit Abspreiz- und Oppositionsschwäche des Daumens im Spätstadium
- Selten trophische Haut- und Nagelveränderungen

Die nächtliche Symptomzunahme wird auf das Abknicken des Handgelenks während des Schlafs zurückgeführt, das den Druck im Karpalkanal zusätzlich erhöht und die Durchblutung weiter drosselt. Dies entsteht z. B. auch beim Fahrradfahren. Bei Herrn G. liegt ein fortgeschrittenes Stadium vor.

Voraussetzung für die Entstehung des Krankheitsbilds ist ein oft veranlagungsbedingter anatomischer Engpass im Karpaltunnel. Auslöser für die klinische Symptomatik ist eine Volumenzunahme des Tunnelinhalts. Diese kann bei degenerativen, rheumatischen, hormonellen und stoffwechselbedingten Erkrankungen, in der Gravidität oder überlastungs- bzw. tätigkeitsbedingt auftreten. Ein Zusammenhang mit dem Gebrauch der Computermaus wurde nicht nachgewiesen. Weiterhin kommen Traumata (z. B. Radiusfraktur) sowie arthrotische Veränderungen im Handgelenk mit Osteophyten, Einblutung sowie Raumforderungen (z. B. Lipom, Ganglion) als Ursache in Betracht.

Dialysepatienten neigen ebenfalls v. a. am Shunt-Arm dazu. Liegt unmittelbar nach einer distalen Radiusfraktur oder deren osteosynthetischer Versorgung eine N.-medianus-Symptomatik vor, ist immer auch an eine direkte Nervenläsion zu denken.

2. Häufigkeit

Das KTS ist das häufigste Engpasssyndrom eines peripheren Nervs. Die Häufigkeitsangaben bezüglich der Prävalenz liegen in der Leitlinie bei 10,6 % über beide Geschlechter, die Inzidenz wird mit 3,45 ‰ im Jahr angegeben. Frauen sind wesentlich häufiger betroffen als Männer. Übergewicht und körperliche Arbeit prädisponieren ebenfalls zu dieser Erkrankung. Das Erkrankungsalter liegt vorwiegend zwischen dem 40. und 70. Lebensjahr. In der Fälleverteilung der Allgemeinpraxis liegt die Häufigkeit bei 1,06 ‰ (Rang 242), ist also ein regelmäßig häufiges Praxis-Beratungsthema.

3. Konkurrierende Beratungsergebnisse

Zu bedenken sind vorrangig:

- Zervikale Radikulopathie der Wurzeln C6 und C7
- Polyneuropathie

Seltener:

- Läsionen oder anderweitige Kompressionen des N. medianus (Pronator-Syndrom, Thoracic-outlet-Syndrom, Scalenus-Syndrom)
- Spinale Erkrankungen (zervikale Myelopathie, Syringomyelie, spinale Muskelatrophie)
- Nicht neurogene bzw. anderweitige Erkrankungen (Unterarm-Kompartment-Syndrom, Polymyalgie, Raynaud-Syndrom, Borreliose u. a.)

4. Untersuchungen

Körperliche Untersuchung

In den meisten Fällen führen Anamnestik und klinische Untersuchung zur Aufdeckung des Karpaltunnelsyndroms. Sie umfasst folgende Schritte:

- Inspektion und Palpation im Seitenvergleich zur Erkennung einer Muskelatrophie. Eine beginnende Atrophie des lateralen Thenar ist am besten palpatorisch und im Seitenvergleich feststellbar. Fallstricke: Atrophie ggf. durch Fettgewebe „maskiert" – eine Rhizarthrose kann eine Thenaratrophie vortäuschen.
- Eine verminderte Schweißsekretion spricht für eine hochgradige vegetative Nervenschädigung.
- Prüfung der Oberflächensensibilität (Berührung mit Wattebausch) und der Stereoästhesie (Zwei-Punkt-Diskrimination, Aufsammeln und Erkennen von Münzen oder Büroklammern)
- Prüfung der Motorik (Abduktions- und Oppositionsschwäche des Daumens?), „Flaschenzeichen" (M. abductor pollicis brevis). **Cave:** Rhizarthrose kann ein positives Flaschenzeichen vortäuschen!
- Provokationstests:
  - **Phalen-Test:** Provokation von Parästhesien nach 1 min maximaler Flexion im Handgelenk bzw. Extension: umgekehrter Phalen-Test
  - **Hoffmann-Tinel-Zeichen:** Parästhesien bei Perkussion des N. medianus im Karpaltunnel

Technische Untersuchungen

- **Elektrophysiologie:** Besteht – bei entsprechendem Leidensdruck seitens des Patienten – aufgrund von Anamnestik und klinischer Untersuchung der Verdacht auf ein Karpaltunnelsyndrom, ist die Vorstellung beim Neurologen zur elektrophysiologischen Diagnostik angezeigt:
  - **Motorische Neurografie:** distal-motorische Latenz des N. medianus bei 6 cm Differenz > 4,2 ms. Untersuchung immer beidseits sowie zusätzlich des N. ulnaris einer Seite.
  - **Sensible Neurografie:** bei grenzwertigem oder nicht eindeutigem Befund zusätzlich sensible Neurografie erforderlich; sensible Nervenleitgeschwindigkeit (NLG) ortho- oder antidrom vom Mittelfinger (bzw. nach Stimulation des Letzteren)
  - **Sonstige elektrophysiologische Untersuchungen:** in Ausnahmefällen intraindividuelle Vergleichsmessung einzelner Nervensegmente, Elektromyografie des M. abductor pollicis
- **Bildgebung:** kommt nur fakultativ zum Einsatz. Röntgen, Sonografie und MRT ergeben meist keine Ergebnisse von klinischer Relevanz. Sie sind ggf. bei V. a. Raumforderung (Lipom, Ganglion) hilfreich.

Oftmals kommt es nach manueller Überlastung (z. B. schwere Gartenarbeit, Hausbau/Renovierung etc.), in der Gravidität oder nach Verletzungen wieder zur Verschlechterung. Bei atypischen Beschwerden, die oft durch Überlagerung mehrerer Krankheitsbilder bedingt sind, sollte an eine multifaktorielle Genese gedacht werden. Unter Umständen ist dann eine erweiterte Elektrodiagnostik erforderlich! So kann das KTS zusammen mit einer radikulären Symptomatik oder Polyneuropathie auftreten; hier ist eine möglichst genaue Abwägung der überwiegenden bzw. im Vordergrund stehenden Ursache nötig. Eine probeweise nächtliche Schienung des Handgelenks oder die Injektion eines Kortikosteroidpräparats (s. u.) in den Karpaltunnel kann ex juvantibus auch im Hinblick auf die Operationsindikation hilfreich sein.

5. Therapie

Konservative Therapie

Durch Ruhigstellung des Handgelenks mittels einer Schiene können die nächtlichen schmerzhaften Parästhesien vermieden bzw. abgemildert werden. Nichtsteroidale Antirheumatika können ebenfalls zur Linderung der Beschwerden eingesetzt werden (praxisüblich; leider derzeit ohne hinreichende Evidenz). Weiterhin kommen die orale Gabe eines Kortikosteroids bzw.

eine lokale Infiltration mit Kortikoidkristallsuspension (über max. 8 Kortikoidwirkungswochen) oder eine Low-Level-Lasertherapie infrage.

Operative Therapie

- **Indikation, Technik, Nachbehandlung:** Bei anhaltenden sensiblen und/oder motorischen Ausfallerscheinungen wie Beeinträchtigung der Stereoästhesie und Nachlassen der Abduktions- und Oppositionskraft des Daumens bzw. einer Thenaratrophie sowie bei relevanten, den Patienten beeinträchtigenden oder durch konservative Behandlung nicht gebesserten, insbesondere schmerzhaften Parästhesien besteht eine Operationsindikation. Methode der Wahl ist die **Dekompression des N. medianus durch vollständige Retinaculumspaltung.** Neben der offenen Operation haben sich in letzter Zeit endoskopische Techniken etabliert. Die Patientenzufriedenheit ist bei unkompliziertem Verlauf höher. Dagegen weisen endoskopische Verfahren ggf. eine etwas höhere Komplikationsrate auf. Die Kosten sind höher. Eine relative Kontraindikation für ein endoskopisches Vorgehen besteht bei Einschränkung der Streckfähigkeit des Handgelenks. Absolute Kontraindikationen stellen Revisionseingriffe, eine ausgeprägte rheumatische Synovialitis, Tumoren, Infektionen und ein Handödem dar.
  Eine frühe funktionelle Behandlung mit selbstständigen Bewegungsübungen der Finger ohne oder nur mit geringer Belastung bereits am ersten postoperativen Tag beugt einem Handödem und Fingersteife vor. Vermeidung einer Handgelenksschiene und frühe Übungsbehandlung führen zu einer früheren Gebrauchsfähigkeit der Hand im täglichen Leben und im Beruf.
- **Komplikationen:** Die Komplikationsrate liegt laut Literatur bei 1,6–5,6 % für endoskopische (häufiger passagere Nervenläsionen) und bei 0,8–2,8 % für offene Eingriffe und hängt signifikant von der Erfahrung und Fallzahl der Operateure ab.

6. Rezidiv – was tun?
Persistiert das Karpaltunnelsyndrom trotz Retinaculumspaltung, sind eine erweiterte **neurologische Abklärung** und eine **Kontrolle des klinischen und elektrophysiologischen Befunds** erforderlich. Andere Ursachen, insbesondere eine radikuläre Genese, sind auszuschließen. Der Vergleich mit dem präoperativen Befund ist unerlässlich. Ein zweiter Revisionseingriff sollte laut Leitlinie nur nach kritischer Überprüfung der Indikation (und besonders der Differenzialdiagnosen!) durch einen erfahrenen Diagnostiker und durch einen besonders erfahrenen Operateur in einer Schwerpunktpraxis oder einem Zentrum erfolgen.

ZUSAMMENFASSUNG

Anamnestik, klinische Untersuchung und Elektrophysiologie sind die Basis für die Diagnostik bei Karpaltunnelsyndrom. Andere, insbesondere auch radikuläre Ursachen, sind auszuschließen. Therapeutisch können nächtliche Ruhigstellung des Handgelenks, orale und lokale Kortikoidtherapie sowie Low-Level-Lasertherapie versucht werden. Bei anhaltenden sensiblen und/oder motorischen Ausfallerscheinungen trotz konservativer Therapie ist eine operative Retinaculumspaltung in Erwägung zu ziehen. Kommt es zu einem Rezidiv, ist die Indikation zu einem Revisionseingriff kritisch zu stellen.

https://else4.de/Klein22

23

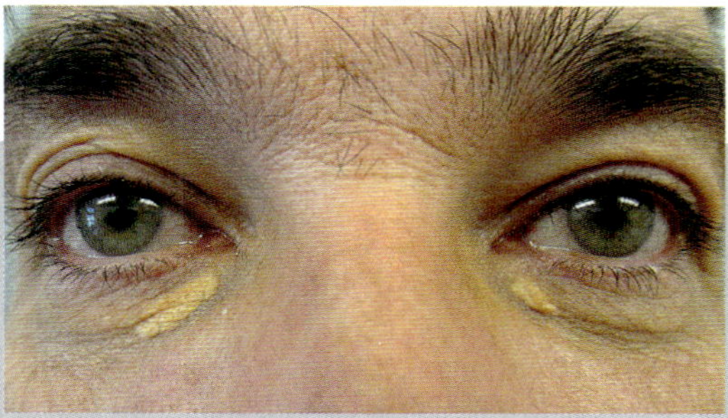

[P013]

Früherkennungsuntersuchung

„Ich komme zu Ihnen zur Vorsorgeuntersuchung."

Vorgeschichte

Der 51-jährige, übergewichtige Herr M. kommt zur Gesundheitsvorsorgeuntersuchung in die Praxis. Er ist seit Längerem wegen drei Bandscheibenoperationen, die jedoch allesamt erfolglos waren, arbeitsunfähig. Herr M. raucht pro Tag 20 Zigaretten. In seinem Gesicht fallen periorbital beidseits Effloreszenzen auf. Sein Vater wurde mit 55 Jahren an einem Prostatakarzinom operiert, er verstarb 3 Jahre später an einem Herzinfarkt. Seine Mutter wurde mit 60 Jahren an einem Kolonkarzinom operiert.

Sein Blutdruck beträgt heute 130/80 mmHg. Eine Laboruntersuchung ergibt folgende Lipidwerte: Cholesterin 307 mg/dl, HDL-Cholesterin 58 mg/dl, LDL-Cholesterin 205 mg/dl, Non-HDL-Cholesterin 249 mg/dl, Triglyzeride 254 mg/dl, ansonsten keine weiteren Auffälligkeiten im Rahmen der Vorsorgeuntersuchung.

1. **Welche Vorsorgeuntersuchungen zahlt die Krankenkasse?**

2. **Sie sehen Herrn M. in die Augen (➤ Bild). Was fällt Ihnen auf?**

3. **Wie beurteilen Sie das Erkrankungsrisiko von Herrn M. für Herzinfarkt oder Schlaganfall?**

4. **Soll Herr M. das PSA bestimmen lassen?**

5. **Ist eine Koloskopie präventiv sinnvoll?**

6. **Welche Empfehlungen geben Sie Herrn M. mit auf den Weg?**

1. Vorsorgeuntersuchungen: Kostenübernahme

Die Gesetzlichen Krankenversicherungen übernehmen die Kosten für folgende Maßnahmen zur Früherkennung:

- **Krebsfrüherkennung:**
  - Jährliche gynäkologische Untersuchung auf Gebärmutterhalskrebs bei Frauen ≥ 20 Jahren
  - Jährliche Brustuntersuchung bei Frauen ≥ 30 Jahren
  - Alle 2 Jahre Mammografiescreening bei Frauen ≥ 50 Jahren bis zum Ende des 70. Lebensjahrs
  - Jährliche Genitaluntersuchung, Prostatauntersuchung und Tastuntersuchung der Lymphknoten bei Männern ≥ 45 Jahren
  - Alle 2 Jahre Ganzkörperuntersuchung der gesamten Haut bei Frauen und Männern ≥ 35 Jahren beim Haut- oder Hausarzt
  - **Für Männer:** ab dem 50. Lebensjahr alle 10 Jahre eine große Darmspiegelung **oder** zwischen dem 50. und 55. Lebensjahr jährlich einen Stuhltest und ab 55 Jahren alle 2 Jahre einen Stuhltest
  - **Für Frauen:** zwischen dem 50. und 55. Lebensjahr jährlich ein Stuhltest und ab dem 55. Lebensjahr alle 10 Jahre eine große Darmspiegelung **oder** alle 2 Jahre ein Stuhltest
- Männer ab 65 Jahren einmalig Aufklärung über Aneurysmen und Sonografie der abdominellen Aorta
- **Gesundheitsuntersuchung („Gesundheits-Check-up"):**
  - Alle 3 Jahre. Bei HZV (Hausarztzentrierte Versorgung)-Verträgen der jeweiligen Krankenkassen jährlich bis alle 2 Jahre. Check-up bei Frauen und Männern ≥ 35 Jahren sowie einmal im Leben zwischen 18 und 35 Jahren Der Check-up umfasst Eigen-, Sozial- und Familienanamnese, Ganzkörperuntersuchung mit Blutdruckmessung, Blutuntersuchung (≥ 18 Jahren fakultativ bei entsprechendem Risikoprofil; ≥ 35 Jahren obligat): Gesamtcholesterin, LDL, HDL-Cholesterin, Triglyzeride, Nüchternglukose. Urinuntersuchung und ein ausführliches Gespräch mit dem Arzt. Seit 2021 einmaliges Screening auf Hepatitis B und C ab 35 Jahren.
  - Die Untersuchung zielt auf Herz-Kreislauf-Krankheiten (Risikofaktoren für Atherosklerose), Nierenerkrankungen, insbesondere Niereninsuffizienz und Diabetes mellitus ab.
  - Wesentlich ist u. a. die Beratung zur Reduktion von Risikofaktoren, z. B. mittels **arriba** (Herz-Kreislauf-Risikorechner für die Hausarztpraxis).

2. Die Augen

Bei dem Patienten fallen periorbital beidseits Effloreszenzen auf. Es handelt sich um **Xanthelasmen.** Diese können auf eine Fettstoffwechselstörung hinweisen. Die Bestimmung der Blutfette ist indiziert. Cholesterin wird ohnehin im Rahmen der Gesundheitsvorsorge untersucht – in diesem Fall wurden noch zusätzlich LDL- und HDL-Cholesterin sowie Triglyzeride bestimmt.

3. Risikoberechnung

Das für die hausärztliche Versorgungsebene entwickelte Programm arriba (www.arriba-hausarzt.de) berücksichtigt neben Blutdruck, aktuellen Cholesterin- und HDL-Werten auch die Familienanamnese, manifeste Arteriosklerose, Einnahme von Antihypertensiva und das Vorliegen eines Diabetes mellitus (ggf. HbA1c-Wert). arriba errechnet für diesen Patienten ein Risiko für Herzinfarkt oder Schlaganfall in den nächsten 10 Jahren von 40,5 % gegenüber 7,2 % eines durchschnittlichen 51-jährigen Mannes.

4. PSA-Bestimmung?

Die aktuelle AWMF-Leitlinie Prostatakarzinom gibt folgende Empfehlungen (vgl. ➤ Fall 59):

- Besteht ein Anlass, über Früherkennung zum Prostatakarzinom zu informieren, sollen Männer ergebnisoffen über die Vor- und Nachteile beraten werden, insbesondere über die Aussagekraft von positiven und negativen Testergebnissen, Überdiagnosen sowie über gegebenenfalls erforderliche weitere Maßnahmen.

- Männern, die nach der Aufklärung eine Früherkennungsuntersuchung wünschen, soll das Bestimmen des PSA-Werts als Untersuchungsmethode angeboten werden.
- Zusätzlich kann eine digital-rektale Untersuchung durchgeführt werden.
- Für die Früherkennung eines Prostatakarzinoms sind bildgebende Verfahren als primäre Untersuchung nicht geeignet.
- Für Männer, die weiterhin eine PSA-Früherkennungsuntersuchung wünschen, sollte sich das Intervall der Nachfolgeuntersuchung am aktuellen PSA-Wert und am Alter der Patienten orientieren, sofern keine Indikation zur Biopsie gegeben ist.
- Ein erhöhter PSA-Wert soll unter Berücksichtigung von Einflussfaktoren kontrolliert werden.
- Altersgruppe ab 45 Jahren und einer Lebenserwartung > 10 Jahre
- PSA < 1 ng/ml: Intervall alle 4 Jahre
- PSA 1–2 ng/ml: Intervall alle 2 Jahre
- PSA > 2 ng/ml: Intervall jedes Jahr
- Für Männer über 70 Jahren und einem PSA-Wert < 1 ng/ml wird eine weitere PSA-gestützte Früherkennung nicht empfohlen.

Im Rahmen der Früherkennung soll eine Prostatabiopsie bei Vorliegen von mindestens einem der folgenden Kriterien empfohlen werden:

- Kontrollierter PSA-Wert ≥ 4 ng/ml bei der erstmaligen Früherkennungskonsultation unter Berücksichtigung von Einflussfaktoren
- Karzinomverdächtiges Ergebnis bei der digital-rektalen Untersuchung
- Auffälliger PSA-Anstieg (ohne Wechsel des Bestimmungsverfahrens)

Für das Gesamtkollektiv kann nach aktueller Studienlage weder für die PSA-Untersuchung noch die digital-rektale Untersuchung eine eindeutige evidenzbasierte Empfehlung ausgesprochen werden kann. Eine Veranschaulichung bei der Beratung kann https://arriba-hausarzt.de/module/psa-screening bieten.

Allerdings ist Herr M. genetisch belastet. Bei Erkrankung eines Verwandten ersten Grades verdoppelt sich das individuelle Risiko. Bei zwei oder mehr Verwandten ersten Grades mit Prostatakarzinom steigt das Risiko – vor allem bei Erkrankung in jungen Jahren – bis auf das Zehnfache. Aufgrund des doppelten Risikos entscheidet sich Herr M. für die PSA-Bestimmung. Diese ist – ebenso wie die digital-rektale Palpation – negativ.

5. Koloskopie?

Die Koloskopie bietet im Vergleich zum Stuhltest auf okkultes Blut den Vorteil, auch nicht blutende, noch harmlose Polypen zu erkennen und zu entfernen, bevor sie im Lauf der Zeit entarten und erst dann anfangen zu bluten. Allerdings ist die Diskussion über die optimale Präventionsstrategie versus Stuhltest (sequenzielle Strategie) derzeit nicht abgeschlossen. Ein Problem ist auch dass die Vielzahl präventiver Koloskopien u. U. längere Wartezeiten für Akutfälle verursacht.

Verwandte von an Darmkrebs erkrankten Patienten haben ein deutlich erhöhtes Risiko, auch an Darmkrebs zu erkranken, und sollten dementsprechend früher mittels Koloskopie untersucht werden. Verwandte ersten Grades von Patienten mit kolorektalem Karzinom sollten in einem Lebensalter, das 10 Jahre vor dem Alterszeitpunkt des Auftretens des Karzinoms beim Indexpatienten liegt, erstmals komplett koloskopiert werden, spätestens im Alter von 40–45 Jahren. Die Koloskopie sollte bei polypenfreiem Darm in der initialen Koloskopie mindestens alle 10 Jahre wiederholt werden. Bei genetischen Darmkrebssyndromen (FAP [familiäre adenomatöse Polyposis], HNPCC [hereditäres non-polypöses Kolonkarzinom]) gelten entsprechende frühere und engmaschigere Vorsorgezeiten und -intervalle.

6. Empfehlungen

Herr M. hat mit 42 % ein extrem hohes Gefäßrisiko. Er muss auf jeden Fall das Rauchen aufhören, das halbiert sein Risiko. Besonders wichtig ist aber auch eine **gesunde allgemeine Lebensführung:**

- Gewichtsreduktion
- Ernährungsempfehlung
- Meiden von Alkohol
- Körperliche Bewegung im Sinne von Ausdauertraining (Schwimmen oder Walking)

Dadurch kann er sein Risiko weiter auf knapp 11 % senken. Die Blutdruckeinstellung soll weiterhin überwacht werden. Er erhält 100 mg ASS und 20 mg Simvastatin (indiziert ab Risiko > 20 %). Theoretisch kann er durch dieses Maßnahmenpaket sein Risiko nahezu normalisieren (7,6 %). Aber er hat es bislang leider nicht geschafft, mit dem Rauchen aufzuhören!

ZUSAMMENFASSUNG

Die Gesetzlichen Krankenkassen übernehmen die Kosten für Vorsorgeuntersuchungen auf Genitalkrebs von Mann und Frau sowie für Haut-, Darm- und Brustkrebs. Die Gesundheitsvorsorgeuntersuchung zielt besonders auf Herz-Kreislauf-Krankheiten, Nierenerkrankungen und Diabetes mellitus ab. Die Beratung zur Raucherentwöhnung (mit Abstand wichtigster Risikofaktor), Gewichtsreduktion, Umstellung der Ernährung, Vermeidung von Alkohol und zu körperlicher Bewegung haben Vorrang vor ggf. zusätzlichen medikamentösen Maßnahmen. Im hausärztlichen Bereich hat sich das arriba-Programm besonders zur Abschätzung des Herzinfarkt- und Schlaganfallrisikos bewährt.

Für ein PSA-Screening im Gesamtkollektiv wie auch eine digital-rektale Untersuchung gibt es keinen evidenzbasierten Beleg für einen Nutzen. Das sollte offen angesprochen werden. Bei genetisch bedingt a priori erhöhtem Krankheitsrisiko können diese Untersuchungen im Einzelfall dennoch von Nutzen sein. Die Entscheidung diesbezüglich ist in einem Shared-Decision-Making-Prozess zu klären.

WAS WÄRE, WENN …

- … Herr M. angeben würde, er habe schon länger Husten (vor allem morgens), gelegentlich Luftnot; letzte Woche 2× blutig tingiertes Sputum?
  - Eine COPD ist wahrscheinlich. Sie sollte weiter abgeklärt (zunächst Spirometrie) und ggf. behandelt werden.
  - Hämoptysen sind ein Alarmsymptom. Bei positiver Raucheranamnese ist ein Malignom unbedingt auszuschließen, des Weiteren muss auch an eine Tuberkulose gedacht werden. Eine entsprechend intensive Abklärung mittels Bildgebung – am besten HR-CT mit KM- und ggf. Bronchoskopie. Wenn man abwartet, bis der Tumor auf dem Röntgenbild sichtbar ist, ist es meist zu spät!
  - Bei Blut im Sputum ist – bei entsprechenden Symptomen – außerdem an eine Lungenembolie zu denken. Daher Thorax-CT möglichst bald!
- … die Koloskopie einen Kolonpolypen aufdeckt, der in gleicher Sitzung entfernt wird?
  - Dann sind Kontrollkoloskopien angezeigt. Der Zeitabstand der Kontrolle richtet sich dann nach dem histologischen Befund und der dementsprechenden Empfehlung des Gastroenterologen und nicht mehr nach dem allgemeinen Vorsorgeintervall.

https://else4.de/Klein23

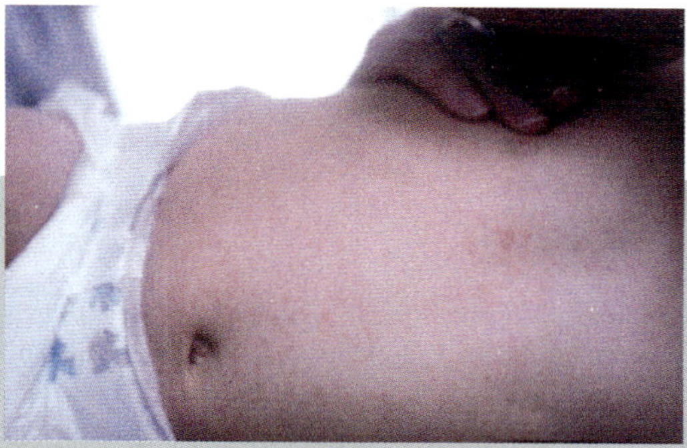

[P013]

24

Hohes Fieber, dann plötzlich Ausschlag

„Das Fieber bei meiner Tochter ist zwar zurückgegangen, aber jetzt hat sie einen Ausschlag."

Vorgeschichte

Die Mutter stellt die einjährige Sarah vereinbarungsgemäß wegen anhaltend hohen Fiebers bis 40 °C vor. Das Mädchen wurde in den letzten 3 Tagen täglich von meiner Praxisassistentin gesehen. Diese hatte „uncharakteristisches Fieber" klassifiziert. Laut Karteikarte war bei den Untersuchungen außer einem geröteten Hals nichts aufgefallen. Am zweiten Tag hatte meine Kollegin ein Antibiotikum verschrieben (Clarithromycin), da weiterhin anhaltend hohes Fieber bestanden hatte, das auf Paracetamol nur schlecht ansprach. Das Kind ist heute fieberfrei, allerdings ist ein Ausschlag aufgetreten (➤ Bild).

1. **Welche Fragen stellen Sie der Mutter?**

2. **Was untersuchen Sie?**

3. **Bei der Untersuchung finden Sie außer einem feinfleckigen Ausschlag am Stamm nichts Auffälliges. Welche Erkrankung vermuten Sie?**

4. **Welche Maßnahmen ergreifen Sie?**

1. Anamnestik

Sie fragen nach dem Verlauf des Fiebers und dem Auftreten des Ausschlags. Die Mutter berichtet, es sei 3 Tage sehr hoch gewesen, dann plötzlich Entfieberung. Gleichzeitig sei der Ausschlag aufgetreten. Sie fragen, ob das Kind Nahrung und vor allem Flüssigkeit zu sich nimmt (Exsikkosegefahr bei Fieber). Medikamente als Auslöser einer möglichen allergischen Reaktion sind zu erfragen. Sarah hatte nur Paracetamol zur Fiebersenkung bekommen. Das Antibiotikum hat ihr die Mutter wegen rascher Befundbesserung nicht gegeben. Es war im Übrigen auch nicht indiziert („ein Antibiotikum ist kein Antipyretikum"). Sonstige Besonderheiten sind nicht zu eruieren.

2. Körperliche Untersuchung

Die körperliche Untersuchung umfasst wie bei allen Fieberfällen im Säuglings- und Kleinkindalter Inspektion, Prüfung des Meningismus, Rachen- und Ohrinspektion, Palpation der Lymphknoten, Herz- und Lungenauskultation ggf. mit Perkussion, Untersuchung des Abdomens, Urinuntersuchung. Neben uncharakteristischen, allergischen Exanthemen etc. ist an verschiedene Kinderkrankheiten zu denken. Über deren typischen Merkmale, die nicht immer alle zutreffen müssen, informiert ➤ Tab. 24.1.

3. Die Krankheit

Anamnese, Verlauf und Untersuchungsbefund sind typisch für ein „Dreitagefieber" – wissenschaftlich: **Exanthema subitum.** Es wird durch das humane Herpesvirus 6 (HHV 6) hervorgerufen. Es ist die häufigste Exanthemerkrankung im ersten Lebensjahr und betrifft fast ausschließlich Kinder zwischen 6 Monaten und 2 Jahren. Die Inkubationszeit beträgt 5–15 Tage. Typischerweise initial hohes Fieber um 40 °C für 3–5 (max. 8) Tage bei überraschend gutem Allgemeinzustand. Danach tritt gleichzeitig mit der Entfieberung i. d. R am 4. Krankheitstag ein oft dezentes, betont makulöses, nur leicht papulöses Exanthem an Stamm und Nacken auf. Das Gesicht ist meist kaum betroffen. Das Exanthem klingt rasch wieder ab, sodass es bei Vorstellung in der Praxis oft schon verschwunden ist.

Tab. 24.1 Übersicht „Kinderkrankheiten" mit flächenhaftem Exanthem (Muntau AC. Kurzlehrbuch Pädiatrie. Elsevier/Urban & Fischer 2005)

Erkrankung	Exanthem	Lokalisation des Exanthems	Schleimhautsymptome	Besonderheit
Masern	Großfleckig, livide, makulopapulös, konfluierend	Beginn hinter den Ohren, Ausbreitung über Stamm und Extremitäten	Koplik-Flecken, Enanthem	Zweiphasiger Verlauf, reduzierter Allgemeinzustand, generalisierte Lymphadenopathie
Röteln	Mittelfleckig, hellrot, diskret	Beginn am Kopf, wenig am Stamm	Leichtes Enanthem	Stark vergrößerte nuchale Lymphknoten, guter Allgemeinzustand, kaum Fieber
Scharlach	Feinfleckig, rau (makulopapulös)	Beginn in den Leisten, blasses Munddreieck	Eitrige Angina, Erdbeerzunge	Reduzierter Allgemeinzustand, Antibiotikatherapie
Exanthema subitum	Klein- bis mittelfleckig	Nacken, Stamm	Keine, aber Lidödeme	Dreitagefieber, dann Ausschlag, guter Allgemeinzustand
Ringelröten	Mittelfleckig, konfluierend	Schmetterlingserythem im Gesicht, Girlanden an den Extremitäten	Keine	Vertikale Infektion, guter Allgemeinzustand

4. Maßnahmen

Die Erkrankung ist harmlos. Mit Komplikationen muss nicht gerechnet werden. Die Kinder sind beim Auftreten des Exanthems praktisch genesen. Weitere Maßnahmen erübrigen sich bei typischem Verlauf. Allerdings muss wie sonst auch mit konkurrierenden Beratungsergebnissen (z. B. Allergie, Masern etc.), die sich atypischerweise unter dem Bild des Dreitagefiebers präsentieren können, gerechnet werden. Sie verlaufen nicht immer harmlos.

ZUSAMMENFASSUNG

Das Exanthema subitum – vulgo „Dreitagefieber" – ist die häufigste exanthematische Erkrankung bei Kindern bis zu einem Jahr. Sie ist harmlos. Tritt – meist am 4. Tag – mit stamm- und nackenbetontem Ausschlag und gleichzeitig mit der Entfieberung auf. In dieser Phase sind die Kinder bereits wieder gesund.

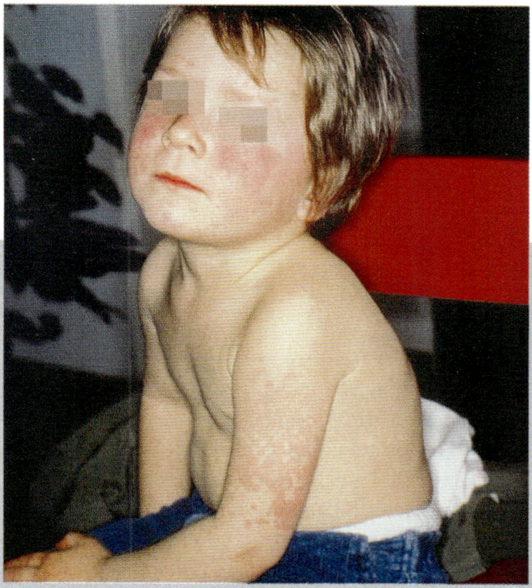

[P013]

25

Heftiger Ausschlag im Gesicht und an den Armen

„Mein Sohn hat seit 3 Tagen einen Ausschlag. Sein Freund hat letzte Woche das Gleiche gehabt."

Vorgeschichte

Der 5-jährige Simon – den ich seit einem Jahr kenne – wird von der Mutter wegen eines Ausschlags in die Praxis gebracht: „Im Kindergarten hat vor gut einer Woche sein Freund das Gleiche gehabt! Jetzt hat mein Simon auch seit 3 Tagen Ausschlag, zuerst im Gesicht – das Ganze breitet sich jetzt vom Oberarm (girlandenförmig) über den Unterarm und auf den Rumpf aus!"

Untersuchungsbefund: munteres Kind. Kein Fieber. Flammende Gesichtsrötung („Ohrfeigengesicht"). Keine Lymphknotenschwellung (➤ Bild).

1. **Welche Krankheit vermuten Sie?**
2. **Ist die Krankheit häufig?**
3. **Welcher Erreger steckt vermutlich dahinter?**
4. **Wie steht es um die Ansteckungsgefahr?**
5. **Welche Gefahr droht möglicherweise?**
6. **Wann kann Simon wieder in den Kindergarten?**

1. Die Krankheit

Die Klassifizierung lautet: **„Bild von Ringelröteln (Erythema infectiosum) (C)"**. Typisch sind das schmetterlingsförmige Exanthem im Gesicht sowie die „girlandenförmige" Ausbreitung über die Arme. Klassischerweise haben die Erkrankten 2–3 Tage leichtes Fieber, Krankheitsgefühl, Muskel- und Kopfschmerzen. Etwa 1 Woche nach Abklingen dieser Symptome tritt dann bei 15–20 % der Erkrankten der charakteristische Hautausschlag auf:

- Im Gesicht schmetterlingsförmig
- Am Körper, an den Armen und Beinen girlandenförmig
- Ggf. in den folgenden Wochen – provoziert durch Sonneneinstrahlung oder Wärme – Wiederauftreten des Ausschlags

Zur Differenzialdiagnostik von Kinderkrankheiten mit flächenhaftem Exanthem ➤ Tab. 24.1.

2. Häufigkeit

Ringelröteln sind in der Allgemeinpraxis eher selten (Rang 400/0,12 ‰ in der Fällereihung von W. Fink). Dennoch können sie in manchen Jahren nahezu epidemieartig Schulen und Kindergärten „überfallen."

3. Erreger

Ringelröteln werden durch das Parvovirus B19 hervorgerufen. Es gehört zu den kleinsten bekannten Viren.

4. Ansteckung

Die Kontagiosität ist mäßig bis stark. Außerdem ist der Manifestationsindex eher niedrig (Ausschlag nur in 15–20 % der Fälle).

Die hausärztliche Erfahrung „pro Epidemie etwa 1–2 Erkrankungen pro 20-köpfiger Kindergartengruppe" passt gut dazu. Die Inkubationszeit von Kind zu Kind beträgt 4–14 Tage.

5. Gefährdung

Die Kinder sind im Allgemeinen nicht gefährdet. Meist verläuft die Erkrankung ganz ohne Symptome oder unter dem Bild uncharakteristischen Fiebers. Selten kommen Gelenkentzündungen (v. a. bei Mädchen und jungen Frauen) vor.

Sehr selten: Leber-, Herzmuskel-, Gelenk- oder Gehirnentzündung.

Bei Kindern mit angeborenen hämolytischen Anämien kann es zu lebensbedrohlichen aplastischen Krisen kommen.

Cave: Schwangere sind gefährdet!

Die wesentliche Gefahr ist jedoch die Ansteckung schwangerer Frauen – und das gilt für praktisch alle Stadien der Gravidität. Bei etwa 5–10 % der erkrankten Schwangeren kommt es zu einer Erkrankung des Fetus. Das größte Risiko für fetale Komplikationen besteht in der 13.–20. SSW. Der Kontakt mit Schwangeren und Frauen ohne Konzeptionsschutz im gebärfähigen Alter ist möglichst zu vermeiden. Allerdings ist die Infektiosität kurz vor Ausbruch des Exanthems am größten, daher Vorsicht bei gesundem Kind und Epidemie im Kindergarten! Die Inkubationszeit des Fetus nach mütterlicher Infektion variiert stark und liegt zwischen 2 und 8 Wochen. Es droht eine Fetopathie mit hämolytischer Anämie und Hydrops fetalis. Anders als z. B. bei Varizellen ist die Durchseuchung der Frauen im gebärfähigen Alter hier nicht flächendeckend. Regional variabel liegt die Durchseuchungsrate nur etwa bei 70 %.

Erschwert wird die Einschätzung der Situation auch durch den Umstand, dass ein hoher Prozentsatz der erkrankten Frauen die Infektion durchmacht, ohne dass das typische Exanthem auftritt!

Eine entsprechende Labordiagnostik mit Bestimmung der Antikörper gegen Parvovirus B19 ist bei jeder Schwangeren mit Expositionsverdacht durchzuführen. Im negativen Falle immer wieder, bis die maximale fetale Inkubationszeit von 8 (bis max. 18) Wochen erreicht ist.

Bei Verdacht auf frische Infektion wird der Hausarzt die Unterstützung einer hoch spezialisierten Einrichtung – meist einer geburtshilflichen Abteilung z. B. einer Universitätsklinik – suchen.

MERKE

Ringelröteln sind für erkrankte Kinder im Allgemeinen nicht gefährlich, wohl aber für Schwangere in allen Stadien!

6. Wieder in den Kindergarten

Da die Infektiosität in den Tagen vor Ausbruch des Exanthems am größten ist und das Ansteckungsrisiko nach Ausbruch des Exanthems rasch verschwindet, kann S. – sobald er vom Allgemeinzustand her dazu in der Lage ist – wieder in den Kindergarten.

ZUSAMMENFASSUNG

Ringelröteln sind für die erkrankten Kinder in der Regel harmlos. Eine große Gefahr aufgrund des Fetopathie-Risikos besteht für Schwangere aller Stadien. Nach Ausbruch des Exanthems besteht praktisch keine Ansteckungsgefahr mehr.

Ausschlag und Lymphknotenschwellung

„Meine kleine Tochter hat über Nacht einen Ausschlag bekommen!"

Vorgeschichte

Die Mutter der 8 Monate alten Bianca fordert einen Hausbesuch an: „Bitte kommen Sie. Bianca hat irgendeine Kinderkrankheit. Ich möchte nicht, dass sie in der Praxis jemanden ansteckt!" Bianca ist neu in der Praxis (sonst beim Kinderarzt), wegen Hüftdysplasie trägt sie eine Pavlik-Bandage. Gestern „leichtes Fieber", heute Hausbesuchsanforderung wegen Ausschlag. Angst vor „Allergie". Munterer Säugling, von der Mutter wurden 37,8 °C rektal gemessen. Zarter, gesprenkelter Ausschlag über Vorder- und Rückseite des Stamms (➤ Bild links) sowie jetzt deutlich vergrößerte retroaurikuläre und nuchale Lymphknoten (➤ Bild rechts). Weniger ausgeprägte Lymphknotenschwellungen beidseits axillar und inguinal.

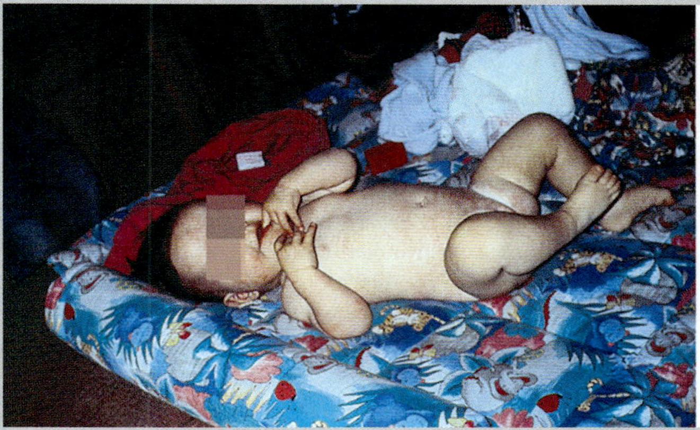

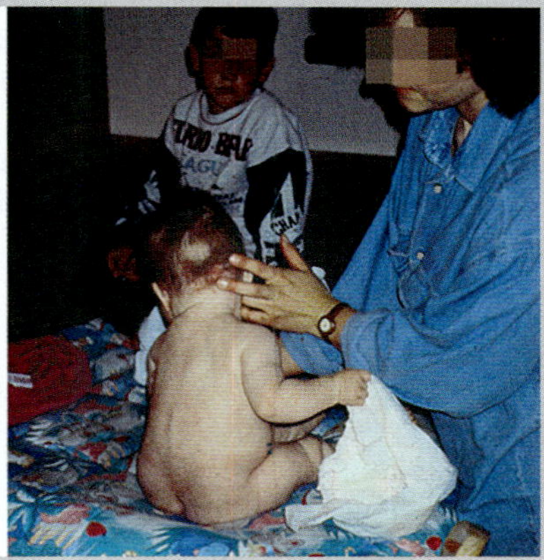

[P013]

1. **Welche Krankheit vermuten Sie?**

2. **Was untersuchen Sie?**

3. **Müssen Sie mit Komplikationen rechnen?**

4. **Welche Therapie ist angezeigt?**

5. **Die 25-jährige Tante des Mädchens lebt im Haus, sie ist schwanger. Konsequenz?**

6. **Bianca ist bislang ungeimpft. Welche Impfungen empfehlen Sie?**

1. Vermutete Krankheit

Vorgeschichte, Befund und Verlauf sind typisch für **Röteln.** Wegweisend ist u. a. die **nuchal und retroaurikulär betonte Lymphknotenschwellung** („ein guter Arzt kann Röteln in einem verdunkelten Raum diagnostizieren") in Verbindung mit dem Exanthem, das allerdings unterschiedlich ausgeprägt sein kann. Die Erkrankung wird durch das **Rubella-Virus** aus der Familie der Togaviren verursacht. Übertragung durch Tröpfcheninfektion. Inkubationszeit 14–21 Tage. Penetranz ca. 50 %. Die Kinder sind ca. 7 Tage vor und 7(–10) Tage nach Ausbruch des Exanthems ansteckend. Der Erkrankung kann ein ca. 2-tägiges Prodromalstadium mit milden grippeähnlichen Symptomen und Lymphknotenschwellung vorausgehen. Die Temperaturen sind eher subfebril. Das Exanthem klingt meist innerhalb von 1–3 Tagen wieder ab.

MERKE

Pathognomonisch für Röteln ist die nuchal und retroaurikulär betonte Lymphknotenschwellung.

2. Untersuchungen

Die körperliche Untersuchung umfasst wie bei allen Fieberfällen im Säuglings- und Kleinkindalter Inspektion, Prüfung des Meningismus, Rachen- und Ohrinspektion, Palpation der Lymphknoten, Herz- und Lungenauskultation ggf. mit Perkussion, Untersuchung des Abdomens, Urinuntersuchung. Zur Differenzialdiagnostik von Kinderkrankheiten mit flächenhaftem Exanthem ➤ Tab. 24.1. Je nach Situation ist bei klinischem Röteln-Verdacht ggf. der Nachweis des Röteln-Virus-Genoms im Rachenabstrich und Urin – möglichst unverzüglich nach Ausbruch des Exanthems-indiziert.

3. Komplikationen

Die Erkrankung verläuft für Kinder im Allgemeinen komplikationslos. Sehr selten können Arthralgien, i. d. R. gutartig verlaufende Enzephalitiden und thrombozytopenische Purpura auftreten. Gefürchtet ist jedoch die Embryopathie bei Infektion in der Schwangerschaft (s. u.).

4. Therapie

Eine spezifische Therapie ist nicht möglich. Aufgrund des i. d. R. harmlosen Verlaufs kann meist auch auf symptomatische Maßnahmen verzichtet werden.

5. Röteln und Schwangerschaft

Gefürchtet ist die **Röteln-Embryopathie** infolge Infektion während der Schwangerschaft. Das Risiko ist bis zur 12. SSW extrem hoch (Risiko in der 1.–10. SSW bis zu 85 %!). Das Risiko nimmt danach deutlich ab, dennoch muss bis zur 18. SSW noch vereinzelt mit Fruchtschädigungen gerechnet werden. Am häufigsten kommt es zu sensonervaler Schwerhörigkeit bis hin zur Taubheit. Häufig sind neben einer allgemeinen intrauterinen Wachstumsretardierung und postnataler Gedeihstörung auch die Augen (Katarakt, Retinopathie) und das Herz-Kreislauf-System (offener Ductus arteriosus Botalli, Pulmonalstenose) betroffen. Weitere mögliche Folgen sind Meningoenzephalitis, psychomotorische Retardierung, Verhaltensauffälligkeiten, Hepatosplenomegalie.

Ein **Röteln-Kontakt in der Frühschwangerschaft** stellt den betreuenden Arzt oft vor medizinische und mitunter auch ethische Probleme. Bei jedem „Bild von Röteln" muss der Arzt auch nach Schwangeren und solchen, die es werden wollen, „in der Umgebung fahnden". Bei einer Inkubationszeit von bis zu 3 Wochen sind auch Frauen gefährdet, die von einer Schwangerschaft zu diesem Zeitpunkt noch nichts wissen. Die als Prophylaxe unbedingt anzustrebende **Röteln-Impfung** erfordert bei Frauen im fertilen Alter neben einem sicheren Schwangerschaftsausschluss (z. B. mittels β-hCG) einen effektiven Antikonzeptionsschutz für mindestens 3 Monate. Bei schwangeren Kontaktpersonen ohne zwei dokumentierte Röteln-Impfungen ist nach dem Röteln-Titer zu fahnden – meist ist er ja bereits im Mutterpass eingetragen. Im Fall der Tante von Bianca konnte Entwarnung gegeben werden: Der Impfpass war zwar nicht auffindbar, aber laut Mutterpass betrug ihr Röteln-Titer

1 : 64 (ab 1 : 32 kann von einem ausreichenden Schutz ausgegangen werden).

MERKE

Röteln sind für Kinder in der Regel eine harmlose Krankheit. Gefürchtet ist jedoch die Embryopathie als Folge von Erstinfektionen in der Schwangerschaft – nicht nur in den ersten 3 Monaten, vereinzelt auch bis zur 18. SSW.

6. Impfungen für Bianca

Eigentlich sollte die 8 Monate alte Bianca bereits mehrfach geimpft worden sein (➤ Abb. 26.1). Leider kommt es häufig vor, dass Eltern wegen alternativmedizinischer Ausrichtung oder vermeintlicher Kontraindikationen (z. B. afebriler Schnupfen) Impfungen unterlassen bzw. zu spät durchführen lassen. Im Fall von Bianca sind diese nach Abklingen der Röteln dringend nachzuholen. Indiziert sind: Tetanus, Diphtherie, Pertussis, Haemophilus influenzae b, Poliomyelitis, Hepatitis B und Pneumokokken.

ZUSAMMENFASSUNG

Röteln sind eine in der Regel harmlos verlaufende Kinderkrankheit. Das Exanthem ist eher uncharakteristisch. Wegweisend sind jedoch die typischen nuchalen und retroaurikulären Lymphknotenschwellungen. Gefürchtet sind Embryopathien bei Infektion in der Frühschwangerschaft. Die häufigste Komplikation ist Schwerhörigkeit bis hin zur Taubheit.

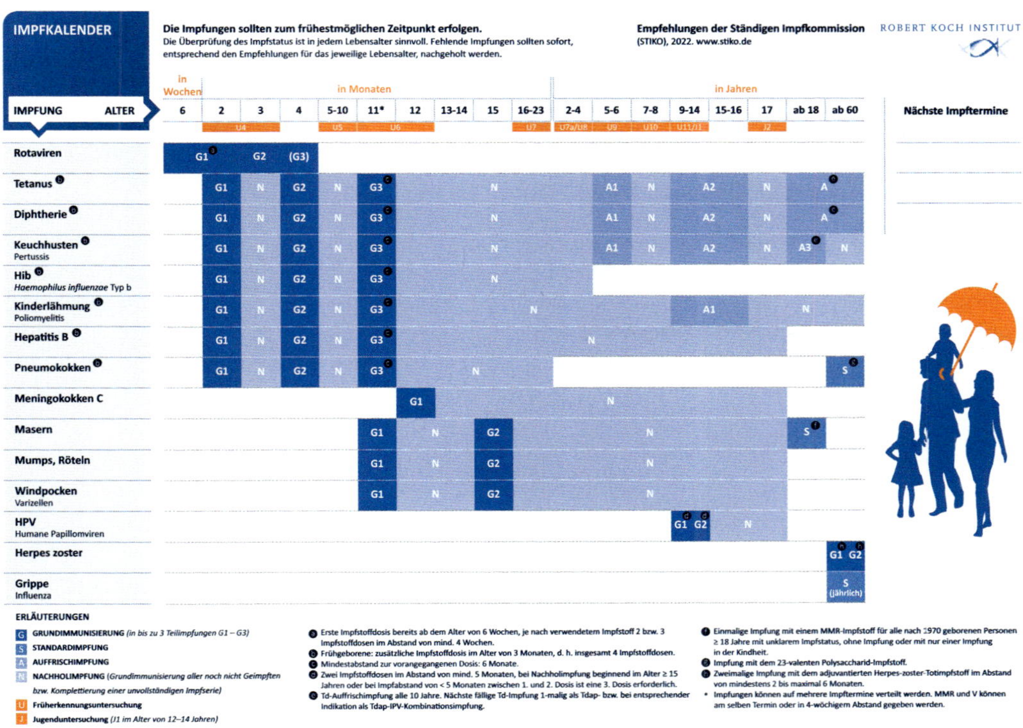

Abb. 26.1 Impfkalender (Standardimpfungen) für Säuglinge, Kinder, Jugendliche und Erwachsene (STIKO 2022) [X221]

WAS WÄRE, WENN ...

- ... die Tante in der 11. SSW direkten Kontakt mit Bianca gehabt hätte und kein ausreichender Röteln-Impfschutz bestehen würde?
  - Dann ist sofort bei Bianca und der Tante eine Röteln-Virus-RNA mittels RT-PCR aus Nasen- oder Rachenabstrich zum sicheren Virusnachweis zu gewinnen.
- ... der Röteln-Titer bei Bianca IgM-positiv wäre, die Tante aber einen negativen Röteln-Titer aufweisen würde?
  - Dann ist Aufklärung über das hohe Fruchtschädigungsrisiko zwingend.
  - Ein Schwangerschaftsabbruch ist zu diskutieren.
- ... sich bei der Tante ein positiver IgM-Nachweis nach 2 Wochen ergeben würde?
  - Ein positiver IgM-Nachweis in der Schwangerschaft ist aufgrund möglicher falsch positiver Befunde auf gar keinen Fall eine Indikation zum Schwangerschaftsabbruch! Er bedarf unbedingt einer weiteren labordiagnostischen Abklärung. Diese sollte durch eine Rötelnvirus-PCR aus Rachenabstrich, Urin und Blut, durch die Bestimmung der Avidität der Rötelnvirus-spezifischen IgG-Antikörper und durch den Antikörpernachweis gegen die Strukturproteine des Rötelnvirus im Immunoblot erfolgen.
- ... die Tante einen Schwangerschaftsabbruch ablehnen würde?
  - Für Frauen, die einen Abbruch der Schwangerschaft bei gesicherter akuter Rötelninfektion in der Schwangerschaft ablehnen, kann die postexpositionelle Gabe von humanem Immunglobulin erwogen werden. Die Datenlage ist jedoch ungenügend (RKI Stand 09/22).

https://else4.de/Klein26

27

TESTERGEBNISSE		Soll	— MESSWERTE —					
		Wert	Hauptunters.		Nachunters.		Differenz	
Abk.	Einheit	Ecsc_m	abs	%soll	abs	%soll	abs	%haupt
FVC	L	4.90	4.12	84	4.30	88	0.18	4
FEV1	L	3.80	2.69	*71*	3.24	85	*0.55	*20
FEV6	L	4.90	3.88	*79*	4.29	88	0.41	11
FEV1%(FVC)	%	75.79	65.29	*86*	75.33	99	10.04	15
PEF	L/s	9.03	8.27	92	8.98	99	0.71	9
MEF50	L/s	4.85	2.00	*41*	3.01	62	1.01	50
MEF25	L/s	1.94	0.57	*29*	1.41	73	0.85	150
MMEF	L/s	3.64	1.50	41	2.72	75	1.22	81
FIVC	L		4.17		4.30		0.13	3
FIV1	L		4.17		4.30		0.13	3
FIV1%(FIVC)	%		100.00		100.00		-0.00	-0
PIF	L/s		6.97		9.01		2.04	29

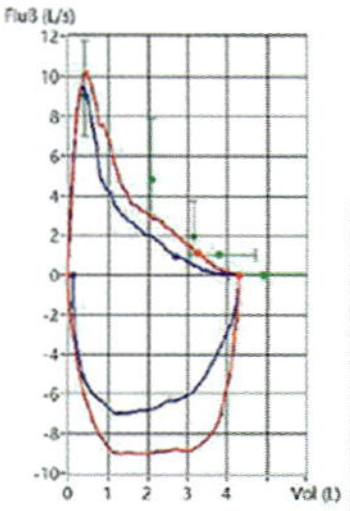

[V492]

Lang anhaltender Husten

„Ich komme heute zu Ihnen, weil ich seit über 3 Monaten Husten habe."

Vorgeschichte

Der 63-jährige Herr H. kommt in die Praxis: „Ich habe seit über 3 Monaten Husten. Zuerst dachte ich an eine Erkältung, aber so lange kann das doch nicht dauern!" Herr H. leidet an Hypertonie und KHK. Vor 3 Jahren erhielt er zwei koronare Stents. Er nimmt Ramipril, Atorvastatin und ASS ein. Ansonsten ist er beschwerdefrei.

1. **Handelt es sich um einen chronischen oder akuten Husten?**
2. **Welche Ursachen ziehen Sie in Betracht?**
3. **Wonach fragen Sie Herrn H.?**
4. **Welche diagnostischen Maßnahmen ergreifen Sie?**
5. **Beurteilen Sie die Spirometrie (➤ Bild).**
6. **Welche Therapie ist angezeigt?**

1. Akuter vs. chronischer Husten

- Als **akut** wird Husten mit einer Dauer von bis zu 3 Wochen bezeichnet.
- Bei einer Dauer von 3–8 Wochen spricht man von **subakutem Husten.**
- Dauert Husten mehr als 8 Wochen an, so wird er als **chronisch** bezeichnet.

2. Ursachen chronischen Hustens

Häufige Ursachen

- Chronische Bronchitis (v. a. bei Rauchern)
- Upper Airway Cough Syndrome (UACS): von den oberen Atemwegen ausgehend (z. B. bei chronischer Rhinosinusitis, früher als sinubronchiales Syndrom oder postnasales Drip-Syndrom bezeichnet)
- Bronchiale Hyperreagibilität (postinfektiös)
- Chronisch-obstruktive Atemwegserkrankung (COPD)
- Asthma bronchiale
- Gastroösophageale Refluxkrankheit (GERD)

Mäßig häufige Ursachen

- Medikamente (v. a. ACE-Hemmer)
- Eosinophile Bronchitis
- Stimmbanddysfunktion
- Chronische Linksherzinsuffizienz
- Bronchial-/Lungentumoren (primäre und sekundäre)
- Pertussis
- Husten ungeklärter Ursache

Seltene Ursachen

- Tuberkulose
- Tracheobronchialer Kollaps
- Bronchiektasen
- Interstitielle Lungenerkrankungen (Alveolitis, Lungenfibrose, Z. n. Radiotherapie, Sarkoidose)
- Hodgkin-Lymphome
- Mukoviszidose
- Ösophageale Divertikel
- Opportunistische Infektionen (bei Immunsuppression)

AGVs

Im chronischen Fall deuten folgende Symptome **(Red Flags)** auf einen AGV hin:

- Dyspnoe, Brustschmerz, B-Symptome (Fieber, Nachtschweiß, Gewichtsverlust), Atemnot und Hämoptoe lassen an **Bronchial-/Lungentumoren** denken, können aber auch Anzeichen für eine **Tuberkulose** sein.
- Lymphknotenschwellung, Brustschmerzen oder Atembeschwerden (vergrößerte Lymphknoten im Brustraum), B-Symptomatik und Leistungsminderung kommen bei **Hodgkin-Lymphomen** vor.

Die folgenden bedrohlichen Erkrankungen sind vorwiegend bei akuten Hustenanfällen – gelegentlich aber auch bei chronischen Verläufen – zu bedenken, vor allem, wenn der sich **akut verschlechternde Zustand** den Patienten zum Arzt führt:

- Tachykardie, Tachypnoe, Dyspnoe, Thoraxschmerz sprechen für eine **Lungenembolie.** Rezidivierende kleine Lungenembolien sind oft schwer zu erkennen. Leitsymptome: Belastungsdyspnoe und körperliche Erschöpfung.
- Ein neu aufgetretener, relevanter Abfall der Sauerstoffsättigung, Tachypnoe und Dyspnoe erwecken den Verdacht auf eine **schwerwiegende Atemwegs- oder Herzerkrankung** (häufig mit **Lungenödem**).
- Exspiratorisches Giemen, verlängertes Exspirium, trockene RG sprechen für einen **Status asthmaticus** (**Cave:** Silent Chest, fehlendes Atemgeräusch infolge maximaler Bronchospastik!).
- Stechender Thoraxschmerz, einseitig abgeschwächtes Atemgeräusch sowie hypersonorer Klopfschall sind charakteristisch für einen **Pneumothorax.**
- Dyspnoe und inspiratorischer Stridor (besonders bei Kindern und alten Menschen) sind bei **(Fremdkörper-) Aspiration** zu beobachten. Untere Atemwegsinfekte durch chronische Aspiration von Speichel und Nahrung, z. B. bei Patienten mit neurologischen Erkrankungen, können leicht übersehen werden.

3. Anamnestik

- Husten: Seit wann? Wie lange? Trigger? Auswurf? Hämoptysen?
- Atembeschwerden: Dyspnoe, Belastungsdyspnoe? Giemen?
- B-Symptome: Fieber (Wie lange? Wie hoch?)?, Ungewollter Gewichtsverlust? Nächtliches Schwitzen?
- Schmerzen: Kopfschmerzen in Verbindung mit eitrigem Schnupfen? Hustenabhängige oder -unabhängige Thoraxschmerzen?
- Refluxbeschwerden (Sodbrennen, Aufstoßen), Magenschmerzen
- Stimmveränderungen (Heiserkeit) oder Husten beim Essen, Trinken oder Hinlegen
- Hinweise auf kardiale Insuffizienz: Belastungsdyspnoe? Ödeme? Nykturie?
- Vorausgegangene Infekte?
- Raucheranamnese (Tabakkonsum macht Differenzialdiagnosen wie COPD und Bronchialkarzinom wahrscheinlicher)
- Exposition gegenüber anderen inhalativen Noxen: z. B. berufliche Schadstoffe, Tierkontakt? Umgebungsanamnese: z. B. Pertussis, Tuberkulose?
- Vorerkrankungen? (Z. B. bekannte Allergien? COPD? Asthma? GERD? Herzerkrankungen? Neurologische Erkrankungen?)
- Medikamente: hustenauslösend z. B. ACE-Hemmer, NSAR, bronchokonstriktorisch (z. B. Betablocker), prothrombotisch wirksame Medikamente (z. B. Antikonzeptiva), lungentoxisch (z. B. Zytostatika, Amiodaron)? **Cave:** Lungenembolie!

4. Diagnostik

Es erfolgt eine **komplette körperliche Untersuchung** („von Kopf bis Fuß"). Insbesondere ist auf Zeichen der chronischen Hypoxie (Uhrglasnägel, Trommelschlägelfinger) zu achten.

Im Anschluss werden zur weiteren Diagnostik bei chronischem Husten ein **Röntgen des Thorax in zwei Ebenen** und eine **Lungenfunktionsdiagnostik** empfohlen, gegebenenfalls ergänzt durch einen Provokationstest und eine Allergietestung. Bei Nachweis eines Asthma bronchiale oder einer COPD wird eine entsprechende Therapie eingeleitet (s. u. bzw. ➤ Fall 30).

Bei folgenden Verdachtsdiagnosen kann nach Ausschluss von AGVs eine probatorische Therapie erfolgen:

- Bei Upper Airway Cough Syndrom (UACS) mittles intranasalen Kortikosteroiden
- Bei bronchialer Hyperreagibilität oder eosinophiler Bronchitis kommen inhalative Kortikosteroide zur Anwendung.
- Bei typischer Refluxsymptomatik werden Protonenpumpeninhibitor eingesetzt.

Besteht der Verdacht auf eine Raumforderung oder auf eine seltenere Ursache chronischen Hustens sollte eine erweiterte Diagnostik (z. B. CT-Thorax, Überweisung zum Spezialisten) eingeleitet werden.

5. Befund Spirometrie

Die Spirometrie zeigt eine deutliche Obstruktion (➤ Bild). Die FEV_1 liegt mit 71 % deutlich unterhalb des Sollwerts. Der **Tiffeneau-Index** (relative Einsekundenkapazität, FEV_1/FVC in %) erreicht mit 65 % nur 86 % des Sollwerts. Die **FVC** ist im Sinne einer Pseudorestriktion bei Obstruktion vermindert (84 %). Die Konfiguration der **Fluss-Volumen-Kurve** spricht ebenfalls für eine Obstruktion. Die **Ausatmungskurve** zeigt die für Obstruktion typische Innenkrümmung.

Es wurde ein **Bronchospasmolyse-Test** durchgeführt. Nach der ersten Messung inhalierte der Patient Salbutamol. Die Messung 15 min später erbrachte eine Verbesserung der FEV_1 um 550 ml (entspricht 20 %) und liegt somit über der Grenze von 12 % (mind. 200 ml) für einen positiven Reversibilitätstest, der eine Asthma-Erkrankung wahrscheinlich macht. Die Lungenfunktion ist nahezu normalisiert. Somit handelt es sich sicher um ein **Asthma bronchiale.**

Nur eine weitgehende Normalisierung der Lungenfunktion sichert die Asthma-Diagnose. Ein positiver Reversibilitätstest macht die Diagnose eines Asthmas wahrscheinlich, ist aber nicht geeignet, eine COPD auszuschließen. In gleicher Weise deutet ein negativer Reversibilitätstest auf eine zum Untersuchungszeitpunkt fixierte obstruktive Ventilationsstörung hin, ist aber nicht zur Differenzierung zwischen Asthma und COPD geeignet.

6. Therapie

Medikamentöse Therapie

Die Medikamente werden in Langzeittherapeutika und in Bedarfsmedikamente unterteilt. Asthmatherapeutika können praktisch in nahezu allen Darreichungsformen verabreicht werden. Die Möglichkeit der Applikation der meisten Medikamente durch **Inhalation** ist eine Besonderheit obstruktiver Atemwegserkrankungen. Die medikamentöse Langzeittherapie erfolgt als Stufentherapie und richtet sich nach dem Grad der Asthma-Kontrolle (➤ Tab. 27.1) und dem Schweregrad der Erkrankung:

Das Konzept einer Stufentherapie beinhaltet, dass die Therapie stufenweise intensiviert wird, falls sich mit dem gegenwärtigen Asthma-Management keine ausreichende Kontrolle erzielen lässt, eine adäquate Therapietreue des Patienten vorausgesetzt. Bei inadäquater Asthma-Kontrolle (➤ Tab. 27.1) muss die Behandlungsintensität gesteigert werden.

Im Rahmen des **Disease-Management-Programms Asthma** werden der Grad der Asthmakontrolle sowie die Medikation regelmäßig überprüft, hierfür ist ein Asthma-Tagebuch hilfreich. Bei Patienten mit Asthma, die eine Unterweisung in ein geeignetes Gerät erhalten haben, kann die **Peak-Flow-Messung** für das Monitoring und zur Verbesserung der Selbsteinschätzung empfohlen werden.

Bei neu diagnostiziertem Asthma sollte eine Therapie wie folgt begonnen werden:

- Bei teilweise kontrolliertem Asthma: Fixkombinationen ICS + Formoterol bei Bedarf oder niedrig dosiertes ICS + SABA bei Bedarf (Therapiestufe 2)
- Bei unkontrolliertem Asthma: mindestens mit einer Therapie der Stufe 3

Die von der aktuellen Leitlinie empfohlenen Optionen für die Langzeittherapie gibt ➤ Tab. 27.2 wieder.

Um den Therapieerfolg sicherzustellen, ist der Patient vor der Erstanwendung intensiv in die Handhabung des Inhalationsgeräts durch einen Arzt oder geschultes Fachpersonal einzuweisen.

Spezifische Immuntherapie

Hyposensibilisierung mittels subkutaner oder sublingualer Immuntherapie ist bei stabilem allergischem Asthma (FEV_1 > 70 % bei Erwachsenen) eine weitere Therapieoption zusätzlich zu Allergenkarenz und Pharmakotherapie.

Sie soll bei unkontrolliertem bzw. schwerem Asthma oder bei Erwachsenen mit $FEV_1 \leq 70$ % des Sollwerts nicht eingesetzt werden. Die Indikationsstellung sowie die Auswahl der Antigene und der Applikationsform sollen von einem allergologisch erfahrenen Arzt vorgenommen werden.

Tab. 27.1 Grad der Asthma-Kontrolle bei Erwachsenen [W988-004]

Grad der Asthma-Kontrolle	Gut kontrolliert	Teilweise kontrolliert	Unkontrolliert
Hatte der Patient in den letzten 4 Wochen … ▪ Symptome tagsüber > 2×/Wo. ▪ Nächtliches Erwachen durch Asthma ▪ Gebrauch von Bedarfsmedikation > 2×/Wo. (außer vor Sport)[1] ▪ Aktivitätseinschränkung durch Asthma	Kein Kriterium erfüllt	1–2 Kriterien erfüllt	3–4 Kriterien erfüllt
Beurteilung des Risikos für zukünftige Verschlechterung des Asthmas	▪ Erhebung von Lungenfunktion (Obstruktion) ▪ Anzahl Exazerbationen (keine/1×/Jahr/in der aktuellen Woche)		

[1] Dieses Kriterium ist nicht bei Patienten in Stufe 2 anwendbar, die ausschließlich die Fixkombination (ICS niedrigdosiert + Formoterol) bedarfsorientiert anwenden: Es gilt als erfüllt, wenn die Fixkombination häufiger als viermal pro Woche angewandt wird oder die empfohlene Tageshöchstdosis des Formoterol überschritten wird.

Tab. 27.2 Asthma-Stufentherapie Erwachsene [W988-004]

	Stufe 1	Stufe 2	Stufe 3	Stufe 4	Stufe 5
1. Wahl	Keine Langzeittherapie	ICS niedrig dosiert + SABA als Bedarfstherapie Oder ausschließlich Bedarfstherapie aus Fixkombi ICS/Formoterol1	ICS niedrig dosiert + LABA Oder ICS mittel dosiert	ICS mittlere bis hohe Dosis + LABA (bevorzugt) Ggf. + LAMA[1]	ICS Höchstdosis + LABA + LAMA Vorstellung Pneumologe und Anti-IgE oder Anti-IL 5-(R)
Alternativen in begründeten Fällen	ICS niedrig dosiert + Bedarfstherapie mit SABA	LTRA + Bedarfstherapie mit SABA	ICS niedrig dosiert + LAMA **oder** ICS niedrig dosiert + LTRA	ICS mittlere bis hohe Dosis + LABA + LTRA **oder** ICS mittlere bis hohe Dosis + LAMA	Niedrigste effektive Dosis oraler Kortikoide (zusätzlich oder alternativ)
Bedarf	Fixkombination aus ICS niedrigdosiert und Formoterol[1] **Oder** SABA				

ICS (inhalatives Kortikosteroid), z. B. Budesonid, Beclomethason, Fluticason, Mometason
SABA (kurz wirksames β_2-Mimetikum), z. B. Salbutamol, Fenoterol, Reproterol
LTRA (Leukotrienrezeptorantagonisten), z. B. Montelukast, Zafirlukast
LABA (lang wirksames β_2-Mimetikum), z. B. Formoterol, Salmeterol
LAMA (lang wirksames Anticholinergikum, Tiotropium für Asthma zugelassen)
[1] Fixkombination aus ICS niedrigdosiert und Formoterol in Stufe 1 und 2 nicht zugelassen (Off-Label-Use)

Nichtmedikamentöse Maßnahmen

Die medikamentöse Therapie ist durch nichtmedikamentöse Therapiemaßnahmen zu ergänzen:

- **Tabakentwöhnung:** Rauchen verschlimmert das Asthma des Rauchers und der passiven Mitraucher.
- **Strukturierte Patientenschulung:** führt zu einer bedeutsamen Verbesserung der Selbstmanagement-Fähigkeit mit besserer Symptomkontrolle, Verringerung der Zahl der Asthmaanfälle und Notfallsituationen, Verbesserung der Lebensqualität sowie Reduktion von Krankenhausaufenthalten, Arbeits- und Schulfehltagen. Sie ist obligater Bestandteil des Disease-Management-Programms Asthma.
- **Körperliches Training:** kann zu einer Verringerung der Asthma-Symptomatik, zur Besserung der Belastbarkeit und zur Verringerung der Morbidität beitragen.
- **Atemphysiotherapie** bei dysfunktionaler Atmung
- Gewichtsreduktion bei adipösen Patienten
- Individueller Managementplan

MERKE

Die Asthma-Therapie richtet sich nach dem Grad der Asthma-Kontrolle. Diese variiert im Verlauf, sodass die Therapie laufend angepasst werden muss. Die Therapie mit inhalativen Kortikosteroiden (ICS) soll bei Erwachsenen die Basis der Langzeittherapie sein.

ZUSAMMENFASSUNG

Hinter chronischem Husten kann eine Fülle von pulmonalen und extrapulmonalen Erkrankungen stecken. Als AGVs sind bei akuter Verschlechterung Pneumonie, Lungenembolie, Lungenödem, Status asthmaticus, Pneumothorax, Fremdkörperaspiration etc. in Betracht zu ziehen. Bei chronischem Verlauf ist an Bronchiallungentumoren, Tuberkulose, Hodgkin-Lymphom, interstitielle Lungenerkrankung etc. zu denken.

In der Hausarztpraxis sind Anamnestik, körperliche Untersuchung, Spirometrie und ggf. Laboruntersuchungen Grundpfeiler der Diagnostik.

Die medikamentöse Therapie des Asthma bronchiale richtet sich nach dem Grad der Asthmakontrolle und gliedert sich in Bedarfsmedikation und Langzeittherapie nach Stufenschema. Sie wird ergänzt durch nichtmedikamentöse Maßnahmen wie z. B. strukturierte Patientenschulung, körperliches Training, Atemphysiotherapie und ggf. Raucherentwöhnung und Gewichtsreduktion.

Das Disease-Management-Programm Asthma sorgt für kontinuierliche Überwachung und befähigt den Patienten zur Selbstkontrolle seiner Erkrankung.

WAS WÄRE, WENN ...

- … die Lungenfunktion nicht eingeschränkt wäre, die Anamnese jedoch für ein Asthma bronchiale sprechen würde?
  - Dann sollte zum Nachweis einer möglichen bronchialen Hyperreagibilität ein bodyplethysmografischer Provokationstest durchgeführt werden.
- … der Bronchospasmolysetest negativ ausfallen würde?
  - Dann kann eine probatorische Gabe von inhalativen Kortikosteroide (2×/Tag) in mittlerer Dosierung über 4 Wochen (alternativ systemische Kortikosteroide [z. B. 20–40 mg Prednisolon/Tag p. o.] für max. 14 Tage) mit jeweils anschließendem Reversibilitätstest versucht werden.
  - Eine stets fehlende oder geringe Reversibilität der Obstruktion im akuten Test und im Verlauf trotz adäquater Behandlung spricht gegen die Diagnose eines Asthmas.
- … der Reversibilitätstest sowohl mit kurz wirksamen Sympathomimetika als auch mit Kortikosteroiden negativ ausfallen würde?
  - Dann ist ein Asthma bronchiale unwahrscheinlich.
  - Andere Ursachen sind auszuschließen.
  - Bei nachgewiesener Obstruktion ist eine COPD als mögliche Ursache in Erwägung zu ziehen.

https://else4.de/Klein27

Nackenschmerzen

„Ich komme zu Ihnen, weil ich meinen Hals nicht mehr bewegen kann."

Vorgeschichte

Die 45-jährige Frau T. kommt in die Sprechstunde. Bereits beim Betreten des Sprechzimmers fällt eine Schiefhaltung des Kopfes auf: „Vor 3 Tagen ist es mir in der Dusche reingeschossen. Seitdem kann ich den Kopf nicht mehr bewegen! Es wird überhaupt nicht besser!"

1. **Wann spricht man von einem akuten, wann von einem chronischen Nackenschmerz?**

2. **Welche AGVs sind zu bedenken und welche Fragen stellen Sie?**

3. **Welche Diagnostik ist angezeigt?**

4. **Welche nichtmedikamentösen Maßnahmen kommen infrage?**

5. **Welche medikamentöse Therapie setzen Sie ein?**

1. Akute und chronische Nackenschmerzen

Nackenschmerzen sind ein Schmerz in dem Gebiet, das nach oben durch Linea nuchalis superior, nach unten durch die ersten Brustwirbel und seitlich durch die schultergelenknahen Ansätze des M. trapezius begrenzt wird. Häufig ist die Ätiologie unspezifisch. Klinisch und anamnestisch sind Nackenschmerzen nicht immer von Schulterschmerzen abgrenzbar. Nackenschmerzen sind mit einer Punktprävalenz von etwa 10–15 % ein häufiger Beratungsanlass. In Hausarztpraxen machen Nackenschmerzen 4 % aller Beratungsanlässe aus. In der allgemeinmedizinischen Fällereihung von Fink und Haidinger liegen sie auf Rang 53 und machen 3,38 ‰ der Fälle aus. **Einteilung nach Dauer:**

- Akut: 0–3 Wochen
- Subakut: 4–12 Wochen
- Chronisch: > 12 Wochen

Im Fall von Frau T. handelt es sich also um einen akuten Nackenschmerz.

2. AGVs

AGVs/konkurrierende spezifische Beratungsergebnisse

Folgende AGVs sind grundsätzlich zu bedenken:

- Nervenwurzelkompression infolge Diskusprolaps oder degenerativer Veränderungen
- Frakturen
- Infektionen, z. B. Meningitis
- Zerebrale Blutung
- Koronarinsuffizienz
- Polymyalgia rheumatica (**Cave:** Erblindungsgefahr bei Riesenzellarteriitis, ➤ Fall 19!)
- Karpaltunnelsyndrom (➤ Fall 22)
- Somatoforme Störung
- Fibromyalgiesyndrom

Red Flags

Hinweise auf gefährliche Verläufe können sein:

- Bekannte Osteoporose
- Langzeitmedikation mit Steroiden
- Hinweis auf Systemerkrankung/extravertebrale Ursache (Neoplasie, Infektion, Entzündung)
- Fieber
- Reduzierter Allgemeinzustand
- Gewichtsverlust
- Trauma
- Zustand nach Operation im Halsbereich
- Radikuläre Symptomatik mit sensiblen oder motorischen Ausfällen
- Meningismus
- Bewusstseinsstörung
- Kopfschmerzen mit Übelkeit, Erbrechen, Schwindel
- Abhängigkeit von körperlicher Belastung

Anamnestik

Zur Erkennung von AGVs und **psychischen und sozialen Faktoren sind zu erfragen:** Ausstrahlung in den Arm (dermatombezogen/dermatomübergreifend), eigene Behandlungsversuche (u. a. Medikamente), motorische Ausfälle, Taubheitsgefühl, Parästhesien (dermatombezogen), Allgemeinzustand, Trauma in der Vorgeschichte, Systemerkrankungen (Neoplasie, Osteoporose), Steroidmedikation, Risikofaktoren für chronische Verläufe als Yellow Flags (Arbeit, Stimmungslage)?

3. Diagnostik

Im unkomplizierten Fall reichen Anamnese und körperliche Untersuchung als diagnostische Maßnahmen aus. Eine Bildgebung ist indiziert, wenn Hinweise auf eine spezifische Ursache oder AGVs bestehen. Die körperliche Untersuchung umfasst:

- **Inspektion:** Haltung? Deformitäten? Verletzungszeichen? Mobilität?
- **Palpation:** Dornfortsätze und Querfortsätze druckdolent? Muskuläre Verspannungen? Hauttemperatur?
- **Beweglichkeitsprüfung von HWS:** Ante-, Retroflexion, Rotation und Seitneigung, ggf. auch Bewegungsprüfung, Rotatorenmanschetten- und Impingement-Tests der Schulter
- **Prüfung und Dokumentation der peripheren Durchblutung, Motorik und Sensibilität**

Ergeben Anamnestik und Untersuchung Hinweise auf einen **spezifischen Nackenschmerz,** richtet sich die weitere Diagnostik nach der vermuteten oder möglichen Ursache der Symptome (z. B. Nervenwurzelkompression, Systemerkrankung, sonstige bedrohliche, auch extravertebrale Erkrankung). Als weitere diagnostische Maßnahmen kommen dann u. a.

- Bildgebung,
- Labor,
- Elektrophysiologie etc.

zum Einsatz. Gegebenenfalls ist dann eine Über- bzw. Einweisung zu Spezialisten im Bereich Neurologie, Orthopädie, Innere Medizin indiziert. **Cave:** Notfälle müssen sofort eingewiesen werden!

4. Nichtmedikamentöse Therapie

Beratung

Die ärztliche Beratung ist eine der wichtigsten Maßnahmen bei Nackenschmerzen. Ihre Bedeutung steigt mit zunehmender Krankheitsdauer. **Wesentliche Bestandteile der Beratung sind:**

- Aufklärung über die i. d. R. Harmlosigkeit der Erkrankung
- Hohe spontane Besserungstendenz
- Neigung zu Rezidiven
- Offenes Ansprechen der Grenzen von Diagnostik und Therapie
- Thematisierung von Risikofaktoren wie z. B. Übergewicht, Schwangerschaft und Arbeitssituation
- Gespräch über psychosoziale Ursachen wie chronischer Stress, Depressivität, Ängstlichkeit

Nichtmedikamentöse Maßnahmen

Bei Nackenschmerzen kommt eine Fülle von nichtmedikamentösen Maßnahmen zum Einsatz. Ihre Evidenz ist häufig unzureichend belegt (➤ Tab. 28.1). Besonders bewährt haben sich:

- **Im Akutfall:**
  - NSAR
  - Frühe Wiederaufnahme der Aktivität
  - Bewegung
  - Mobilisation/Manipulation
- **Bei subakuten Nackenschmerzen:**
  - NSAR
  - Bewegung
  - Krankengymnastik
  - Manipulation/Mobilisation
  - Postisometrische Relaxation
- **Bei chronischen Nackenschmerzen:**
  - Krankengymnastik
  - Manipulation/Mobilisation
  - Akupunktur
  - Entspannungsverfahren
  - Verhaltenstherapie
- **Ungeeignete Maßnahmen:**
  - Ruhigstellungen
  - Injektionstherapien
  - Traktionen
  - Elektrotherapie

5. Medikamente

Nichtsteroidale Antirheumatika wie z. B. Ibuprofen oder Diclofenac sind sinnvoll, vor allem beim akuten und subakuten Nackenschmerz. Patienten, die regelmäßig NSAR einnehmen, sollten auf mögliche Nebenwirkungen hingewiesen werden. Gastrointestinale Nebenwirkungen sind häufig. Bei hohem Risiko kann auf **Cox-2-Hemmer** ausgewichen werden. Ein erhöhtes kardiovaskuläres Risiko besteht für alle NSAR, wobei wohl v. a. Celecoxib kein zusätzlich erhöhtes Risiko aufweist. Die zusätzliche Gabe von **Protonenpumpeninhibitoren (PPI)** wie z. B. Omeprazol, Pantoprazol etc. ist eventuell bei erhöhtem Risiko angezeigt.

Risikofaktoren für gastrointestinale Nebenwirkungen von NSAR

- Alter > 65 J.
- Hohe NSAR-Dosis
- Ulkusanamnese
- Komedikation: Kortikosteroide, ASS, Antikoagulanzien, Clopidogrel, SSRI, Bisphosphonate
- Gastrointestinale Erkrankungen, wie z. B. chronisch-entzündliche Darmerkrankungen
- Rheumatoide Arthritis
- Alkoholabusus
- Schwere andere Erkrankung

Tab. 28.1 Empfehlung nichtmedikamentöser Maßnahmen bei Nackenschmerzen (DEGAM-Leitlinie Nackenschmerzen)

Thema	Def. Nackenschmerzen	Schlussfolgerung	Kommentar
Medikamente und Injektionstherapie	Nackenschmerzen inkl. traumatischer Ursachen		Für NSAR liegt ein Review vor, das Hinweise auf geringe Wirksamkeit sieht
Akupunktur	Akute und chronische Nackenschmerzen	Moderate Evidenz für kurzfristige Schmerzlinderung	Ist nur bei chronischen Rückenschmerzen eine Kassenleistung
Manuelle Therapie	Akute und chronische Nackenschmerzen	Moderate Evidenz für kurzfristige Schmerzlinderung	Mobilisation/Manipulation
Mechanische Traktion	Akute und chronische Nackenschmerzen	Unzureichende Evidenz für eine Empfehlung	
Massage	Bewegungsabhängige Nackenschmerzen	Nutzen für Schmerzreduktion und Funktionsverbesserung ist unsicher/konnte nicht nachgewiesen werden, unzureichende Evidenz für eine Empfehlung	
Bewegungstherapie	Akute und chronische Nackenschmerzen, mit und ohne Radikulopathie	Nutzen für Schmerzreduktion und Funktionsverbesserung, Dehnübungen allein haben keinen nachweisbaren Effekt	Qigong, Atemübungen, Kraftübungen, Fitnessübungen, Dehnübungen allein
Patientenedukation	Spezifische und unspezifische Nackenschmerzen	Nur eine Studie konnte eine verbesserte kurzfristige Schmerzlinderung belegen, unzureichende Evidenz für eine Empfehlung	Ratschlag zur körperlichen Aktivität, Stressmanagement, Arbeitsplatzergonomie
Elektrotherapie		Nutzen für Schmerzreduktion und Funktionsverbesserung ist unsicher, konnte nicht nachgewiesen werden, unzureichende Evidenz für eine Empfehlung	TENS (transkutane elektrische Nervenstimulation), Iontophorese-Magnetfeld
Verhaltenstherapie	Subakute und chronische Nackenschmerzen	Moderate Evidenz für kurzfristige Schmerzlinderung	
Multidisziplinäre biopsychosoziale Rehabilitation	Nacken- und Schulterschmerzen	Unzureichende Evidenz für eine Empfehlung	

Liegen 1–2 Risikofaktoren vor, besteht ein mittleres Risiko. Bei mehr als zwei Risikofaktoren oder einem komplizierten Ulkus in der Anamnese besteht ein hohes Risiko. Bei mittlerem Risiko ist – vor allem bei längerer Therapiedauer – ein „Magenschutz" mit PPI zu diskutieren. Bei Hochrisikopatienten kann ggf. kurzfristig eine Kombinationstherapie aus NSAR (v. a. Coxibe) und PPI erwogen werden. Gegebenenfalls ist ein Verzicht auf

NSAR und stattdessen die Gabe von Metamizol, Paracetamol oder Opioiden angezeigt. Besonders bei älteren Patienten müssen die Nierenfunktion und ihre mögliche Verschlechterung unter NSAR im Auge behalten werden. Generell sollte die Schmerztherapie gemäß den WHO-Empfehlungen durchgeführt werden (➤ Fall 6).

ZUSAMMENFASSUNG

Nackenschmerzen sind ein häufiges Praxisproblem. Man unterscheidet akute (bis 3 Wochen) von subakuten (3–12 Wochen) und chronischen (> 12 Wochen) Nackenschmerzen. Im Allgemeinen reichen gezielte Anamnestik und körperliche Untersuchung aus. Nur bei Verdacht auf spezifischen Nackenschmerz sind weitere diagnostische Maßnahmen angezeigt. Basis der Therapie ist das ärztliche Gespräch mit umfassender Aufklärung des Patienten unter Berücksichtigung möglicher psychosozialer Faktoren. Körperliche Bewegung kann allen Patienten ohne Anhalt für einen komplizierten Verlauf empfohlen werden. Mobilisation/Manipulation sind weitere Optionen in geschulter Hand. Krankengymnastik ist bei subakuten und chronischen Verläufen sinnvoll. Medikamentös sind nichtsteroidale Antirheumatika – unter Beachtung möglicher Nebenwirkungen bzw. Kontraindikationen – Mittel der ersten Wahl. Bei häufig schwieriger Abgrenzung Mituntersuchung der Schulter der betreffenden Seite.

WAS WÄRE, WENN …

- … Frau T. plötzlich über Schmerzzunahme, Pelzigkeit, Schwäche im rechten Arm klagen würde?
  - Dann ist eine Nervenwurzelkompression, i.d.R. durch zervikalen Diskusprolaps, wahrscheinlich.
  - Eine Bildgebung mittels MRT sollte erfolgen.
  - Eine elektrophysiologische Untersuchung ist ggf. zusätzlich sinnvoll.
- … Frau T. eine zunehmende Nackensteife mit Meningismuszeichen entwickeln würde?
  - Dann besteht ein meningealer Reiz.
  - Eine Meningitis ist auszuschließen.
  - Außerdem muss an eine zerebrale Blutung gedacht werden.
  - Frau T. ist umgehend in eine geeignete Klinik einzuweisen.

https://else4.de/Klein28

29

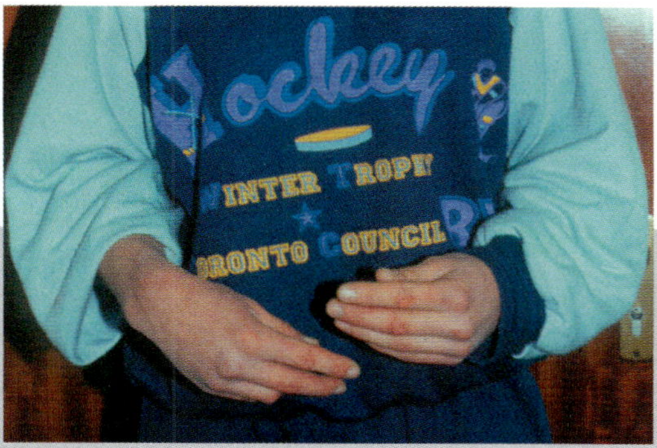

[P013]

Plötzliche Luftnot und kribbelnde Hände

„Ich glaube, ich habe einen Herzanfall!"

Vorgeschichte

Der 24-jährige Installateur R. war bislang nur wegen verschiedener Bagatellerkrankungen in der Praxis. Ängstlich war er schon immer. Vor 2 Monaten hatte sich sein Vater, ein gelernter Maurer, im Keller erhängt, weil er mit seiner Berentung nicht zurechtkam und außerdem noch einen Diabetes mellitus entwickelt hatte. Seither befindet sich R. in psychiatrischer Mitbehandlung. Heute wird er von den Arbeitskollegen in die Praxis gebracht: „Ich glaube, ich habe einen Herzanfall. Ich habe plötzlich keine Luft mehr bekommen, dann haben die Hände gekribbelt, jetzt sind sie ganz verkrampft (➢ Bild)."

1. **Welches Krankheitsbild vermuten Sie?**
2. **Welche organischen Ursachen können dahinterstecken?**
3. **Welche Sofortmaßnahmen ergreifen Sie?**
4. **Sehen Sie einen Zusammenhang mit Psychopathologien?**
5. **Angststörungen. Wie sind sie charakterisiert?**
6. **Welche Therapie kommt bei Angststörungen infrage?**

1. Vermutetes Krankheitsbild

Die Angaben des Patienten und die Vorgeschichte sprechen für eine **Hyperventilationstetanie.** Durch die Hyperventilation wird vermehrt CO_2 abgeatmet, was zu einer respiratorischen Alkalose führt. Infolge dieser pH-Wert-Verschiebung werden vermehrt Kalziumionen an Albumin gebunden. Dies führt durch gesteigerte neuromuskuläre Erregbarkeit zu Kribbelparästhesien und letztlich zur Tetanie.

In diesem Fall liegt ein **akutes Hyperventilationssyndrom** vor. Der Patient hat das Gefühl zu ersticken. Beschwerden dieses Krankheitsbilds sind Agitiertheit, panische Angst, Parästhesien, Brustschmerzen, Synkopen und Präsynkopen. Davon zu unterscheiden ist das **chronische Hyperventilationssyndrom,** das ebenso wie das akute Hyperventilationssyndrom psychische, jedoch auch z. B. metabolische Ursachen haben kann.

Häufig werden Hyperventilationsanfälle durch Unterdrückung starker Affekte wie Angst oder Wut ausgelöst. Dies ist häufig – so wie in diesem Fall – am Arbeitsplatz der Fall. Die Atmung ist vertieft und es besteht mehr eine Thorakal- denn eine Zwerchfellatmung. Patienten berichten, dass sie nicht richtig durchatmen können, geben häufig ein Engegefühl im Thorax an, weiterhin Parästhesie, Gefühllosigkeit und Zittern in den Extremitäten sowie Verkrampfungen der Arme, Lähmungen, Zittern und Muskelschmerzen. Außerdem Benommenheit, Kopfschmerz, Schwindel, Sehstörungen. Häufig werden linksthorakale Beschwerden, ähnlich wie bei funktionellen kardialen Beschwerden, oder ein dumpfes Druckgefühl retrosternal angegeben. Weiterhin Oberbauchbeschwerden und Verdauungsstörungen, Müdigkeit, Schläfrigkeit, Konzentrationsstörungen, Reizbarkeit sowie Wetterfühligkeit, Schwitzen, Harndrang, kalte Hände und Füße.

Beim chronischen Hyperventilationssyndrom treten ähnliche Beschwerden auf, die jedoch nicht wie beim akuten Hyperventilationssyndrom reproduzierbar sind, da sich der Organismus bereits an diesen Zustand gewöhnt hat. Es besteht Thoraxatmung mit Tachypnoe. Die Muskeleigenreflexe können sehr lebhaft sein und die Muskeln weisen bei Betroffenen unter Umständen intensive Zuckungen auf. Das **Chvostek-Zeichen** (Beklopfen des N. facialis vor dem Ohr) und das **Trousseau-Zeichen** (Pfötchenstellung nach Blutdruckmessung am Oberarm) sind positiv, weiterhin ggf. „Karpfenmaul“, Tremor, lebhafte Darmgeräusche.

2. Mögliche organische Ursachen

Als konkurrierende Beratungsergebnisse sind Atemstörungen infolge exogener Hypoxie, Anämie, CO-Vergiftung, metabolischer Azidose oder pulmonal oder thorakal bedingt abzugrenzen. Daher sollten in der Praxis unbedingt eine Pulsoxymetrie und ein EKG, inkl. Troponin-Schnelltest zum Ausschluss einer kardialen Ischämie, durchgeführt werden. Gegebenenfalls sollte je nach Auskultationsbefund auch eine Röntgen-Thorax-Aufnahme zum Ausschluss eines spontanen Pneumothorax gemacht werden. Allerdings können bei Hyperventilationssyndrom ST-Streckenveränderungen, Umkehrung der P-Wellen und verlängerte QT-Zeiten auftreten. In der Pulsoxymetrie zeigt sich eine Sauerstoffsättigung von nahezu 100 %.

Weiterhin ist an eine akute Lungenarterienembolie zu denken. Bei Verdachtssymptomen und entsprechendem Wells-Score ist eine weitere Diagnostik diesbezüglich erforderlich.

3. Sofortmaßnahmen

Bei Vorliegen einer psychogenen Hyperventilation stehen die Beruhigung des Patienten und Atemkommandos im Vordergrund. Klassische Therapie ist daneben die **Plastikbeutelrückatmung.** Durch Rückatmung der in eine Tüte ausgeatmeten Atemluft steigt die CO_2-Konzentration im Blut wieder an. Gegebenenfalls hilft die kurzfristige Gabe eines schnell wirksamen Benzodiazepins (z. B. Tavor Expidet® s. l.), um den Zustand zu stabilisieren.

4. Psychopathologien

Hyperventilation kommt bei verschiedenen psychopathologischen Störungen vor, insbesondere bei **Angststörungen** (v. a. bei Panikstörungen). Ohne sichtbaren Anlass entstehende starke Ängste mit ausgeprägten körperlichen Symptomen, die anfallsartig auftreten:

Es kommt häufiger zu Hyperventilationen und Hyperventilationstetanien. Weniger häufig bei generalisierten Angststörungen, bei Angst in Kombination mit depressiven Störungen sowie anderen gemischten Angststörungen. Wegen der bekannt hohen Komorbidität und der genetischen Belastung (Suizid des Vaters) ist zu klären, inwieweit eine depressive Komponente für die Beschwerden von R. mitverantwortlich ist.
Im vorliegenden Fall ist aufgrund des dramatischen Erlebnisses (Freitod des Vaters) auch an eine **posttraumatische Belastungsstörung** zu denken. Suizide sind für die Angehörigen immer überaus belastend. Bei der posttraumatischen Belastungsstörung treten Konzentrationsstörungen, Ängste, Aggressionen, psychische Unausgeglichenheit, Flashbacks, Hypervigilanz und intrusive Erinnerungen auf. Häufig sind auch Schlafstörungen sowie das Hyperventilationssyndrom und Störungen von Organfunktionen. R. wäre zu befragen, ob er die traumatische Situation immer wieder im Geiste durchlebt, ob er sich immer wieder an die traumatische Situation erinnert und davon träumt. Angst und Panikattacken sowie Depression können ebenfalls Folge einer posttraumatischen Belastungsstörung sein, gepaart mit sozialem Rückzug.

5. Charakteristika der Angststörung

Folgende psychopathologischen Befunde sind für eine Angststörung charakteristisch:

- Übersteigertes Angstempfinden ohne objektiven Grund
- Probleme, die Angst zu kontrollieren

6. Therapie bei Angststörungen

Zur Behandlung der unterschiedlichen Angststörungen werden v.a. Antidepressiva eingesetzt, z.B. die gut verträglichen Serotonin-Reuptake-Hemmer Escitalopram oder Paroxetin. Eine Kombination mit nichtmedikamentösen Maßnahmen ist ggf. sinnvoll. Bei der generalisierten Angststörung ist eine kognitive Verhaltenstherapie (KVT) zu empfehlen. Panikstörungen sprechen häufig gut auf KVT in Kombination mit Ausdauertraining an.

ZUSAMMENFASSUNG

Folgende Symptome treten häufig bei einem akuten Hyperventilationssyndrom auf:

- Gefühl, zu ersticken
- Agitiertheit und panische Angst
- Brustschmerzen
- Parästhesien (peripher und perioral)
- Steifigkeit der Finger oder Arme
- Präsynkopen/Synkopen

Die Akuttherapie besteht in verbal beruhigendem Zuspruch und Beutelrückatmung. Gegebenenfalls können Tranquilizer kurzfristig mit eingesetzt werden. Organische Ursachen für eine Hyperventilationssymptomatik sind selten, müssen jedoch ausgeschlossen werden. Meist treten Hyperventilationstetanien im Zusammenhang mit psychischen Störungen auf, die adäquat zu therapieren sind.

https://else4.de/Klein29

Husten und Atemnot

„Ich möchte nicht ins Kreiskrankenhaus, ich möchte in eine Spezialklinik."

Vorgeschichte

Der 72-jährige Herr S. ist seit 7 Jahren in der Praxis bekannt. Er hat seit 22 Jahren eine chronisch-obstruktive Lungenerkrankung. Eine akute Exazerbation seiner COPD hatte er zuletzt vor 6 Monaten. Er hat mittlerweile eine mittelgradige pulmonale Hypertonie, außerdem leidet er unter Übergewicht, KHK bei Hypertonie und Hyperlipidämie, Vorhofflimmern und Gicht (bisherige Medikation, ➤ Tabelle 1). Eine Antikoagulation musste wegen rezidivierender, z. T. schwerer Divertikelblutungen abgesetzt werden. Er drängt wegen zunehmenden Hustens und Atemnot auf Einweisung in die Lungenspezialklinik. Die Treppe ins obere Stockwerk schafft er nur, wenn er zweimal stehenbleibt. Er hustet Tag und Nacht und ist ständig verschleimt. „Diesmal möchte ich nicht ins Kreiskrankenhaus." Nach einwöchigem stationärem Aufenthalt in der Lungenspezialklinik erfolgt die Entlassung nach Hause, Entlassungsdiagnose: „Infektexazerbation bei COPD". Die Lungenfunktionsdiagnostik zeigte folgende Werte: FEV_1 45 % des Sollwerts, FEV_1/FEV 60 %. Herrn S. geht es nun deutlich besser, den Alltagsbelastungen ist er gewachsen, Atemnot hat er nur noch bei größerer Anstrengung (Entlassmedikation, ➤ Tabelle 2).

Tab. 1 Bisherige Medikation

Medikament	Einnahme morgens/mittags/abends
Allopurinol 100 mg	1/0/0
Acetylsalicylsäure 100 mg	1/0/0
Atorvastatin 20 mg	0/0/1
Ramipril 5 mg	1/0/0
Molsidomin 8 mg	1/0/1
Beta-Acetyldigoxin 0,25 mg	1/0/0

Tab. 2 Entlassmedikation

Medikament	Einnahme morgens/mittags/abends
Acetylsalicylsäure 100 mg	1/0/0
Atorvastatin 20 mg	0/0/1
Torasemid 10 mg	1/0/0
Levofloxacin 500 mg für weitere 6 d	1/0/0
Prednisolon 5 mg	1/0/0
Pantoprazol 40 mg	1/0/0
Formoterol 12 μg Inhal. Kps.	1/0/1
Tiotropiumbromid 18 μg Inhal. Kps.	1/0/0
Ipratropiumbromid DA 20 μg/Hub	Bei Atemnot 1–2 Hub bis 6 ×/d
Sauerstofftherapie	Bei Bedarf

1. **Welcher Schweregrad der COPD liegt vor?**

2. **Welche allgemeinen Therapiemaßnahmen veranlassen Sie?**

3. **Beurteilen Sie die Entlassmedikation!**

4. **Drei Wochen später: dringender Hausbesuch um 6:30 Uhr wegen schwerer Luftnot. Wie sieht Ihr Notfallmanagement aus?**

1. Schweregrade der COPD

Gemäß der Nationalen Versorgungsleitlinie COPD, 2021, wurde die Einteilung in Stadien verlassen. Die Therapie richtet sich nun nach Schwere der Symptome und nach der Neigung zu Exazerbationen, die jeweils strukturiert mit Fragebögen erfasst werden sollen (➤ Tab. 30.1).

Da die Evaluation der bisherigen Fragebögen (CAT, mMRC, CCQ) in Studien zum Teil große Abweichungen erbrachte, hat die Gruppe der Nationale VersorgungsLeitlinie COPD ein eigenes Erhebungsinstrument entworfen (➤ Tab. 30.2). Er leidet an einer schwergradigen COPD.

2. Allgemeine Therapiemaßnahmen

Als allgemeine Therapiemaßnahmen sind körperliches Training sowie eine Patientenschulung mit den Zielen bessere Selbstkontrolle, Nikotinentwöhnung, korrekte Inhalationstechnik und Einübung atemphysiotherapeutischer Selbsthilfemaßnahmen zu empfehlen. Außerdem sind Physiotherapie, Ernährungsberatung mit dem Ziel der Gewichtsreduktion bei Übergewicht bzw. der ausreichenden Kalorienzufuhr bei pulmonaler Kachexie,

Tab. 30.1 Intensität der Hauptsymptome der COPD zur Beurteilung der Schwere (qualitativ)* [W867-004]

	Leicht	Mittelgradig	Schwergradig
Atemnot	Geringgradig unter Belastung: Keine Pause nach ≥ 3 Stockwerken	Unter Belastung: Pause nach > 1 bis < 3 Stockwerken	In Ruhe; bei geringster Belastung: Pause nach ≤ 1 Stockwerk
Husten Norm: < 2 Hustenstöße/h	Überwiegend nur morgens	Mehrfach am Tage	Ständig (am Tage), auch in der Nacht
Auswurf	Nur morgens; keine Beschwerden am Tage oder in der Nacht	Mehrfach täglich	Ständig verschleimt, Abhusten stark erschwert

* Einordnung des Symptoms, das am schwersten ausgeprägt ist, auch wenn zwei andere Hauptsymptome minderschwer abschneiden

Tab. 30.2 Patienten-Questionnaire „Monitoring of Exacerbation Probability (MEP)" [W867-004]

Fragen	Antworten
1. Haben sich die Symptome Ihrer COPD-Erkrankung zwischenzeitlich seit dem letzten Besuch in der Praxis deutlich verschlechtert?	Ja/Nein
2. Haben Sie seit dem letzten Besuch in der Praxis wegen einer akuten Verschlechterung Ihrer COPD außerplanmäßig einen Arzt benötigt?	Ja/Nein
3. Hatten Sie wegen Ihrer COPD seit dem letzten Besuch in der Praxis einen stationären Krankenhausaufenthalt?	Ja/Nein
4. Haben Sie zwischenzeitlich seit dem letzten Besuch in der Praxis Ihr inhalatives Medikament häufiger einsetzen oder Ihr Bedarfsmedikament öfter anwenden müssen?	Ja/Nein
5. Haben Sie zwischenzeitlich seit dem letzten Praxisbesuch zusätzliche Medikamente zum Einnehmen wegen Ihrer COPD benötigt? (z. B. Antibiotika oder Kortison)	Ja/Nein

ggf. Hilfsmittelversorgung und in schweren Fällen Langzeitbehandlung mit Sauerstoff bis hin zur nichtinvasiven Beatmung möglich. Die Patienten sollten neben den allgemeinen Impfungen unbedingt Schutzimpfungen gegen Influenza und Pneumokokken erhalten

3. Entlassmedikation

Als Anhaltspunkt für die Langzeittherapie der COPD kann die Nationale VersorgungsLeitlinie COPD (2021) dienen (➤ Abb. 30.1).

Die Entlassmedikation der Lungenspezialklinik entspricht weitgehend den Empfehlungen der Nationalen Versorgungsleitlinie zur Behandlung der COPD. Als Basis werden Beta-Sympathomimetika und Parasympatholytika gegeben. Im Rahmen der Therapie der akuten Infektexazerbation wurde Prednisolon eingesetzt. Bei Entlassung erhält Herr S. immer noch 5 mg/d.

Seine Dauermedikation vor der Einweisung zielte in erster Linie auf die Herzinsuffizienz, die Herzrhythmusstörungen und die koronare Herzkrankheit.

- **Allopurinol** zur Harnsäuresenkung wurde während des Aufenthalts abgesetzt.
- **ASS 100** wurde aufgrund der KHK und pAVK weitergegeben. Abweichend von der Leitlinie bei gleichzeitigem Vorhofflimmern keine orale Antikoagulation wegen erhöhter Sturzneigung. Bei Z. n. Ulcus ventriculi und gleichzeitig Prednisolon-Therapie **Pantoprazol 40.** Gegebenenfalls verstärkte Harnsäureretention (Patient neigt ohnehin zu Hyperurikämie).

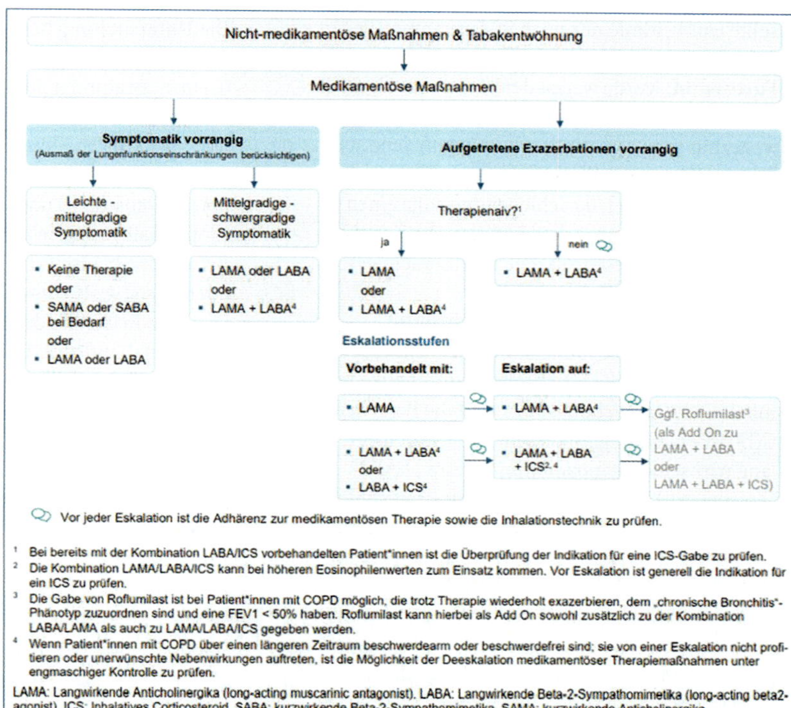

Abb. 30.1 Medikamentöse Langzeitbehandlung bei COPD (Nationale Versorgungsleitlinie COPD, 2021) [W867-004]

- **Beta-Acetyldigoxin:** wurde abgesetzt; ursprünglich wohl zur Frequenzkontrolle eingesetzt. Bei eher langsamer Frequenz wurde darauf verzichtet.
- **Molsidomin:** zur Therapie von Angina-pectoris-Beschwerden. Wurde wegen fehlender Beschwerden (unter den weitgehend anstrengungsfreien stationären Bedingungen!) abgesetzt.
- **Ramipril** zur Behandlung von Hypertonie und Herzinsuffizienz. Wurde wohl wegen Hustens zum Ausschluss eines Bradykinin-vermittelten „ACE-Hemmer-Hustens" jedoch entgegen der Herzinsuffizienz-Empfehlung abgesetzt bzw. nicht durch einen AT1-Blocker ersetzt.
- **Prednisolon:** wurde wohl zur Therapie des akuten Schubs eingesetzt (bei akuter Exazerbation wird eine morgendliche Gabe mit 40 mg p. o. über 5 Tage empfohlen). Nach 5-tägiger Stoßtherapie kann man es in der Regel ohne Ausschleichen absetzen, ohne eine Nebennierenrindeninsuffizienz zu befürchten. Eine längerfristige Gabe kleiner Dosen sollte laut Leitlinie nur noch in Ausnahmefällen erfolgen.
- **Furosemid:** wurde wegen der besseren oralen Bioverfügbarkeit und der Pharmakokinetik bei weiterhin symptomatischer Herzinsuffizienz auf Torasemid umgestellt. Besonders zu achten ist auf den Kaliumspiegel, da Schleifendiuretika einen Kaliumverlust verursachen können. Die Kortikoidgabe fördert diesen zusätzlich; außerdem ggf. Magnesium- und Kalziumverluste.
- **Tiotropiumbromid, Ipratropiumbromid, Formoterol:** Bronchodilatatoren in Form von Parasympatholytika oder Sympathomimetika in inhalativer Darreichungsform sind die Basis der COPD-Behandlung. In diesem Fall wurden ein lang wirksames Sympathomimetikum „LABA" (Formoterol) und ein lang wirksames Anticholinergikum „LAMA" (Tiotropiumbromid) kombiniert. Bei Bedarf zusätzlich kurz wirksames Anticholinergikum „SAMA" (Ipratropiumbromid).
- **Levofloxacin** wurde in diesem Fall zur Behandlung der Infektexazerbation eingesetzt. Eine suffiziente Infektbekämpfung ist bei jeder infektbedingten Exazerbation der COPD unabdingbar. Vorsicht ist jedoch bei Fluorchinolonen wegen Gefahr von (Achilles-)Sehnenrupturen, Aneurysmata und neuropsychiatrischen Nebenwirkungen geboten. Gute Alternativen sind Amoxicillin/Clavulansäure oder Makrolide.

4. Schwerste Luftnot: Notfallmanagement beim dringend angeforderten Hausbesuch

- Es handelt sich um eine **Notfallsituation.** Mit kurzen, **gezielten Fragen** ist die Situation kurz abzuchecken. Beispielsweise: Seit wann besteht Atemnot? Plötzliches Auftreten? Pfeift oder brodelt es? Husten mit oder ohne Auswurf? Wenn ja, welche Farbe? Fieber? Thoraxschmerzen, Schwindel, Kollaps/Synkope? Gewichtszunahme? Beinödeme?
- Die **Erstdiagnostik** beschränkt sich auf das Allernötigste wegen der Zeitnot. Beim Betreten des Raums achten Sie auf: Lippenzyanose, Ruhe-/Sprechdyspnoe, Lippenbremse, Orthopnoe?
- Die **Untersuchung** besteht im Wesentlichen aus Auskultation und ggf. Perkussion der Lunge: Giemen, Brummen, Rasselgeräusche (einseitig fein: eher bei Pneumonie) oder beidseits grobblasig (eher bei Lungenödem). Abgeschwächtes Atemgeräusch: Einseitig: V. a. Pneumothorax (hypersonorer Klopfschall!) oder Pleuraerguss (hyposonorer Klopfschall!)? Beidseitig: V. a. silent lung bei COPD? Beinödeme beidseits bei kardialer Dekompensation oder einseitig als Hinweis für Thrombose?
- Daneben Erfassung der Vitalparameter: Sauerstoffsättigung, Blutdruck, Puls, Temperatur; ggf. EKG, falls vorhanden.

In diesem Fall: beidseits hypersonorer Klopfschall, silent lung mit beidseits basaler Abschwächung. Leise Herztöne. RR 140/80 mmHg. Puls: arrhythmisch, HF 120/min, SpO_2 85 %. Leichte Knöchelödeme beidseits.
Mögliche Ursachen unter Berücksichtigung der anamnestisch bekannten COPD und Herzinsuffizienz: akute Exazerbation der COPD, dekompensierte Linksherzinsuffizienz (ggf. bei akutem Koronarsyndrom), Lungenembolie (grundsätzlich erhöhtes Risiko bei COPD), Pneumothorax (geplatzte Emphysemblase).

Ohne weitere Diagnostik hilft zur Diagnosefindung die Nachfrage bei der Ehefrau mit Gewichtszunahme von 3 kg in den letzten Tagen und nächtlicher Orthopnoe. Nach Absetzen von Digitalis zusammen mit dem arrhythmischen schnellen Puls spricht einiges für eine **tachyarrhythmische Entgleisung des Vorhofflimmerns mit beginnendem Lungenödem.**

Notfalltherapie

- Neben Oberkörperhochlagerung Sauerstoff (z. B. 4–6 l/min über Nasensonde oder 6–15 l/min über Maske) mit Ziel-SpO_2 91–92 %. Zur Vorlastsenkung Glyzeroltrinitrat (Nitrolingual-Spray), z. B. 2 Sprühstöße bei RR > 100 mmHg. Ebenso zur Vorlastsenkung und Besserung der Dyspnoe Morphin, z. B. fraktioniert 5 mg i. v. (**Cave** Übelkeit!) oder 5 mg s. c. Beginn einer diuretischen Therapie, z. B. mit Furosemid 40 mg i. v., mit in der Akutsituation jedoch begrenztem Effekt. β-Blocker zur Frequenzkontrolle (scheint auch bei COPD sicher zu sein), z. B. Metoprolol fraktioniert 5–10 mg i. v.
- Während der Therapie bereits Alarmierung des Rettungsdienstes mit Notarzt zur Klinikeinweisung

Sechs Monate nach dem letzten stationären Aufenthalt ereilte den Patienten ein Schlaganfall und er verstarb 2 Tage nach der Einweisung in der Klinik.

MERKE

Akute Linksherzdekompensation, ggf. mit Lungenödem: Nitro und Morphin!

ZUSAMMENFASSUNG

Die Empfehlungen zur Behandlung der stabilen COPD richten sich v. a. nach der Schwere der Symptome und der Exazerbationsrate.

Plötzliche Atemnot kann vielfältige Ursachen haben. Liegen gleichzeitig eine chronisch-obstruktive Bronchitis mit Emphysem und eine Herzinsuffizienz vor, ist der Auskultationsbefund wegen der Lungenüberblähung oft kaum beurteilbar. Manchmal gibt in solchen Situationen die erlebte Anamnese einen Hinweis.

Wird ein Patient stationär eingewiesen, verlässt er die Klinik oft mit einer völlig veränderten Medikation. Der Hausarzt sollte alle getroffenen Veränderungen kritisch und selbstkritisch registrieren.

WAS WÄRE, WENN …

- … der Patient mit Atemnot und blutigem Auswurf in die Praxis kommt?
  - Dann gilt es, bei bekannter COPD mit langjähriger Raucheranamnese als AGV ersten Ranges ein Bronchialkarzinom auszuschließen. In diesem Fall sollte direkt ein CT-Thorax mit Kontrastmittel erfolgen, da neben einem Bronchialkarzinom auch bei einer Lungenembolie Hämoptysen auftreten können und der Patient auch hierfür mit einer COPD ein deutlich erhöhtes Risiko aufweist.
  - An Tuberkulose sollte ebenfalls gedacht werden. Weitere Ursachen für Hämoptysen können Bronchiektasen, chronische Bronchitis oder eine Mitralstenose sein. Seltener können u. a. Fremdkörper, Aortenaneurysma, Bronchialzysten, Wegener-Granulomatose, Pneumokoniosen, arteriovenöse Fisteln, Lungenendometriose, abnorme Lungenarterien, Varixknoten, idiopathische Hämosiderose oder das Goodpasture-Syndrom blutigen Auswurf verursachen.
  - Je nach Befund des CT-Thorax sollte eine Überweisung zum Pneumologen zur Bronchoskopie mit Biopsie – entweder zur histologischen Sicherung und individualisierten Tumortherapie eines Bronchialkarzinoms oder zur Sicherung anderweitiger Diagnosen – erfolgen.

https://else4.de/Klein30

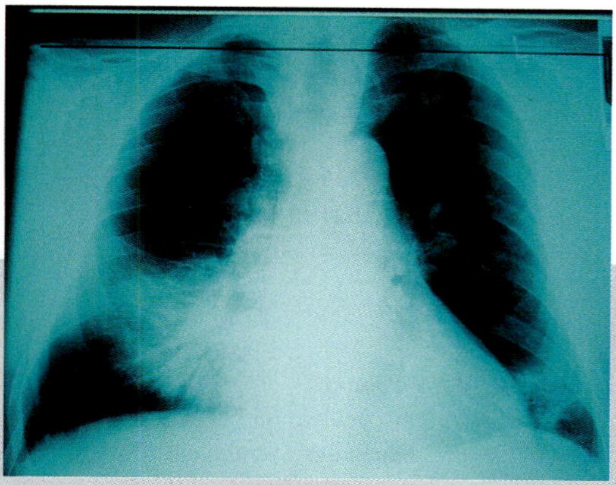

[P013]

31

Grippe im Notdienst

„Wir kommen heute zu Ihnen, weil mein Mann 39 °C Fieber gehabt hat.“

Vorgeschichte

Anruf der Rettungsleitstelle im KVB-Notdienst: „Wir haben hier einen 79-jährigen Patienten mit Grippe, der sollte in die Sprechstunde kommen.“
Eine Stunde später erscheint der Patient in Begleitung seiner Ehefrau in der Praxis. Herr D. macht einen schwer kranken Eindruck, er kann sich kaum auf den Beinen halten, wirkt blass, schwitzt stark und hat Ruhedyspnoe. Die Ehefrau führt ihn herein.

1. **Was ist Ihr erster Eindruck?**
2. **Welche Untersuchungen führen Sie durch und wie gehen Sie weiter vor?**
3. **Beurteilen Sie das Thorax-Röntgenbild (➤ Bild).**
4. **Welche Pneumonieformen kennen Sie? Wodurch werden sie verursacht?**
5. **Welche therapeutischen Maßnahmen sollten bei Pneumonie eingeleitet werden?**
6. **Warum sind ältere Fieberpatienten besonders gefährdet?**

1. Erster Eindruck – Krankheitsvermutung

Herr D. macht einen schwer kranken Eindruck, hat Fieber, das Ganze ist relativ plötzlich gekommen. Es ist zu vermuten, dass er unter einem schweren, vermutlich bakteriellen Infekt leidet. Da er sehr blass und in einem schlechten Allgemeinzustand ist und eine Ruhedyspnoe aufweist, ist an eine **Pneumonie** zu denken. Häufig ist bei Pneumoniefällen nicht so sehr der Auskultationsbefund, vielmehr der Allgemeinzustand des Patienten wegweisend: „Man sieht die Pneumonie, bevor man sie hört." Der klinische „Eindruck" ist der beste Prädiktor einer Pneumonie. Prinzipiell käme auch eine Influenza oder z. B. COVID-19 in Betracht. In jedem Fall sollte bei so schwer kranken Patienten auch an eine Sepsis gedacht werden.

2. Untersuchungen

Es sind auf jeden Fall eine eingehende Befragung und ein Ganzkörperstatus durchzuführen. Der Patient ist von Kopf bis Fuß zu untersuchen. Idealerweise sollte eine programmierte Diagnostik durchgeführt werden (➤ Fall 7).

Patienten mit Pneumonie berichten typischerweise von Husten mit oder ohne Auswurf, Dyspnoe, atemabhängigen Thoraxschmerzen. Meist bestehen Allgemeinsymptome wie Fieber oder Hypothermie, allgemeines Krankheitsgefühl („malaise"), „grippale" Symptome wie Myalgien, Arthralgien, Cephalgien, Palpitationen, Kreislaufbeschwerden, Diarrhöen. Insbesondere bei älteren Patienten treten neurologische Symptome wie „Desorientiertheit (*confusion*)" auf.

In der klinischen Untersuchung können bei Patienten mit Pneumonie ein oder mehrere der folgenden **Untersuchungsbefunde** erhoben werden:

- Dyspnoe mit erhöhter Atemfrequenz (Inspektion)
- Tachykardie (Puls), ggf. arterielle Hypotonie
- Ggf. abgeschwächter Klopfschall über dem Thorax bei Infiltrationen und/oder einem parapneumonischen Pleuraerguss (Perkussion)
- Inspiratorische (feinblasige) Rasselgeräusche bzw. Bronchialatmen (Auskultation)

Außerdem sollte eine Pulsoxymetrie durchgeführt werden.

Ambulant oder stationär?

Zunächst ist zu entscheiden, ob bei Verdacht auf eine Pneumonie die Behandlung ambulant durchgeführt werden kann oder ob eine stationäre Einweisung erforderlich ist. Bei erhöhtem Sterblichkeitsrisiko sollte auf jeden Fall eingewiesen werden. Zur Risikoeinschätzung hat sich der CRB-65-Index bewährt. Folgende Kriterien werden beurteilt:

- **C:** pneumoniebedingte Verwirrtheit (Confusion), Desorientierung zu Ort, Zeit oder Person
- **R:** Atemfrequenz (Respiratory Rate) ≥ 30/min
- **B:** Blutdruck diastolisch ≤ 60 mmHg oder systolisch < 90 mmHg
- **65:** Alter ≥ 65 J.

Für jedes festgestellte Kriterium wird ein Punkt vergeben, die höchstmögliche Punktzahl ist 4. Bei einem CRB-65-Score von 0 beträgt die Letalität 0 %, bei 1–2 Kriterien steigt sie auf 6 %, bei 3–4 Kriterien auf 23 % an.

Daneben sollte auch immer an eine mögliche Sepsis gedacht werden. Hierzu hat sich der qSOFA-Score (Atemfrequenz, Hypotonie und verändertes Bewusstsein) etabliert, der ähnliche Kriterien beinhaltet.

Herr D. ist tachypnoisch, die Atemfrequenz liegt > 30/min. Der Blutdruck ist noch normal und beträgt 100/65. Jedoch macht er einen etwas verwirrten Eindruck und wirkt insgesamt verlangsamt. Da er über 65 Jahre alt ist, ergeben sich drei positive Kriterien im CRB-65-Score. Der Patient ist somit erheblich gefährdet und sollte umgehend stationär eingewiesen werden.

Das Ehepaar ließ sich zunächst nicht von einer stationären Einweisung überzeugen, sodass weitere Untersuchungen durchgeführt wurden. Es erfolgte eine Blutentnahme mit kleinem Blutbild und Entzündungsparametern (CRP, ggf. BSG), Kreatinin und Elektrolyten, da aufgrund fieberbedingter Exsikkose Nierenversagen und Elektrolytstörungen drohen können. Die weitere Labordiagnostik richtet sich nach der Vorgeschichte und dem Ergebnis der klinischen Untersuchung, z. B. Transaminasen, Serumglukose. Ein Urinstreifentest wurde durchgeführt und eine Röntgen-Thorax-Aufnahme in zwei Ebenen veranlasst.

MERKE

Patienten mit einem CRB-65-Score von 0, normaler Sauerstoffsättigung und fehlendem Hinweis auf instabile Komorbiditäten können ambulant behandelt werden.

3. Befund Röntgen-Thorax

Das Röntgen-Thorax-Bild zeigt das typische Bild einer **Lobärpneumonie.** Lobärpneumonien werden häufig von Pneumokokken verursacht, jedoch lässt das Röntgenbild keinen sicheren Rückschluss auf den Erreger zu (➤ Bild). Auch bei geplanter ambulanter Therapie sollte bei klinischem Verdacht auf eine Pneumonie ein Röntgen-Thorax erfolgen.

4. Pneumonieformen

Einteilung nach Verlauf

Man unterscheidet typische und atypische Pneumonien. Der **„typische" Pneumonieverlauf** zeigt einen plötzlichen Beginn mit Schüttelfrost, hohem Fieber, Luftnot und Tachykardie, selten mit Husten und Auswurf. Bei atemabhängigen Thoraxschmerzen ist von einer Begleitpleuritis auszugehen, die Erreger sind meist Streptokokken. Die **atypische Pneumonie** ist gekennzeichnet durch einen grippeähnlichen, langsamen Beginn mit Kopf- und Gliederschmerzen und meist nur leichtem Fieber. Im Gegensatz zum oft negativen Auskultationsbefund sind jedoch dazu die Veränderungen im Röntgen-Thorax-Bild meist sehr deutlich. So treten z. B. beidseitige Infiltrate auf, der negative Auskultationsbefund ist dadurch bedingt, dass es sich häufig um eine zentrale Pneumonie handelt, die auskultatorisch nicht erfasst wird, da die „Eindringtiefe" von Perkussion und Auskultation maximal 5 cm beträgt und der Lungenmantel bei atypischer Pneumonie meist nicht betroffen ist. Die Erreger sind meist Mykoplasmen, Legionellen, Chlamydien. Hinsichtlich der Korrelation von Röntgenbild und Erreger gibt es Ausnahmen. Grundsätzlich kann eine Pneumokokkenpneumonie atypisch verlaufen, während atypische Erreger auch gelegentlich Lobärpneumoniebilder verursachen können.

Wo erworben?

Weiterhin ist eine **ambulant erworbene Pneumonie** mit Erregerspektrum, wie oben beschrieben, von einer **nosokomialen Pneumonie** zu unterscheiden, die im Krankenhaus oder bis 3 Monate nach Aufenthalt erworben wurde. Hier treten andere Erreger wie *Escherichia coli,* Klebsiellen, Proteus, Serratia, *Pseudomonas aeruginosa* und häufig resistente, zum Teil auch multiresistente Keime auf.

Einteilung nach Röntgenbefund

- **Lobärpneumonie:** scharf begrenztes, typischerweise auch auf einen Lappen beschränktes Infiltrat (wie in unserem Fall)
- **Bronchopneumonie:** eher diffuse, lappenübergreifende Veränderungen
- **Pleuropneumonie:** pneumonische Infiltrate mit Pleuraerguss

Primäre vs. sekundäre Pneumonie

Im Alter ist die Pneumokokkenpneumonie etwa 5× häufiger als bei jüngeren Patienten. 70 % der Todesfälle durch eine Pneumokokkenpneumonie sind geriatrische Patienten. Weiterhin unterscheidet man **primäre Pneumonie,** die ohne prädisponierende Vorerkrankungen auftritt (Erreger: Pneumokokken, *Haemophilus influenzae* und respiratorische Viren [z. B. Adenoviren, Influenza A und B, Parainfluenza]; weitere Erreger: *Moraxella catarrhalis* sowie atypische Pneumonierreger wie Mykoplasmen, Legionellen, Chlamydien). **Sekundäre Pneumonien** treten bei prädisponierenden Vorerkrankungen wie Linksherzinsuffizienz, chronisch obstruktiver Bronchitis, Bettlägerigkeit, Sekretstau infolge von Tumoren oder Immunschwäche auf. Die häufigsten Erreger sind *Haemophilus influenzae,* Pneumokokken, Klebsiellen, Staphylokokken und gramnegative Keime. Treten Pneumonien bei stark immungeschwächten Patienten, z. B. bei HIV-Infizierten oder Chemotherapiepatienten, auf, so wird dies als **opportunistische Pneumonie** bezeichnet.

5. Therapeutische Maßnahmen bei Pneumonie

Allgemeine Maßnahmen

Besonders wichtig ist eine ausreichende Flüssigkeitszufuhr. Bei hohem Fieber Bettruhe, Thromboseprophylaxe, Fiebersenkung mit Antipyretika (z. B. Metamizol). Gegebenenfalls Sauerstoffgabe.

Antibiotikatherapie

Unter den Bedingungen der Allgemeinmedizin ist der Erreger in fast allen Fällen unbekannt, da eine Sputumdiagnostik aufgrund der notwendigen zeitnahen Untersuchung im Labor praktisch ausscheidet. Es bleibt die kalkulierte Antibiotikatherapie (➤ Tab. 31.1).

Bei einer ambulanten Behandlung soll eine erneute Beurteilung des Patienten nach 48–72 h erfolgen, da eine Verschlechterung häufig in diesem Zeitraum eintritt.

6. Pneumonie im Alter

Ältere Patienten sind durch Pneumonien besonders gefährdet. Die Gründe hierfür sind:

- Erhöhte oropharyngeale Kolonisation mit Bakterien
- Erhöhte Prävalenz neurologischer Störungen mit erhöhter Aspirationsgefahr
- Gestörte Hustenmechanik mit verminderter bakterieller Clearance
- Begleiterkrankungen wie COPD, KHK, Diabetes mellitus, Malignome, Mangelernährung
- Medikamente, z. B. Protonenpumpeninhibitoren (PPI)
- Verwendung von Magensonden
- Verlangsamte Mobilisation von neutrophilen Granulozyten

Hinzu kommt, dass die Nierenfunktion schlechter ist, der Wasser- und Elektrolythaushalt deutlich empfindlicher

Tab. 31.1 Kalkulierte antimikrobielle Therapie bei ambulant erworbener Pneumonie [F545-008]

Schweregradklasse	Primärtherapie		Alternativtherapie
Leichte Pneumonie ohne Komorbidität (orale Therapie)	Amoxicillin		Doxycyclin, Azithromycin, Clarithroymycin, Moxifloxacin, Levofloxacin
Leichte Pneumonie mit definierter, stabiler Komorbidität (orale Therapie) z. B. chronische Herzinsuffizienz, ZNS-Erkrankungen mit Schluckstörungen, schwere COPD, Bronchiektasen, Bettlägerigkeit, PEG	Amoxicillin-Clavulansäure		Moxifloxacin, Levofloxacin
Mittelschwere Pneumonie (in der Regel Sequenztherapie)	Amoxicillin/Clavulansäure, Ampicillin/Sulbactam, Cefuroxim, Ceftriaxon, Cefotaxim	Jeweils +/– Makrolid für 3 Tage*	Moxifloxacin, Levofloxacin
Schwere Pneumonie (Beginn immer i. v., Sequenztherapie prinzipiell möglich)	Piperacillin/Tazobactam, Ceftriaxon, Cefotaxim	Jeweils +/– Makrolid für 3 Tage*	Moxifloxacin, Levofloxacin (Monotherapie nicht bei septischem Schock)

* Bei älteren Patienten und solchen mit interaktionsrelevanter Komedikation ist Azithromyin das Makrolid der 1. Wahl. Bei klinischer Stabilisierung und fehlendem Nachweis eines atypischen bakteriellen Erregers soll die Makrolidtherapie nach 3 Tagen beendet werden.

und die Immunabwehrmechanismen deutlich schwächer sind. Die Erfahrung zeigt, dass gerade ältere Menschen trotz schwerer Infektionen, z. B. Pneumonie, häufig kaum mehr fiebern. Auch bei schweren Pneumonien kann es sein, dass lediglich subfebrile Temperaturen auftreten. Abhusten ist aufgrund muskulärer Schwäche auch schlechter möglich. Daher ist gerade bei älteren Pneumoniepatienten oft spezielle Krankengymnastik nötig. Bei allen Pneumoniepatienten ist eine engmaschige Überwachung nötig, da die Krankheitsverläufe und das Ansprechen der kalkulierten Antibiotikatherapie nicht unbedingt vorhergesehen werden können.

Gerade bei älteren und chronisch Kranken sollte auf ausreichenden Impfschutz geachtet werden (Pneumokokken, Influenza, COVID-19).

https://else4.de/Klein31

ZUSAMMENFASSUNG

Gerade ältere Patienten machen einen schwer kranken Eindruck. Eine eingehende Anamnestik und körperliche Untersuchung sind dringend nötig. Erreger einer Lobärpneumonie sind häufig Pneumokokken. An allgemeinen Maßnahmen sind ausreichende Flüssigkeitszufuhr, bei hohem Fieber Bettruhe und Thromboseprophylaxe, Fiebersenkung mit Antipyretika sowie ggf. Sauerstoffgabe angezeigt. In der Hausarztpraxis erfolgt die antibiotische Therapie i. d. R. kalkuliert, ohne dass ein Erregernachweis geführt werden kann. Risiko-Scores wie der CRB-65-Index ermöglichen eine Risikostratifizierung von Patienten mit ambulant erworbenen Pneumonien und sind überaus hilfreich, wenn es um die Indikation einer stationären Einweisung geht.

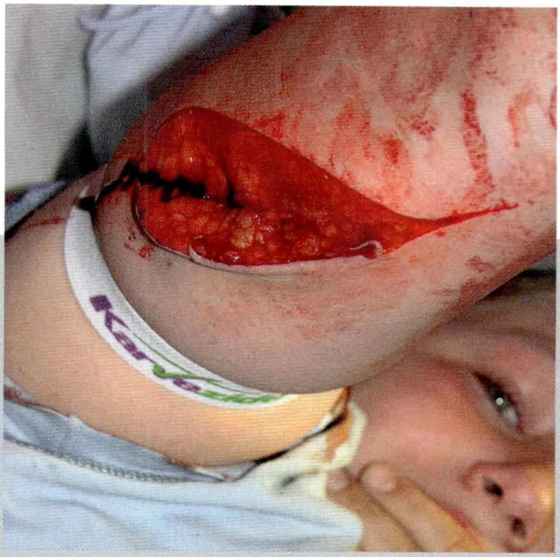

[P013]

32

Wundversorgung: glatte Schnittwunde

„Mein Sohn hat sich beim Spielen den Oberarm aufgeschnitten!"

Vorgeschichte

Ein 11-jähriger Bub hat sich vor 2 h beim Spielen mit einem Blech „den Oberarm aufgeschnitten" (➤ Bild).

1. **Handelt es sich um eine häufige Beratungsursache in der Allgemeinpraxis?**
2. **Nach welchen Kriterien beurteilen Sie die Wunde?**
3. **Wie führen Sie die Lokalanästhesie durch?**
4. **Wie führen Sie die Wundversorgung durch?**
5. **Wann bestellen Sie den Patienten wieder ein? Wann entfernen Sie die Fäden?**

1. Häufigkeit

Verletzungen sind ein häufiges Beratungsproblem in der Hausarztpraxis. Sie machen etwa 5–6 % der Beratungsursachen aus.

2. Wundbeurteilung

Die Wundbeurteilung zielt in erster Linie auf mögliche **Begleitverletzungen** und **prognostische Faktoren** hinsichtlich der Wundheilung ab. Folgende Kriterien sind für die Beurteilung einer frischen Wunde wesentlich: Zeitpunkt der Verletzung, Vitalität des Gewebes, pDMS (periphere Durchblutung, Motorik, Sensibilität), Beteiligung tieferer Strukturen, Fremdkörper?

Die **Funktionsprüfung** ist vor der Lokalanästhesie durchzuführen. Eine sorgfältige Dokumentation ist schon aus rechtlichen Gründen geboten. Wichtig ist aus versicherungstechnischen Gründen auch die Frage, ob es sich um einen BG-Unfall handelt, der gemeldet werden muss. Außerdem ist der **Impfstatus hinsichtlich Tetanus** zu eruieren und ggf. innerhalb von 48 h zu ergänzen.

Nun folgt die die Entscheidung: Selbst versorgen oder über-/einweisen? Folgende Gründe sprechen für z. B. eine Überweisung zum Spezialisten/D-Arzt:

- Arbeitsunfall oder Dauer voraussichtlich länger als 1 Woche bei BG-Unfall
- Verletzung jenseits der allgemeinärztlichen Versorgungsmöglichkeiten
- Volle Praxis, große Verletzung
- Prognose schlecht oder unsicher
- Rechtsstreit: problematische Begutachtung

Man scheue sich nicht, den Eingriff ggf. abzubrechen, wenn sich im Verlauf der Operation herausstellt, dass Begleitverletzungen (Gelenkkapsel, Sehnen, Nerven etc.) vorliegen oder aus anderen Gründen die Möglichkeiten der Praxis überschritten werden. In diesem Fall zeigten sich trotz großer Wunde keine Begleitverletzungen. Die Wunde konnte in der Praxis versorgt werden.

3. Infiltrationsanästhesie

Die Versorgung der Wunde beginnt mit der Infiltrationsanästhesie (➤ Abb. 32.1):

- Infiltration der Wundränder mit Lokalanästhetikum
- Vom Wundwinkel aus
- Einstich von außen durch die intakte Haut
- Vorschub parallel zum Wundverlauf

Dabei ist die Höchstdosis des jeweiligen Lokalanästhetikums zu beachten. Sie beträgt für das häufig verwendete Mepivacain 7 mg/kg KG. Um akralen Nekrosen durch fehlerhafte Anwendung bei Leitungsanästhesien infolge Verwechslung vorzubeugen, ist es klug, keine Lokalanästhetika mit Adrenalinzusatz in der Praxis vorrätig zu halten. In der Allgemeinpraxis kommt man – im Gegensatz z. B. zu Zahnärzten – so gut wie immer ohne aus.

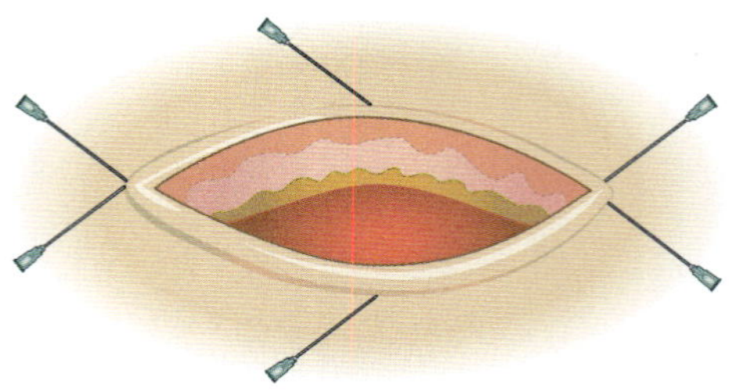

Abb. 32.1 Infiltrationsanästhesie [G782-002/L255]

4. Vorbereitung und Technik der Wundversorgung

Die Vorbereitung des Eingriffs erfolgt durch die medizinische Fachangestellte unmittelbar vor dem Eingriff.

Der wundversorgende Arzt kann die Wundheilung nicht bewirken, er kann lediglich optimale Voraussetzungen dafür schaffen.

Dabei sind folgende **Grundregeln** zu beachten: Wundversorgung innerhalb von 6 h, steriles Arbeiten inklusive gründlicher Desinfektion, atraumatisches Nahtmaterial, ggf. Kleben oder Versorgung mit Steristrips®, falls möglich. Wenn nötig, Wunddebridement oder Exzision von ausgefransten Wundrändern unter Beachtung der Langer-Hautspaltlinien, sorgfältige Blutstillung z. B. mit Gefäßligatur, senkrechte Stichführung, lockere, aber exakte Hautadaptation. Bei hohem Infektionsrisiko keine fortlaufende oder intrakutane Naht, ggf. sekundäre Wundheilung von Beginn an.

Nahttechniken und Fallstricke

Bei zu flacher Stichführung evertieren die Wundränder nach außen, die Wunde klafft. Sticht man zu steil, stülpt sich die Haut im Wundrandbereich ein, „Furchen" entstehen, die Wunde heilt schlecht, da Haut auf Haut nicht zusammenwachsen kann. Weiterhin ist darauf zu achten, dass Ein- und Ausstich genau gegenüber und im gleichen Abstand zum Wundrand erfolgen, um Überlappungen und Verziehungen mit der Folge gestörter Wundheilung zu vermeiden.

Zum Abschneiden der Fäden kippt man die an der Haut anliegende Schere 45° auf und schneidet die mit der Pinzette hochgezogenen Fäden ab. So werden sie auf die richtige Länge gekürzt.

Zum Wundverschluss sind für die Allgemeinpraxis zwei Nahttechniken besonders zu empfehlen:

- die einfache Einzelknopfnaht und
- die Rückstichnaht nach Donati (➤ Abb. 32.2).

„Standard" ist die **Einzelknopfnaht.** Sie beeinträchtigt die Durchblutung der Wunde am wenigsten. Rückstichnähte sind reißfester und daher bei Zugbelastung zu bevorzugen. Auch kann durch einen tief liegenden ersten Stich ein Verschluss von Hohlräumen erreicht werden. Der Rückstich leistet die Wundadaptation. Der als Alternative dazu oftmals empfohlene „schichtweise Wundverschluss" hat den Nachteil, dass das als „Subkutannaht" eingebrachte resorbierbare Nahtmaterial möglicherweise die Wundheilung stört. Fortlaufende Nahttechniken sind für die Praxis ungeeignet. Sie stellen hohe Anforderungen an die Technik des Operateurs. Bei einer möglicherweise später auftretenden Wundinfektion kann die Naht nur vollständig geöffnet werden. Eine Entfernung einzelner Fäden bei Wundheilungsstörungen mit Sekretion ist nicht möglich.

Alternativen zur Naht sind **Klammerpflaster** (Steristrips®). Sie setzen trockene Wundränder, geringe Spannung (nicht im Bereich von Gelenken einsetzbar) und unbehaarte Haut voraus. In jedem Fall muss eine sorgfältige Wundadaptation erfolgen. Entgegen landläufiger Meinung ist „Strippen" technisch nicht einfacher als das Anlegen einer Naht. **Fibrinkleber** und **Klammergeräte** haben sich in der Praxis aus verschiedenen Gründen, z. B. Kosten und Verfallsdatum, weniger durchgesetzt, wobei bei kleinen Kindern Fibrinkleber wenig psychisch traumatisierend ist und kosmetisch sehr gute Ergebnisse ermöglicht.

Drainage

Bei zu erwartender Nachblutung, Sekretion oder Infektionsgefahr ist eine Drainage indiziert. Bewährt hat sich in der Praxis die einfache **Gummilasche** – aus sterilen Handschuhen geschnitten. Wichtig ist es, die Laschen nicht einzunähen. Folgendes Vorgehen hat sich bewährt:

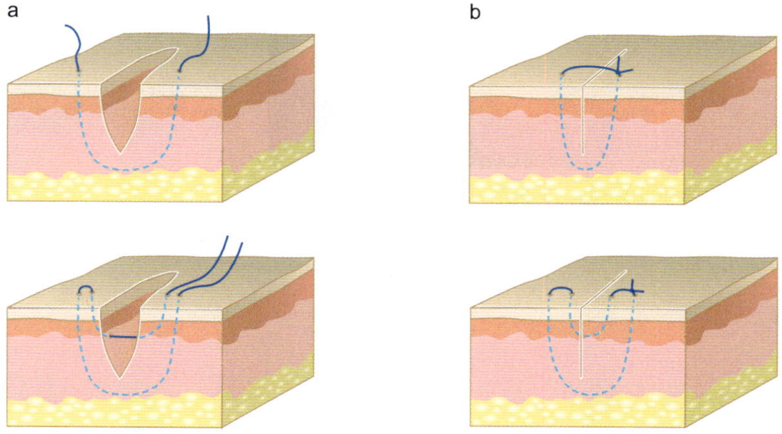

Abb. 32.2 Einzelknopfnaht (a), Rückstichnaht nach Donati (b) [G782-002/L255]

zuerst die Fäden legen, diese anschließend mit der Pinzette unterfahren und die Lasche dann sicher unter den Fäden liegend einziehen. Die Lasche ist anschließend durch Annähen oder eine sterile Sicherheitsnadel zu sichern, damit sie nicht in der Wunde verschwinden kann. Bei zu erwartenden größeren Sekretmengen hat sich die Anlage eines „Mini-Redon" bewährt. Die ziehharmonikaartige Faltung des Fläschchens ermöglicht es, Sog zu erzeugen. Die Wunde ist nunmehr fertig versorgt (➤ Abb. 32.3).

5. Wiederbestellung: Entfernung der Fäden

Die Wiedereinbestellung des Patienten erfolgt bei etwas größeren Eingriffen am nächsten Tag, um eventuelle Hämatome zu entleeren und den eventuell blut- bzw. sekretdurchtränkten Verband zu wechseln. Dann wieder an Tag 4 oder 5, um eventuelle Wundschwellungen bzw. Wundinfektionen aufzuspüren.

Die Zeichen der Wundinfektion sind: anhaltende Rötung, Schmerzen, Schwellung und Spannung. Beim geringsten Verdacht auf eine Wundinfektion ist die Wunde sofort zu eröffnen. Dabei hat es sich bewährt, 1–2 Fäden zu entfernen. Weitere Maßnahmen sind Ruhigstellung und evtl. Antibiotikagabe, z. B. in Form von Amoxicillin/Clavulansäure, Clindamycin oder Cephalosporinen der 1. und 2. Generation.

Ein weiterer Vorstellungstermin wird zur Entfernung der Fäden vergeben:

- **Zeitpunkt:**
  - Bei Infektionsverdacht sofort
  - Gesicht: 3–5 d
  - Arme: 7–10 d
  - Beine: 10–14 d
  - Sonst: nach 2 Wochen
  - Amputation: nach 3 Wochen
  - Intrakutan: nach 3 Wochen
- **Technik:** Desinfektion des Wundgebiets, Anheben des Knotens, Abschneiden des herausgezogenen Fadenstücks direkt an der Haut, Herausziehen zur Wunde hin, erneute Desinfektion

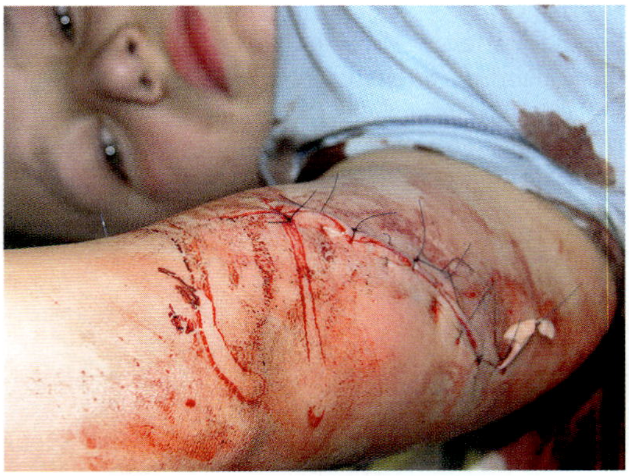

Abb. 32.3 Die fertig versorgte Wunde [P013]

ZUSAMMENFASSUNG

Verletzungen sind ein relativ häufiger Beratungsanlass in der Hausarztpraxis. Eine gründliche Untersuchung zum Ausschluss von Begleitverletzungen ist unbedingt erforderlich. Die Wundversorgung hat gewebeschonend unter sterilen Bedingungen zu erfolgen. Nach korrekter Desinfektion und Lokalanästhesie ggf. sorgfältige Blutstillung, dann spannungsfreier Wundverschluss, ggf. mit Drainage. Wiederbestellung bei größeren Wunden am nächsten Tag, dann Tag 4 oder 5 sowie zur Fädenentfernung; je nach Lokalisation und Art des Eingriffs zwischen dem 3. und 21. Tag postoperativ.

WAS WÄRE, WENN ...

- ... ein Postbote von einem Hund am Oberarm gebissen worden wäre?
  - Bissverletzungen neigen zur frühzeitigen Infektion (meist innerhalb von 24–36 h) mit rasch progredientem Verlauf. Eine besondere Gefährdung für alle Altersgruppen stellen Bissverletzungen im Bereich der Hand dar. Gefürchtet ist u. a. die „V-Phlegmone", also die Ausbreitung der Infektion in den Sehnenscheiden mit Gefährdung der Funktionstüchtigkeit der Hand und notfallmäßiger OP-Indikation. Bei Bissverletzungen gilt:
    - Inspektion/Miterfassung von Wundtiefe, Ausmaß der Quetschverletzungen und von devitalisiertem Gewebe
    - Ein primärer Wundverschluss im Bereich der Extremitäten ist obsolet. Die Extremitäten sind hochzulagern und ruhigzustellen.
    - Reichliches Spülen mit Wasser oder physiologischer Kochsalzlösung
    - Entfernen von Fremdkörpern
    - Gründliche Wundtoilette und, falls nötig, Debridement (ggf. in Lokalanästhesie)
    - Wunde möglichst offen lassen
    - Ggf. Antibiotikatherapie mit Amoxicillin/Clavulansäure (abhängig von Risikofaktoren)
    - Ggf. bakteriologischer Abstrich
    - Wiedervorstellung nach 24–48 h
    - Überprüfung/Vervollständigung der Tetanusimpfung
    - Bei Arbeitsunfähigkeit oder Dauer der Behandlung länger als 1 Woche bei Arbeitsunfällen ist eine Vorstellung beim Durchgangsarzt zwingend vorgeschrieben. Andernfalls erfolgt die Behandlung in der Praxis. Die Abrechnung erfolgt über die zuständige Berufsgenossenschaft. Der Arbeitsunfall ist auf einem gesonderten Formular (A13) bei der Berufsgenossenschaft anzuzeigen.
  - Sofortige Wiedervorstellung ohne Termin,
    - wenn der Schmerz zunimmt.
    - wenn die Wunde „hitzt".
    - wenn die Wunde sezerniert.

    Dann: sofortige Eröffnung der Wunde, ggf. Antibiotikagabe, tägliche Kontrolle, bei unzureichender Besserung Klinikeinweisung!

https://else4.de/Klein32

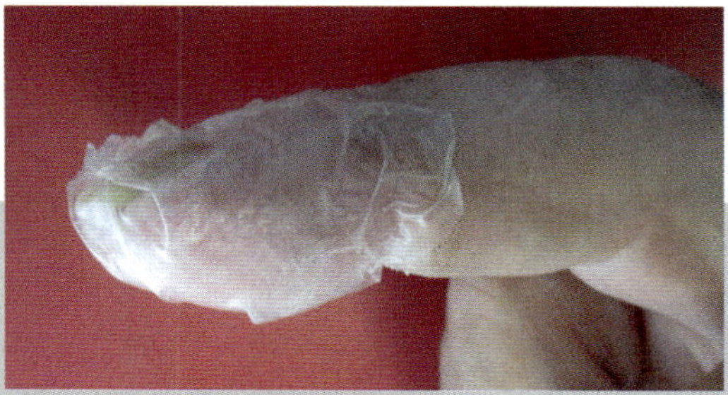

[P013]

33

Wundversorgung: Fingerkuppendefekt

„Mein Zeigefinger ist in die Kreissäge hineingezogen worden!"

Vorgeschichte

Der 63-jährige Herr F. kommt abends in die Praxis: „Die Kreissäge hat meinen Zeigefinger hineingezogen." Es findet sich ein ausgedehnter Defekt (➤ Bild).

1. Worauf zielt in diesem Fall die Anamnestik? Worauf achten Sie bei der Untersuchung und der Funktionsprüfung?

2. Finger-/Daumenkuppendefekte: operative oder konservative Behandlung?

3. Wie versorgen Sie in diesem Fall primär die Wunde?

4. Worauf müssen Sie Herrn F. zu Beginn der Therapie unbedingt hinweisen?

5. Wie läuft die weitere Behandlung ab und wie lang dauert sie?

6. Herr F. weiß nicht, wann er zuletzt gegen Tetanus geimpft wurde. Welches Intervall ist angezeigt?

1. Anamnestik – Untersuchung

In diesem Fall ist die Frage nach dem Unfallhergang im Hinblick auf Traumatisierung und mögliche Kontamination der Wunde wichtig. Handelt es sich um eine Schnittverletzung, ist zu erfragen, was geschnitten wurde, z. B. Fleisch. Quetsch- und Ablederungsverletzungen weisen meist eine vermehrte Gewebsschädigung auf, ebenso Bissverletzungen, die außerdem über ein hohes Kontaminationsrisiko verfügen. Auch der Zeitpunkt muss erfragt werden (6-Stunden-Grenze für die primäre Wundversorgung). Nach einem Arbeitsunfall ist zu fragen. Außerdem nach Erkrankungen oder Medikamenten, die die Wundheilung beeinträchtigen können, wie z. B. Diabetes, Gerinnungsstörungen, Kortikosteroide und andere Immunsuppressiva oder Antikoagulanzien.
Hinsichtlich der Untersuchung sollte vor der Lokalanästhesie eine Funktionsprüfung bezüglich Durchblutung, Beweglichkeit und Sensibilität durchgeführt werden. Außerdem muss (ggf. nach der Anästhesie) nach weiteren Begleitverletzungen – in diesem Fall in erster Linie Knochenbeteiligung – gefahndet werden.

2. Operativ vs. konservativ

Früher galt folgende Regel: Fingerkuppendefekte bis Pfennig- (bzw. Cent)-Größe kann man sekundär heilen lassen. Bei größeren Defekten ist eine VY-Plastik angezeigt. Inzwischen ist bekannt geworden, dass bei Fingerkuppenamputationen, gerade mit starker Quetschung des Gewebes, Verlust oder Zerstörung des Amputats, wie in diesem Fall durch die Kreissäge, die Behandlung mit einem **Folienverband** sehr gute kosmetische und funktionelle Ergebnisse bringt (➤ Abb. 33.1).

3. Primäre Wundversorgung

Die primäre Wundversorgung am Unfalltag kann direkt mit der Folienbehandlung begonnen werden. Die Wunde sollte halbwegs bluttrocken sein, eine aktive Blutung ist zu stillen. Ein Restnagel sollte belassen werden, er bildet sich meist wieder nach, wenn das Nagelbett nicht zu stark verletzt ist. Überstehende Knochenreste sollten auf Wundniveau gekürzt werden. Wenn man mit der Folientherapie zu wenig Erfahrung hat, kann auch ein **konventioneller Verband,** z. B. mit Kompressen angelegt werden. Am Folgetag kann die Behandlung bei einem erfahrenen Kollegen begonnen werden.

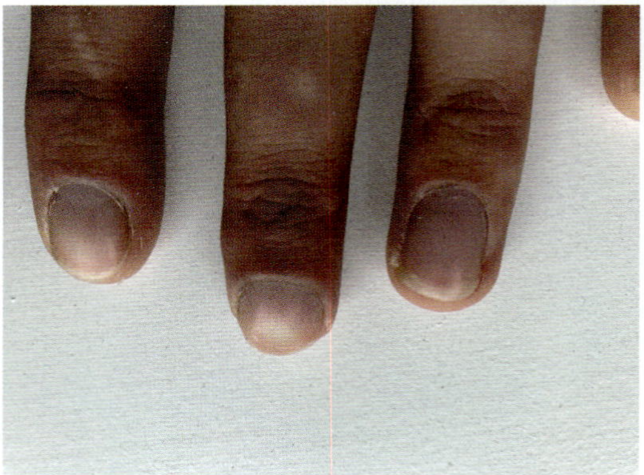

Abb. 33.1 Ergebnis nach Folienbehandlung – die Fingerkuppe „wächst nach". [T1274]

Eine durchsichtige, selbstklebende Folie (z B. OPSITE®) wird ohne Kompression locker mit einem Reservoir an der Fingerspitze ca. 2 cm über die gesunde Haut angelegt (bei zu enger Folie kommt es zu Deformierungen), unter dem sich Sekret sammeln kann (➤ Abb. 33.2). Darüber wird ein wiederum lockerer konventioneller Verband angelegt. Eine konservative Behandlung mit Semiokklusiv-Folien ist bei fast allen Fingerkuppendefekten distal der Insertion der Beugesehne möglich.

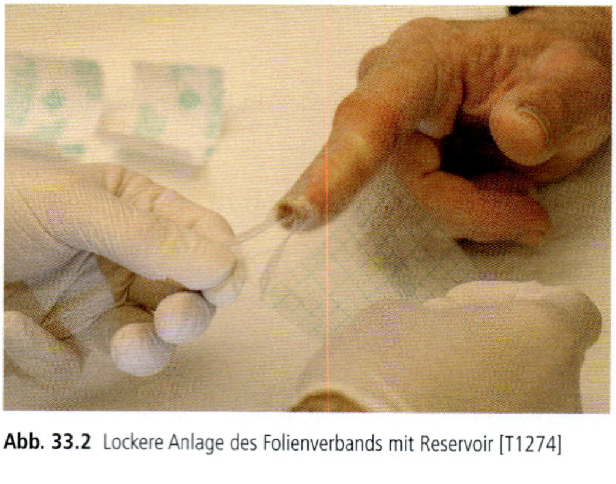

Abb. 33.2 Lockere Anlage des Folienverbands mit Reservoir [T1274]

4. Wichtige Informationen für den Patienten

Der Patient sollte direkt zu Beginn der Behandlung auf folgende Punkte hingewiesen werden:

- Es handelt sich um eine langwierige Behandlung von 3–7 Wochen je nach Defektgröße und Heilungsverlauf.
- Es kommt zur starken, jedoch unbedenklichen schmierigen Sekretion mit Hautmazeration.
- Eine zum Teil extreme, ebenso unbedenkliche Geruchsentwicklung ist möglich.

Hilfreich ist es unter Umständen, Bilder von den ggf. beängstigenden Zwischenphasen und den sehr guten Ergebnissen zu zeigen, um die Unbedenklichkeit der schmierigen Sekretion und der Mazeration der Haut zu demonstrieren und die Compliance für die lang dauernde Behandlung zu fördern (➤ Abb. 33.3).

5. Regelmäßige Verbandswechsel

Nach ca. 3–4 Tagen folgt der erste Wechsel der Folie, danach in wöchentlichen Abständen. Das übelriechende, schmierige Sekret auf der Wunde soll dabei nicht durch Manipulation entfernt werden! Auch die Wunde nicht desinfizieren Gegen die Geruchsbildung kann die Wunde unter Wasser abgewaschen werden. Der oberflächliche Verband kann bei starker Geruchsbildung täglich gewechselt werden. Gegebenenfalls kann eine Schicht Aktivkohle über der Folie angelegt werden. Die Behandlung sollte beendet werden, wenn sich keine Flüssigkeit mehr unter der Folie bildet und die Folie beim Verbandswechsel fest auf der ehemaligen Wunde klebt.

6. Tetanus-Immunprophylaxe

Der Tetanusschutz sollte überprüft werden. Je nach Zustand der Wunde ist eine Impfung oder sofortige Immunprophylaxe indiziert (➤ Tab. 33.1).

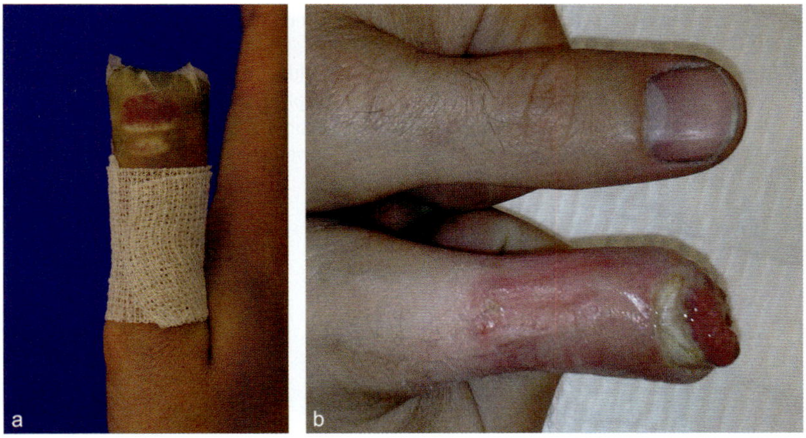

Abb. 33.3 a) Folienverband mit schmierigem Sekret. b) „Wildes Fleisch" in der Behandlungsphase. [T1274]

Tab. 33.1 Tetanus-Immunprophylaxe im Verletzungsfall entsprechend den aktuellen STIKO-Empfehlungen (RKI, Epid Bull 4/2022)

	Dokumentierter Tetanus-Impfstatus	Zeit seit letzter Impfung	TDaP/Tdap[2, 5]	Tetanus-Immunglobulin (TIG)[3]
Saubere geringfügige Wunden	Ungeimpft oder unbekannt		Ja	Ja
	1 oder 2 Impfstoffdosen		Ja[4]	Nein
	≥ 3 Impfstoffdosen	≥ 10 Jahre < 10 Jahre	Ja Nein	Nein Nein
Alle anderen Wunden[1]	< 3 Impfstoffdosen oder unbekannt		Ja[4]	Ja
	≥ 3 Impfstoffdosen	≥ 5 Jahre < 5 Jahre	Ja Nein	Nein Nein

[1] Tiefe und/oder verschmutzte (mit Staub, Erde, Speichel, Stuhl kontaminierte) Wunden, Verletzungen mit Gewebszertrümmerung und reduzierter Sauerstoffversorgung oder Eindringen von Fremdkörpern (z. B. Quetsch-, Riss-, Biss-, Stich-, Schusswunden), schwere Verbrennungen und Erfrierungen, Gewebsnekrosen, septische Aborte

[2] Kinder unter 6 Jahren erhalten einen Kombinationsimpfstoff mit TDaP, ältere Kinder und Jugendliche Tdap. Erwachsene erhalten ebenfalls Tdap, wenn sie noch keine Pertussis-Impfung im Erwachsenenalter (≥ 18 Jahre) erhalten haben oder sofern eine aktuelle Indikation für eine Pertussis-Impfung besteht.

[3] TIG = Tetanus-Immunglobulin. TIG (im Allgemeinen 250 I. E.) wird simultan mit einer TDaP- bzw. Tdap-Impfstoffdosis, aber kontralateral appliziert. Die TIG-Dosis kann auf 500 I. E. erhöht werden bei: a) infizierten Wunden, bei denen eine angemessene chirurgische Behandlung nicht innerhalb von 24 h gewährleistet ist; b) tiefen oder kontaminierten Wunden mit Gewebszertrümmerung und reduzierter Sauerstoffversorgung; c) Eindringen von Fremdkörpern (z. B. Biss-, Stich- oder Schusswunden); d) schweren Verbrennungen und Erfrierungen, Gewebsnekrosen und septischen Aborten.

[4] Für Patienten, bei denen die Grundimmunisierung begonnen, aber noch nicht abgeschlossen ist (z. B. Säuglinge), muss der Abstand zur letzten Impfstoffdosis berücksichtigt werden. Eine postexpositionelle Impfung am Tag der Wundversorgung ist nur sinnvoll, wenn der Abstand zu der vorhergehenden Impfstoffdosis mindestens 28 Tage beträgt. Bezüglich des Abschlusses einer Grundimmunisierung gelten im Übrigen die Nachholimpfempfehlungen der STIKO.

[5] Nach Mitteilungen der Deutschen Gesetzlichen Unfallversicherung (DGUV) von April 2018 werden die Kosten für Tetanus-Kombinationsimpfungen generell übernommen, soweit nach Empfehlungen der STIKO nach einem Arbeitsunfall eine Tetanus-Prophylaxe erforderlich ist.

ZUSAMMENFASSUNG

Bevor eine Handverletzung versorgt werden kann, sind eine sorgfältige Anamnestik und Funktionsprüfung durchzuführen. Defekte bis zur 1-Cent-Stück-Größe heilen rasch sekundär. In der Therapie von größeren Finger- und Daumenkuppendefekten gibt es mit der konservativen Semiokklusiv-Folien-Therapie eine sehr gute Alternative zur operativen Versorgung. Stets ist der Impfausweis vorzulegen, damit der Tetanusschutz überprüft werden kann. Dies ist auch eine gute Gelegenheit, den Impfstatus insgesamt zu überprüfen.

https://else4.de/Klein33

WAS WÄRE, WENN …

- … der Finger von der Kreissäge im Grundglied abgetrennt worden wäre?
  - Dann ist der Stumpf mit sterilen Kompressen zu verbinden (ggf. Kompression wegen arterieller Blutung) und umgehend ein Transport in eine handchirurgische Abteilung zu veranlassen.
  - Das steril verpackte Amputat ist mit dem Rettungswagen in die Handchirurgie zu geben. Da die ungekühlte Ischämiezeit 8–12 h beträgt, ist bei kurzen Transportzeiten keine Kühlung besser als eine unsachgemäße.
  - Bei Kühlung mit der „2-Plastikbeutel-Eiswasser-Methode" ist darauf zu achten, dass kein direkter Kontakt zwischen Amputat und Eis/Wasser entsteht.
- … sich am 4. Tag eine Rötung und eine eitrige Sekretion zeigen würde?
  - Dann ist eine Vorstellung in der Handchirurgie indiziert, um die Indikation zur operativen Entlastung zu klären.

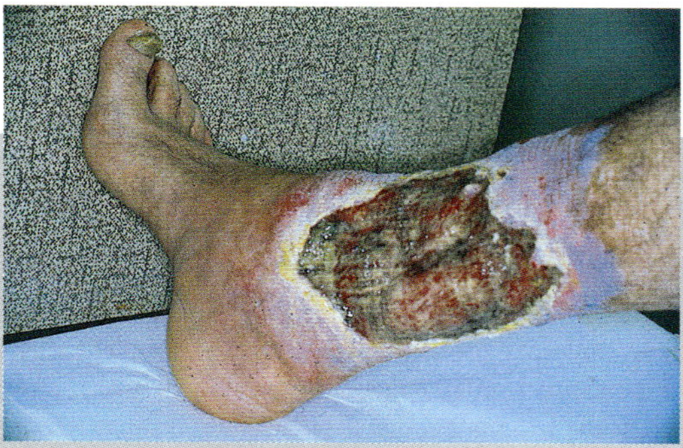

[P013]

Geschwür am Bein

„Meine Frau schickt mich."

Vorgeschichte

Der 54-jährige Herr G. kommt in die Sprechstunde: „Ich habe dieses Geschwür schon jahrelang, aber jetzt hat es meine Frau gesehen. Sie gibt keine Ruhe mehr, ich soll unbedingt zum Doktor!" Nach dem Abwickeln des Verbands zeigt sich ein ausgedehntes Geschwür am Unterschenkel (➤ Bild).

1. **Welche Ursachen ziehen Sie in Betracht?**
2. **Welche Fragen stellen Sie zur Anamnestik?**
3. **Welche Untersuchungen führen Sie durch?**
4. **Welche allgemeinen Maßnahmen ergreifen Sie?**
5. **Wie führen Sie die Lokalbehandlung durch?**
6. **Welche Möglichkeiten bietet die Zusammenarbeit mit Spezialisten?**

1. Ursachen

Am wahrscheinlichsten ist in diesem Fall ein **Ulcus cruris venosum** aufgrund venöser Abflussstörungen. Es hat eine Prävalenz von etwa 0,1 % und betrifft damit auf Deutschland hochgerechnet etwa 80.000 Personen.
Weiterhin kommen arterielle Durchblutungsstörungen in Betracht. Diese können sowohl zu rein arteriellen Ulzera als auch zu gemischt arteriell/venösen Ulzera führen. Eine wichtige Rolle spielt außerdem der Diabetes mellitus. Einerseits sind diabetische Ulzera häufig, wenngleich in diesem Fall aufgrund der Lokalisation unwahrscheinlich. Andererseits behindert ein Diabetes sowohl aufgrund der Stoffwechselsituation als auch einer möglichen Makro- und/oder Mikroangiopathie möglicherweise die Wundheilung.

2. Anamnestik

Die gezielte Anamnestik umfasst u. a. folgende Fragestellungen:

- Symptome
- Bestehende Erkrankungen
- Operationen
- Traumata
- Bekannte Gefäßerkrankungen (Claudicatio-Symptomatik?)
- Familiäre Disposition
- Tetanusimpfschutz
- Medikamente
- Bisherige Erfahrungen mit therapeutischen Maßnahmen, u. a. Wundtherapeutika und Pflegeprodukten
- Allergien
- Erfassung Alltagskompetenz
- Selbstpflegefähigkeit

Typische Symptome für venöse Ulzera sind Stauungsbeschwerden nach längerem Stehen, die sich im Liegen bessern.
Wie oben erwähnt, sollte nach einem Diabetes mellitus gefragt werden. Seltene Ursachen wie Kollagenosen sind meist schon bekannt. Nach 6 Wochen frustraner Therapie sollte jedoch u. a. hieran gedacht werden. Bezüglich einer möglichen arteriellen Mitverursachung ist das Risikoprofil des Patienten (Raucher? Hypertonie? Fettstoffwechselstörung?) von Interesse. Operationen und Traumata können einerseits zu Gefäßverletzungen mit entsprechenden Folgen führen, andererseits kommt es nach Traumata oder Operationen immer wieder zu Phlebothrombosen. Herr G. berichtet, er habe vor 12 Jahren eine Unterschenkelfraktur aufgrund eines Motorradunfalls erlitten. Dies legt den Verdacht auf ein mögliches **postthrombotisches Syndrom** nahe, das sich dann in der weiteren Diagnostik auch bestätigt.
Bei positiver Familienanamnese sind auf jeden Fall eine **angeborene Gerinnungsstörung** (z. B. APC-Resistenz [Faktor-V-Leiden-Mutation]), auffälliges Protein C, Protein S, Antithrombin III etc. auszuschließen.
Medikamente können Venenthrombosen auslösen. Bestes Beispiel ist die „Pille". Selten treten auch allergische Vaskulitiden infolge allergischer Reaktion auf Medikamente auf.
Wichtig zu wissen ist auch, welche **Therapeutika bisher** mit welchem Erfolg eingesetzt wurden und ob es allergische Reaktionen gab.
Von oft entscheidender Bedeutung für den Therapieerfolg ist außerdem die Frage, inwieweit der Patient in der Lage ist, zu Hause die Therapieempfehlungen und -maßnahmen umzusetzen.

3. Untersuchung

Inspektion

Beurteilt wird die Hautfarbe:

- Leichenblässe: V. a. arteriellen Verschluss
- Hautrötung: V. a. Phlebitis, Phlegmone, Erysipel
- Zyanose bei kaltem Bein: V. a. kompensierten arteriellen Verschluss
- Zyanose bei warmem Bein: meist V. a. venöses Abflusshindernis. Kardial? Pulmonal?

Braune Pigmentierungen am distalen Unterschenkel infolge Hämosiderinablagerung sprechen für eine chronische venöse Insuffizienz mit Stauungsdermatitis.
Bei der klinischen Untersuchung der Wunde sind neben der anatomischen Lokalisation der Wunden auch der Wundrand sowie die Wundumgebung wichtig, die wichtige Hinweise auf die zugrunde liegenden Ursachen und Komplikationen liefern können.

Palpation

Ödeme? Neben lokalen Ursachen sollten bei Ödemen stets auch kardiale Erkrankungen (Rechtsherzinsuffizienz), Nierenerkrankungen und Störungen der Plasmaproteine bedacht werden. **Ödeme** kommen sowohl bei venösen als auch bei arteriellen Störungen und auch als Lymphödem vor. Venöse Ödeme sind durch Stase bedingt, arterielle Erkrankungen führen durch das Herabhängen des Beins und durch entzündliche Prozesse infolge Nekrosen zu Ödemen. **Lymphödeme** können durch Aufquellen der Zehen und ggf. durch Abheben der Haut nach Kneifbewegung (**Stemmer-Zeichen,** positiv für Lymphödem bei Nichtabhebbarkeit) von anderen Ödemformen differenziert werden.

Eine chronisch-venöse Stauung verursacht **Ödeme epifaszial.** Bei akuten Venenverschlüssen infolge Thrombose kommt es zu einem **subfaszialen Ödem.** Dadurch werden ggf. klinische **Zeichen einer Phlebothrombose** positiv:

- **Meyer-Zeichen:** Druckschmerzhaftigkeit auf der medialen Seite des Unterschenkels entlang der sog. Meyer-Druckpunkte
- **Homan-Zeichen:** Dorsalflexion des Fußes im Liegen bei gestrecktem Bein → Schmerz in der Wade
- **Payr-Zeichen:** Druckschmerzhaftigkeit, insbesondere der medialen Fußsohle

Weitere Untersuchungen

In jedem Einzelfall muss entschieden werden, ob und welche weiteren diagnostischen Maßnahmen indiziert sind, z. B.:

- Mikrobiologische Untersuchung, wenn aufgrund einer vom Wundbereich ausgehenden erregerbedingten Infektionserkrankung eine Antibiotikatherapie erwogen wird
- Arterieller Doppler bei V. a. AVK
- Venöser Doppler bei V. a. venöse Insuffizienz
- Kompressionssonografie der Venen bei V. a. Phlebothrombose
- D-Dimere bei V. a. Phlebothrombose (nur bei Wells-Score < 2 sinnvoll zum Ausschluss)
- Entsprechende Labordiagnostik bei V. a. Diabetes mellitus
- Echokardiografie und Aortensono zu. Ausschluss einer embolischen Genese (vgl. ➤ Fall 73)
- Probeexzision, ggf. erweiterte Labordiagnostik bei V. a. Vaskulitis, spätestens 6 Wochen nach frustraner Therapie
- Weitere Untersuchungen je nach Situation

Wunddokumentation

Sie umfasst mindestens die Dokumentation der gesicherten Kausal- oder Verdachtsdiagnose, der gemessenen Wundgröße, der Beschreibung der sichtbaren Wundfläche, des Wundrands und der Wundumgebung, der Therapieanordnung bzw. -durchführung und ggf. des Therapiewechsels. Eine Fotodokumentation ist für die Verlaufsbeurteilung überaus wertvoll und wird obligat von den Krankenkassen gefordert.

4. Allgemeine Maßnahmen

Effektive **Kompressionsverbände** sind – vorausgesetzt, die arterielle Durchblutungssituation erlaubt es – nach wie vor obligater Bestandteil der Therapie des Ulcus cruris venosum.

Bei großen Ulzera ist oft eine Schmerztherapie erforderlich, beginnend mit NSAR, dann weiter entsprechend dem WHO-Stufenschema mit Opioiden. Nur sehr selten muss über Stufe 2 hinausgegangen werden. Begleiterkrankungen wie z. B. Diabetes mellitus müssen optimal therapiert bzw. eingestellt werden. Bei Infektionszeichen ist nach Antibiogramm eine möglichst gezielte antibiotische Therapie zu erwägen. Unzureichender Tetanusschutz ist zu ergänzen.

5. Lokalbehandlung

Trockene Nekrosen sollen nicht „rehydriert" werden – sind also trocken zu verbinden. Sezernierende Wunden sollten physiologisch feucht gehalten werden.

Wundreinigung und Debridement

Es ist davon auszugehen, dass die Wundheilung durch avitales Gewebe, Fremdkörper, Beläge und Detritus behindert wird. Daher sollte initial avitales Gewebe (ggf. unter entsprechender Schmerztherapie) evtl. in mehreren

Sitzungen radikal abgetragen werden, vor allem bei lokaler oder erst recht sich systemisch ausbreitender Entzündung, großflächigen Nekrosen oder Belägen. Eine Alternative zu diesem chirurgischen Debridement ist in vielen Fällen die Wundreinigung mit Abtragung von avitalem Gewebe, Nekrosen, Belägen und/oder Entfernung von Fremdkörpern bis an intakte anatomische Strukturen heran, unter Erhalt von Granulationsgewebe. Es sollten sterile Spüllösungen – am besten physiologische Kochsalzlösung – verwendet werden.

Materialien

Dazu werden verschiedene Wundversorgungsprodukte, z. B. Hydrokolloide, Folien, Schaumstoffe, Mikrofaserverbände, Alginate oder Polyacrylate, angeboten. Materialien, mit denen sich tiefere Wunden ausfüllen lassen, werden **Wundfüller** genannt (z. B. Alginate).

Von den Herstellern werden inzwischen sog. **Wundmanager** oder **Wundexperten** ausgebildet. Sie arbeiten häufig auf Provisionsbasis, setzen nur Produkte einer Firma ein und therapieren nicht immer wirtschaftlich. Der verordnende Arzt unterliegt jedoch der Wirtschaftlichkeitskontrolle. Er kann nur verordnungsfähige Produkte unter dem Gebot der Wirtschaftlichkeit auf Kassenrezept verordnen. Dabei ist die Evidenzlage bezüglich der Vor- und Nachteile der einzelnen Wundbehandlungsmittel äußerst spärlich. In der nach wie vor aktuellen Leitlinie werden folgende Kriterien für die Auswahl von Wundauflagen im Rahmen formuliert:

- Schmerzvermeidung
- Praktikabilität für den Patienten
- Haftstärke
- Exsudataufnahme und -rückhaltefähigkeit
- Vermeidung von Mazeration

Dabei sollte ein physiologisch feuchtes Milieu in der Wunde erhalten oder geschaffen werden. Je nach Stärke der Sekretion und Tiefe der Wunde sollte also eine Wundauflage mit entsprechend angepasster Saugfähigkeit, Exsudataufnahme und -rückhaltefähigkeit wie Schaumstoffverband sowie ggf. Hydrogel oder Alginate gewählt werden. Für Zusätze wie Povidon-Jod oder Silbersalze gibt es bisher keine Evidenz für eine Verbesserung der Wundheilung. Ein weiterer wichtiger Aspekt ist der Schutz von Wundrändern und -umgebung.

6. Zusammenarbeit mit Spezialisten

Wenn 6 Wochen nach Beginn einer leitliniengerechten Behandlung keine Heilungstendenz erkennbar ist, sind andere Ursachen für die fehlende Heilungstendenz differenzialdiagnostisch abzuklären. Hierzu soll im Zweifel eine zweite Meinung eingeholt werden. Infrage kommen **Angiologen** (begleitende AVK bei „gemischtem Ulkus") oder **Phlebologen** (Abklärung venöse Insuffizienz) und **Dermatologen** (unter Umständen ist auch gerade bei Verschlechterung nach Debridement an ein **Pyoderma gangraenosum** zu denken) mit entsprechender Spezialisierung. Bei Diabetikern ist u. U. die Vorstellung beim Diabetologen zur Optimierung der Stoffwechseleinstellung angebracht. Bei bestehender Indikation ist die operative Sanierung des Venensystems (ggf. auch arteriell bei kombiniertem Ulkus) durch den Gefäßchirurgen angezeigt. Eine wesentliche Verkürzung der Heilungszeit kann durch eine **Hauttransplantation** in der plastischen Chirurgie erreicht werden. Dazu muss die Wunde allerdings frei von Belägen sein, bei vitalem Granulationsgewebe (➤ Abb. 34.1).

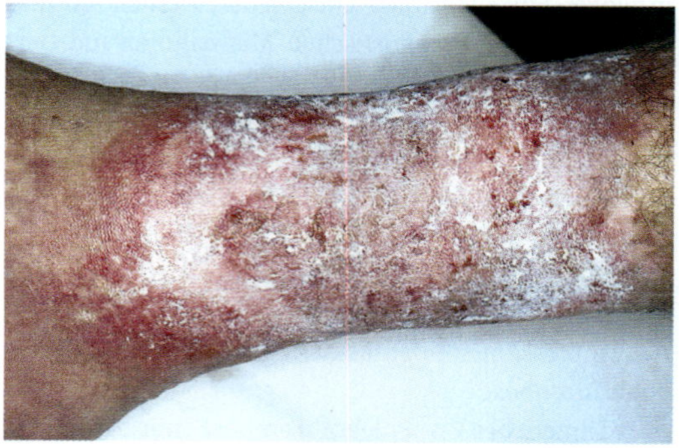

Abb. 34.1 Herr G. vor der Überweisung zum plastischen Chirurgen: Wunde frei von Gewebe, vitales rotes Granulationsgewebe [P013]

ZUSAMMENFASSUNG

Venöse Ulzera am Unterschenkel sind ein regelmäßig häufiges Beratungsproblem in der Allgemeinpraxis. Andere Ursachen wie z. B. arterielle (Mit-)Verursachung sind auszuschließen. Kompressionsverbände oder -strümpfe sind i. d. R. indiziert. Bei Infektion und ausgedehnten Nekrosen ist eine initiale Wundreinigung bzw. ein chirurgisches Debridement hilfreich. Trockene Nekrosen nicht einweichen! Mangels Evidenz erfolgt die Auswahl der Wundbehandlungsmaterialien nach folgenden Kriterien: Schmerzvermeidung, Praktikabilität, Haftstärke und Aufnahmefähigkeit für Sekret. Nach 6 Wochen erfolgloser Wundbehandlung ([Foto]-Dokumentation!) ist die Diagnostik hinsichtlich möglicher Ursachen zu vertiefen. Die Wundheilungszeit kann ggf. durch eine Hauttransplantation – vorausgesetzt, die Wunde ist „sauber" – erheblich verkürzt werden.

https://else4.de/Klein34

WAS WÄRE, WENN …

- … das Ulkus plötzlich infiltrative Wachstumstendenz zeigen würde?
  - Dann ist ein Malignom in Betracht zu ziehen.
  - Probeexzision
- … bei Anwendung einer neuen Wundauflage rasch eine wesentliche Verschlechterung des Wundzustands eintreten würde?
  - Dann ist an eine Allergie gegen die Bestandteile der Wundauflage zu denken.
  - Sofortiger Wechsel, andere Auflage verwenden!
  - In zweiter Linie ist an eine Infektion zu denken.
  - Abstrich
  - Ggf. Antibiose
- … auf der Haut Petechien entdeckt werden würden?
  - Dann ist u. a. an eine Vaskulitis als Ulkusursache zu denken.
  - Probeexzision
  - Medikamentenanamnese!

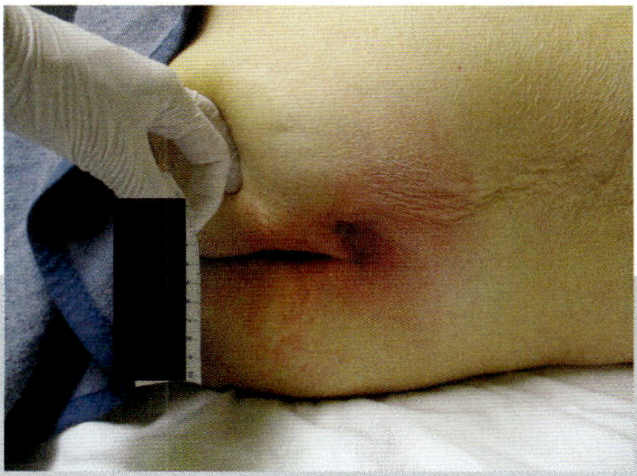

[P335]

35

Wund gelegen

„Fax vom Pflegeheim: Herr G. hat sich wund gelegen – bitte um Visite."

Vorgeschichte

Herr G., 71 Jahre, leidet an schwerer Demenz und einer Herzinsuffizienz. Er ist seit 7 Monaten mehr oder weniger bettlägerig, seit 3 Monaten im Pflegeheim. Heute Fax vom Heim mit Visitenanforderung aufgrund von „Wundliegen". Bei der Visite zeigt sich folgendes Bild: ➤ Bild.

1. **Dekubitalulzera: Wie lautet die Stadieneinteilung? Welches Stadium liegt bei Herrn G. vor?**

2. **An welchen Prädilektionsstellen treten Dekubitalulzera vorwiegend auf?**

3. **Welche Patientengruppen sind prädisponiert für Dekubitalulzera?**

4. **Welche prophylaktischen Maßnahmen sind zur Verhinderung von Dekubitalulzera angezeigt?**

5. **Welche Allgemeinmaßnahmen sind in diesem Fall angezeigt?**

6. **Welche spezielle Wundbehandlung kommt infrage?**

1. Stadien des Dekubitus

Unter Dekubitus versteht man eine ischämische Nekrose der Haut und Unterhaut, die durch einen mehr als 2 h andauernden Auflagedruck über 32 mmHg entsteht und dadurch die Kapillardurchblutung unterbricht. Beim Gesunden sorgt der **Ischämieschmerz** für reflektorische Lageänderung. Pathophysiologisch steht ein punktuell erhöhter Druck auf die Haut im Vordergrund. Hierdurch werden die Kapillaren komprimiert, die regionale Perfusion wird vermindert und es treten trophische Störungen auf. Die Sauerstoff- und Nährstoffversorgung der betroffenen Stellen nimmt ab, durch anaeroben Metabolismus sammeln sich saure Stoffwechselprodukte an und es kommt schließlich zur Nekrosenbildung.
Folgende Stadieneinteilung ist üblich:

- **Stadium 1: nicht wegdrückbare,** umschriebene Hautrötung bei intakter Haut. Weitere klinische Zeichen können Ödembildung, Verhärtung und eine lokale Überwärmung sein.
- **Stadium 2:** Teilverlust der Haut. Die Epidermis ist bis hin zu Anteilen des Coriums geschädigt. Der Druckschaden ist oberflächlich und kann sich klinisch als Blase, Hautabschürfung oder flaches Geschwür darstellen.
- **Stadium 3:** Verlust aller Hautschichten und Schädigung oder Nekrose (abgestorbenes Gewebe) des subkutanen Gewebes, die bis auf die darunterliegende Faszie reichen kann. Der Dekubitus zeigt sich klinisch als tiefes, offenes Geschwür.
- **Stadium 4:** Verlust aller Hautschichten mit ausgedehnter Zerstörung, Gewebsnekrose oder Schädigung von Muskeln, Knochen oder unterstützenden Strukturen wie Sehnen oder Gelenkkapseln.

Bei Herrn G. liegt ein Stadium 2 des Dekubitus vor.

2. Prädilektionsstellen

Folgende **Körperstellen** sind **besonders häufig** von **Dekubitus** betroffen (➤ Abb. 35.1):

- Ohrmuschel
- Schulterblatt
- Processi spinosi der Wirbelsäule
- Ellenbogen

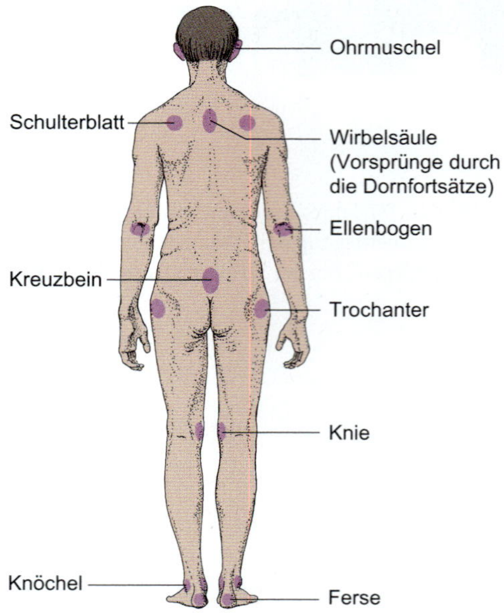

Abb. 35.1 Prädilektionsstellen für Dekubitalulzera [L190]

- Kreuzbein
- Trochanter major
- Knie
- Knöchel
- Ferse

3. Prädisposition für Dekubitalulzera

Folgende Faktoren prädisponieren u. a. für Dekubitalulzera:

- Immobilität u. a. bei Demenz
- Z. n. Fraktur
- Querschnittslähmung
- Depression
- Spastik
- Gelenkkontrakturen
- Motorische und/oder sensible Ausfälle
- Polyneuropathie
- Durchblutungsstörungen
- Metabolische Mangelzustände der Haut: z. B. nach Trauma, pAVK

- Diabetes mellitus
- Anämie
- Ödeme
- Chronisch-venöse Insuffizienz
- Rechtsherzinsuffizienz
- Lymphödem
- Adipositas
- Kachexie
- Malnutrition
- Und viele weitere Ursachen

Gerade Pflegeheimpatienten und schwer chronisch Kranke sowie Hochbetagte sind davon betroffen. Eine **regelmäßige Kontrolle der Haut,** insbesondere an den Prädilektionsstellen, zur Früherkennung ist dringend geboten. Diese Faktoren müssen routinemäßig erfasst werden. Das Risiko für ein Dekubitalgeschwür wird mithilfe von Skalen (z. B. Braden-Skala; ➤ Abb. 35.2) abgeschätzt.

4. Prophylaxe

Mit zunehmender Liegedauer immobiler Patienten steigt die Gefahr, einen Dekubitus zu entwickeln. Deshalb ist es wichtig, Risikopatienten rechtzeitig zu erkennen (s. o.) und die Patienten durch pflegerische Maßnahmen vor dem Wundliegen zu schützen.

Prophylaktisch sind verschiedene Maßnahmen sinnvoll:

- Früherkennung: **Finger-Drucktest:** Hautrötung blasst nicht ab, es liegt ein Dekubitus Grad I vor – die prophylaktischen Maßnahmen, insbesondere die Lagerung, sind zu intensivieren. Druckentlastende Matratze und Sitzkissen können nun zulasten der Krankenkasse verordnet werden.
- Regelmäßige, mindestens zweimal tägliche Hautkontrolle der gefährdeten Körperstellen sowie Kontrolle der Lagerungstechnik
- Vermeidung von Hautirritationen z. B. durch Urin- oder Stuhlverschmutzung
- Hautpflege und Körperhygiene
- Frühzeitige Mobilisation und Krankengymnastik
- Lagerungsmaßnahmen, wie Freilagerung oder Abpolsterung gefährdeter Stellen (vorstehende Knochenpunkte, z. B. Trochanter major, Ferse, Os sacrum, Knöchel) (s. o. und ➤ Abb. 35.1)
- Spitzfußprophylaxe
- Lagewechsel nach individuell festzulegenden Positionen und Intervallen
- Flüssigkeitszufuhr zur Förderung der Gewebselastizität
- Druckentlastende Matratzen und Sitzkissen
- Ernährungsumstellung: Reduktionskost bei Adipositas, Aufbaukost bei Mangelzuständen
- Medikamente vermeiden, die im Schlaf Spontanbewegungen hemmen, z. B. Tranquilizer, Antipsychotika, Antidepressiva
- Ausführliche Unterrichtung pflegender Familienangehöriger über Pathogenese, Prophylaxe und Therapie
- Hautpflege: regelmäßig baden, möglichst mit ölhaltigen Zusätzen, rückfettende Seifen, harnstoffhaltige Cremes oder Lotionen

5. Allgemeine Maßnahmen

Druckentlastung durch richtige Positionierung und Auflageflächen sowie **korrekte Lagerung** sind die Basis der Dekubitustherapie. Häufigkeit und Positionen des Umlagerns richten sich nach den Ergebnissen der Hautinspektion sowie nach der individuellen Situation. Der Lagerungsplan ist entsprechend anzupassen, z. B. 2- bis 3-stündlich Rückenlage, Seitenlage rechts, Bauchlage, Seitenlage links. Fersen und Steiß werden evtl. schwebend gelagert.

Die Verordnung druckentlastender Matratzen und Sitzkissen wäre schon zur Prophylaxe sinnvoll, kann aber erst bei Vorliegen eines Dekubitus zulasten der Krankenkasse verordnet werden (s. o). Physiotherapie zur Mobilisierung und eine hyperkalorische, proteinangereicherte Ernährung sind dringend nötig. Nach eventuellen organischen Ursachen, die die Trophik der Haut beeinflussen, wie etwa Diabetes, instabiler Kreislauf, Anämie etc., fahnden. Weiterhin Haut trocken halten, nicht reizen (z. B. kein Franzbranntwein, besser Öle). Bei **Superinfektion** ist eine systemische Antibiotikatherapie nach Resistenzprüfung zu erwägen. Außerdem regelmäßige

	1 Punkt	2 Punkte	3 Punkte	4 Punkte
Sensorische Wahrnehmung	**Vollständig ausgefallen**	**Stark eingeschränkt**	**Geringfügig eingeschränkt**	**Nicht eingeschränkt**
Fähigkeit, lagebedingte wie künstliche Reize wahrzunehmen und adäquat zu reagieren	• Keine Reaktion auf Schmerzreize (auch kein Stöhnen, Zucken, Greifen) aufgrund verminderter (nervaler) Wahrnehmungsfähigkeit bis hin zur Bewusstlosigkeit oder Sedierung, oder • Missempfindungen/Schmerzen werden über den größten Körperanteil nicht wahrgenommen	• Reaktion nur auf starke Schmerzreize, Missempfindungen können nur über Stöhnen oder Unruhe mitgeteilt werden, oder • Sensorisches Empfinden stark herabgesetzt; Missempfindungen/Schmerzen werden über die Hälfte des Körpers nicht wahrgenommen	• Reaktion auf Ansprechen; Missempfindungen bzw. das Bedürfnis nach Lagerungswechsel können nicht immer vermittelt werden, oder • Sensorisches Empfinden teilweise herabgesetzt; Missempfindungen/Schmerzen werden über ein oder zwei Extremitäten nicht wahrgenommen	• Reaktion auf Ansprechen, Missempfinden/Schmerzen werden wahrgenommen und können benannt werden
Feuchtigkeit	**Ständig feucht**	**Oft feucht**	**Manchmal feucht**	**Selten feucht**
Ausmaß, in dem die Haut Feuchtigkeit ausgesetzt ist	• Die Haut ist ständig feucht durch Schweiß, Urin usw. • Nässe wird bei jedem Bewegen festgestellt	Die Haut ist oft, aber nicht ständig feucht. Die Wäsche muss mindestens einmal pro Schicht gewechselt werden	Die Haut ist hin und wieder feucht, die Wäsche muss zusätzlich einmal täglich gewechselt werden	Die Haut ist normalerweise trocken; Wäschewechsel nur routinemäßig
Aktivität	**Bettlägerig**	**An den Stuhl/Rollstuhl gebunden**	**Gehen**	**Regelmäßiges Gehen**
Grad der körperlichen Aktivität	Das Bett kann nicht verlassen werden	• Gehfähigkeit ist stark eingeschränkt oder nicht vorhanden • Kann sich selbst nicht aufrecht halten und/oder • Braucht Unterstützung beim Hinsetzen	• Geht mehrmals am Tag, aber nur kurze Strecken, teils mit, teils ohne Hilfe • Verbringt die meiste Zeit im Bett/Lehnstuhl/Rollstuhl	• Verlässt das Zimmer mindestens zweimal am Tag • Geht tagsüber im Zimmer etwa alle zwei Stunden auf und ab

Abb. 35.2 Braden-Skala zur Abschätzung des Dekubitus-Risikos [A400]

Wundkontrolle und Dokumentation (ggf. mit Foto). Diese wird auch von den Kassen gefordert.

6. Wundbehandlung

Zur **Wundreinigung** eignen sich isotone Lösungen wie z. B. physiologische Kochsalzlösung oder Ringer-Laktat-Lösung. Die Wundbehandlung richtet sich nach Stadium und Ausdehnung des Dekubitus. Je nach Stadium sind folgende Maßnahmen angezeigt:

- **Stadium 1:** Stadium-1-Läsionen weisen darauf hin, dass weitere schwere Läsionen folgen können, wenn geeignete vorbeugende Maßnahmen nicht rechtzeitig eingeleitet werden. Gegebenenfalls Abdeckung mit transparenten Schutzfolien. Vor allem aber sollten die vorbeugenden Maßnahmen überprüft und vertieft werden.
- **Stadium 2:** Okklusive oder semipermeable Verbände sorgen für ein feuchtes Wundmilieu.
- **Stadien 3 und 4:** Behandlung von Wundinfektionen, Debridement von nekrotischem Gewebe und entsprechende Verbände beschleunigen die Heilung. Bei tief reichenden Ulzera ist ggf. eine operative Sanierung angezeigt. Gegebenenfalls kommen Vakuumsysteme, gepulster elektrischer Strom oder Ultraschalltherapie, hoch- bzw. niederfrequent, zum Einsatz.

Für die feuchte Wundversorgung ab Stadium 2 steht eine unüberschaubare Vielfalt von **Verbandstoffen** zur Verfügung, die je nach Zustand und Beschaffenheit der Wunde eingesetzt werden, z. B. Wundkissen mit Polyacrylatabsorber, Alginat als Kompressen, Gel oder Tamponade, verschiedene Hydrokolloidverbände, Schaumstoffverbände, Aktivkohle- und Silberauflagen (umstritten!). Neu gebildetes Granulationsgewebe ist vor Austrocknung zu schützen. Puder oder hyperosmolare Substanzen, „Eisen und Föhnen" oder Anwendung von Wasserstoffperoxid sind obsolet. ➤ Tab. 35.1 fasst die stadiengerechte Anwendung von Lokalmaßnahmen zusammen. Leider werden nicht alle Wundauflagen von den Krankenkassen bezahlt. Die Verordnungsfähigkeit ist zu überprüfen.

Tab. 35.1 Behandlung chronischer Wunden in Abhängigkeit von Wundheilungsphase und Zustand der Wunde

Wundheilungsphase	Zustand der Wunde	Funktion Wundverband	Geeignete Wundauflage
Exsudations-/Reinigungsphase	Trockene Nekrose, schwarz	• Befeuchten • Aufweichen	• Hydrogel mit Deckverband • Feuchtverband • Ggf. vorher Nekrosen abtragen
	Feuchte Nekrose, graugelb	• Feuchtigkeit aufnehmen • Beläge auflösen • Feuchtes Wundmilieu erhalten	• Alginatkompressen bzw. Tamponaden • Polyurethanschaum • Hydrokolloid-Wundauflage • Hydrogel mit Deckverband • Superabsorber (z. B. Polyacrylat) • Vorher Nekrosen abtragen
	Infizierte Wunde, belegt	• Exsudat resorbieren • Bakterien abtöten	• Alginat • Polyurethanschaum • Kristalliner Kochsalzverband • Superabsorber (z. B. Polyacrylat) • Antiseptische Wundauflage (Silberbeschichtung, Polihexanid) • Vorher antiseptische Wundreinigung bei lokalem Infekt

Tab. 35.1 Behandlung chronischer Wunden in Abhängigkeit von Wundheilungsphase und Zustand der Wunde (*Forts.*)

Wundheilungsphase	Zustand der Wunde	Funktion Wundverband	Geeignete Wundauflage
Granulationsphase	Blassrosa, schlechte Granulation	▪ Sekret absorbieren ▪ Wärme und feuchtes Wundmilieu erhalten ▪ Granulation fördern	▪ Alginatkompressen bzw. Tamponaden ▪ Hydrogel mit Deckverband ▪ Hydrokolloid-Wundauflage, ▪ Polyurethanschaum
	Rote, feste Granulation	▪ Vor Austrocknung schützen ▪ Wundverklebung vermeiden	▪ Hydrokolloid-Wundauflage ▪ Hydrogel mit Deckverband ▪ Hydropolymere ▪ Kollagenschwämme ▪ Polyurethanschaum
Epithelisierungsphase	Rosa epithelisierend	▪ Austrocknung und Wundverklebung verhindern ▪ Wunde vor mechanischer Irritation schützen	▪ Dünne Hydrokolloid-Wundauflage ▪ Hydrogel mit Deckverband ▪ Hydropolymere

MERKE

Druckentlastung durch korrekte Positionierung, Umlagerung und Einsatz druckreduzierender Matratzen und Sitzkissen sind die Basis der Dekubitustherapie.

https://else4.de/Klein35

ZUSAMMENFASSUNG

Dekubitalulzera erfordern eine aufwendige Behandlung mit Umlagerung, Abtragung der Nekrosen und häufigen Verbandswechseln. Basis jeder Therapie ist die konsequente Druckentlastung. Einflüsse, die die Hauttrophik stören – seien sie metabolisch oder lokal z. B. durch Urin/Stuhlverschmutzung bedingt –, sind nach Möglichkeit zu beseitigen. Die Lokaltherapie richtet sich nach dem Wundstadium und dem Zustand der Wunde. Der Therapieerfolg muss fotografisch dokumentiert werden.

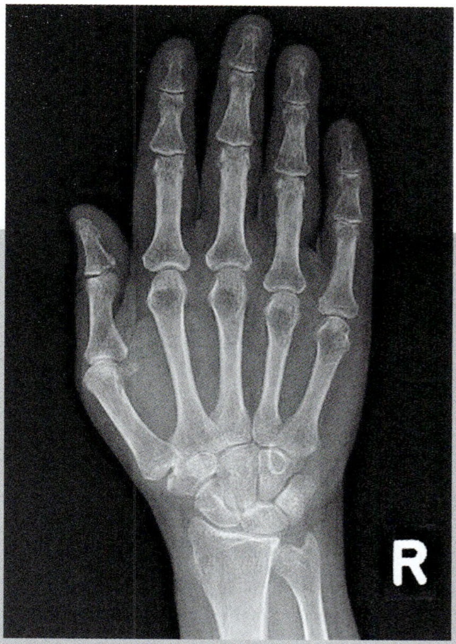

[P013]

36

Geschwollene Hand nach Mittelhandfraktur

„Vor 4 Wochen bin ich auf die Hand gefallen, jetzt habe ich immer noch Schmerzen."

Vorgeschichte

Die 56-jährige Frau L. kommt in die Sprechstunde: „Vor 4 Wochen bin ich auf die Hand gestürzt. Jetzt habe ich immer noch Schmerzen. Damals war ich schon in der Notaufnahme. Die haben mich geröntgt, das Bild habe ich dabei!" (➤ Bild).

1. **Beurteilen Sie das Röntgenbild. Veranlassen Sie eine weitere Diagnostik?**
2. **Das MRT stellt eine undislozierte intraartikuläre Basisfraktur bei D5 dar. Wie behandeln Sie die Fraktur?**
3. **Drei Monate nach dem Unfall bestehen immer noch Schmerzen und eine Schwellung der Hand. Was vermuten Sie? Welche zusätzliche Diagnostik führen Sie durch bzw. veranlassen Sie?**
4. **Welche medikamentöse Therapie ist angezeigt?**
5. **Welche nichtmedikamentösen Maßnahmen kommen infrage?**
6. **Der Zahnarzt plant Implantate. Inwiefern beeinflusst das Ihre Therapie?**

1. Beurteilung des Röntgenbilds – weitere Diagnostik

Das Röntgenbild ist unauffällig. Eine Fraktur stellt sich nicht dar. Da jedoch klinisch der dringende Frakturverdacht besteht, kommen zur weiteren Abklärung Computertomografie (CT) oder Kernspintomografie (MRT) in Betracht. Während das **CT** Knochen optimal darstellt, liegt die Stärke des **MRT** in der Darstellung von Weichteilstrukturen und Knochenmarködemen (*Bone Bruise*). Kommen **Kontrastmittel** zum Einsatz, müssen vorher ggf. Kreatinin und TSH bestimmt werden, um Kontraindikationen auszuschließen. In diesem Fall deckt das MRT u. a. die Fraktur auf. **Befund von Frau L.: Bone Bruise** an den Basen der Grundphalangen D3–D5, bei D5 mit **nicht dislozierter intraartikulärer Basisfraktur. Partialruptur des ulnaren Kollateralbands** am Grundgelenk von D3.

MERKE

Ein negatives Röntgenbild schließt eine Fraktur nicht sicher aus.

2. Behandlung der Fraktur

Die Fraktur ist völlig unverschoben und bereits 4 Wochen alt. Somit entscheidet man sich für eine konservative Behandlung. Dislozierte Mittelhandfrakturen sind operativ zu versorgen, ebenso eigentlich subkapitale Metakarpale-5-Frakturen (Boxerfraktur). Eine Ruhigstellung z. B. in einer individuell anmodellierten Kunststoff-Gips-Schiene ist sinnvoll. Dabei ist der unverletzte Daumenstrahl freizugeben. Unverletzte Abschnitte der Hand sind so wenig wie möglich ruhigzustellen. Insbesondere die Mittel- und Endgelenke sollten bei der Behandlung von Mittelhandfrakturen freigegeben bleiben, während das Grundgelenk des betroffenen Fingers in die Schiene einzuschließen ist. Die beiden benachbarten Strahlen der Langfinger sollten mit ruhiggestellt werden.

Die **Intrinsic-plus-Stellung** ist anzustreben:

- Handgelenk 20–30° Streckung
- Grundgelenke 70–80° Beugung
- Mittel- und Endgelenke 0–10° Beugung

Die Dauer der Ruhigstellung im Rahmen einer konservativen Frakturbehandlung sollte anhand klinischer Kriterien festgelegt werden. Im Röntgenbild sind die Frakturen noch lange sichtbar, auch wenn durch die Kallusbildung meist schon nach 3 Wochen eine ausreichende Stabilität besteht. Klinisches Entscheidungskriterium ist deshalb die Druckschmerzhaftigkeit im Frakturbereich. Ist sie verschwunden, kann die funktionelle Nachbehandlung eingeleitet werden. Ab der 5. Woche kann in der Regel ein schmerzadaptierter Belastungsaufbau erfolgen.

3. Ursachen der Handschwellung – weitere Diagnostik

Symptomatik und Verlauf lassen den Verdacht auf ein **CRPS (komplexes regionales Schmerzsyndrom [Complex Regional Pain Syndrome],** ehemals Morbus Sudeck) aufkommen. Hier wird zwischen Typ I ohne und Typ II mit nachweisbarer Nervenläsion unterschieden. Es besteht ein Z. n. Trauma, die rechte Hand ist gerötet, überwärmt, ödematös, berührungsempfindlich. Es besteht eine vermehrte Schweißsekretion, der Schmerz ist dauerhaft, andere Ursachen sind nicht bekannt. Somit sind sämtliche Kriterien für ein CRPS erfüllt (➤ Tab. 36.1).

Zur Bestätigung nützliche Zusatzdiagnostik mit guter Spezifität, jedoch eingeschränkter Sensitivität:

- Röntgen im Seitenvergleich: Typisch für CRPS sind generalisierte, kleinfleckige gelenknahe Entkalkungen.
- 3-Phasen-Knochenszintigramm mit Technetium-99 m-Diphosphat: Typisch sind bandförmige, gelenknahe Anreicherungen.
- Wiederholte oder Langzeit-Messung (> 7 h) der Hauttemperatur im Seitenvergleich: Für ein CRPS spricht eine Temperaturdifferenz von mehr als 1–2 °C.

Negative Befunde in der Zusatzdiagnostik schließen allerdings ein CRPS nicht aus. Entscheidend sind klinische Kriterien (s. o.).

Tab. 36.1 Diagnosekriterien bei CRPS (Leitlinie Deutsche Gesellschaft für Neurologie. Diagnostik und Therapie komplexer regionaler Schmerzsyndrome (CRPS). Entwicklungsstufe: S1. Stand: Januar 2018. AMWF-Registernummer: 030/116)

1	Symptomatik (Schmerz und sichtbare Klinik) in zeitlichem Zusammenhang mit Extremitätentrauma
2	Die Symptome sind durch das Trauma selbst nicht mehr erklärbar
3	Die Symptome betreffen die distalen Extremitätenabschnitte und gehen über die Traumastelle bzw. Innervationsterritorien hinaus
4	Differenzialdiagnostisch infrage kommende Erkrankungen sind mit adäquaten Methoden ausgeschlossen
Klinische Diagnosestellung durch folgende Kriterien	
Symptomkategorien	
1	Hyperalgesie, „Hyperästhesie", Allodynie
2	Asymmetrie der Hauttemperatur, Veränderung der Hautfarbe
3	Asymmetrie im Schwitzen, Ödem
4	Reduzierte Beweglichkeit, Dystonie, Tremor, Schwäche, Veränderung von Haar-/Nagelwachstum
Diagnose CPRS, wenn alle folgenden 4 Punkte erfüllt sind:	
1	Anhaltender Schmerz
2	Anamnese: ≥ 1 Symptom aus 3 der 4 o. g. Symptomkategorien
3	Untersuchung: ≥ 1 Symptom aus 2 der 4 o. g. Symptomkategorien
4	Ausschluss von Differenzialdiagnosen

Es wird je nach initialer Hauttemperatur ein „primär warmes" von einem „primär kalten" CRPS unterschieden, wobei der kalte Typ eine schlechtere Prognose hat. Frau L. wird zum Röntgen geschickt, auch um die Frakturheilung zu kontrollieren (Ausschluss anderer Ursachen für die Beschwerden, z. B. gestörte Knochenheilung, etwa Pseudarthrose). Das Röntgenbild zeigt einen normalen Heilverlauf und ergibt keinen Anhalt für ein CRPS. Trotzdem ist aufgrund der eindeutigen klinischen Kriterien von einem CRPS auszugehen.

4. Medikamentöse Therapie

Die Leitlinie empfiehlt eine Bisphosphonat-Therapie, z. B. mit Alendronat 40 mg/Tag für 8 Wochen.

- Das **„primär warme" CRPS** mit vorrangiger Entzündung wird mit einem Kortisonstoß behandelt (z. B. 1 mg/kg KG für 3 d, dann Ausschleichen über etwa 2,5 Wochen).
- Beim **„kalten" CRPS** mit vorherrschenden (neuropathischen) Schmerzen werden Gabapentin oder Pregabalin, ggf. auch Ketamin unter stationären Bedingungen eingesetzt. Bei Algodynie kann eine DMSO(Dimethylsulfoxid)-haltige Salbenmischung verordnet werden.

Frau L. erhält folgende Medikation: Prednisolon 60 mg, nach 3 Tagen je 10 mg alle 3 Tage reduzieren, Alendronat 40 mg/Tag (morgens nüchtern in aufrechter Haltung einnehmen, danach 1 h nichts essen).

5. Nichtmedikamentöse Maßnahmen

Physio- und Ergotherapie sind in der Behandlung des CRPS unverzichtbar. Damit sollen pathologische Bewegungsmuster kompensiert, schmerzhafte Bewegungsmuster reduziert und die normale Sensibilität wiederhergestellt werden. Bei Ruheschmerzen ggf. kurzfristige Immobilisation.

Physiotherapie

Zur Ödembehandlung haben sich Lymphdrainagen und lokale Kühlung bewährt. Dann kontralaterale Aktivierung und Behandlung der rumpfnahen Gelenke. Sobald der Schmerz eine Aktivierung ermöglicht, kann mit der Traktions- und Mobilisationsbehandlung begonnen werden. Der Patient soll dazu ermuntert werden, die erkrankte Extremität trotz Schmerzen – wenn möglich – selbst zu bewegen.

Ergotherapie

Wirkungsweise: Die Ergotherapie soll schmerzhafte Bewegungsmuster reduzieren, die normale Sensibilität herstellen und die Alltagsfunktion gewährleisten. Bezüglich der Algodynie erfolgen Übungen mit dem Ziel, die erkrankte Körperregion wieder an Berührung zu gewöhnen. Später Einübung schmerzfreier Bewegungen und zum Training der Feinmotorik und schließlich vorsichtige Korrektur der Gelenkstellung. Die Dauer einer Physio- oder Ergotherapie sollte 20–30 min betragen. Die Leitlinie empfiehlt 2–5 Therapieeinheiten pro Woche, was in der Praxis allerdings aufgrund beschränkter Ressourcen kaum umsetzbar ist.

Psychotherapie

Psychotherapeutische Verfahren sollten laut Leitlinie eingesetzt werden, wenn sich psychische Begleiterkrankungen erkennen lassen oder wenn sich die Symptomatik über einen längeren Zeitraum nicht adäquat bessert. Sympathikusblockaden werden u. a. auch aufgrund schwacher Evidenz nur bei therapierefraktären Patienten ohne Allodynie und ohne psychische Erkrankung in spezialisierten Zentren eingesetzt. Wenn beeinträchtigende dystone Störungen konservativ nicht beherrschbar sind, kommt ggf. eine intrathekale Baclofen-Therapie in einem spezialisierten Zentrum infrage.

6. Die Probleme des Zahnarztes

Der Zahnarzt von Frau L. befürchtet eine **Antiresorptiva-assoziierte Kiefernekrose** infolge der Bisphosphonat-Einnahme. Diese schwerwiegende und die Lebensqualität in hohem Maße beeinträchtigende Erkrankung des Kiefers wird u. a. mit der Einnahme von Bisphosphonaten in Zusammenhang gebracht. Es gibt zahlreiche Fallserien oder retrospektive Studien mit Bisphosphonat-assoziierten Osteonekrosen nach Implantation, die hier einen Zusammenhang sehen. Auf der anderen Seite gibt es eine Reihe an Untersuchungen, die einen solchen Zusammenhang nicht aufzeigen konnten.

Tab. 36.2 Risiko-Evaluation für Antiresorptiva-assoziierte Kiefernekrose vor Zahnimplantat

	Niedriges Risiko	Mittleres Risiko	Hohes Risiko
Osteoporose	Primär	Sekundär	
Malignom	Solider Tumor ohne Knochenmetastasen	Solider Tumor mit Knochenmetastasen	Plasmozytom
Medikation	Non-Amino-Bisphosphonat (z. B. Clodronat)	Amino-Bisphosphonat (z. B. Alendronat, Ibandronat, Zolendronat)	
Alendronat-Therapie seit wann?	< 3 J.	3–6 J.	> 6 J.
Weitere Therapie	Hormontherapie	• Kortison(langzeit-)Behandlung • Immun- und Antikörpertherapie • Zytostatikatherapie	• Bevacizumab (Avastin®) • Kopf-Hals-Strahlentherapie
Knöcherne Situation	• Röntgen: Ossifikation nach Zahnextraktion • Klinisch keine scharfen Knochenkanten	Röntgen: langfristig zurückliegender Zahnverlust, Ossifikation, Kompromittierung der Knochenneubildung nicht beurteilbar	• Röntgen: persistierende Alveole nach Zahnextraktion • Klinisch scharfe Knochenkanten • Z. n. Kiefernekrose

Daneben sind auch atypische hüftgelenknahe Femurfrakturen möglich.

Die Kriterien zur Einschätzung des Kiefernekroserisikos sind in ➤ Tab. 36.2 dargestellt.

Da Frau L. nicht an Osteoporose leidet, sondern Bisphosphonate aus anderen Gründen erhält, ist die Risikoeinschätzung schwierig. Alles in allem ist ihr Risiko niedrig bis mittelmäßig einzuschätzen.

Trotzdem wird auf Wunsch des Zahnarztes zunächst auf eine Bisphosphonat-Therapie verzichtet und lediglich eine Therapie mit Ibuprofen und Prednisolon unter Panzoprazol-Magenschutz begonnen.

MERKE

Bisphosphonate können Kiefernekrosen und atypische proximale Femurfrakturen verursachen.

ZUSAMMENFASSUNG

Unverschobene Frakturen sind oft auf dem Röntgenbild nicht erkennbar. Besteht aufgrund der Symptomatik dennoch Frakturverdacht, helfen Computertomografie oder Kernspintomografie weiter.

Bestehen nach Traumata der Extremität Berührungsempfindlichkeit der Extremität, Schwitzen, Ödem, veränderte Hauttemperatur und eine gestörte Funktion, ist ein CRPS (komplexes regionales Schmerzsyndrom) wahrscheinlich. Im Rahmen der Behandlung sind Ergo- und Physiotherapie unverzichtbar. Die medikamentöse Therapie richtet sich u. a. nach der Hauttemperatur der betroffenen Extremität.

Mögliche Nebenwirkungen von Bisphosphonaten sind die Antiresorptiva-assoziierte Kiefernekrose oder proximale Femurfrakturen. Daher ist unter dieser Therapie bei zahnärztlichen Eingriffen Vorsicht geboten.

WAS WÄRE, WENN ...

- ... die Mittelhandköpfchenfraktur frisch verschoben wäre?
  - Dann ist eine operative Versorgung mit Kirschner-Draht, Schrauben- oder Plattenosteosynthese indiziert.
- ... sich die Haut der betroffenen Hand kühler als die Gegenseite anfühlen würde?
  - Dann wären Gabapentin oder Pregabalin indiziert.
- ... eine ausgeprägte Algodynie bestehen würde?
  - Dann kommen DMSO-haltige Externa zum Einsatz.
- ... sich das Krankheitsbild nicht bessern würde?
  - Dann ist eine Vorstellung in einem spezialisierten Zentrum angebracht.
  - Dort kommen ggf. spezielle Verfahren wie z. B. Sympathikusblockaden oder eine intrathekale Baclofen-Gabe zum Einsatz.

https://else4.de/Klein36

37

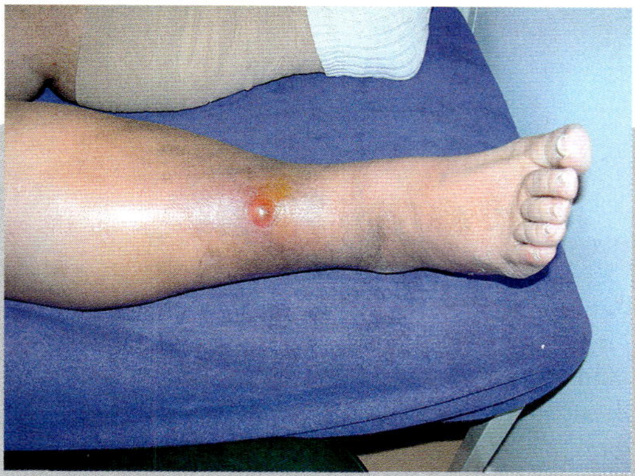

[P013]

Schwellung am Bein

„Seit Tagen tut mein Bein weh."

Vorgeschichte

Der 40-jährige Herr B. kommt in die Sprechstunde: „Mir tut seit Tagen das Bein so weh. Es ist ganz rot und heiß!" Der Tastbefund ergibt eine fluktuierende Schwellung am rechten Unterschenkel (Bild).

1. **Furunkel, Karbunkel, Abszess, Phlegmone, Empyem, nekrotisierende Fasziitis: Was versteht man darunter?**

2. **Welche Symptome sprechen für einen Abszess?**

3. **Welche Diagnostik hilft weiter?**

4. **Anästhesie: Welche Möglichkeiten gibt es?**

5. **Wie therapieren Sie pyogene Hautinfektionen?**

6. **Nachbehandlung: Was ist zu beachten?**

1. Definition: Furunkel, Karbunkel, Abszess, Phlegmone, Empyem, nekrotisierende Fasziitis

- **Furunkel:** Von einem Haarfollikel ausgehende Entzündung (Follikulitis), in die Tiefe bis zur Subkutis fortschreitend und abszedierend. **Erreger:** Staphylokokken.
- **Karbunkel:** konfluierende Furunkel mit Nekrosenbildung, sich unter Umständen auch bis in die Tiefe subfaszial ausbreitend. **Erreger:** Staphylokokken.
- **Abszess:** Unter einem Abszess versteht man eine lokalisierte, von einer Granulatiosmembran umgebene, eitrige Gewebseinschmelzung mit Eiteransammlungen in einem nicht präformierten, durch Nekrose entstanden Raum. **Erreger:** meist Staphylokokken oder *Escherichia coli.*
- **Phlegmone:** diffuse, gewebsschichtenüberschreitende Entzündung. **Erreger:** Streptokokken, Staphylokokken, Proteus, Anaerobier, häufig Mischinfektionen. Beispiel: die Hohlhandphlegmone, wo sich die Infektion in den Sehnenscheiden der Hand ausbreitet. Eine phlegmonös-entzündliche Erkrankung der Haut und der Lymphspalten wird als **Erysipel** oder **Wundrose** bezeichnet. **Erreger:** meist β-hämolysierende Streptokokken.
- **Empyem:** Darunter versteht man eine Eiteransammlung in einer anatomisch präferierten Höhle, z. B. Gallenblase oder einem Gelenk. **Erreger:** Staphylokokken, Streptokokken, Gonokokken, *E. coli,* Proteus, Anaerobier, häufig auch Mischinfekte.
- **Nekrotisierende Fasziitis:** rasch fortschreitende schwere Weichteilgewebsinfektion mit hoher Letalität. Kommt vor allem nach Hautläsionen bei resistenzgeminderten Patienten vor. **Erreger:** meist Streptokokken der Gruppe A.

2. Abszess: Symptome

Typisch sind synchron pochende Schmerzen. Ein Abszess zeigt die klassischen **Entzündungszeichen (Dolor, Calor, Rubor, Tumor und Functio laesa).** Bei körperoberflächennaher Lokalisation kann eine Fluktuation durch die Flüssigkeitsansammlung getastet werden.

3. Diagnostik

Liegen die typischen Symptome Rötung, Überwärmung, Schmerz und Schwellung vor und kann darüber hinaus eine eindeutige Fluktuation getastet werden, ist die Situation klar: Es handelt sich um einen Abszess.

In Zweifelsfällen hat sich die **Sonografie** bewährt. Einfach den auf Nahbereich fokussierten Schallkopf aufsetzen, eine **echofreie Läsion (Flüssigkeit)** spricht für eine abszedierende Einschmelzung. Rein theoretisch könnte die echofreie Läsion auch ein Serom oder eine Zyste bedeuten, jedoch kann aufgrund der klinischen Symptomatik in Zusammenschau mit dem sonografischen Befund sicher von einem Abszess ausgegangen werden. Weiterhin weisen Leukozytose (Granulozyten) sowie erhöhtes CRP und beschleunigte Blutsenkungsgeschwindigkeit auf ein entzündliches Geschehen hin.

4. Anästhesie

Bei pyogenen Infektionen der Haut, insbesondere bei Abszessinzisionen, besteht das Problem, dass die Lokalanästhesie häufig nicht ausreichend wirksam ist. Gründe dafür sind die infektionsbedingte Hyperämie sowie der verstärkte enzymatische Abbau der Medikamente. Die Lokalanästhesie wurde bei Herrn B. intrakutan gesetzt (➤ Abb. 37.1). Weitere Möglichkeiten sind Aufkleben eines Lidocain-/Prilocain-haltigen Pflasters (z. B. Emla®) mindestens 1 h vor dem Eingriff oder lokale Vereisung mit einem Spray.

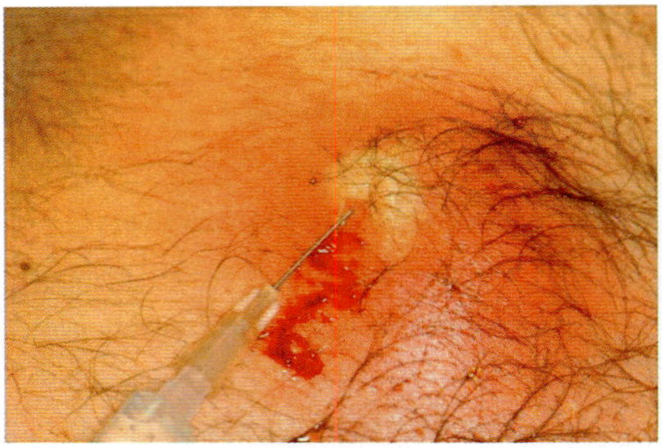

Abb. 37.1 Lokalanästhesie [P013]

5. Therapie

Furunkel/Karbunkel

- Zur Therapie von Furunkeln, Furunkulose und Karbunkeln werden Ruhigstellung, „Manipulationsverbot" sowie lokal desinfizierende/antibiotische Maßnahmen empfohlen.
- Sogenannte Zugsalben und die Anwendung feuchter Wärme sind traditionell in Gebrauch.
- Die Inzision reifer (fluktuierender) Einzelherde wird empfohlen (s. u.).
- Eine systemische Behandlung mit Cefalexin p. o. oder Cefazolin i. v. (Cephalosporin der Gruppe 1), als 2. Wahl oder bei Penicillinallergie mit Cotrimoxazol oder Clindamycin werden empfohlen. Bei bestehender Therapieresistenz Auswahl des Antibiotikums entsprechend Antibiogramm. **Cave:** MRSA!
- Bei ausgedehntem Befund oder Gesichtsfurunkeln sollte die Behandlung intravenös und stationär erfolgen. Furunkulose: Diagnostik und möglichst Elimination oder Behandlung prädisponierender Faktoren (Sanierung von Erregerreservoirs, Diabeteseinstellung) werden empfohlen.

Abszess

- Spitz-ovaläre Inzision (➤ Abb. 37.2), Entfernung des Hautstücks, Kürettage mit dem scharfen Löffel und Einlegen eines Fettgazestreifens zur Drainage (Tamponade ist inzwischen obsolet). Spülung mit physiologischer Kochsalzlösung. Die weitere Wundbehandlung erfolgt offen mit dem Ziel der Sekundärheilung.

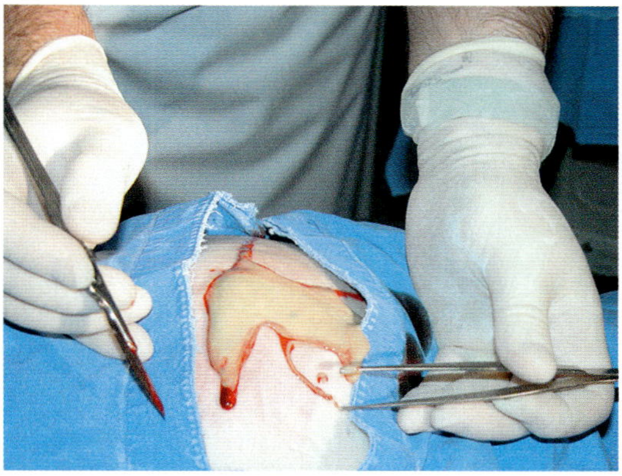

Abb. 37.2 Spitz-ovaläre Umschneidung – es entleert sich reichlich Eiter. [P013]

Eine Sonderform ist der **Schweißdrüsenabszess** (➤ Abb. 37.3). Dabei handelt es sich um eine Entzündung der apokrinen Schweißdrüsen im Bereich der Axilla. Therapeutisch ebenfalls Inzision und Drainage. Jedoch muss bei rezidivierenden Abszessen daran gedacht werden, dass eine dysplastische Veränderung der Schweißdrüsen im Sinne einer Acne inversa rezidivierende axillare und inquinale pyogene Hautinfektionen verursachen kann, die letztendlich nur durch eine großzügige Exzision mit konsekutiver Hauttransplantation dauerhaft in den Griff zu bekommen sind.

Begrenzte Phlegmone

Bei leichter bis mittelschwerer Infektion wird eine Therapie mit Amoxillin/Clavulansäure oder Clindamycin empfohlen. Bei mittelschwerer bis schwerer Infektionserkrankung (generell) oder bei kritischer Lokalisation (z. B. Hand- oder Gesichtsbereich) wird die parenterale Gabe von Ampicillin/Sulbactam oder Cefuroxim bzw. Clindamycin jeweils i. v. empfohlen.

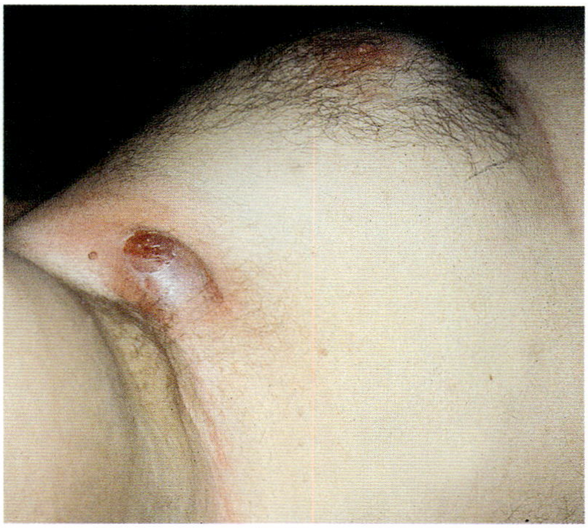

Abb. 37.3 Schweißdrüsenabszess rechte Axilla [P013]

6. Nachbehandlung

Die Behandlung „chirurgischer Infektionen" bedarf einer engmaschigen, anfangs täglichen Nachkontrolle. Das Drainagematerial muss gewechselt werden. Die Wunde sollte mit physiologischer Kochsalzlösung gespült werden. Eine Infektionsausbreitung (es hat sich bewährt, die Grenze der Rötung zur Verlaufsbeobachtung zu markieren) sollte ggf. antibiotisch behandelt werden (möglichst gezielt nach Antibiogramm). Die Auswahl der Wundauflagen und Behandlungsmittel richtet sich nach dem Zustand der Wunde.

https://else4.de/Klein37

ZUSAMMENFASSUNG

Die klassischen Symptome Dolor, Calor, Rubor, Tumor und Functio laesa bei gleichzeitig bestehender Fluktuation sprechen für einen Abszess. Therapeutisch sind eine umgehende Eröffnung und Drainage mit anschließender Spülung der Abszesshöhle mit physiologischer Kochsalzlösung angezeigt. Eine Lokalanästhesie ist durch entzündungsbedingte Stoffwechselvorgänge erschwert. Häufig gelingt jedoch eine intrakutane Quaddel. Eine engmaschige Kontrolle und Nachbehandlung sind erforderlich.

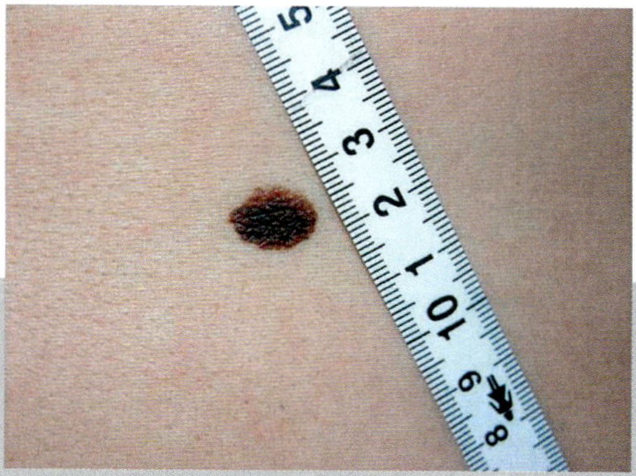

[P013]

Atherom, Melanom, Lipom

„Können Sie mir das Muttermal und die Knoten auf der Haut wegmachen?“

Vorgeschichte

Die 46-jährige Frau A. kommt in die Praxis: „Ich brauche einen Operationstermin bei Ihnen. Da, sehen Sie: Am Rücken hab ich ein Muttermal (➤ Bild), am Kopf und am Bauch habe ich Knoten! Der am Bauch tut auch weh! Bitte machen Sie mir das alles raus!“ Der Hauttumor am Rücken sieht wie ein Nävus aus. Die „Geschwulst am Bauch“ fühlt sich wie ein Lipom an. Die Kopfgeschwulst lässt eine Pilarzyste („Atherom“) vermuten.

1. **Entfernung von Haut- bzw. Weichteiltumoren. Was ist generell zu beachten?**

2. **Wie schätzen Sie die Dignität des Nävus ein? Wie führen Sie die Exzision durch?**

3. **Überraschenderweise ergibt die Histologie ein malignes Melanom in situ. Wie gehen Sie weiter vor?**

4. **Wie exzidieren Sie das Lipom am Bauch?**

5. **Atherom-Exzision am Kopf. Was ist zu beachten?**

6. **Z. n. Entfernung eines Haut- bzw. Weichteiltumors. Wie führen Sie die postoperative Nachbetreuung durch?**

1. Entfernung von Haut- und Weichteiltumoren

Allgemeines zu kleinen Eingriffen siehe auch ➤ Fall 32 und ➤ Fall 33.

- **Aufklärung:** Vor jedem kleinen Eingriff ist der Patient über mögliche Risiken und Komplikationen aufzuklären. Das Aufklärungsgespräch ist schriftlich zu dokumentieren und vom Arzt und vom Patienten zu unterzeichnen.
- **Schnittführung in den Hautspaltlinien:** Wenn man die Haut vorsichtig in mehrere Richtungen zusammendrückt, kann man leicht die Spaltlinien verfolgen (➤ Abb. 38.1). Schnittführung parallel zu den Spannungslinien führt zu weniger Narbenbildungen.
- **Histologie:** Grundsätzlich sind alle Exzidate einer histologischen Untersuchung zuzuführen.

2. Dignitätsbeurteilung – Nävusentfernung

Bezüglich der Beurteilung von Melanomen ist die **ABCDE-Regel** (Asymmetrie, Begrenzung, Färbung [Colour], Durchmesser, Erhabenheit und Entwicklungs(geschwindigkeit)) für die Frühdiagnose nur bedingt geeignet. Hierbei spielt die Erfahrung des Untersuchers eine große Rolle. Bewährt hat es sich, die Veränderungen unter die Lupe zu nehmen, die „aus dem Rahmen fallen“. Wenn jedoch zwei oder mehr Faktoren der ABCDE-Regel positiv ausfallen, sollte der Nävus mit einem kleinen Sicherheitsabstand in toto exzidiert werden.

Die **Exzision** erfolgt als „wetzsteinförmige“ Umschneidung, wobei der Wetzstein etwa viermal so lang wie breit sein sollte, um damit sog. Schweineohren an Wundecken zu vermeiden. Wichtig ist ein entsprechender Sicherheitsabstand von einigen Millimetern in alle Richtungen, insbesondere auch in die Tiefe (➤ Abb. 38.2).

3. Weiteres Vorgehen bei In-situ-Melanom

Oft erscheinen Melanome relativ harmlos – wie auch dieses Beispiel am Rücken zeigt. Histologisch stellte sich überraschenderweise ein ca. 1,5 cm großes Melanoma in situ heraus (➤ Bild). Bei Frau A. erfolgte die Resektion im Gesunden, die Schnittränder waren frei. Nach Rücksprache mit der dermatologischen Klinik erfolgte eine Nachresektion um einen Sicherheitsabstand von 5 mm nach allen Seiten. Die Patientin ist geheilt. Eine spezielle Nachsorge ist in diesem Fall von der Leitlinie nicht vorgesehen, Frau A. sollte jedoch jährlich einer Ganzkörperuntersuchung zur Aufdeckung von Zweitmelanomen unterzogen werden.

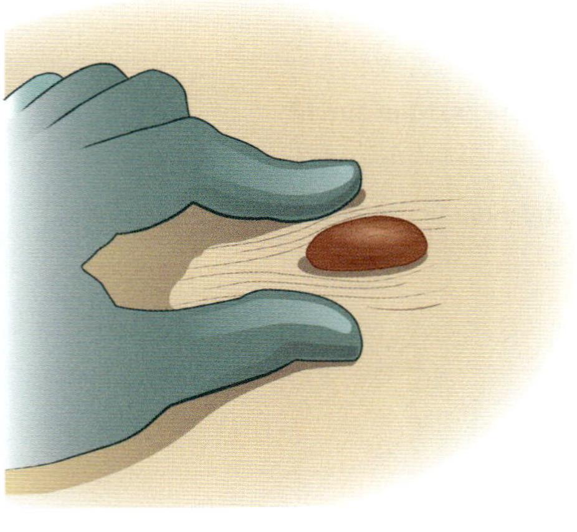

Abb. 38.1 Bestimmung der Richtung der Hautspaltlinien [L255]

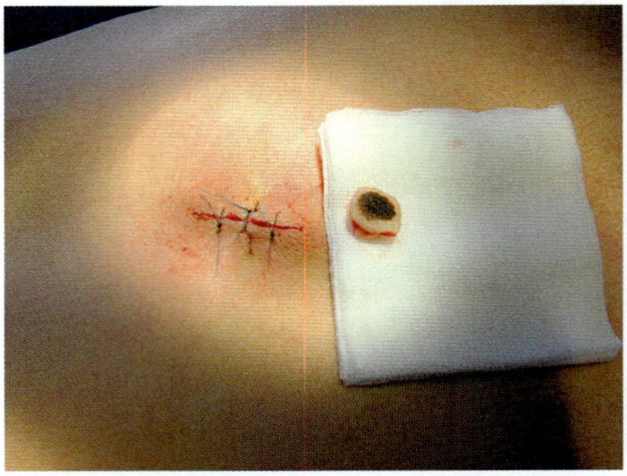

Abb. 38.2 Das Operationspräparat. Es wird zur histologischen Untersuchung eingeschickt. [P013]

4. Exzision des Lipoms am Bauch

Lipome werden dann entfernt, wenn sie schmerzhaft sind **(Lipomatosis dolorosa)** oder stören. Frau A. gab ja Schmerzen an, somit ergab sich auch eine Indikation für die Exzision. Bei der Infiltrationsanästhesie ist darauf zu achten, dass der Hauttumor, vor allem wenn er an der Oberfläche nicht sichtbar ist, nicht aufgrund der Infiltration in die Tiefe verschwindet.

Bei in der Tiefe liegenden Hauttumoren Markierung ggf. z. B. mit einem Textmarker vor Infiltration. Daher bei der Infiltration die Nadel unter den Tumor führen, damit dieser durch die Infiltration zur Oberfläche „herausgehoben“ wird. Nach der wetzsteinförmigen Umschneidung im Verlauf der Hautspaltlinien drücken zwei Finger das Lipom seitlich zusammen, um es zu orten und festzuhalten. Das Lipom (meist etwas heller als das umgebende Fettgewebe) wölbt sich vor, die komprimierte Pseudokapsel kann dann häufig mühelos exprimiert werden. Bei häufig größeren und verwachsenen Lipomen ist eine Exstirpation unter Zug und Gegenzug erforderlich (➤ Abb. 38.3).

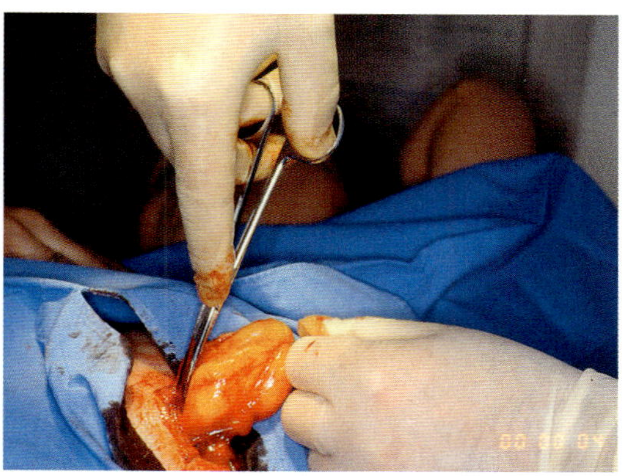

Abb. 38.3 Lipom: Entfernung unter Zug und Gegenzug [P013]

5. Atherom-Exzision am Kopf

Atherome sollten chirurgisch entfernt werden, da sie zur Infektion neigen. Eine Exzision von infizierten Atheromen ist wesentlich schwieriger als im blanden Zustand. Bei der Entfernung besteht die Gefahr, dass diese „platzen“ und dann danach eine vollständige Entfernung der Kapsel, die zur Vermeidung von Rezidiven erforderlich ist, nicht mehr gelingt. Deshalb muss sehr vorsichtig vorgegangen werden. Die Inzision verläuft wetzsteinförmig um den Ausführungsgang der Talgdrüse, sodass die häufig sichtbare Mündung der Talgdrüse in der Mitte der Exzisionsfläche liegt (➤ Abb. 38.4). Das Atherom wird vorsichtig „in der richtigen Schicht“ in toto herauspräpariert (➤ Abb. 38.5), ohne es zu verletzen (➤ Abb. 38.6). Bewährt hat sich der Einsatz von

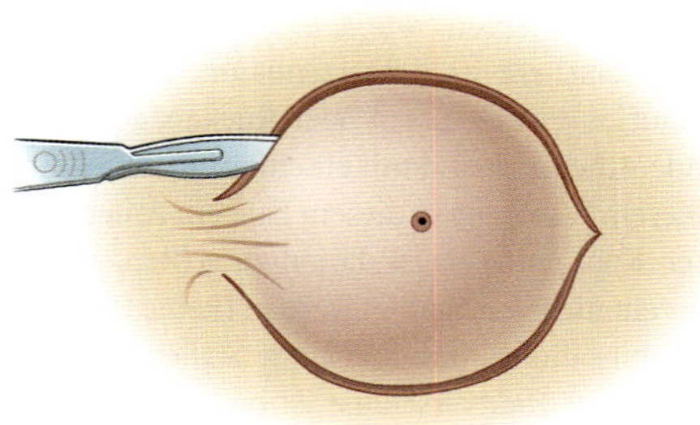

Abb. 38.4 Wetzsteinförmige Umschneidung, Ausführungsgang in der Mitte [L255]

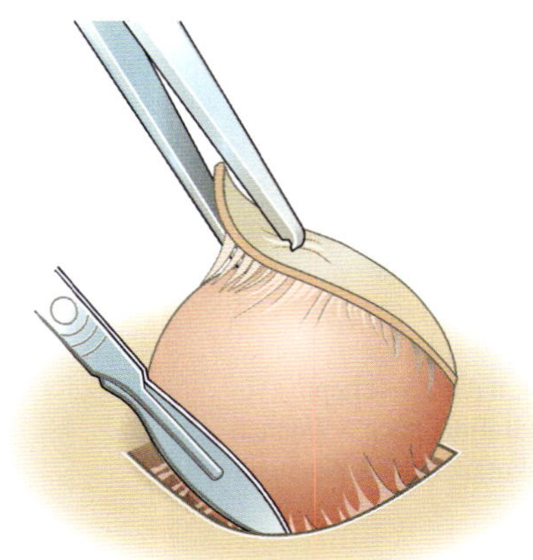

Abb. 38.5 Präparation eines Atheroms [L255]

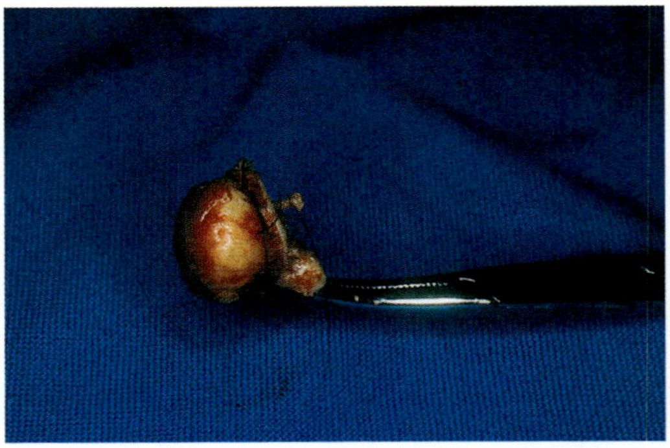

Abb. 38.6 Das Operationspräparat: Atherom in toto entfernt [P013]

sensiblen Instrumenten, wie z. B. Allis-Baby-Klemme und Präparierschere nach Metzenbaum. Atherome in dicker Haut, z. B. am Nacken oder Rücken, sowie rezidivierende Atherome sind mit einem größeren Abstand zu exzidieren. Wird, wie in diesem Fall, ein Atherom am behaarten Kopf entfernt, ist darauf zu achten, dass die Haarwurzeln nicht beschädigt werden (keine tangentiale Hautmobilisation!), da sonst kahle Stellen entstehen. Spannungsfreier Hautverschluss ist bei größeren Atheromen oft nur durch plastisch-chirurgische Kniffe zu erreichen.

6. Postoperative Kontrollen

Frau A. wird am Tag nach den Eingriffen wieder einbestellt, um eventuelle Wundhämatome zu exprimieren. Weitere Kontrollen an Tag 4 oder 5, um mögliche Wundinfektionen rechtzeitig zu erkennen. Dann Wiederbestellung zur Entfernung der Fäden (➤ Fall 32):

- Bei Infektionsverdacht sofort
- Gesicht: 3–5 Tage
- Arme: 7–10 Tage
- Beine: 10–14 Tage
- Sonst: nach 2 Wochen
- Amputation: nach 3 Wochen
- Intrakutan: nach 3 Wochen

ZUSAMMENFASSUNG

Werden Haut- bzw. Weichteiltumoren in der Praxis entfernt, ist eine eingehende Aufklärung mit schriftlicher Dokumentation und Unterschrift erforderlich. Die Entfernung hat möglichst gewebeschonend zu erfolgen. Am behaarten Kopf sind die Haarwurzeln zu schonen. Ergibt die Histologie nach „Nävusexzision" überraschenderweise ein Melanoma in situ, ist je nach Sicherheitsabstand eine Nachexzision erforderlich.

https://else4.de/Klein38

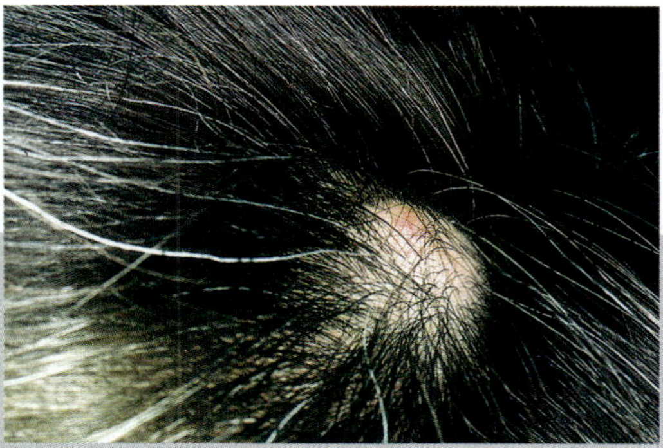

[P013]

39

Hauttumoren operieren – was gilt es zu beachten?

„Was kann denn bei der OP schiefgehen? Welche Risiken bestehen?“

Vorgeschichte

Die 46-jährige Frau A. (➤ Fall 38) hat sich einen Operationstermin für die Entfernung ihrer Hauttumoren geben lassen. Natürlich werden nicht alle in einer Sitzung entfernt. Zunächst ist die Exzision der Pilarzyste am Kopf (➤ Bild) geplant. Sie fragt: „Was, wenn die OP schiefgeht? Mit welchen Risiken muss ich rechnen?“

1. **Aufklärung vor kleinen operativen Eingriffen in der Praxis. Was ist allgemein zu beachten?**

2. **Mit welchen Komplikationen muss die Patientin rechnen?**

3. **Am Tag nach dem Eingriff: fluktuierende Schwellung um das sonst reizlose OP-Gebiet. Was ist die Ursache? Wie sieht das weitere Vorgehen aus?**

4. **Wiedervorstellung am vierten postoperativen Tag. Die Wunde ist gerötet. Was ist nun erforderlich?**

5. **Am fünften postoperativen Tag kommt es zu einer Schwellung, Rötung und Überwärmung der gesamten Kopfhaut. Wie gehen Sie vor?**

6. **Sie hatten in zweiter Sitzung einen Nävus am Dekolleté entfernt. Nun beschwert sie sich über die „hässliche Narbe“. Erläutern Sie das weitere Prozedere.**

1. Aufklärung

Grundsätzliches

Vor Eingriffen im Rahmen der „kleinen Chirurgie" in der Hausarztpraxis hat eine ordnungsgemäße Aufklärung zu erfolgen. Der Arzt muss dazu ein persönliches Gespräch mit dem Patienten führen. Der Patient muss die nötige Urteilskraft und Willensfreiheit besitzen, um die Tragweite der Erklärung zu erkennen und das Für und Wider verständig gegeneinander abzuwägen. Das Aufklärungsgespräch hat rechtzeitig (mind. 24 h) vor der Behandlung zu erfolgen. Bei einem elektiven Eingriff, bei dem gewartet werden kann, ist eine ausführlichere Aufklärung erforderlich als bei einem Notfalleingriff.

Einwilligung Minderjähriger

- **Einwilligung bei Minderjährigen** ab dem 14. bis zum vollendeten 18. Lebensjahr: Sie können rechtswirksam einwilligen, wenn der Arzt unter Berücksichtigung der Art und Schwere des konkreten Eingriffs von der Einsichts- und Urteilsfähigkeit des minderjährigen Patienten zur sachgemäßen Bewertung ausgehen kann.
- **Mangelnde Einsicht des Minderjährigen:** Hat der Arzt Zweifel an der erforderlichen Einsichts-, Urteils- und Einwilligungsfähigkeit des Minderjährigen, kann es geboten sein, die Eltern mit aufzuklären.

Dokumentation

Eine schriftliche Dokumentation des Aufklärungsgesprächs, falls kein Formular verwendet wird, ist aus Beweisgründen sinnvoll. Das alleinige Aushändigen eines Aufklärungsbogens ersetzt nicht die notwendige mündliche Aufklärung durch den Arzt. Aufklärungsbögen können aus Beweislastgründen vom Arzt verwendet werden. Der Einsatz sollte nicht unkritisch und nicht ohne Kenntnis der Bewertung durch die Rechtsprechung erfolgen.

MERKE

Die Aufklärung des Patienten vor operativen Eingriffen muss im direkten Gespräch zwischen dem Arzt und dem Patienten erfolgen. Die bloße Unterschrift des Patienten unter einem Aufklärungsbogen genügt nicht!

2. Komplikationen

Leider sind die postoperativen Verläufe auch bei kleinen Eingriffen nicht immer komplikationslos. Komplikationen bei kleinen Eingriffen sind selten lebensbedrohlich – sieht man einmal von anaphylaktischen Reaktionen, z. B. bei Allergie auf Lokalanästhetika, und seltenen bedrohlichen Infektionen wie Sepsis, Gasbrand, Tetanus etc. ab. Drohende bleibende Defekte sind allerdings nicht ganz selten.

Häufige Komplikationen nach kleinen chirurgischen Eingriffen sind z. B.:

- Wundrandnekrose
- Hämatom
- Serom
- Dehiszenz
- Nekrose
- Infektion/Abszess
- Sepsis
- Phlebothrombose
- Hypertrophe Narbe
- Keloid

Da es sich in diesem Fall um einen Eingriff am behaarten Kopf handelt, ist die Patientin dahingehend aufzuklären, dass infolge einer möglichen Verletzung der Haarwurzeln eine kahle Stelle entstehen kann.

3. Fluktuierende Schwellung

Ursache

Die Fluktuation lässt eine Flüssigkeitsansammlung im Wundbereich vermuten. Da der Eingriff erst einen Tag zurückliegt und die Wundverhältnisse ansonsten reizlos sind, ist als Ursache ein Wundhämatom zu vermuten.

Behandlung

Nach gründlicher Desinfektion empfiehlt es sich, ein oder zwei Nähte zu entfernen und das Hämatom vorsichtig zu exprimieren (➤ Abb. 39.1). Anschließend wird eine Drainage, z. B. in Form einer aus einem sterilen Handschuh zurechtgeschnittenen kleinen Lasche, eingelegt und die Wunde engmaschig kontrolliert, um mögliche Infektionen rechtzeitig zu erkennen.

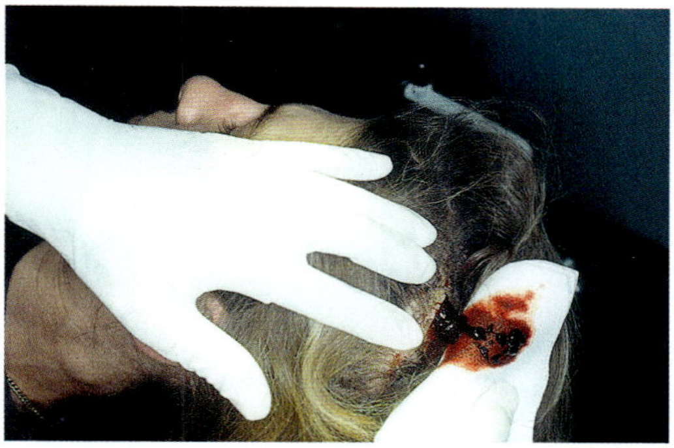

Abb. 39.1 Hämatom am Kopf: Die Blutkoagel werden nach Entfernung einzelner Fäden vorsichtig exprimiert. [P013]

Prophylaxe

Gerade bei Eingriffen im Bereich der Schädelkalotte kommt dies häufiger vor. Häufigste Ursache sind zu oberflächlich gelegene Nähte. Zur Vorbeugung empfiehlt es sich, tief durchgreifende Nähte zu legen, die die Galea mit erfassen und somit die Gefäße en bloc komprimieren.

4. Die gerötete Wunde

Wundheilungsstörungen kommen häufig vor, z. B. Wundrandnekrosen infolge eines zu wenig gewebeschonenden Arbeitens mit Traumatisierung der Wundränder (Quetschspannung auf der Wunde, „Ausfransungen" etc.) (➤ Tab. 39.1). Weiterhin kommen in Betracht:

- **Wundinfektion ohne Abszedierung:** Symptome wie beim Wundabszess; lediglich die Fluktuation fehlt infolge eher phlegmonöser Ausbreitung.
- **Wundabszess:** Patienten mit Wundabszess fühlen sich oft allgemein krank, haben Fieber, im Blutbild tritt im Gegensatz zu Serom und Atherom eine Leukozytose auf. Die Wunde ist meist stark gerötet und sehr schmerzhaft.
- **Fadenfistel** infolge der „Unverträglichkeit" resorbierbaren Nahtmaterials

Bei Wundinfektionen ist eine antibiotische Behandlung i. d. R. empfehlenswert. Ein Wundabstrich zur mikrobiologischen Differenzierung und ggf. späteren gezielten Antibiotikatherapie sollte entnommen werden. Die Wunde ist zu eröffnen (vorzeitige teilweise oder vollständige Entfernung des Nahtmaterials). Ein möglicher Abszess ist zu entlasten. Anschließend Drainage und engmaschige (i. d. R. tägliche) Wundkontrolle. Besteht der Verdacht auf eine „Fadenfistel", ist eine kleine Stichinzision angezeigt. Dann versucht man, das subkutan liegende Nahtmaterial mit einem Klemmchen zu fassen oder es durch wiederholte Injektion von Kochsalzlösung via Knopfkanüle herauszuspülen. Ist das Fremdmaterial erst entfernt, heilt die Wunde meistens schnell. Um

Tab. 39.1 Differenzierung „Wundschwellung"

	Serom	Hämatom	Abszess
Entzündungszeichen	+	+	+++
Fluktuation	+++	+++	+++
Verfärbung der Haut	(+)	Bläulich-gelb	Rötung
Glänzende, gespannte Haut	+	++	+++
Schmerzen	+	+	+++
Allgemeinsymptome: ▪ Fieber ▪ Abgeschlagenheit ▪ Leukozytose	Fehlen	Fehlen	Vorhanden
Weitere Diagnostik	Sonografie/ Probepunktion	Sonografie/ Probepunktion	(Sonografie)
Therapie	Punktion/ Wunderevision mit Drainage, Druckverband	Ausräumung des Hämatoms (nur ausnahmsweise Punktion), Drainage, Druckverband	Umgehende Inzision, Drainage, offene Wundheilung

derartige Komplikationen zu vermeiden, hat es sich bewährt, bereits bei der Wundversorgung möglichst wenig Fremdmaterial einzubringen, z. B. durch tiefgreifende Hautnähte zum Verschluss von Hohlräumen und Blutstillung z. B. im Kopfbereich. Gefäßligaturen benötigen wesentlich weniger Nahtmaterial als eine Umstechung.

5. Schwellung der Kopfhaut

Es hat sich eine Wundinfektion entlang der Haut und der Weichteile ausgebreitet. Frau A. bietet das typische Bild einer **Galea-Phlegmone.** Dies ist ein bedrohliches Krankheitsbild; u. U. droht eine intrakranielle Ausbreitung mit Meningitis, seltener eine Osteomyelitis des Schädelknochens. Erforderlich sind die sofortige Eröffnung der Wunde, ggf. weitere Inzisionen und eine hoch dosierte i. v.-Antibiose. Die Patientin ist umgehend in die Klinik einzuweisen.

MERKE

Eine Galea-Phlegmone ist lebensbedrohlich. Der Patient muss sofort stationär eingewiesen werden.

6. Die „hässliche Narbe“

Bei der „hässlichen Narbe“ handelt es sich um ein Keloid (➤ Abb. 39.2).

Ursachen – Prädisposition

Keloide und hypertrophe Narben treten bei disponierten Personen nach Wunden aller Art besonders häufig auf. Entsprechend zurückhaltend sollte die Indikation für elektive Eingriffe in diesem Bereich gestellt werden. Zu warnen ist vor nochmaliger Exzision und Nahtanlage in der Hausarztpraxis. Es ist zu erwarten, dass sich die gleiche Narbenhypertrophie erneut bildet – nur größer! Risikofaktoren für Keloide:

- Jugendliches Alter
- Weibliches Geschlecht
- Farbige Haut
- Lokalisation Sternum, Rücken, Schulterblatt

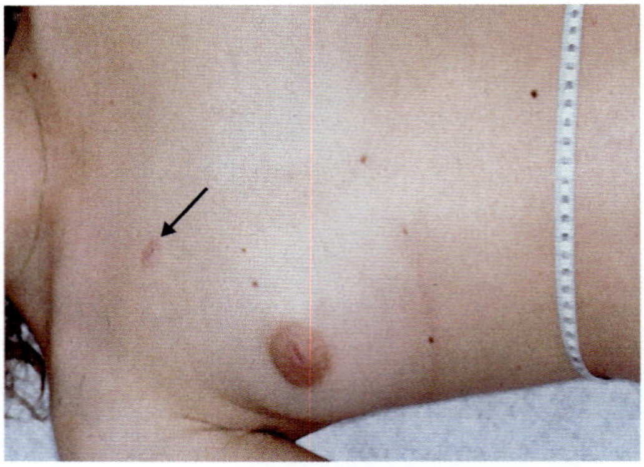

Abb. 39.2 Narbenkeloid nach Nävusexzision [P013]

Therapie von Keloiden

- **Äußere Narbenspezifikabehandlung:** Das Wesentliche an der Behandlung mit Narbenspezifika ist der mechanische Effekt. Der Patient sollte angewiesen werden, kräftig die Narbe zu massieren. Imiquimod-Creme verhindert Rezidive nach Exzision (schmerzhaft).
- **Okklusivtherapie mit Silikatfolien:** Diese müssen 6 Monate getragen werden, alternativ steht ein Gel (z. B. Dermafix ®) zur Verfügung. Weitere Möglichkeit: Narbenpflaster.
- **Injektionstherapie:** Kortikoide Kristallsuspension (Triamcinolon-Kristallsuspension 10 mg/ml) wird direkt mit einer dünnen (18er- oder 20er-Kanüle) in die Narbe gespritzt. Eine Lokalanästhesie wird nicht durchgeführt. Die Narbe wird unterspritzt, bis sie weiß wird. Diese Behandlung wird alle 3 Wochen wiederholt, bis eine Bindegewebsatrophie eingetreten ist. Wichtig ist, dass man sich hierfür Zeit nimmt und die Spritze flach durch die Haut führt.

Bei unzureichendem Erfolg obiger Maßnahmen sollte Frau A. ggf. dem plastischen Chirurgen vorgestellt werden.

ZUSAMMENFASSUNG

Eine umfassende Aufklärung des Patienten durch den Arzt, insbesondere über Risiken, Komplikationsmöglichkeiten und eventuelle Schädigungen, ist vor jedem noch so kleinen Eingriff unerlässlich.

Häufige Komplikationen nach kleinen chirurgischen Eingriffen sind Wundrandnekrose, Hämatom, Serom, Dehiszenz, Nekrose, Infektion/Abszess, Sepsis, Phlebothrombose, hypertrophe Narbe, Keloid etc.

Wundabszesse zeichnen sich durch starke Schmerzen und Allgemeinsymptome sowie fluktuierende Schwellung, Rötung und Überwärmung aus. Sie sind sofort zu eröffnen.

Narbenkeloide bedürfen einer spezifischen Behandlung. Sie sollten, wenn möglich, nicht exzidiert und neu vernäht werden.

MRSA-Infektion

„Ich habe jetzt einen Krankenhauskeim!"

Vorgeschichte

Herr M., ein 78-jähriger Patient, wird nach einer Hemikolektomie wegen Divertikulitis mit einer MRSA-Infektion aus der Klinik entlassen. Die Angehörigen kommen in die Sprechstunde, um sich hinsichtlich notwendiger Verhaltensweisen und möglicher Sanierungsverfahren beraten zu lassen.

1. **Welche multiresistenten Erreger (MRE) kennen Sie?**

2. **Welche Patienten haben ein besonders hohes Risiko für MRSA? Wann sollte der Hausarzt sie „screenen"?**

3. **Welche Hygienemaßnahmen sind in der Praxis zu beachten?**

4. **Welche Hygienemaßnahmen sind im häuslichen Umfeld erforderlich?**

5. **Herr M. muss ins Pflegeheim. Was ist diesbezüglich zu beachten?**

6. **Welche Therapie empfehlen Sie Herrn M.?**

1. Multiresistente Erreger (MRE)

Multiresistente Erreger (MRE) gewinnen zunehmend an Bedeutung. Jährlich infiziert sich in Deutschland etwa eine halbe Million Menschen allein mit MRSA – Tendenz steigend! Eine Hauptursache ist der unkritische Einsatz von Antibiotika.

Man unterscheidet:

- Methicillin-resistente *Staphylococcus aureus* (MRSA; Synonym: Oxacillin-resistente *Staphylococcus aureus* [ORSA])
- Glykopeptid-resistente Enterokokken (GRE)
- Vancomycin-resistente Enterokokken (VRE)
- Extended-Spectrum β-Lactamase-produzierende gramnegative Erreger (ESBL)

Viele dieser Stämme besitzen neben ihrer Resistenz gegen alle Betalaktam-Antibiotika auch Resistenzen gegen Aminoglykoside, Gyrasehemmer und andere Antibiotika. Reservoir der **MRSA** ist vorwiegend der Nasen-Rachen-Raum. MRSA werden zumeist durch Kontakt über die Hände, kontaminierte Gegenstände oder Flächen und durch Tröpfcheninfektion übertragen. MRSA besitzen wie alle Staphylokokken gegenüber Trockenheit und Wärme eine hohe Widerstandsfähigkeit und sind in unbelebter Umgebung bis zu Monaten überlebensfähig.

GRE und **VRE** infizieren oder kolonisieren u. a. Dickdarm, Mundhöhle, Vagina und Harnröhre. Sie verhalten sich epidemiologisch wie alle Enterokokken, können aber in bestimmten Patientenkollektiven schwere Krankheitsbilder erzeugen. Sie können ebenfalls auf trockenen Oberflächen, auch Textilien, lange überleben. Neben der Gefahr der weiteren Ausbreitung besteht die Gefahr der Übertragung der Resistenzgene über Plasmidtransfer auf *S. aureus.*

ESBL- und **MBL**(Metallo β-Lactamase)-produzierende Bakterien kommen im Gastrointestinaltrakt, seltener im Harntrakt und auf der Haut oder in den Atemwegen vor. Übertragungswege sind zumeist Schmierinfektionen durch mangelnde Händehygiene. Häufige „Krankenhauskeime" wie *E. coli, E. cloacae,* Proteus, Klebsiellen können zu ESBL- und MBL-Bildnern mutieren. Besonders hochresistent sind die MBL von *P. aeruginosa.*

2. Risikopatienten für MRSA

Ein MRSA-Risikopatient muss in den letzten 6 Monaten stationär behandelt worden sein (mindestens 4 zusammenhängende Tage) und zusätzlich die folgenden Risikokriterien erfüllen:

- Patient mit positivem MRSA-Nachweis in der Anamnese

Und/oder

- Patient mit zwei oder mehr der nachfolgenden Risikofaktoren:
  - Chronische Pflegebedürftigkeit (Vorliegen eines Pflegegrads)
  - Antibiotikatherapie in den zurückliegenden 6 Monaten
  - Liegende Katheter (z. B. Harnblasenkatheter, PEG-Sonde)
  - Dialysepflichtigkeit
  - Hautulkus, Gangrän, chronische Wunden, tiefe Weichteilinfektionen

Bei Risikopatienten erfolgt in der Regel bei stationärer Aufnahme in ein Krankenhaus eine Screening-Untersuchung. Ist eine stationäre Einweisung eines Risikopatienten geplant, macht es Sinn, dass das Screening bereits ambulant durch den Hausarzt durchgeführt wird. Auch die meisten Pflege-/Altenheime fordern vor Aufnahme Auskunft über den MRSA-Status.

Abstriche, ggf. mit angefeuchtetem sterilem Tupfer, sind zu entnehmen aus:

- beiden Nasenvorhöfen,
- dem Rachen,
- evtl. Wunden und Zugängen sowie
- aus evtl. Prädilektionsstellen entsprechend älteren Befunden.

Sind die Abstriche negativ, sind keine weiteren mehr nötig. Im positiven Fall erfolgt eine Sanierung von Eintrittspforten. Eine Eradikation ist i. d. R. indiziert.

3. Hygienemaßnahmen in der Praxis

Die hygienische Händedesinfektion und die Wischdesinfektion handberührter Flächen in der Patientenumgebung sind die wichtigsten Maßnahmen in der Praxishygiene. Eine Isolierung des Patienten oder generelles Tragen von Schutzkleidung ist nicht erforderlich. Einmalhandschuhe ersetzen nicht die Händedesinfektion, sondern schützen vor Verschmutzungen, z. B. beim Verbandswechsel. Bei Manipulationen der besiedelten Regionen mit Spritzgefahr müssen zusätzlich Schutzkittel und Mundschutz getragen werden.

4. Hygienemaßnahmen im häuslichen Umfeld

Herr M. wird nach Hause entlassen. Wichtig ist die regelmäßige Desinfektion aller Gegenstände, die mit Haut oder Schleimhaut Kontakt haben, wie z. B. Zahnbürste, Kamm etc., mit Octenidin-Lösung durch Einlegen oder Abwischen mit Octenidin-getränkten Einmaltüchern. Eventuell können vorübergehend Einmalartikel verwendet werden. Alle Flächen, mit denen Herr M. in Kontakt kommt, sollten einer Wischdesinfektion unterzogen werden. Handtücher und Waschlappen sind sofort nach Gebrauch zu wechseln. Bett- und Leibwäsche sind täglich zu erneuern. Häufige Händedesinfektion ist Pflicht. Der Patient sollte vor jedem Verlassen der Wohnung oder vor dem Empfang von Besuch die Hände desinfizieren – ebenso sollten dies alle Kontaktpersonen tun.

5. MRSA im Pflegeheim

Herr M. wird nach 2 Wochen zu Hause wegen Überforderung der Angehörigen in ein Pflegeheim verlegt. Generell sollte der Hausarzt bei Risikopatienten vor Verlegung ins Pflegeheim einen Abstrich zum Ausschluss von MRSA veranlassen. Viele Heime fordern dies ohnehin. Bei Herrn M. ist die MRSA-Infektion allerdings bereits bekannt. Bisherige Eradikationsversuche hatten keinen Erfolg. Das Ziel „vollständige MRSA-Eradikation“ wurde daher aufgegeben. Nicht bei allen Heimbewohnern ist ein Eradikationsversuch sinnvoll: Beim Vorliegen von Faktoren wie chronischen Wunden oder Hauterkrankungen, Zugängen wie Blasenkatheter, Tracheostoma oder PEG und nach mehreren erfolglosen Sanierungsversuchen muss eine individuelle Entscheidung getroffen werden. Ein Leben mit MRSA und mit den damit verbundenen Vorkehrungen kann für den Bewohner weniger belastend sein als wiederholte frustrane Sanierungsversuche. Ein MRSA-besiedelter Bewohner sollte barrierearm in die Heimgemeinschaft integriert werden. Zwar ist die Übertragungsgefahr in Altenpflegeheimen höher als in einer häuslichen Umgebung, die notwendigen Hygienemaßnahmen dürfen aber keinesfalls zur Stigmatisierung oder Isolierung und Vereinsamung des Bewohners führen.

- Das Zimmer, in dem der MRSA-Patient lebt, darf nicht erkennbar gekennzeichnet werden. Am besten erfolgt die Unterbringung in einem Einzelzimmer.
- Mitbewohner im Mehrbettzimmer dürfen nicht immungeschwächt oder unter antibiotischer Therapie sein. Sie sollten keine offenen Wunden (z. B. Ulcus cruris), Katheter, Sonden oder ein Tracheostoma haben.
- Besuche sind uneingeschränkt gestattet. Besucher müssen keine Schutzkleidung anlegen! Die Teilnahme an gemeinsamen Mahlzeiten und sozialen Aktivitäten ist ebenfalls möglich. Vorher muss der MRSA-Träger immer die Hände desinfizieren! Offene Wunden oder andere Austrittsöffnungen müssen keimdicht verbunden werden.
- Jeder Arzt, jeder Pfleger, jede Reinigungskraft, jeder Besucher und der Bewohner selbst müssen vor Verlassen des Zimmers eine hygienische **Händedesinfektion** durchführen. Die Händedesinfektion ist die wichtigste und effektivste Maßnahme bei MRSA.
- Der MRSA-Patient darf nur von geschultem und gesundem Personal gepflegt oder betreut werden.
- Personen mit Hauterkrankungen oder unter antibiotischer oder immunschwächender Therapie werden von der Pflege des MRSA-Trägers ausgeschlossen, da bei ihnen die Ansteckungsgefahr höher ist.
- Bei der Pflege, beim Bettenmachen, Verbandswechseln oder bei sonstigen Maßnahmen mit Körperkontakt müssen Schutzkittel getragen werden. Bei kurzärmeliger Dienstkleidung kann auch eine Einmalschürze getragen werden, wenn anschließend eine gründliche Desinfektion der Unterarme erfolgt.
- Ein Mundschutz muss nur bei möglicher Bildung von infektiösen Aerosolen (z. B. Tracheostomapflege oder Absaugung) getragen werden. Haube oder Überziehschuhe sind nicht nötig. Einmalhandschuhe ersetzen auf keinen Fall die Händedesinfektion, sondern schützen vor Verschmutzungen.

- Alle horizontalen Flächen, besonders handberührte Flächen und Flächen im Sanitärbereich, sollten täglich mit einem Flächendesinfektionsmittel gereinigt werden. Es müssen dafür Einmaltücher oder gesonderte Putzutensilien benutzt werden.
- Bei Transporten von MRSA-Trägern in Taxen oder öffentlichen Verkehrsmitteln besteht für das Personal oder andere Kunden kein besonderes Risiko. Für den Fahrer und den Innenraum des Taxis sind nach Abschluss des Transports keine besonderen Maßnahmen nötig.
- Bei Krankentransporten müssen das Transportpersonal und das Zielkrankenhaus rechtzeitig informiert werden.

Das Pflegepersonal ist eingehend, am besten schriftlich, über den Umgang mit MRSA-Patienten zu informieren.

6. Therapie

Hat eine Eradikationsbehandlung Aussicht auf Erfolg?

Offene Wunden, Hauterkrankungen oder liegende Zugänge, wie z. B. Blasenkatheter oder PEG, gefährden den Erfolg der Sanierung und sollten zuvor behandelt bzw. beseitigt werden. Wenn die Beseitigung nicht möglich ist, muss die Indikation zur Sanierung infrage gestellt werden: Nur bei erhöhter Gefahr einer Ausbreitung (z. B. im Altenpflegeheim, bei Dialysepflichtigkeit oder vor geplanten weiteren stationären Aufenthalten) ist ein Sanierungsversuch sinnvoll, da hierdurch eine Keimlastsenkung erzielt werden kann.

Ablauf der MRSA-Sanierung

Sie muss 5–7 Tage lang durchgeführt werden:

- 3× täglich Applikation von antibakterieller Nasensalbe in beide Nasenvorhöfe (z. B. Mupirocin-Nasensalbe, frisches Wattestäbchen für jedes Nasenloch)
- 3× täglich Mundpflege und Behandlung der Mundpflege- und Zahnputzutensilien bzw. der Zahnprothese mit einem für die Mundschleimhaut geeigneten Antiseptikum (z. B. Octenidin-Lösung)
- 1× täglich Desinfektion der Haut und der Haare, d. h. Duschen oder Ganzkörperpflege inkl. einer Haarwäsche mit einer geeigneten desinfizierenden Waschlotion (z. B. Octenidin-Waschlotion)
- Kontrolle des Sanierungserfolgs: erster Kontrollabstrich nach einer Behandlungspause von mind. 48 h (Vermeidung falsch negativer Ergebnisse). Bei MRSA-negativem Abstrich (vorläufiger Sanierungserfolg): Kontrollabstriche nach 3–6 und nach 12 Monaten.
- Mehr als zwei Sanierungsversuche sind in der Regel nicht sinnvoll.

ZUSAMMENFASSUNG

Multiresistente Keime stellen vor allem nach stationären Aufenthalten eine Bedrohung für die Patienten dar. Der Hausarzt sollte bei Risikopatienten mikrobiologische Abstriche entnehmen. In Praxis, häuslichem Umfeld und in Pflegeheimen sind besondere hygienische Vorkehrungen nötig. Gleichwohl darf der Patient nicht isoliert werden. Die Sanierungsbehandlung umfasst umfangreiche hygienische Maßnahmen und eine Anwendung antibiotischer Salben. Offene Wunden, Hauterkrankungen oder liegende Zugänge wie z. B. Blasenkatheter oder PEG gefährden den Erfolg der Sanierung und sollten zuvor behandelt bzw. beseitigt werden. Ein Leben mit MRSA und mit den damit verbundenen Vorkehrungen kann für den Bewohner weniger belastend sein als wiederholte frustrane Sanierungsversuche.

https://else4.de/Klein40

https://else4.de/Klein40a

Bauchkrämpfe

„Ich komme heute zu Ihnen, weil ich unerträgliche Bauchkrämpfe habe."

Vorgeschichte

Ärztlicher Bereitschaftsdienst, Samstagvormittag. Die KV-Zentrale bestellt eine „Bauchschmerzpatientin" morgens um 9 Uhr in die Notfallsprechstunde ein. Die 51-jährige Frau K. betritt die Praxis: „Ich habe seit gestern Abend höllische Bauchkrämpfe. Es ist, als ob sich in mir alles zusammenkrampft. Essen konnte ich heute noch gar nichts."

1. **Welche klinischen Untersuchungen führen Sie durch? Wonach fragen Sie?**

2. **Welche apparativen bzw. Laboruntersuchungen führen Sie in der Praxis durch bzw. veranlassen Sie beim Spezialisten?**

3. **Beurteilen Sie den Sonografiebefund der Patientin.**

4. **Welche AGVs bedenken Sie?**

5. **Welche Akuttherapie führen Sie durch?**

6. **Ambulant oder stationär? Wie gehen Sie weiter vor?**

1. Anamnestik und Untersuchungen

Folgende Fragen sind sinnvoll:

- Wo tut es weh: epigastrisch, rechter Oberbauch, umbilikal, inguinal, Flanke?
- Seit wann tut es weh?
- Wie tut es weh: Ist der Schmerzcharakter eher dumpf, stechend, bohrend oder kolikartig?
- Wandert der Schmerz oder strahlt er aus?
- Veränderung nach Nahrungsaufnahme oder während Nüchternheit?
- Handelt es sich um einen Dauerschmerz oder um Schmerzepisoden, die sich langsam zu einem Maximum steigern und dann wieder abklingen?
- Werden die Schmerzen von Übelkeit und/oder Erbrechen begleitet?
- Gab es einen Auslöser?
  - Nahrungsmittel (fette Speisen, Eier, kalte Getränke, Fasten)
  - Bewegung
  - Husten
  - Anstrengung
  - Verkühlung/Witterungswechsel
  - Aufregung
- In Bezug auf die Vorgeschichte sind u. a. folgende Fragen relevant:
  - Besteht Fieber?
  - Gab es abdominelle Voroperationen (Briden möglich)?
  - Erfolgte Gewichtsabnahme (gewollt/ungewollt)?
  - Wie ist der Appetit?
  - Gab es Auffälligkeiten beim Stuhlgang: Farbe: hell/schwarz; Frequenz; Konsistenz; Blutauflagerung; schmerzhafter Stuhldrang – Tenesmus?
  - Besteht Flatulenz?
  - Besserung durch Wärme, Bewegung?
  - Beschwerden beim Wasserlassen: Brennen, Schmerzen, Blut im Urin, bräunliche Urinverfärbung infolge erhöhter Bilirubin-Werte?
  - Gelbverfärbung der Haut oder der Skleren bemerkt?
  - Letzte Periode/letzte gynäkologische Kontrolle?
  - Mögliche Schwangerschaft?
  - Umgebungsanamnese für Gastroenteritis?
  - Reiseanamnese?
  - Bestehen Lebensmittelallergien oder -unverträglichkeiten?

Stechende Schmerzen, die sich episodisch bis zu einem Maximum steigern, werden als **Koliken** bezeichnet und haben ihre Ursache häufig im Gallenwegssystem, in den harnableitenden Organen oder im Darm. Ein Zusammenhang mit fetter Mahlzeit deutet eher auf eine Gallenproblematik, während wandernder Schmerz mit Ausstrahlung von der Flanke über den Mittelbauch u. U. bis hin zum Genitale eher auf eine **Harnleiterkolik** hinweist. Flatulenz ist möglicherweise ein Zeichen für eine **Pankreas**-Beteiligung.

Die Frage zur Vorgeschichte zielt darauf ab, ob es sich um ein chronisches Geschehen handelt (Schon mal gehabt? Regelmäßig? Wie oft?) und beleuchtet die Dauer der Erkrankung und damit die Aktualität.

Bei Gewichtsabnahme müssen Sie ein chronisches oder **malignes Geschehen** in Betracht ziehen.

Die Frage nach Bauchoperationen zielt einerseits auf Malignome, andererseits auf Briden, die Darmkoliken bis hin zum **mechanischen Ileus** verursachen können.

Da bei Frauen als AGV auch an eine **Extrauteringravidität** gedacht werden muss, sollten Sie auch nach der letzten Menstruation fragen.

Auffälligkeiten im Urin (Rotverfärbung infolge Hämaturie) deuten auf das harnableitende System. Durchfälle und Krämpfe infolge Durchfallerkrankungen können z. B. im Rahmen einer **Darminfektion** auftreten.

Um differenzialdiagnostisch alle Möglichkeiten zu bedenken und keine Ursache auszulassen, können Sie bei nahezu allen Beratungsproblemen das **I-VINDICATE-AIDS-Schema** benutzen: **I**diopathic, **V**ascular, **I**nflammatory, **N**eoplasia, **D**egenerative, **I**ntoxication, **C**ongenital, **A**utoimmune, **T**raumatic, **E**ndocrinal, **A**llergic, **I**atrogenic, **D**rugs, **S**ocial.

Neben der Auskultation, die vor der Palpation erfolgt, ist auch die Perkussion der Bauchdecke angezeigt, um Resistenzen aufzuspüren und die Schmerzlokalisation zu objektivieren.

Bei der **Auskultation** der Darmgeräusche ist darauf zu achten, ob überhaupt Darmgeräusche bestehen. Fehlende Darmgeräusche sprechen für einen **paraly-**

tischen Ileus, der aber auch reaktiv z. B. im Rahmen von Nieren- oder Gallenkoliken oder typisch bei einer Pankreatitis auftreten kann. Vermehrte Darmgeräusche deuten möglicherweise auf eine **Darminfektion** hin. Hochgestellte Darmgeräusche, die intervallmäßig mit **Crescendo-Charakter** auftreten, können auf einen **mechanischen Ileus** hindeuten, z. B. bei Malignomen oder infolge von Briden.

Wichtig ist auch die Beurteilung von **Bruchpforten** (V. a. eingeklemmte Hernie).

Die **rektale Untersuchung** kann neben rektalem Blutabgang möglicherweise ein stenosierendes Rektumkarzinom aufdecken. Auskultation von Herz und Lungen sowie die Messung von Puls und Blutdruck sind im Hinblick auf einen sich möglicherweise in Oberbauchbeschwerden äußernden Myokardinfarkt (meist Hinterwand) durchzuführen.

2. Apparative Untersuchungen – Labor

- Die **Urinuntersuchung** deckt u. U. eine Hämaturie oder eine Harnwegsinfektion auf, die wegweisend in Richtung Harnleiterkolik oder Harnwegsinfektion sein können.
- Ein **Schwangerschaftstest** ist bei Patientinnen im gebärfähigen Alter angezeigt, um eine Extrauteringravidität auszuschließen.
- Bei Verdacht auf gastrointestinale Blutung ist ein **Test auf okkultes Blut** angebracht (ggf. von Stuhlresten am Handschuh der rektalen Untersuchung).
- Ein **EKG und ggf. Troponin-Schnelltest** ist bei unklaren Bauchschmerzfällen grundsätzlich in Erwägung zu ziehen, da in seltenen Fällen koronare Ischämien bis hin zum Myokardinfarkt Oberbauchbeschwerden vortäuschen können – außerdem kommt eine Perikarditis in Betracht.
- Eine **Sonografie** sollte auf jeden Fall durchgeführt werden. Die Patientin ist in diesem Fall nüchtern, somit sind die Voraussetzungen für die Beurteilbarkeit günstig.
- Auch die **psychische Situation** der Patientin sollte in die Überlegungen einbezogen werden. Dies stößt jedoch im Notdienst infolge fehlender erlebter Anamnese häufig an Grenzen.

Hiermit sind die diagnostischen Möglichkeiten der Samstag-Notfallpraxis weitgehend erschöpft. Laboruntersuchungen (Leber, Pankreasenzyme, CRP etc.) stehen ebenso wenig zur Verfügung wie etwa endoskopische oder radiologische Methoden zur Beurteilung der Hohlorgane.

Diagnostische Maßnahmen in der Praxis zielen auf konkurrierende Beratungsergebnisse und mögliche AGVs ab. Die Sensitivität der Sonografie für den Nachweis von Gallensteinen beträgt bis zu 90 % und für Nierensteine zwischen 60 und 90 %. Der Test auf okkultes Blut deckt nur gut ein Drittel der Dickdarmkarzinome auf (Sensitivität 69 %, Spezifität 94 %). Immunologische Stuhltests (iFOBT) haben eine deutlich höhere Trefferquote. Etwa 16 % der Myokardinfarkte sind EKG-negativ. Eine Schwangerschaft (AGV Eileiterschwangerschaft!) ist ab dem 2.–3. Tag nach Ausbleiben der Regel durch den Urin-Schwangerschaftstest mit 97-prozentiger Sicherheit und durch die Bestimmung des β-hCG im Blut zu 99 % auszuschließen.

Bei der Untersuchung findet sich eine weiche Bauchdecke, die Darmgeräusche sind deutlich vermindert. Bruchpforten geschlossen, Druckschmerz im rechten Oberbauch. Leichter Schmerz bei Beklopfen des unteren Rippenrands rechts.

Es wird sofort eine Notfallsonografie durchgeführt (➤ Abb. 41.1).

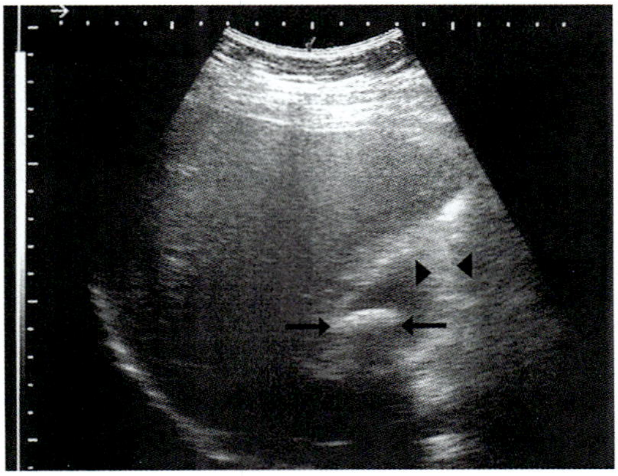

Abb. 41.1 Oberbauchsonografie der Patientin: Darstellung von Leber und Gallenblase [P013]

3. Beurteilung Sonografiebefund

Die Untersuchungsbedingungen sind durch erhebliche Luftüberlagerung deutlich eingeschränkt. Man erkennt im Lumen der Gallenblase einen ca. 2 cm großen echoreichen Reflex mit dorsalem Auslöschphänomen. Die Gallenblasenwand ist deutlich verdickt. Sie misst in diesem Fall z. T. über 1,4 cm. Die Dicke der – voll entfalteten – Gallenblasenwand sollte jedoch normalerweise 3 mm nicht überschreiten. Eine lamelläre Schichtung der Gallenblasenwand ist nicht zu erkennen.

4. AGVs

Bei Oberbauchschmerzen ist eine Fülle von AGVs zu bedenken (s. a. Zusammenfassung).

Eine **Cholezystolithiasis** liegt aufgrund des sonografischen Befunds sicherlich vor. Der sonografische Befund zeigt zudem eine deutlich verdickte Gallenblasenwand. In diesem Fall sind als AGVs zu bedenken:

- **Cholezystitis:** Klinische Beschwerden und sonografischer Befund (Fehlen einer lamellären Schichtung) sprechen eher für eine akute, weniger für eine chronische Cholezystitis ggf. mit Cholangitis oder drohender Perforation.
- Aufgrund der massiv verdickten Wand ist auch ein **Gallenblasenkarzinom** als AGV in Betracht zu ziehen.

5. Akuttherapie

Frau K. leidet offensichtlich an rezidivierenden Koliken der Gallenblase mit nun zusätzlicher Entzündung. Gallenkoliken sind in der Praxis häufig. Prädisponierende Faktoren sind:

- Weibliches Geschlecht
- Übergewicht
- Familiäre Disposition
- Blonde Haarfarbe
- Lebensalter um die 40
- Z. n. Entbindung

6 F: **F**emale – **F**ourty – **F**at – **F**air – **F**ertile – **F**amiliary disposition.

Die symptomatische Therapie besteht in der Gabe von spasmolytischen Analgetika. Diese beiden Effekte vereint Novaminsulfon (bis zu 2,5 g sehr langsam i. v., **Cave:** starke Blutdruckabfällle!) sehr wirksam. Sollte die Wirkung nicht ausreichen, wäre z. B. Pethidin eine gute Eskalationsmöglichkeit. Die zusätzliche Gabe von Butylscopolamin (Buscopan®) erübrigt sich meist und kann zur Verstärkung einer Darmträgheit bis zum Ileus führen.

6. Ambulant oder stationär?

Im Fall dieser Patientin ist eine stationäre Behandlung dringend angezeigt. Nach Linderung der Beschwerden sollte Frau K. eingewiesen werden, da offensichtlich ein bedrohliches Krankheitsbild im Sinn einer Cholezystitis besteht. Die Gallenblase sollte daher je nach Dauer der Beschwerden sofort (möglichst innerhalb von 24 h nach Aufnahme) oder im Intervall nach antibiotischer Therapie über 3–5 Tage nach einigen Wochen entfernt werden.

Generell ist – wenn Koliken aufgetreten sind – eine **Cholezystektomie** indiziert. Symptomlose Gallensteine müssen in aller Regel nicht operiert werden, wenn die Gallenblasenwand normal ist. Eine **Porzellangallenblase** (Verhärtung durch Fibrosierung und Verkalkung der Wand) sollte wegen des erhöhten Entartungsrisikos (Karzinomrate 25 %) auf jeden Fall entfernt werden.

Frau K. wurde nach entsprechender Akuttherapie umgehend eingewiesen. Einen Tag später wurde (möglichst frühzeitig nach Symptombeginn, innerhalb von 24 h nach Aufnahme) eine laparoskopische Cholezystektomie durchgeführt. Die Patientin erhielt bei deutlicher Entzündung anschließend für 5 Tage eine antibiotische Therapie mit Ampicillin/Sulbactam (alternativ wären auch Ciprofloxacin/Levofloxacin oder Ceftriaxon/Cefepim jeweil mit Metronidazol möglich). Nach 10 Tagen wurde sie aus dem Krankenhaus in die weitere ambulante Behandlung ihres Hausarztes entlassen.

ZUSAMMENFASSUNG

Bei akuten Bauchkoliken ist eine Fülle auch gefährlicher Erkrankungen zu bedenken, z. B.:

- Gallenkolik (Cholezystolithiasis, Choledocholithiasis)
- Cholezystitis/Cholangitis
- Extrauteringravidität
- Gallenblasenkarzinom
- Briden-Ileus
- Kolonkarzinom
- Pankreatitis
- Ulzera
- Gastroenteritis
- Harnleiterkolik
- Myokardinfarkt

Bei einer Gallenkolik sind zur Akuttherapie spasmolytische Analgetika indiziert. Cave: Verschleierung der Symptomatik bei unklaren Fällen!

Eine Cholezystektomie erfolgt je nach Dauer der Beschwerden möglichst innerhalb von 24 h nach Krankenhausaufnahme oder im Intervall i. d. R. nach einigen Wochen. Symptomlose Gallensteine können i. d. R. toleriert werden. Hat der Patient Koliken, ist die Cholezystektomie indiziert. Tritt als Komplikation eine akute Cholezystitis auf, ist eine sofortige stationäre Einweisung angezeigt.

https://else4.de/Klein41

Halsschmerzen und Ausschlag

„Ich komme heute zu Ihnen, weil mein Bub schon wieder Scharlach hat."

Vorgeschichte

Frau E. bringt ihren 5-jährigen Sohn Christof in die Praxis mit den Worten: „Ich glaube, er hat jetzt auch Scharlach wie sein Bruder." Bereits vor 2 Tagen war Christof wegen Halsschmerzen in der Praxis. Die Mutter wollte jedoch kein Antibiotikum verschrieben haben. Heute ist ein Ausschlag aufgetreten. Der 4-jährige Bruder des Patienten hatte vor 2 Wochen Scharlach und war mit Penicillin behandelt worden. Bei Christof besteht ein feinfleckiges, hellrotes Exanthem (➤ Bild), die Zunge ist dick weiß belegt (➤ Bild). Der Patient hat ein blasses Munddreieck, der Rachenring ist glasig geschwollen, die Tonsillen sind belegt und am weichen Gaumen sind Petechien zu finden.

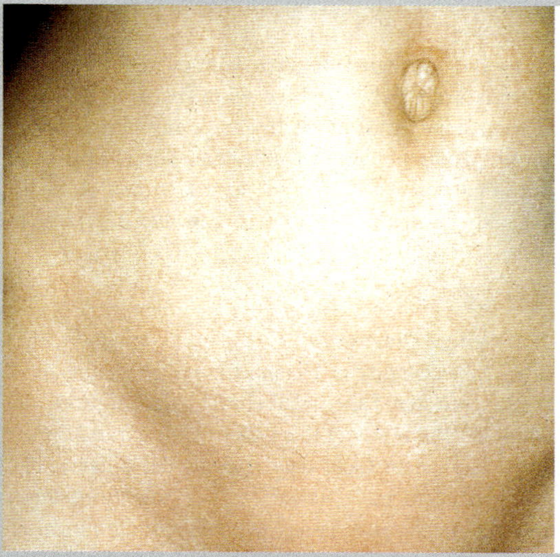

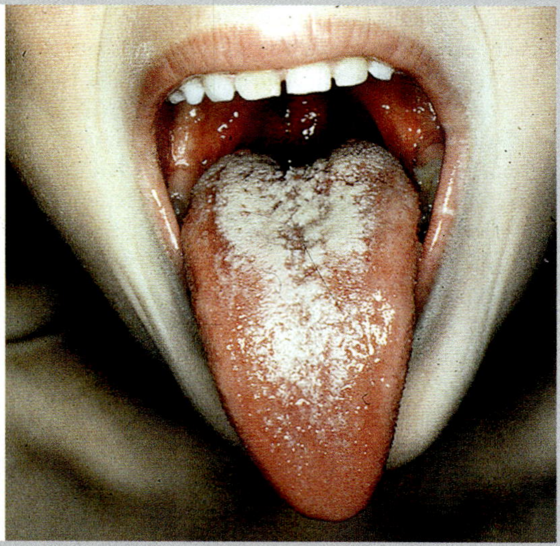

[P013]

1. **Klassifizierung in der allgemeinmedizinischen Fachsprache?**

2. **Übertragungsmodus? Inkubationszeit? Komplikationen?**

3. **Welche weitere Diagnostik führen Sie jetzt, welche später durch?**

4. **Welche Therapie führen Sie durch? Ist eine Prophylaxe für Kontaktpersonen indiziert?**

5. **Gegenseitige Ansteckung der Brüder? Wann dürfen sie wieder in den Kindergarten?**

6. **Zwei Wochen später tritt eine Schuppung an Christofs Händen und Füßen auf. Ursache? Maßnahmen?**

1. Klassifizierung

Die Vermutung der Mutter kann bestätigt werden. Die Klassifizierung in der allgemeinärztlichen Fachsprache lautet: **Bild von Scharlach (C).** Alle Krankheitszeichen deuten darauf hin. Allerdings fehlt der Erregernachweis, bei Scharlach wären das **β-hämolysierende Streptokokken der Gruppe A** (= GAS, *S. pyogenes*).

Oft ist Scharlach nicht so einfach zu erkennen. Der hier dargestellte Fall stellt eines der in der Praxis eher seltenen Vollbilder dar. Typischerweise bestehen hohes Fieber, ein ausgeprägtes Krankheitsgefühl, ein tiefrotes Enanthem der Schleimhäute (Zunge erst belegt [➤ Bild], dann „Himbeerzunge") und Schluckbeschwerden. Das kleinfleckige Scharlachexanthem beginnt meist am Oberkörper und breitet sich über den Hals und die Extremitäten aus. Besonders betroffen ist die Achsel- und Leistenregion; das Munddreieck und die Hand- und Fußsohlen bleiben ausgespart.

Viel häufiger als das Vollbild sind mitigierte Verläufe mit wenig ausgeprägter Angina und einem rudimentären Exanthem, vor allem bei wiederholten Infektionen durch β-hämolysierende Streptokokken.

Bestehen infolge eines Streptokokkeninfekts lediglich eine Schwellung und Rötung sowie Beläge der Tonsillen ohne Ausschlag, spricht man nicht von Scharlach, sondern von Streptokokkenangina. Die therapeutischen Konsequenzen sind jedoch die gleichen. Weitere Probleme der Diagnostik sind Fälle von uncharakteristischem Fieber, die mit scarlatiniformen Ausschlägen einhergehen können, sowie die Tatsache, dass etwa 15–20 % der gesunden Bevölkerung symptomlose Streptokokkenträger sind. Letztere sind nicht behandlungsbedürftig.

Als konkurrierende Beratungsergebnisse kommen noch Masern, Röteln, Erythema subitum, allergische Erkrankungen sowie eine Fülle anderer mehr oder weniger charakteristischer Ausschläge in Betracht.

2. Übertragungsmodus, Inkubationszeit, Komplikationen

Scharlach und Streptokokkenangina sind weiterhin als hoch infektiöse Erkrankungen anzusehen. Die Übertragung der Streptokokken erfolgt durch direkten oder indirekten Kontakt, weniger häufig durch erregerhaltige Tröpfchen bzw. Aerosole, seltener durch Lebensmittel. Die Inkubationszeit beträgt 1–3 Tage, selten länger.

Komplikationen: Die unmittelbar lebensbedrohlichen Scharlachformen – toxischer und septischer Scharlach – sind heute extrem selten geworden.

Dagegen kommen lokale Komplikationen wie Lymphadenitiden, Otitiden, Sinusitiden und Tonsillarabszesse auch heute noch immer wieder vor. Selten beobachtet man Osteomyelitis, Pneumonie, Sepsis oder Meningitis sowie septische Arthritis.

Nach 1–3 Wochen Latenzzeit können sehr selten das rheumatische Fieber und die akute Poststreptokokken-Glomerulonephritis als nicht eitrige autoimmun-hyperergе Spätkomplikationen auftreten. Hierbei kann es zu Schädigungen von Herz und Niere kommen. Auch ein Gelenkbefall kommt vor, heilt aber in aller Regel folgenlos aus.

3. Weitere Diagnostik

Eine bakteriologische Diagnostik im Speziallabor ist in den meisten Fällen entbehrlich, da aufgrund des Krankheitsbilds sofort therapiert werden muss. In der Regel kann man nicht das Ergebnis der bakteriologischen Untersuchung abwarten. Die sog. Schnelltests sind nicht sehr zuverlässig. Die Fehlerquote für falsch positive Ergebnisse liegt etwa bei 0,5–5 %, für falsch negative Ergebnisse gar bei 2–9 %. Für Kinder über 3 Jahren und unter 15 Jahren wird allerdings für den ambulanten Bereich zur Pharyngitis-Abklärung ggf. ein Antigen-Schnelltest-Abstrich empfohlen. Sie bestellen Christof aufgrund der Schwere der Erkrankung anfangs täglich zur Kontrolle des Lokalbefunds und des Allgemeinzustands ein.

Bereits beim ersten Kontakt sollten eine Urinuntersuchung sowie eine Auskultation des Herzens durchgeführt werden, um einen Vergleichsbefund zu haben. Bekanntermaßen sind z. B. systolische Geräusche bei Kindern außerordentlich häufig.

Poststreptokokken-Komplikationen sind inzwischen sehr selten geworden. Mit ihnen muss heutzutage nur noch ausnahmsweise gerechnet werden.

4. Therapie und Prophylaxe

Eine Antibiotikabehandlung gilt als indiziert bei:

- Pharyngitispatienten, die aufgrund der Schwere des klinischen Bilds oder wegen relevanter Grunderkrankungen, z. B. konsumierende Erkrankungen oder Immunsuppression, dringend Antibiotika brauchen, oder wenn ein Antigen-Schnelltest ein positives Ergebnis für GAS zeigte
- Patienten mit abszedierender Lymphadenitis oder drohendem oder manifestem Peritonsillarabszess (Cave: Überweisung zum HNO-Arzt!)
- Scharlach
- Patienten mit akutem rheumatischem Fieber in der Eigen- oder Familienanamnese
- Eventuell bei GAS-Pharyngitis oder Verdacht auf GAS-Pharyngitis bei hoher regionaler Inzidenz von Streptokokkeninfektionen

Bisher sind in Deutschland keine Resistenzen von S. pyogenes gegen Penicillin bekannt. Therapie der Wahl bei Rachen- und Hautinfektionen mit S. pyogenes ist daher die 5–7-tägige Gabe von Penicillin (oral oder parenteral), z. B. Penicillin V 3× 0,8–1,0 Mio I. E. (< 15 Jahre) bzw. Penicillin V 0,05–0,1 Mio. IE/kg KG/Tag verteilt auf 3 Dosen (3–15 Jahre).

Bei Penicillin-Allergie zeigt die Therapie mit Clarithromycin oder Azithromycin für eine Dauer von 5 Tagen ähnlich gute Ergebnisse.

Cotrimoxazol und Chinolone wirken nicht zuverlässig.

Bei schweren systemischen Infektionen (Sepsis, TSS, Fasciitis necroticans) werden ggf. die Gabe von Clindamycin sowie Immunglobulin-Präparate zusätzlich zur parenteralen Penicillin-Therapie empfohlen.

Gegen Streptokokken gibt es keine aktive oder passive Immunisierung. Im Gegensatz zu sonstigen Kontaktpersonen (s. u.) ist bei Scharlachausbruch in einer Gemeinschaftseinrichtung für Kinder und in einer besonders gefährdeten Familie Chemoprophylaxe mit Oralpenicillin sinnvoll und wirksam.

Vorbeugende Maßnahmen z. B. im Sinne einer 3-tägigen Penicillin-Prophylaxe werden heute zum Schutz von Kontaktpersonen nicht mehr allgemein empfohlen.

5. Gegenseitige Ansteckung der Brüder? Kindergartenbesuch?

Im vorliegenden Fall hat sich Christof wahrscheinlich nicht bei seinem Bruder angesteckt. Dafür ist die Inkubationszeit zu lang (bei Scharlach 2–5 Tage). Sein Bruder erkrankte vor 2 Wochen und wurde sofort mit Penicillin behandelt. Die Krankheit hätte deswegen bei Christof früher ausbrechen müssen.

Ob der Bruder seinerseits wiederum angesteckt werden kann, ist fraglich. Es ist nämlich nicht bekannt, ob es sich um den gleichen Serotyp handelt. Jedenfalls ist eine mehrfache Erkrankung an Scharlach möglich, da vermutlich eine lebenslange typen- und toxinspezifische Immunität erworben wird, die jedoch nur für den jeweiligen Subtyp gilt – und davon gibt es weit über 70.

24 h nach Beginn einer wirksamen antibiotischen Therapie und Abklingen der Symptome gilt das erkrankte Kind nicht mehr als ansteckend und kann wieder zur Schule oder in den Kindergarten gehen. Ein Ausschluss des Bruders vom Kindergartenbesuch ist nicht erforderlich. Ohne eine geeignete antibiotische Therapie kann es zu einer Erregerausscheidung über mehrere Wochen bis Monate kommen. Sofern keine antibiotische Therapie erfolgt, ist daher eine Wiederzulassung frühestens 2 Wochen nach Abklingen der spezifischen Symptome angezeigt.

Die gesetzliche Meldepflicht für Scharlach, die nach dem Bundesseuchengesetz für den Tod an dieser Erkrankung galt, wurde ab 1.1.2001 im Rahmen des neuen Infektionsschutzgesetzes (IfSG) aufgehoben. In einigen Bundesländern Deutschlands (Sachsen, Thüringen) ist die Erkrankung an Scharlach gegenwärtig dennoch meldepflichtig.

Allerdings muss die Kindergartenleitung das Gesundheitsamt über den Ausbruch der Erkrankung bei dem betreuten Kind benachrichtigen.

6. Ursache Schuppenbildung

Im vorliegenden Fall handelt es sich höchstwahrscheinlich um eine sog. Scharlachschuppung (➤ Abb. 42.1),

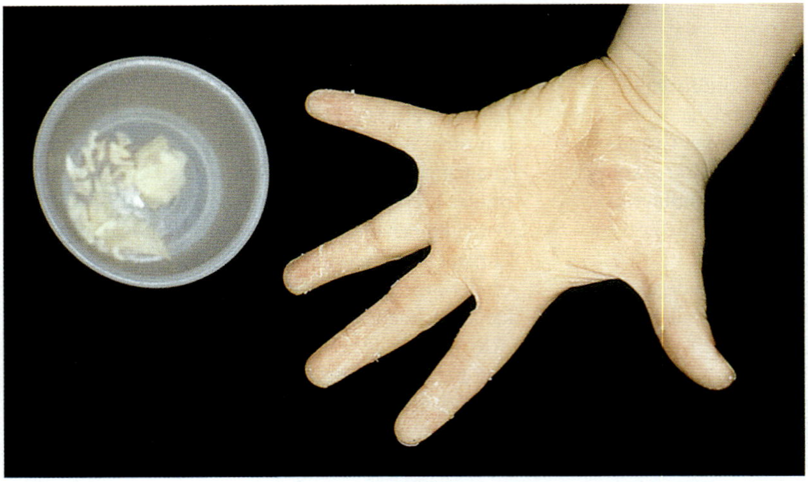

Abb. 42.1 Handschuppung [P013]

die ca. 1 Woche nach Symptombeginn beginnt, ihren Höhepunkt nach ca. 3 Wochen erreicht und ca. 8 Wochen andauern kann.

Weitere Maßnahmen müssen nicht mehr ergriffen werden. Da der Patient zum Zeitpunkt des Auftretens der Schuppung meist bereits gesund ist, erübrigt sich eine weitere Therapie. Symptomatische Maßnahmen wie fettende Basissalben können sich positiv auswirken, jedoch erfolgt i. d. R. die Abheilung ohne jegliche Therapie. Die Schuppen sind nicht ansteckend.

https://else4.de/Klein42

ZUSAMMENFASSUNG

Scharlachfälle kommen regelmäßig in der Hausarztpraxis vor. Die Scharlachhäufigkeit nimmt in letzter Zeit wieder zu. Scharlach und Streptokokkenangina sind hochinfektiöse Erkrankungen. Übertragung durch Tröpfcheninfektion, direkten oder indirekten Kontakt, Inkubationszeit 2–5 Tage.

Eine korrekt dosierte antibiotische Behandlung ist weiterhin v. a. zur Verkürzung der Krankheitsdauer in manchen Fällen sinnvoll. Entsprechende Kontrolluntersuchungen zur Früherkennung von Komplikationen im weiteren Verlauf nicht nötig.

Häufig bei Scharlach sind mitigierte Verläufe fast ohne Exanthem und mit weniger ausgeprägter Angina, v. a. bei Wiederholungen (Streptokokkenangina).

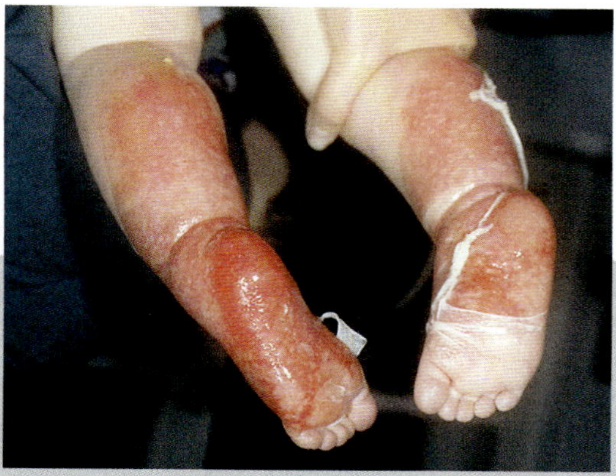

[P013]

43

Verbrühung

„Unsere Tochter Marion hat sich heißen Tee über die Beine geschüttet!"

Vorgeschichte

Aufgeregt bringen die Eltern die 1-jährige Marion in die Praxis. „Marion saß heute im Kinderstuhl am Frühstückstisch. Wir haben nur kurz weggeschaut und sie hat sich beim Spielen mit der Tischdecke den heißen Tee über die Beine geschüttet. Jetzt sind ihre Füßchen verbrannt" (➤ Bild).
Sie sehen, dass beide Beine von der Fußsohle bis zum Knie sowie zwei Drittel des Unterschenkels betroffen sind.

1. **Wie teilt man Verbrennungen nach ihrem Schweregrad ein?**
2. **Nach welchen Kriterien schätzen Sie die Ausdehnung von Verbrennungen bei Kindern ein?**
3. **Beurteilen Sie Verbrennungsgrad und Ausdehnung der Verbrühung im konkreten Fall.**
4. **Gefährlich oder banal? Wie schätzen Sie die aktuelle Situation ein? Ist sofort oder später mit Komplikationen zu rechnen?**
5. **Welche Sofortmaßnahmen ergreifen Sie?**
6. **Ambulant oder stationär – nach welchen Kriterien entscheiden Sie über die Weiterbehandlung?**

1. Gradeinteilung von Verbrennungen

➤ Tab. 43.1 gibt einen Überblick über die Gradeinteilung von Verbrennungen und Verbrühungen. Eine genaue Beurteilung des Verbrennungsgrades ist am Tag der Verletzung meist nicht möglich. Häufig zeigt sich das Ausmaß der Schädigung erst in den folgenden Tagen. Reicht die Zerstörung bis ins Korium (Grad 2b), oder liegen gar tiefer gehende Gewebezerstörungen vor?

MERKE

Faustregel: Beim Kleinkind entspricht die Handfläche mit Fingern etwa 1 % der Körperoberfläche.

2. Beurteilung der Verbrennungsausdehnung

Hilfreich für die Beurteilung der Verbrennungsausdehnung ist die Faustregel, dass die Handfläche mit Fingern des Kleinkinds etwa 1 % der Körperoberfläche ausmacht. Ansonsten erfolgt die Abschätzung über die **Neuner-Regel** (➤ Abb. 43.1). In diesem Fall sind

Tab. 43.1 Einteilung der Schweregrade bei Verbrennungen/Verbrühungen

Grad 1	Haut gerötet (Erythem) und geschwollen/weich, starke Schmerzen
Grad 2a	Blasenbildung; Haut rot, Oberfläche feucht/weich, Hautanhangsgebilde intakt, starke Schmerzen
Grad 2b	Haut am Blasengrund feucht, jedoch weißlich/derber, gestörte Rekapillarisierung, Hautanhangsgebilde partiell intakt, mäßige Schmerzen
Grad 3	Haut trocken, grau, weiß oder tiefrot, eventuell mit schwarzem Schorf bedeckt/lederartig oder verkohlt, Verlust von Hautanhangsgebilden, keine Schmerzen
Grad 4	Verkohlung, Unterhautfettgewebe und evtl. Muskeln, Sehnen und Knochen betroffen

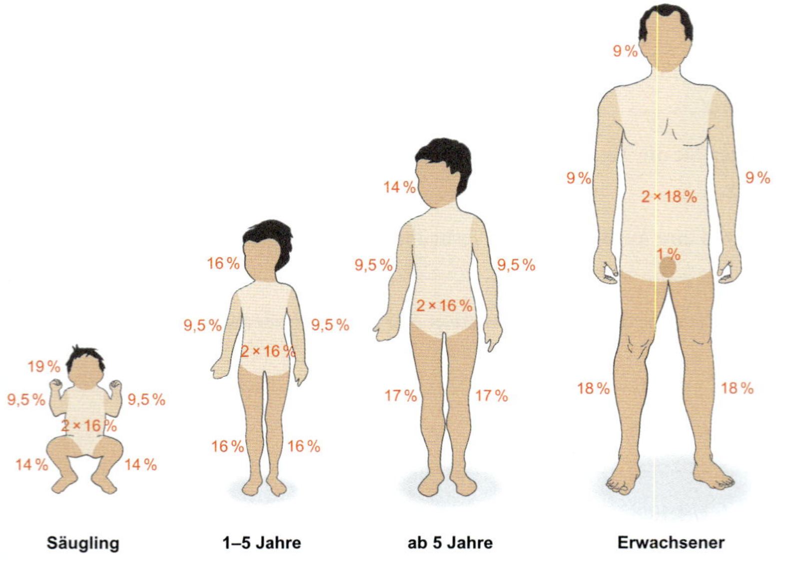

Abb. 43.1 Neuner-Regel zur Schätzung des prozentualen Anteils thermischer Hautschäden [L231]

knapp zwei Drittel des Unterschenkelumfangs betroffen. Die Verbrennungsausdehnung liegt sicher weit über 5 %, jedoch unter 20 % der Körperoberfläche.

3. Beurteilung von Verbrennungsgrad und Ausdehnung der Verbrühung

Es handelt sich in diesem Fall um eine ausgedehnte Verbrühung. Die Haut ist gerötet und hebt sich an großen Blasen anteilig ab. Die Verbrennung ist mindestens zweitgradig. Ob eine drittgradige Verbrennung vorliegt, wird sich erst in den nächsten Tagen zeigen. Die Beurteilung der Ausdehnung der thermischen Verletzung ist hinsichtlich des weiteren Vorgehens von besonderer Wichtigkeit, da u. a. die Entscheidung über eine ambulante oder stationäre Weiterbehandlung davon abhängt.

4. Einschätzung der Situation

Die Gefährdung hängt von der **Ausdehnung** und dem **Schweregrad der Verbrennung** ab. Die stationäre Behandlung brandverletzter Kinder sollte in spezialisierten Kliniken für brandverletzte Kinder erfolgen.
Eine Klinikeinweisung ist indiziert bei
- Verbrennungen/Verbrühungen 2. Grades > 10 % Körperoberfläche (KOF)
- Alle Verbrennungen/Verbrühungen 3. und 4. Grades
- Im Säuglings- und Kleinkindalter bei Beteiligung von Gesicht, Händen, Füßen, Genitale und über großen Gelenken auch dann, wenn weniger als 5 % der Hautoberfläche betroffen sind. Bei Kindern ist ab etwa 10 % verbrannter Körperoberfläche mit einem Volumenmangelschock zu rechnen.
- Inhalationstrauma (z. B. bei Bränden)
- Jeder Verdacht auf Kindesmisshandlung

Darüber hinaus ist Gewaltanwendung mittels heißem Wasser auszuschließen. Aufgrund der erlebten Anamnese ist dies im vorliegenden Fall aus hausärztlicher Sicht höchst unwahrscheinlich.

MERKE

Sind mehr als 10 % der Körperoberfläche betroffen und besteht eine Verbrühung mindestens 2. Grades, ist die Krankenhauseinweisung, wenn möglich direkt in ein Verbrennungszentrum für Kinder, indiziert.

5. Sofortmaßnahmen

- Bei kleineren Verbrennungen kann über 10–20 min direkt nach dem Unfall die Hitzeeinwirkung durch **lauwarmes Wasser** gestoppt werden, bis der Schmerz nachlässt. Kein kaltes Wasser, da es die Wundheilung verzögert. Während der „Abkühlungsprozedur" sind Puls und Blutdruck engmaschig zu kontrollieren. Zu intensive großflächige Kühlungen führen zu Unterkühlung und Schockreaktion, daher wird bei großer Verbrennungsausdehnung (> 15 %), bei Säuglingen und Kleinkindern sowie bei intubierten und beatmeten Patienten auf die Kühlung verzichtet. Gleichzeitiger Notarztruf!
- **Venöser Zugang:** Dies ist gerade bei Einjährigen nicht immer einfach – die Ärmchen sind oft „speckig" und einer Venenpunktion schwer zugänglich. Auch die Kopfvenen eignen sich in diesem Alter oft nicht mehr so gut für einen Zugang. Eine Möglichkeit wäre prinzipiell die intraossäre Infusion. Diese kann bei häufig längeren Transporten in eine geeignete Klinik notwendig sein und sollte nach Analgosedierung durchgeführt werden (auf den meisten Rettungsmitteln Teil der Standardausrüstung). Die **Flüssigkeitszufuhr** erfolgt mit isotonen, kristalloiden Lösungen (mind. 10 ml/kg Körpergewicht/h). Notfalls kann auch oral hypotone NaCl-Lösung (1 Teelöffel NaCl auf 1 l Wasser) gegeben werden, bei sehr großflächigen Verbrühungen ist dies allerdings nicht ausreichend, bei Schocksymptomatik kontraindiziert.
- **Schmerzbekämpfung:** Als akute Schmerzmedikation empfiehlt die einschlägige Leitlinie Opiate und eine Ketamin-/Esketamin-Kombination mit Midazolam. Diese Medikamente können auch nasal verabreicht werden, wenn ein i. v.-Zugang nicht möglich ist. In der Regel wird der Allgemeinarzt in solchen Situationen Opiate einsetzen. Geeignet ist z. B. **Piritramid** (Dipidolor®) 0,05–0,1 mg/kg KG i. v.

- **Erstversorgung der Wunde:** Idealerweise sollte die Wunde steril (mit z. B. Metalline®-Verbandtuch abgedeckt werden, anschließend lockerer Verband. Auf jeden Fall sollte die Oberfläche der Wundauflage steril und so beschaffen sein, dass keine Verklebung mit der Wunde erfolgt.

MERKE

Erstmaßnahmen bei Verbrennung:

- Kühlung mit **lauwarmem Wasser** unter RR- und Pulskontrolle bei leichteren Verbrennungen
- Keine Kühlung bei Kleinkindern oder Schwerverletzten
- Anlegen eines venösen Zugangs
- Schmerzbekämpfung (i. v., nasal oder rektal)
- Sterile Erstversorgung und Abdeckung der Wunde

6. Ambulante oder stationäre Weiterbehandlung

In diesem Fall sind über 5 % der Körperoberfläche betroffen und es besteht eine Verbrühung mindestens 2. Grades. Ob eine drittgradige thermische Schädigung vorliegt, ist zu diesem Zeitpunkt noch nicht endgültig einschätzbar. Daher sollte vorsichtshalber eine **stationäre Einweisung** erfolgen.

Im Fall der kleinen Marion heilten die Wunden unter leichter bis mäßiger Narbenbildung ab. Kontrakturen oder Funktionsbehinderungen resultierten nicht. Heute, 9 Jahre nach dem Unfall, muss sie lediglich beim Schuhkauf auf weiches Material achten, weil sie „empfindliche Füße“ hat.

ZUSAMMENFASSUNG

Verbrühungsverletzungen im Kindesalter können infolge von Flüssigkeits- und Elektrolytverlust zu Schocksymptomatik mit Nierenversagen, Lungen- und Hirnödem führen. Die Kinder sind – je nach Schweregrad – vital bedroht. Wichtigste Erstmaßnahmen sind intravenöser Flüssigkeits- und Elektrolytersatz und Schmerzbekämpfung sowie sterile Abdeckung der Wunde mit geeignetem Verbandsmaterial. Die Indikation zur stationären Behandlung besteht bei Kindern mit Verbrennungen ≥ 2. Grades, bei denen mindestens 10 % der Körperoberfläche betroffen sind. Im weiteren Verlauf ist eine meist eine langwierige Behandlung der entstehenden Narben nötig.

https://else4.de/Klein43

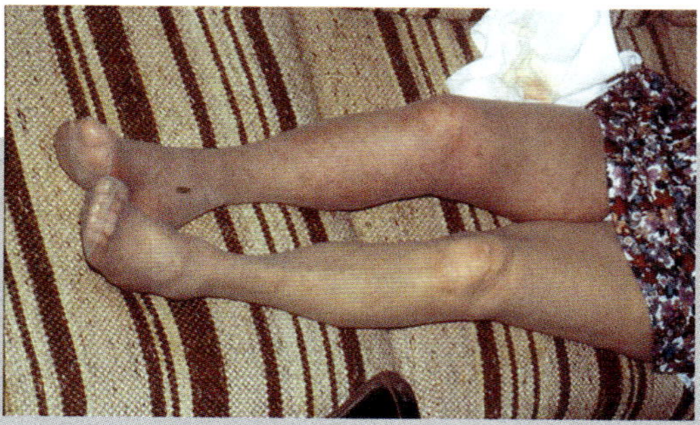

[P013]

Geschwollenes Bein

„Kommen Sie bitte gleich ins Pflegeheim. Die Patientin kann nicht auftreten!"

Vorgeschichte

Anruf in der Praxis am Montag um 8 Uhr. Eine Schwester aus dem Pflegeheim ist am Apparat: „Bitte kommen Sie gleich ins Heim. Frau T. (84 Jahre) kann wieder nicht auftreten, ihr rechtes Bein ist geschwollen." Puls 60/min, RR = 137/70 (➤ Bild).

Bekannte Diagnosen bei Frau T. sind: schwere AVK bei generalisierter Gefäßsklerose, Demenz, Z. n. TEP links nach Schenkelhalsfraktur, Inkontinenz, globale Herzinsuffizienz (aktuell kompensiert).

1. **Erster Eindruck: Welche Erkrankung liegt vermutlich vor?**

2. **Welcher AGV ist vorrangig zu bedenken und woran erkennen Sie ihn?**

3. **Welche Untersuchungen führen Sie am Krankenbett durch?**

4. **Welche Maßnahmen ergreifen Sie?**

5. **Sie betreuen die Patientin nach der Krankenhausentlassung weiter. Würden Sie die Patientin auf orale Antikoagulation umstellen?**

6. **Welche diagnostischen und therapeutischen Maßnahmen planen Sie im weiteren Verlauf?**

1. Erster Eindruck

Das rechte Bein ist bis zur Leiste livide verfärbt und geschwollen. Auf den ersten Blick würde man an eine **Phlebothrombose** des rechten Oberschenkels denken. Es ist zu vermuten, dass ein Verschluss im proximalen Oberschenkel oder Beckenbereich vorliegt, da die Schwellung bis zur Leiste reicht.

2. AGV

Die Patientin ist durch das Risiko einer möglichen **Lungenembolie** vital gefährdet. Außerdem kommt es in seltenen Fällen zu einer **Phlegmasia coerulea dolens** (vollständige venöse Abflussbehinderung einer Extremität).

Die häufigsten klinischen Symptome einer akuten Lungenembolie sind:

- Dyspnoe mit plötzlichem Beginn
- Thoraxschmerz
- Synkope

Nach Wells kommt auch der **Hämoptyse** eine klinische Bedeutung zu. Der Lungenauskultationsbefund ist meist unauffällig. Um nach klinischen Kriterien die Wahrscheinlichkeit für das Vorliegen einer Lungenembolie einzuschätzen, haben sich der revidierte Genfer-Score und der Wells-Score für Lungenembolie bewährt (➤ Tab. 44.1). Frau T. weist einen revidierten

Tab. 44.1 Validierte Scores zur Ermittlung der klinischen Wahrscheinlichkeit einer Lungenembolie [F898-001]

Revidierter Genfer-Score		Wells-Score für Lungenembolie	
Variable	Punkte	Variable	Punkte
Prädisponierende Faktoren		**Prädisponierende Faktoren**	
Alter > 65 J.	1		
Frühere TVT oder LE	3	Frühere TVT oder LE	1,5
Operation oder Knochenfraktur innerhalb des letzten Monats	2	Frische Operation oder Immobilisation	1,5
Aktive Krebserkrankung	2	Krebserkrankung	1
Symptome		**Symptome**	
Einseitiger Beinschmerz	3		
Hämoptyse	2	Hämoptyse	1
Klinische Zeichen		**Klinische Zeichen**	
Herzfrequenz 75–94/min > 95 Schläge/min	3 5	Herzfrequenz > 100 Schläge/min	1,5
Schmerz bei Palpation entlang einer tiefen Beinvene, einseitiges Ödem	4	Klinische Zeichen einer TVT	3
		Klinische Einschätzung	
		Alternative Diagnose unwahrscheinlicher als LE	3
Klinische Wahrscheinlichkeit		**Klinische Wahrscheinlichkeit**	
Niedrig Mittel Hoch	0–3 4–10 ≥ 11	Niedrig Mittel Hoch	0–1 2–6 ≥ 7
Klinische Wahrscheinlichkeit (dichotomisiert)		**Klinische Wahrscheinlichkeit (dichotomisiert)**	
LE unwahrscheinlich LE wahrscheinlich	0–5 ≥ 6	LE unwahrscheinlich LE wahrscheinlich	0–4 > 4

Genfer-Score von 8 auf (Alter, einseitiger Beinschmerz, Ödem und Palpationsschmerz), der Wells-Score liegt bei 3 Punkten. Es besteht eine mittlere bis geringe Wahrscheinlichkeit für Lungenembolie.

3. Untersuchung am Krankenbett

Zunächst sind die Vitalparameter, insbesondere Puls und Blutdruck, zu überprüfen. Die Patientin hat einen Blutdruck von 120/80 mmHg und einen Puls von 64/min. Schon im Liegen sieht man die Schwellung und Zyanose des rechten Beins. Bei persistenter Symptomatik sind Schwellung und Zyanose oft nur im Stehen nachweisbar. Charakteristischerweise bessert sich der Schmerz beim Hochlagern. Die Schwellung des rechten Beins kann durch eine Umfangsmessung objektiviert werden. Die Fußpulse sollten getastet werden, um einen arteriellen Verschluss auszuschließen.

Als klassische Thrombosezeichen gelten:

- **Payr-Zeichen:** Druckschmerz im Bereich der Innenseite des Fußes
- **Homans-Zeichen:** Wadenschmerz bei Dorsalflexion des Fußes
- **Meyer-Zeichen:** Wadendruckschmerz
- **Lowenberg-Zeichen:** Schmerzen beim Aufblasen einer Blutdruckmanschette über der Wade
- Umfangsdifferenz

Um die Wahrscheinlichkeit für das Vorliegen einer Phlebothrombose abzuschätzen, hat sich der Wells-Score bewährt (➤ Tab. 44.2). Frau T. reagiert mit Schmerzreaktion auf Palpation im Verlauf der tiefen Venen (aufgrund der Demenz ist eine verbale Kommunikation leider nicht möglich). Am rechten Bein sind deutlich eindrückbare Ödeme zu erkennen. Sie messen eine Umfangsdifferenz von 5 cm. Somit ist mit einem Wells-Score von 3 die Wahrscheinlichkeit für das Vorliegen einer Phlebothrombose hoch.

Die bildgebende Methode der Wahl zum Ausschluss einer Phlebothrombose ist die **Kompressionssonografie.**

In der Praxis kann ein Test auf **D-Dimere** durchgeführt werden. Ist dieser negativ, kann eine Thrombose als sehr unwahrscheinlich angesehen werden. D-Dimer-Schnelltests sind auch als Bedside-Test verfügbar, jedoch oft falsch positiv, da erhöhte D-Dimere sehr unspezifisch sind. In diesem Fall wäre ein positiver D-Dimer-Bedside-Test allein aufgrund des hohen Lebensalters zu erwarten, trotzdem würde ein negativer D-Dimer-Test eine Thrombose nahezu ausschließen. Bei fast eindeutiger Symptomatik wäre hier eine Kompressionssonografie direkt indiziert und eine Antikoagulation sollte direkt begonnen werden.

In diesem Fall – beim Hausbesuch – sind leider weder Sonografie noch Bedside-Test verfügbar.

Tab. 44.2 Bestimmung der klinischen Wahrscheinlichkeit einer tiefen Venenthrombose nach Wells-Score [F898-001]

Klinische Charakteristik	Punkte
Aktive Krebserkrankung	1
Lähmung oder kürzliche Immobilisation der Beine	1
Bettruhe (> 3 Tage)/große Chirurgie (< 12 Wochen)	1
Schmerz/Verhärtung entlang der tiefen Venen	1
Schwellung ganzes Bein	1
US-Schwellung > 3 cm gegenüber Gegenseite	1
Eindrückbares Ödem am symptomatischen Bein	1
Kollateralvenen	1
Frühere, dokumentierte TVT	1
Alternative Diagnose mindestens ebenso wahrscheinlich wie tiefe Venenthrombose	−2,0

Score ≥ 2,0: Wahrscheinlichkeit für TVT **hoch**
Score < 2,0: Wahrscheinlichkeit für TVT **nicht hoch**

MERKE

Wenn eine bildgebende Diagnostik zeitnah nicht zur Verfügung steht, sollte bei hoher klinischer Wahrscheinlichkeit direkt mit einer Antikoagulation begonnen werden.

4. Maßnahmen

Die Patientin soll so liegen bleiben und keinesfalls aufstehen. Ein venöser Zugang wird gelegt. Die Initialbehandlung erfolgt entweder mit demselben Medikament wie in der späteren Erhaltungsphase (s. u.), jedoch in höherer Dosis, oder mit einem **parenteralen Antikoagulans** (niedermolekulare Heparine [NMH] oder Fondaparinux). In diesem Fall erhielt die Patientin das niedermolekulare Heparin Tinzaparin in körpergewichtadaptierter, therapeutischer Dosierung. Gegebenenfalls ist noch an eine Schmerztherapie zu denken. Dies erübrigt sich jedoch bei dieser Patientin, da sie offensichtlich keine stärkeren Schmerzen hat. Da die Patientin in ihrer Mobilität eingeschränkt, pflegebedürftig und multimorbide ist, sollten die weitere Abklärung und Therapie zunächst stationär erfolgen. Bei einer unkomplizierten Phlebothrombose bei mobilen und v. a. jüngeren Patienten kann eine ambulante Therapie erfolgen, da dies nicht, wie oft befürchtet, häufiger zu Lungenembolien führt.
Sie weisen Frau T. ins Krankenhaus ein.

5. Antikoagulation nach Krankenhausentlassung

Eine Umstellung auf eine orale Antikoagulation ist anzustreben. Das Alter an sich ist hierfür keine Kontraindikation. Jedoch besteht bei Frau T. eine Zerebralsklerose, was die sichere und regelmäßige Einnahme möglicherweise erschwert. Im Pflegeheim wird allerdings auf die Medikamenteneinnahme geachtet. Patienten mit schwerer Niereninsuffizienz oder Dialysepflichtigkeit und Tumorpatienten sollten nicht auf eine orale Antikoagulation umgestellt werden. Bei Tumorpatienten gelten NMH als Therapiestandard. Bei schwerer Niereninsuffizienz oder Dialysepflichtigkeit wird unfraktioniertes Heparin gegeben (PTT-gesteuert), wenn NMH oder Fondaparinux kontraindiziert sind.
An oralen Antikoagulanzien stehen die **Vitamin-K-Antagonisten (VKA)** und die **direkten oralen Antikoagulanzien** (DOAKs) zur Verfügung (Dosisempfehlungen ➤ Tab. 44.3). Bis vor ein paar Jahren waren die VKAs alleiniger Therapiestandard (Ziel-INR 2,0–3,0). Die DOAKs sind gegenüber den VKA gleichwertig bezüglich Wirksamkeit und Therapierisiken.

Tab. 44.3 Orale Antikoagulation bei Venenthrombose

Wirkstoff	Initialtherapie	Erhaltungstherapie
Direkte orale Antikoagulanzien (DOAKs)		
Dabigatran	NMH, UFH oder FDX mind. 5 Tage	150 mg 2×/Tag
Rivaroxaban	15 mg 2×/Tag über 3 Wo.	20 mg 1×/Tag
Apixaban	10 mg 2×/Tag über 1 Wo.	5 mg 2×/Tag
Edoxaban	NMH, UFH oder FDX mind. 5 Tage	60 mg 1×/Tag
Vitamin-K-Antagonisten (VKAs)		
z. B. Phenprocoumon	NMH, UFH oder FDX parallel bis INR > 2	Allein weiter, Ziel-INR: 2–3

Zu den praktischen Vorteilen der DOAKs zählen die orale Applikation und die fehlende Notwendigkeit zur Gerinnungskontrolle und Dosisadjustierung. Entsprechende Dosisreduktionen oder Kontraindikationen bei eingeschränkter Nierenfunktion sollten jedoch beachtet werden.
Nach einer Erhaltungstherapie von 3–6 Monaten sollte über eine Weiterführung der Antikoagulation unter sorgfältiger Nutzen-Risiko-Abwägung entschieden werden.

6. Weitere Maßnahmen im Verlauf

Selbstverständlich sind regelmäßige klinische Kontrollen des Befunds sowie der Kreislaufparameter dringend indiziert. Weiterhin sollte Frau T. Kompressionsstrümpfe erhalten (Verordnung von Kompressionsstrümpfen, Kompressionsklasse 2, Oberschenkellänge) – alternativ einen Kompressionsverband. Hinsichtlich der Lebensführung wäre grundsätzlich körperliche Bewegung angesagt, was aber bei der eingeschränkten Mobilität der Patientin nur in geringem Maß möglich ist. Es sollte jedoch auf jeden Fall durch Physiotherapie auf die Erhaltung der Mobilität hingewirkt werden.

Eine chronische Folge einer TVT ist die **chronisch-venöse Insuffizienz (CVI)** auf dem Boden eines **postthrombotischen Syndroms (PTS).** Um diese zu vermeiden, sind eine frühzeitige Diagnose und Therapie der Venenthrombose entscheidend, aber insbesondere auch die Nachsorge (Kompressionstherapie, Physiotherapie).

Da es sich um eine proximale tiefe Venenthrombose handelt, ist eine Antikoagulation für 3–6 Monate erforderlich. Um ein Rezidiv frühzeitig zu erfassen, ist unter Umständen eine Bestimmung der D-Dimere nach Absetzen der Heparintherapie sinnvoll.

Bei ätiologisch ungeklärter Venenthrombose sollte die Abklärung auf ein möglicherweise zugrunde liegendes Malignom erfolgen. Die Basisdiagnostik („kleine Tumorsuche“) umfasst: gezielte Anamneseerhebung, körperliche Untersuchung, Basislabor und Aktualisierung der gesetzlichen Tumorfrüherkennungsmaßnahmen. Als weiterführende Maßnahmen kommen in Betracht: abdominelle Sonografie, Röntgen-Thorax, CT Abdomen/Thorax. In diesem Fall wurde in Rücksprache mit den Angehörigen aufgrund des Alters und der Begleiterkrankungen der Patientin darauf verzichtet.

Die Patientin erholte sich erstaunlich gut von dieser Erkrankung. Die Gefäßsklerose schritt jedoch weiter fort (v. a. die arterielle Verschlusskrankheit). Frau T. verstarb 2 Jahre später im Alter von 86 Jahren an den Folgen der AVK.

ZUSAMMENFASSUNG

Phlebothrombosen sind wegen der Gefahr einer Lungenembolie potenziell bedrohlich. Bei hoher klinischer Wahrscheinlichkeit sollte direkt mit einer Antikoagulation begonnen werden.

https://else4.de/Klein44

https://else4.de/Klein44a

45

Krampfanfall

„Kommen Sie bitte ganz schnell! Der Rudi liegt bewusstlos vor dem Haus und zuckt am ganzen Körper!"

Vorgeschichte

Der Vater des 26-jährigen Dachdeckers Herr H. ruft gegen 18 Uhr während der Abendsprechstunde an: „Bitte kommen Sie schnell, der Rudi liegt vor dem Haus. Er ist bewusstlos und zuckt am ganzen Körper." Bei Herrn H. ist ein Alkoholabusus (bis zu 10 Bier am Wochenende) bekannt, die Leberwerte sind entsprechend: γ-GT 71 U/l (Normalwert 6,0–28 U/l), GPT 37 U/l (Normalwert < 23 U/l).

1. Welche telefonischen Anweisungen geben Sie? Was ist Ihr erster Verdacht?

2. Welche Sofortmaßnahmen ergreifen Sie am Notfallort?

3. Welche Kontrolluntersuchungen müssen Sie regelmäßig durchführen?

4. Wie beurteilen Sie die Arbeits- und Berufsfähigkeit des Patienten? Fahrtüchtigkeit? Verständigen Sie die Führerscheinbehörde?

5. Welche allgemeinen Empfehlungen zur Lebensführung geben Sie dem Patienten?

6. Ein halbes Jahr später kommt der Patient mit einer Verletzung an der Zungenspitze in die Sprechstunde. Was vermuten Sie? Maßnahmen?

1. Telefonische Anweisungen – erster Verdacht

Sie erklären dem Anrufer, dass Sie sofort kommen und bitten ihn, alles aus dem Weg zu räumen, was den Patienten beim wilden Um-sich-Schlagen verletzen könnte. Falls möglich, wäre auch eine Polsterung mit Kissen oder Decken um den Patienten herum sinnvoll, damit er sich so wenig wie möglich verletzt. Dabei darf keine Gewalt angewendet und der Patient nicht festgehalten werden.

Am Notfallort liegt der Patient bewusstlos am Boden. Er zuckt immer noch und atmet schnell. Die Angehörigen berichten, dieser Zustand dauere nunmehr schon seit ca. 20 min an. Aufgrund dieser langen Zeit (> 5 min) handelt es sich um einen **Status epilepticus (SE).**

Es werden **vier Therapiestufen des SE** unterschieden, wobei die Therapie der Stufe IV (superrefraktärer Status) in allen Fällen und die Therapie der Stufe III (refraktärer Status) in den meisten Fällen der Klinik vorbehalten bleibt:

1. **Stufe I:** möglichst früh Benzodiazepine (z. B. Lorazepam 0,1 mg/kg, max. 4 mg i. v. **oder** Midazolam i. m. oder intranasal 10 mg für > 40 kg, 5 mg für 13–40 kg, Einzelgabe **oder** Diazepam rektal (0,2–0,5 mg/kg, max. 20 mg/Gabe, Einzelgabe)
2. **Stufe II:** bei Unwirksamkeit von I innerhalb von 30 min und fakultativ zur Sicherung des Therapieerfolgs nach I: vorrangig Valproat 40 mg/kg, max. 3.000 mg über 10 min **oder** Levetiracetam 60 mg/kg, max. 4.500 mg über 10 min
3. **Refraktärer SE (Stufe III):** spricht nicht auf adäquat dosierte Initial- und Sekundärtherapie mit einer zweiten Substanz (v. a. Valproat, Levetiracetam) an, innerhalb von 60 min mit Atemwegssicherung (i. d. R. Intubation): Midazolam 0,2 mg/kg i. v. als Bolus **oder** Propofol 2 mg/kg i. v. als Bolus **oder** Kombination von Midazolam und Proprofol **oder** Thiopental 5 mg/kg als Bolus, Erhaltungsdosis jeweils EEG-gesteuert als Perfusor
4. **Superrefraktärer SE (Stufe IV):** bei ausbleibendem Erfolg von Stufe III: Barbiturate, Ketamin, klassische Antiepileptika, Inhalationsanästhetika

MERKE

Unter einem Status epilepticus versteht man einen länger als 5 min andauernden Krampfanfall ohne spontane Unterbrechung bzw. zwei oder mehr aufeinanderfolgende Anfälle innerhalb von 5 min, zwischen denen kein vollständiges Abklingen wahrnehmbar ist. Der Status epilepticus ist grundsätzlich bei allen Anfallstypen möglich.
Ein Status epilepticus ist ein lebensbedrohlicher Notfall, richtiges Handeln entscheidet also über Leben und Tod!

2. Sofortmaßnahmen am Notfallort

Um Verletzungen am Bewegungsapparat zu vermeiden, sollte der Patient möglichst nicht festgehalten werden. Um **Aspiration** zu verhindern, muss der Patient möglichst seitlich gelagert werden, v. a. nach Ende des Anfalls (da dies während des Anfalls oft nicht möglich ist), ein Zahnersatz sollte – wenn möglich – entfernt werden, Gegenstände („Beißschutz") dürfen nicht im Mund platziert werden. Eine Intubationsbereitschaft zur notfallmäßigen Sicherung der Atemwege sollte immer hergestellt werden. Ein Angehöriger sollte zur Alarmierung des Rettungsdienstes aufgefordert werden. Daher legen Sie zunächst – falls möglich – einen sicheren venösen Zugang an einer durch Krampf nicht gefährdeten Stelle (also außerhalb der Ellenbeuge), messen aus dem kleinen Konus am Ende der Venenverweilkanüle (VVK) den Blutzucker, hängen eine Infusion zum raschen Einspülen der Medikamente an und schließen ein Pulsoxymeter an. Sollte eine Hypoglykämie bestehen, ist die sofortige Infundierung von Glukose 40 %, z. B. 16 g (4 Ampullen), unbedingt notwendig! Hierbei ist auf eine sichere Lage der VVK zu achten, weil bei einem Paravasat schwere Gewebsnekrosen drohen.

Sie geben nun 0,1 mg/kg **Lorazepam** (max. 4 mg), ersatzweise 0,1–0,2 mg/kg Midazolam oder 10–20 mg **Diazepam** (max. 30 mg) i. v., um den Anfall zu durchbrechen. Alternativ könnte Clonazepam (max. 3 mg) eingesetzt werden. Manchmal ist es bei einem generalisierten tonisch-klonischen Abfall jedoch nicht möglich, einen i. v.-Zugang zu legen. Dann sollte versucht werden, den Krampf z. B. mit 10 mg Midazolam i. m. oder

0,2–0,5 mg/kg intranasal oder buccal mit Midazolam 1–20 mg zu durchbrechen.
Insgesamt ist auf eine ausreichend hohe Dosis der Benzodiazepine zur erfolgreichen Krampfdurchbrechung zu achten.
Nach über 2 Monaten stationärem und anschließendem Reha-Aufenthalt stellt sich der Patient wieder in der Praxis vor. Als mögliche Ursache für den Anfall wird eine „virale Meningoenzephalitis unklarer Genese" angegeben. Außerdem besteht ein Z. n. ausgedehnter Aspirationspneumonie beidseits. Entlassmedikation: Valproat 2× 500 mg Tabletten.

MERKE

Folgende Erstmaßnahmen sind beim Status epilepticus indiziert:
- Stabile Seitlagerung, evtl. Intubation
- Sicheren venösen Zugang schaffen
- Benzodiazepine i. v., i. m., i. n. oder buccal

3. Regelmäßige Kontrolluntersuchungen

Der Patient ist regelmäßig einzubestellen und nach seiner Anfallsentwicklung zu befragen. Valproat verursacht einige Wechselwirkungen mit anderen Medikamenten, hierauf ist jeweils zu achten, insbesondere wenn Fachärzte neue Medikamente aus ihrem Fachgebiet verordnen. Da der Patient bereits eine „angeschlagene" Leber hat, kann sich der Spiegel durch geringeren Abbau erhöhen. Der Spiegel sowie die Leberwerte sollten alle 3–6 Monate kontrolliert werden. Eine Mitbehandlung durch einen niedergelassenen Neurologen ist schon allein wegen der dringlich erforderlich werdenden EEG-Kontrollen notwendig.

4. Arbeits- und Berufsfähigkeit/Fahrtüchtigkeit

Der Patient ist von Beruf Dachdecker. Da nunmehr eine Epilepsie besteht, darf er, um sich und andere nicht gefährden, sollte also in diesem Beruf nicht mehr arbeiten. Eine Veränderung des Arbeitsplatzes ist ihm dringend anzuraten. Gegebenenfalls ist eine Umschulungsmaßnahme indiziert. Der Patient wird erst wieder arbeitsfähig, wenn er einen Beruf gefunden hat, der mit seiner Erkrankung vereinbar ist.
Der Patient ist darüber aufzuklären, dass er derzeit nicht Auto fahren darf. Wer als Anfallskranker Auto fahren will, muss i. d. R. mindestens 12 Monate anfallsfrei sein. Ein weiteres Problem ist die eventuelle Beeinträchtigung der Fahrtüchtigkeit durch Antiepileptika. In der Regel ist der Neurologe oder ein besonders geschulter Gutachter einzuschalten, um die Frage der Fahrtüchtigkeit zu klären. Bei uneinsichtigen Patienten besteht das Problem, dass die ärztliche Schweigepflicht mit der Abwendung einer Gefährdung für den Patienten und Dritte in Konflikt steht. Besteht eindeutig eine Gefährdung (z. B. bei bereits eingetretenen Unfällen), ist u. U. trotz ärztlicher Schweigepflicht eine Meldung an die Führerscheinstelle angebracht.

5. Lebensempfehlungen

Neben der bereits oben genannten Empfehlung, das Autofahren einzustellen, sollte der Patient in diesem Fall angewiesen werden, dringend das Trinken aufzugeben, da dies einerseits Krampfanfälle auslösen kann und andererseits ja bereits eine Leberschädigung besteht, in deren Folge Probleme mit der antiepileptischen Medikation auftreten können. Er sollte einen regelmäßigen Tag-Nacht-Rhythmus anstreben und Diskotheken mit stroboskopischen Lichtblitzen meiden, da diese ebenfalls Anfälle auslösen können.
Insgesamt sind alle gut gemeinten Ratschläge sinnvoll, aber ob der Patient sie befolgt, ist in diesem Fall eher fraglich. Er ist Junggeselle und abends und am Wochenende immer mit seiner Clique unterwegs.

MERKE

Ein Patient mit Epilepsie sollte Folgendes beachten:
- Keinen Alkohol trinken
- Für einen regelmäßigen Tag-Nacht-Rhythmus sorgen
- Stroboskopische Lichtblitze meiden
- Eine Fahrerlaubnis i. d. R. erst nach 12-monatiger Anfallsfreiheit beantragen

6. Zunge tut weh – Maßnahmen

Ein halbes Jahr später kommt der Patient am Montag früh um 8 Uhr in die Sprechstunde: „Mir tut die Zunge weh" (➤ Abb. 45.1). Der Patient hat sich offensichtlich nachts auf die Zunge gebissen, was für das erneute Auftreten eines zerebralen Krampfanfalls spricht. Der Zungenbiss ist insofern atypisch, als der Patient sich auf die Zungenspitze gebissen hat. Normalerweise sind i. d. R. seitliche Bissstellen zu erwarten.

Es ist sofort eine Blutentnahme zu veranlassen, da die Serumkonzentration des Antiepileptikums unmittelbar nach dem Anfall und vor der nächsten Medikamenteneinnahme entscheidend für die weiter notwendige Aufdosierung ist.

Der Patient ist noch nüchtern und hat heute sein Antiepileptikum noch nicht eingenommen. Insofern ist eine Blutentnahme möglich. Weiterhin sollte der Patient an den Neurologen überwiesen werden, um erneut ein EEG anzufertigen und in geteilter Verantwortung mit dem Spezialisten das weitere Prozedere festzulegen.

Der weitere Verlauf der Krankengeschichte war geprägt von Höhen und Tiefen. Wiederholt musste der Patient stationär eingewiesen werden, weil er immer wieder Anfälle bekam. Die Therapie wurde mehrfach umgestellt. Hinsichtlich der Lebensführung ist er inzwischen (11 Jahre nach dem Erstereignis) vernünftiger geworden. Er lebt jetzt in einer festen Partnerschaft und arbeitet als Spengler in einer Werkstatt. Die Kontrolluntersuchungen nimmt er nunmehr regelmäßig wahr. Mitbehandelt wird er von einem Neurologen und einem Pulmologen (wegen seiner pulmonalen Schädigung, die er sich infolge der Aspiration beim Akutereignis zugezogen hat).

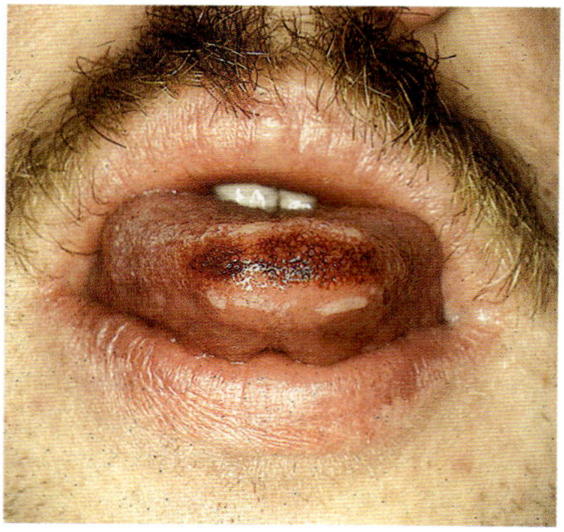

Abb. 45.1 Zunge des Patienten [P013]

ZUSAMMENFASSUNG

Schutz vor Selbstverletzung, Freihalten der Atemwege und medikamentöse Durchbrechung des Anfalls sind die wichtigsten Sofortmaßnahmen beim Status epilepticus.

Nach Entlassung aus der Klinik erfordert die Betreuung von Epileptikern eine intensive Zusammenarbeit zwischen Hausarzt und Neurologen. Anfallsauslösende und im Anfall gefährliche Situationen sind zu vermeiden.

Die Frage der Fahrtüchtigkeit muss ggf. durch einen Gutachter geklärt werden. Die Fahrtüchtigkeit ist jedoch i. d. R. frühestens nach einem Jahr Anfallsfreiheit gegeben.

https://else4.de/Klein45

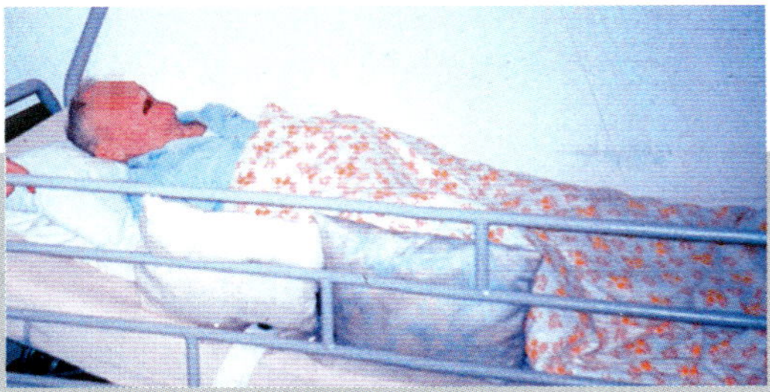

[P013]

Plötzlich aggressiv

„Mein Mann hat mich im Schlaf gewürgt!"

Vorgeschichte

Die 82-jährige Ehefrau des 93-jährigen dementen Herrn K. ruft Sie zum Hausbesuch: „Mein Mann ist ja sonst der liebste Mensch, aber heute Nacht war er plötzlich sehr aggressiv und hat mich gewürgt." Er bekommt Beruhigungstropfen. Zwei Tage später ruft sie wieder an: „Mit meinem Mann geht es jetzt zu Ende. Er schläft nur noch, isst und trinkt nichts mehr." Er liegt apathisch im Bett, reagiert nicht auf Ansprache, jedoch auf Schmerzreize und gibt unverständliche Laute von sich. Der Kreislauf ist stabil, auch sonst keine Auffälligkeiten (➤ Bild).

1. **Ist eine stationäre Einweisung gegen den Willen von Herrn K. möglich?**
2. **Welche Medikamentengruppen sind zur Sedierung hochbetagter Patienten empfehlenswert?**
3. **Welche Nebenwirkungen von Antipsychotika müssen Sie bedenken?**
4. **Welche diagnostischen Maßnahmen führen Sie durch?**
5. **Schätzen Sie den komatösen Zustand des Patienten nach der Glasgow Coma Scale (GCS) ein.**
6. **Was ist bei der Medikamentenverordnung bei hochbetagten Menschen zu beachten?**

1. Zwangseinweisung?

Wer an einer psychischen Krankheit oder einer krankheitswertigen psychischen Störung leidet und darüber hinaus eine Gefahr für sich selbst oder die öffentliche Sicherheit und Ordnung darstellt, kann laut **Psychisch-Kranken-Gesetz (PsychKG)** der jeweiligen Länder gegen seinen Willen in einer geschlossenen psychiatrischen Station untergebracht werden, wenn die Gefährdung nicht durch weniger einschneidende Mittel abgewendet werden kann.

Die näheren Voraussetzungen sind in den PsychKG der einzelnen Bundesländer geregelt und differieren erheblich. Einheitlichkeit besteht darin, dass unmittelbare Selbst- oder Fremdgefährdung durch eine psychische Erkrankung einen Unterbringungsgrund darstellt. Eine chronische Selbstgefährdung, z. B. im Sinn der Verwahrlosung, kann dagegen in einzelnen, aber nicht allen Bundesländern einen Unterbringungsgrund darstellen. Im letzteren Fall würde das **Betreuungsgesetz** greifen.

Das **Unterbringungsverfahren** läuft in drei Stufen ab:

1. Die untere Verwaltungsbehörde (z. B. Polizei oder Amt für öffentliche Ordnung) leitet die Unterbringung ein.
2. Der Arzt nimmt zu ihren Voraussetzungen Stellung.
3. Der Richter beim zuständigen Vormundschaftsgericht entscheidet über die Unterbringung.

Die richterliche Entscheidung muss bis Ablauf des Tages oder Beginn des darauffolgenden Tages (Bayern) vorliegen.

Wenn Sie sich im vorliegenden Fall für eine Zwangsunterbringung entscheiden, sollten Sie die Polizei rufen und ein entsprechendes Attest mit dem Ziel der vorläufigen Unterbringung ausstellen.

Gegen die Unterbringung kann sich der Betroffene durch sofortige Beschwerde wehren, und zwar auch dann, wenn er geschäftsunfähig ist. Die Überprüfung obliegt dem zuständigen Landgericht.

Es folgt ein längeres Gespräch mit der Ehefrau und den im Haus wohnenden Töchtern. Gemeinsam entscheiden sie sich für einen anderen Lösungsansatz: „getrennte Schlafzimmer". Die Töchter erklären sich zur Unterstützung bereit. Weiterhin wird vereinbart, dass der Patient nachts zur Beruhigung 5ml Melperon-Saft (25mg) erhält.

2. Medikamentengruppen

Antipsychotika sind bei Erregungszuständen, Angst und Aggressivität die am häufigsten verwendeten psychopharmakologischen Medikamente. Für Aggressivität/agitiertes Verhalten sollte bevorzugt Risperidon als atypisches Neuroleptikum eingesetzt werden. Anticholinerge Substanzen wie z. B. Olanzapin sollten eher vermieden werden. Für Patienten mit Parkinson-Demenz, Lewy-Körperchen-Demenz und verwandten Erkrankungen sind klassische und viele atypische Antipsychotika kontraindiziert. Hier sind Clozapin oder Quetiapin zu bevorzugen.

Bei schwerer psychomotorischer Unruhe, die zu deutlicher Beeinträchtigung des Betroffenen und/oder der Pflegefachpersonen führt, kann ebenso ein Therapieversuch mit Risperidon empfohlen werden.

Für Schlaflosigkeit eignen sich besonders gut niederpotente, sedierende Antipsychotika wie z. B. Melperon und Pipamperon oder Mirtazapin als Antidepressivum mit geringer anticholinerger Komponente. Bei diesen Substanzen ist in altersadaptierter Dosierung mit den geringsten Nebenwirkungen zu rechnen.

- Auch bei psychotischen Symptomen ist **Risperidon** 0,5–2 mg zu bevorzugen.
- Beim immer noch häufigen Einsatz von **Benzodiazepinen** ist Vorsicht geboten, sie können das kognitive Leistungsniveau negativ beeinflussen sowie die Sturzneigung erhöhen und teilweise paradoxe Reaktionen hervorrufen. Bei plötzlichem Absetzen kann es zum Delir kommen. Es sollten möglichst nur kurz wirksame Benzodiazepine in speziellen Situationen über einen möglichst kurzen Zeitraum eingesetzt werden.

3. Nebenwirkungen

Besonders häufige und u. U. gefährliche Nebenwirkungen der Antipsychotika sind extrapyramidalmotorische Störungen sowie Sedierung und Schwindel. Des

Weiteren muss v.a. bei Substanzen mit anticholinerger Wirkung mit Mundtrockenheit, Obstipation und Miktionsbeschwerden (**Cave:** Prostataadenom!), zerebralen Nebenwirkungen, hormonellen Störungen, kardiovaskulären Nebenwirkungen und Blutbildveränderungen gerechnet werden. Patienten mit Lewy-Körperchen-Demenz können infolge Dopaminmangels überempfindlich auf Antipsychotika reagieren. Dies kann bis zum malignen antipsychotikainduzierten Syndrom und Tod führen.

4. Bewusstseinsstörung/diagnostische Maßnahmen

Die häufigste Ursache für Komata sind Intoxikationen (besonders mit Alkohol und/oder Drogen), gefolgt von zerebrovaskulären Störungen, diabetischen Komplikationen, entzündlichen Hirnaffektionen, Epilepsie, hepatischem und nephrogenem Koma.

In unserem Fall liegt der Verdacht nahe, dass – trotz der niedrigen Dosierung des verordneten Antipsychotikums Promethazin als niedrigpotentes Antipsychotikum mit vorwiegend sedierender Komponente – die Bewusstlosigkeit auf die Medikamenteneinnahme zurückzuführen ist.

Die Sofortdiagnostik umfasst neben der Überprüfung von Vitalparametern, Bestimmung des Blutzuckers und Messen der Körpertemperatur auch die Funktionsprüfung des Nervensystems, insbesondere:

- Erfassung der Glasgow Coma Scale
- Untersuchung der Pupillenweite und Lichtreaktion
- Reflexprüfung im Seitenvergleich (BSR, TSR, PSR, ASR)
- Babinski-Reflex

Nach dem Blutzucker-Bedside-Test wird Blut zur Bestimmung folgender Parameter abgenommen:

- Entzündungsparameter (BSG, CRP)
- Differenzialblutbild
- Kreatinin, ggf. Harnstoff und Harnsäure
- Natrium, Kalium, ggf. Kalzium
- TSH basal, ggf. fT_3 und fT_4

Herr K. war tief somnolent bis komatös. Die Reflexe (ASR, PSR) waren seitengleich auszulösen, Pupillenreaktion prompt, Babinski bds. negativ. RR: 130/80 mmHg, P: 76/min, BZ: 80 mg/dl, Temp.: 36,8 °C. Die Labordiagnostik, die am nächsten Tag vorlag, ergab keine Auffälligkeiten.

5. Glasgow Coma Scale (GCS)

Bei der Einschätzung komatöser Zustände hat sich die Glasgow Coma Scale (GCS) allgemein durchgesetzt (➤ Tab. 46.1).

Unser Patient führt Flexionsbewegungen auf Schmerzreize durch und gibt unverständliche Laute von sich. Die

Tab. 46.1 Glasgow Coma Scale [F210-010]

Einteilungskriterien: Augenreaktionen, Körpermotorik und verbale Reaktion eines Schädel-Hirn-Traumatikers. Die Punktezahlen in den drei Untergruppen werden zusammengezählt. Höchster Score sind 15, tiefster Score sind 3 Punkte.

Augenöffnung (Eye Opening)	Punkte
Öffnet die Augen spontan	4
Öffnet die Augen auf Ansprechen	3
Öffnet die Augen auf Schmerzreiz	2
Öffnet die Augen nicht	1
Beste motorische Reaktion (Best Motor Response)	**Punkte**
Bewegt auf Befehl	6
Gezielte Abwehrbewegung auf Schmerzreize	5
Flexionsbewegungen auf Schmerzreize	4
Abnormale Flexion auf Schmerzreize und spontan (Dekortikationshaltung)	3
Extension auf Schmerzreize und spontan (Dezerebrationshaltung)	2
Kein Ansprechen auf Schmerzreize	1
Verbale Reaktion (Verbal Response)	**Punkte**
Patient orientiert und beantwortet Fragen	5
Patient desorientiert, beantwortet aber Fragen	4
Inadäquate verbale Reaktion auf Ansprechen	3
Unverständliche Laute	2
Keine verbale Reaktion	1

Augen öffnet er nicht. Der Score beträgt in diesem Fall also 7 Punkte.
Aufgrund des hohen Alters des Patienten und weil die Angehörigen eine Krankenhauseinweisung strikt ablehnen, werden außer einer Flüssigkeitssubstitution s. c. (kann auch von den Angehörigen durchgeführt werden) mit Ringer-Laktat-Lösung, da der Patient nicht trinkt, keine weiteren Maßnahmen ergriffen; ansonsten weiterhin abwartendes Offenlassen.
Promethazin wurde sofort abgesetzt. Sonst keine weiteren therapeutischen Maßnahmen. Nach einigen Tagen war der Patient wieder völlig munter. Das „Koma" war also vermutlich medikamentös bedingt.

6. Besonderheiten bei der Verordnung von Medikamenten bei hochbetagten Menschen allgemein

Die Wirkung von Pharmaka ist im Alter schlechter kalkulierbar als bei jüngeren Menschen (➤ Fall 11). Die **Resorptionskinetik verändert** sich. Im Alter **verkleinert** sich das **Verteilungsvolumen** für vorwiegend wasserlösliche Medikamente rascher, sodass bei gleicher Dosis häufig höhere Plasmakonzentrationen erreicht werden. Dies ist z. B. von Bedeutung bei Digitalisglykosiden und Acetylsalicylsäure sowie Antiphlogistika. Dagegen erhöht sich die biologische Halbwertszeit lipophiler Substanzen (Kumulationsgefahr z. B. bei einigen Barbituraten und Benzodiazepinen).
Da die **Serumalbuminkonzentration** zwischen dem 20. und 80. Lebensjahr um etwa 20 % abnimmt, werden Substanzen, die eine starke Plasmaeiweißbindung haben – z. B. auch Promethazin –, pharmakodynamisch relativ wirksamer.
Die **Leber- und Nierenleistung** nehmen ab. Dies bedeutet, dass die Medikamente langsamer eliminiert werden und daher die Kumulationsgefahr steigt. Als generelle Faustregel kann gelten, dass bei älteren Patienten zunächst niedriger dosiert werden soll. Eine Dosis, die 50 % der für jüngere Patienten empfohlenen Dosierung entspricht, ist oft völlig ausreichend. Bei niereninsuffizienten Patienten können unter www.dosing.de Empfehlungen zur Dosisanpassung online eingesehen werden.

Über potenziell inadäquate Medikamente für ältere Patienten informieren die PRISCUS- und FORTA-Liste, Letztere enthält auch Empfehlungen für Medikamente, wenn Studiendaten mit Patienten über 65 Jahre vorliegen.
Insgesamt sollte gerade bei älteren, multimorbiden Menschen die Medikation auf das Allernotwendigste beschränkt werden, da Multimedikation viele Gefahren in sich birgt. Siehe auch: https://www.awmf.org/uploads/tx_szleitlinien/053-043l_S3_Multimedikation_2021-08.pdf

ZUSAMMENFASSUNG

Zwangseinweisungen wegen Selbst- und Fremdgefährdung folgen strengen juristischen Regeln. Die Unterbringung wird durch die Kreisverwaltungsbehörde oder bei akuter Gefahr von der Polizei angeordnet – ein stichhaltiges ärztliches Attest ist erforderlich. Antipsychotika sind bei Erregungszuständen, Angst und Aggressivität die am häufigsten verwendeten Medikamente im Alter. Aufgrund der veränderten Pharmakokinetik ist beim alten Menschen bei vielen Medikamenten besondere Vorsicht hinsichtlich Indikation und Dosierung geboten. Oft reicht bei Hochbetagten die halbe „Normaldosis" aus.
Generell sollte Patienten und Angehörigen schon bei Verdacht auf eine demenzielle Erkrankung empfohlen werden, rechtzeitig eine Vorsorgevollmacht zu verfassen. Dies kann im Falle von Unterbringungs- und Versorgungsfragen für alle Beteiligten hilfreich sein.

https://else4.de/Klein46

https://else4.de/Klein46a

47

Schmerzen im rechten Bein

„Ich komme heute zu Ihnen, weil meine Tochter will, dass ich meine Hüfte operieren lasse."

Vorgeschichte

Die für ihre 87 Jahre relativ fitte Frau P. lebt allein und versorgt ihren Haushalt selbst. Sie leidet seit 7 Jahren an Coxarthrose und seit 25 Jahren an Hypertonie (zurzeit auf Felodipin/Metoprololsuccinat eingestellt). Im Haus ist sie beschwerdefrei. „Aber wenn ich draußen mehr als 200 m gehe, kriege ich Schmerzen im rechten Bein und brauche einen Gehstock!" (➤ Bild).

Heute kommt sie mit dem Röntgenbild vom Orthopäden in die Praxis. „Meine Tochter möchte meine Hüfte operieren lassen. Was meinen Sie?" Laut Karteikarte besteht ein durchschnittlicher Tagesbedarf von 36 mg Diclofenac und 150 mg Ibuprofen. Im Fall unserer Patientin bestand v. a. auf der rechten Seite eine Beugekontraktur, die Rotation war aufgehoben, außerdem nur minimale Spielräume in Richtung Flexion – Extension und Abduktion – Adduktion.

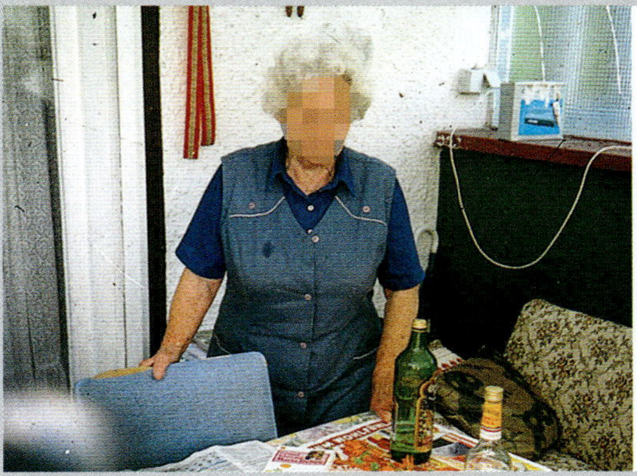

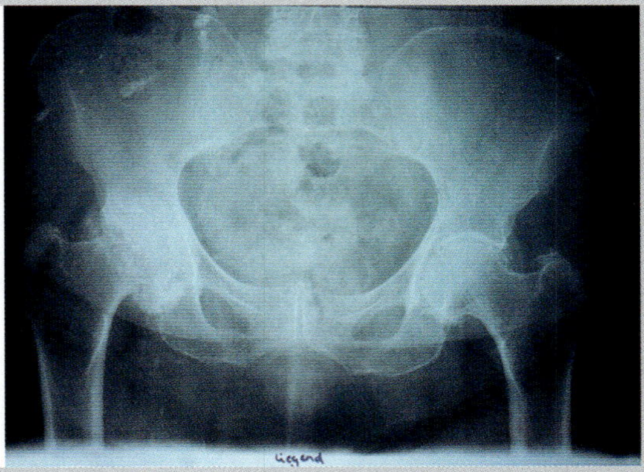

[P013]

1. **Beurteilen Sie das 2 Wochen alte Röntgenbild vom Orthopäden (➤ Bild). Welches Arthrosestadium liegt rechts bzw. links vor?**

2. **Schildern Sie kurz den Ablauf der Untersuchung des Hüftgelenks.**

3. **Wie beurteilen Sie die medikamentöse Behandlung?**

4. **Welcher operative Eingriff kommt infrage?**

5. **Welche Maßnahmen empfehlen Sie zur Linderung der Beschwerden?**

1. Beurteilung des Röntgenbilds (> Bild)

Röntgenologisch findet sich eine ausgeprägte **Coxarthrose,** rechts stärker als links. Beidseits liegen eine subchondrale Sklerose und eine Knorpelusurierung vor. Der Gelenkspalt ist links stark verschmälert, rechts praktisch aufgebraucht. Beidseits finden sich Osteophyten, rechts ausgeprägter als links. Es haben sich Zysten gebildet. Die Veränderungen entsprechen auf der rechten Seite einem Coxarthrose-Stadium 4, links einem Stadium 3. Das rechte Hüftgelenk erscheint nahezu ankylosiert.

Nebenbefund: arthrotische Veränderungen an der unteren Lendenwirbelsäule sowie an der Symphyse, ausgeprägte Gefäßverkalkungen.

2. Untersuchungsablauf

Die Untersuchung des Hüftgelenks beginnt mit der Beurteilung des Gangs. Bei Hüfterkrankungen kippt häufig das Becken zur gegenüberliegenden Seite ab, sodass ein watschelnder Gang entsteht.

- Inspektion: vermehrte LWS-Lordose (bei Flexionskontraktur)?
- Beinlängendifferenz?
- Palpation: Leistendruckschmerz (Bursa iliopectinea)?
- Druckschmerz an der Bursa trochanterica (Bursitis trochanterica)?
- Bewegungsprüfung in folgenden Ebenen: Flexion – Extension, Abduktion – Adduktion und Innenrotation – Außenrotation
- Außerdem sollten die Fußpulse zum Ausschluss einer AVK getastet werden.
- Der Untersuchungsbefund sollte unbedingt in Zusammenschau mit den subjektiven Beschwerden und dem Röntgenbefund gesehen werden, um die richtigen Behandlungsschritte einzuleiten.

3. Beurteilung der medikamentösen Behandlung

Die Kombination von Diclofenac und Ibuprofen macht keinen Sinn. Aber gerade ältere Patienten haben da oft ihre eigenen Vorstellungen. Insgesamt ist – zusätzliche Verordnungen durch andere Ärzte einmal ausgeschlossen – der durchschnittliche Verbrauch an Analgetika eher gering.

4. Operativer Eingriff?

Grundsätzlich wäre bei einem radiologischen Stadium 4 die Indikation zur Hüft-TEP gegeben. Allerdings schlägt die aktuelle Leitlinie vor, neben dem radiologischen Befund folgende Punkte – unabhängig vom wie in diesem Fall – sehr hohen Patientenalter zu klären:

- Konservative Maßnahmen ausgeschöpft (medikamentöse Therapie, Bewegungstherapie, Gewichtsreduktion)?
- Wie hoch ist der Leidensdruck trotz konservativer Therapie?
- Patientenziele

Erst nach Erfüllung dieser Punkte sollte die OP durchgeführt werden.

MERKE

Erst nach konservativer Therapie, hohem Leidensdruck, entsprechendem radiologischem Befund und abhängig von den Patientenzielen sollte eine Hüft-TEP implantiert werden.

5. Therapeutische Maßnahmen zur Linderung der Beschwerden

Nichtmedikamentöse Maßnahmen

Um den Druck auf die Hüfte zu entlasten, sollte die Patientin bequemes Schuhwerk mit breiter Sohle tragen, ggf. Verordnung von Pufferabsätzen.

Zusätzlich Verordnung von Gehstock bzw. Rollator, außerdem Hilfsmittel im Haus wie Haltegriffe, Toilettensitzerhöhung, Aufstehhilfen an Stuhl oder Sessel und Badewannenlift, ggf. Schmerztherapie.

Medikamente zur Schmerztherapie

Frau P. nimmt Diclofenac oder Ibuprofen ein. Hier sollte man sich – wenn man sich trotz negativer Empfehlung in Bezug auf ältere Menschen für ein NSAR entscheidet (laut Priscus-Liste nicht empfohlen, laut FORTA-Liste Kategorie D „zu vermeiden") – zumindest für eines der beiden Medikamente entscheiden und eine ausreichende Dosierung zur regelmäßigen Einnahme verordnen (z. B. 2–3× 300–600 mg Ibuprofen). Einnahme z. B. morgens und mittags; abends ist meist keine Medikation erforderlich, da die Patientin nachts die Hüfte nicht belastet. Gegebenenfalls sollte zusätzlich ein Magenschutzpräparat, z. B. Omeprazol oder Pantoprazol, verordnet werden. Gerade bei älteren Menschen ist bei NSAR-Einnahme neben gastrointestinalen Nebenwirkungen auch mit möglichen Nierenschädigungen zu rechnen. Daher ist die Nierenfunktion gewissenhaft zu überprüfen und ggf. auf andere Analgetika (Paracetamol, Metamizol, ggf. Opioide) auszuweichen.

Im Gegensatz zu „konventionellen" NSAR, die auch die gastroprotektive COX-1 hemmen, weisen **COX-2-Hemmer** eine (zeitabhängige) Selektivität zur COX-2 auf, sodass sie ein günstigeres gastrointestinales Sicherheitsprofil haben. COX-2-Hemmer, aber auch – in geringerem Maße – konventionelle NSAR erhöhen bei längerfristiger Gabe die Inzidenz kardiovaskulärer Nebenwirkungen. Trotz ihrer antiinflammatorischen und analgetischen Wirksamkeit besitzen NSAR/COX-2-Hemmer nicht die Potenz, Gelenkzerstörung zu verhindern.

Für unsere betagte Patientin kommen laut Priscus- und FORTA-Liste a. e. Metamizol und Paracetamol in Frage. Sollte die antiphlogistische Therapie nicht zum gewünschten Erfolg im Sinne ausreichender Schmerzreduktion führen, ist analog WHO-Stufenschema zur Schmerztherapie durchaus an die Verordnung von zunächst schwach wirksamen und schließlich stark wirksamen Opioiden zu denken, zunächst z. B. Tramadol (Tramal® Retardtabletten) (➤ Abb. 6.1, ➤ Fall 6, Palliativbetreuung).

Opioide sollten grundsätzlich in retardierter Form eingesetzt werden, um Nebenwirkungen in der Anflutphase und einer Suchtentwicklung vorzubeugen. Man beginnt mit einer relativ niedrigen Dosis (z. B. Tramadol 2× 50 mg) und titriert Dosis und Einnahmezeitpunkte nach den Beschwerden der Patientin auf. Danach sollte die Einnahme regelmäßig erfolgen.

Obwohl Frau P. von unserer Seite von einer Operation abgeraten wurde, verlief die Meinungsbildung in der Familie dann doch pro Operation. Daraufhin stellte sich die Patientin zur präoperativen Diagnostik bei einer Internistin in der Kreisstadt vor. Diese riet der Patientin jedoch ebenfalls von einem operativen Vorgehen ab. Frau P. konnte anschließend unter Optimierung der konservativen Therapie nahezu schmerzfrei gehalten werden. Ein Jahr später verstarb sie an den Folgen eines plötzlich aufgetretenen Schlaganfalls.

MERKE

Die antiphlogistische Therapie mit nichtsteroidalen Antirheumatika sollte bei älteren Patienten möglichst vermieden oder zumindest möglichst nicht langfristig gegeben werden (**Cave:** Niere!). Bei zunehmenden Schmerzen ist eine Steigerung der Schmerzmedikation nach dem WHO-Stufenschema angebracht.

ZUSAMMENFASSUNG

Bei hochbetagten Coxarthrosepatienten ist ein Hüftgelenkersatz grundsätzlich möglich, das OP-Risiko ist jedoch, v. a., wenn Begleitkrankheiten vorliegen, erhöht. Daher sollten die konservativen Maßnahmen vorher ausgereizt werden. Dazu gehören:

- Bequemes Schuhwerk
- Entlastung mit Gehstock oder Rollator, ggf. Rollstuhlversorgung
- Hilfsmittel (z. B. Aufstehhilfe, Badewannenlifter)
- Suffiziente Schmerztherapie nach dem WHO-Stufenschema unter Berücksichtigung von Empfehlungen für Medikation im Alter

https://else4.de/Klein47

48

Plötzliche Armschwäche

„Mein Mann kann seinen Arm nicht mehr heben!“

Vorgeschichte

Aufgeregter Anruf in der Sprechstunde. Die Ehefrau des 78-jährigen Herrn K. ist am Telefon: „Bitte kommen Sie schnell. Mein Mann kriegt seit gestern Abend den Arm nicht mehr hoch und gehen kann er auch nicht mehr.“ Herr K. wird zu Hause von seinem Sohn und seiner Ehefrau gepflegt (Pflegegrad 2). Vor 3 Monaten stationärer Aufenthalt wegen Blutung bei Prostatakarzinom. Eine ASS-Therapie wurde damals abgesetzt. Sofortiger Hausbesuch.

1. **Erste Einschätzung: gefährlich oder banal? Welche Ursache für die Beschwerden vermuten Sie?**
2. **Welche Fragen stellen Sie den Angehörigen?**
3. **Welche Untersuchungen führen Sie beim Hausbesuch durch?**
4. **Wie lautet die Klassifizierung in der allgemeinmedizinischen Fachsprache?**
5. **Welche Erstmaßnahmen ergreifen Sie?**
6. **Weichenstellung: Weiterbehandlung zu Hause, Einweisung ins Kreiskrankenhaus oder in die Stroke Unit? Wofür entscheiden Sie sich in diesem Fall?**

1. Erste Einschätzung

Aufgrund der geschilderten Symptome und der erlebten Anamnese ist ein **akutes zentrales Geschehen** im Sinn eines **Schlaganfalls** zu vermuten. Der Patient hatte bereits wiederholt zerebrale Ischämien, außerdem wurde vor 3 Monaten ASS abgesetzt.

2. Fragen an die Angehörigen

Die frühere Vorgeschichte einschließlich der aktuellen Medikation ist dem Hausarzt bekannt. Besonders wichtig erscheint in diesem Fall die Frage nach dem bisherigen Verlauf. Das Ereignis liegt bereits ca. 16 h zurück. Von größtem Interesse ist jetzt, ob in dieser Zeit die Symptome eher ab- oder zugenommen haben.

Die Angehörigen sagen: „Er hat so was ja schon öfter gehabt. Diesmal haben wir Sie gerufen, weil es gar nicht besser, sondern im Gegenteil immer schlechter wurde. Gestern ist er mit Hilfe noch die Treppe heraufgekommen, heute kann er sich gar nicht mehr auf den Beinen halten." Die Frage nach einem Sturz wird verneint.

3. Untersuchungen

Die Notfalldiagnostik beschränkt sich in diesem Fall auf

- die Beurteilung von Bewusstsein, Puls/Blutdruck und Atmung,
- die orientierende Untersuchung des Nervensystems (Weite und Reaktion der Pupillen, Hirnnerven, periphere Sensomotorik, Diadochokinese, Meningismuszeichen, Babinski),
- im akuten zeitkritischen Notfall kann man sich unter Umständen auf den **FAST-(face, arm, speech, time)Test** beschränken,
- Blutzuckerbestimmung,
- Temperaturmessung und
- EKG (falls verfügbar, Vorhofflimmern?).

Herr K. sitzt am Tisch. Er spricht verwaschen und sein rechter Mundwinkel hängt herab. Als Sie ihn auffordern, beide Arme zu heben, merken Sie, dass sein rechter Arm deutlich schwächer ist als sein linker (➤ Abb. 48.1). Der Patient hat außerdem Probleme beim Schlucken und hat sich heute Morgen beim Kaffeetrinken verschluckt.

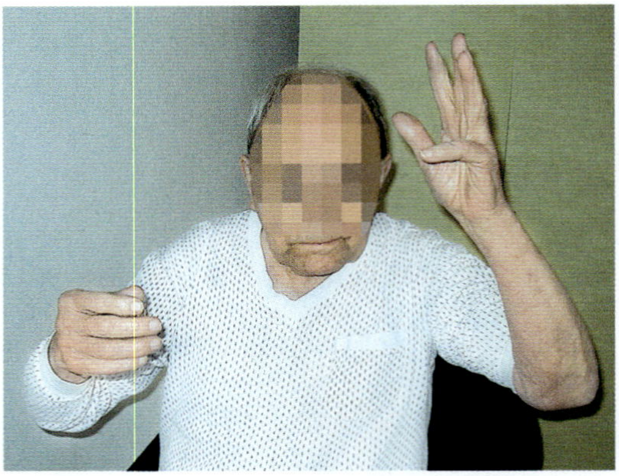

Abb. 48.1 Situation beim Hausbesuch: Schwäche des rechten Arms, hängender Mundwinkel rechts [P013]

Herr K. reagiert auf Ansprache. Bei bereits vorbestehender Demenz lässt sich bezüglich der intellektuellen Leistungsfähigkeit keine Veränderung zu vorher feststellen. Bei der neurologischen Untersuchung fällt Ihnen die deutliche Schwäche beim Faustschluss rechts sowie im rechten Bein auf. Der Babinski-Reflex ist auf der rechten Seite auslösbar (und damit positiv) und es ist eine im Vergleich zu früher deutlich verschlechterte Ataxie festzustellen. Sie messen folgende Vitalparameter: Puls regelmäßig 68/min, Blutdruck 95/60 mmHg. Der Blutzucker ist mit 160 mg/dl erhöht.

4. Wie lautet die Klassifizierung in der allgemeinen Fachsprache?

Die Klassifizierung lautet: **Bild des Schlaganfalls (C).** Ob der Symptomatik ein Gefäßverschluss oder eine Einblutung zugrunde liegt, kann nicht entschieden werden. Die Wahrscheinlichkeit spricht eher für ein ischämisches Ereignis (etwa 85 % der Schlaganfallpatienten haben eine Ischämie). Zudem hatte der Patient bereits wiederholt ischämische Attacken.

5. Erstmaßnahmen

Da beim Hausbesuch mangels bildgebender Verfahren nicht zu klären ist, ob es sich um eine Ischämie oder eine Blutung handelt, beschränkt sich die Therapie auf das Nötigste. Zunächst sollte ein venöser, großlumiger Zugang für die Infusion von Elektrolytlösung gelegt werden.

Kontrolle des Blutdrucks

- Bei **hypertonen** Blutdruckwerten:
  - Keine Intervention bei Werten < 220/120 mmHg
  - Moderate Blutdrucksenkung um ca. 15 % nur bei höheren Werten oder bei anderen Komplikationen, insbesondere bei zeitgleichem Auftreten von Lungenödem (Herzinsuffizienz) und/oder Myokardinfarkt oder hypertensiver Enzephalopathie
  - Bei systolischem Blutdruck > 220 mmHg und/ oder diastolischem Blutdruck > 120 mmHg Gabe von Antihypertensiva, z. B.:
  - Urapidil fraktioniert 10–50 mg i. v., anschließend 4–8 mg/h i. v. oder
  - Clonidin 0,15–0,3 mg i. v./s. c.

In diesem Fall liegt jedoch ein erniedrigter Blutdruck vor.

- Bei **hypotonen** Blutdruckwerten:
  - Zuerst sollten mögliche Ursachen (z. B. Herzrhythmusstörungen, reduzierte kardiale Auswurfleistung) abgeklärt werden.
  - Eine Hypovolämie kann zunächst mit kristallinen Lösungen (500–1.000 ml Vollelektrolytlösung) ausgeglichen werden.

MERKE

Blutdrucksenkung vorsichtig erst bei Werten ≥ 220 mmHg systolisch bzw. ≥ 120 mmHg diastolisch. Bei hypotonen Blutdruckwerten Ausgleich einer eventuellen Hypovolämie mit kristallinen Lösungen (500–1.000 ml Elektrolytlösung) vorrangig.

6. Weichenstellung

Der Patient hatte bereits wiederholt **transitorische ischämische Attacken.** Ob es auch in diesem Fall dabei bleibt und die Symptomatik sich nach 24 h im Sinne einer TIA zurückbildet, ist derzeit noch nicht ersichtlich. Zumindest muss nun (nach 16 h) mit einem Übergang in einen prolongierten, irreversiblen Insult gerechnet werden. Die Angaben der Angehörigen lassen leider befürchten, dass sich möglicherweise eine progrediente Ischämie entwickelt, da eine zunehmende Symptomatik beobachtet wurde.

Da ohne bildgebende Verfahren eine gezielte Therapie nahezu unmöglich erscheint, ist die stationäre Einweisung des Patienten unbedingt erforderlich, obwohl dieser beim letzten Krankenhausaufenthalt zunehmend verwirrt und auch aggressiv reagiert hatte.

Die Aufnahme in eine **Stroke Unit** ist nach folgenden Einschlusskriterien zu entscheiden:

- Verdacht auf akuten Schlaganfall mit Symptomen < 24 h
- Zwischen 48 h und 14 Tagen zurückliegende Symptome, abhängig von bekannten Begleiterkrankungen (VHF, Karotisstenose)
- Hohes Rezidivrisiko bei TIA mit hohem ABCD2-Score (z. B. ≥ 4)
- Progrediente, instabile oder schwankende Symptome einer zerebralen Durchblutungsstörung
- Möglichkeit einer Intervention wie Thrombolyse oder Thrombektomie bei intrakraniellem Gefäßverschluss
- Schwere kardiale Erkrankungen
- Instabile Vitalparameter

Nicht selten erscheint auch eine **Einweisung in ein Krankenhaus ohne Stroke Unit** oder ohne die Möglichkeit einer Lysetherapie sinnvoll oder notwendig. Das kann in folgenden Situationen der Fall sein:

- Infauste Prognose, allerdings kann die pflegerische Versorgung zu Hause oder im Heim nicht gewährleistet werden.
- Transportweg in spezialisierte Klinik ist zu lang.
- Multimorbidität und sehr hohes Lebensalter

Außerdem können u. a. folgende **Kontraindikationen** gegen eine **Lysetherapie** sprechen:

- Akute oder stattgehabte intrazerebrale Blutung
- Vorangegangene i. m.-Injektionen
- Chirurgischer Eingriff oder Trauma in den letzten 14 Tagen
- Organpunktionen in der letzten Woche

- Thrombozyten < 100.000/µl, INR > 1,7
- Maligne Erkrankungen mit infauster Prognose
- Lysezeitfenster überschritten (normalerweise bis 4,5 h seit Symptombeginn, teilweise auch länger)

Häufig ist die Einschätzung des Schweregrads schwierig. Die Symptomatik kann bereits abgeklungen sein, das eigentliche Ereignis wurde nicht beobachtet. In vielen Fällen kennt der diensthabende Notarzt den Patienten nicht, wodurch die Einstufung der neurologischen Ausfälle als akut oder chronisch erschwert sein kann. Oft liegen medizinische Dokumente, wie z. B. Entlassbriefe, nicht vor, sodass Diagnose, Indikationsstellung sowie die Identifizierung von Lysekontraindikationen erschwert werden. Die Angehörigen stehen vor der Herausforderung, eine verantwortungsvolle Entscheidung zu treffen. Eine Patientenverfügung kann in einem solchen Fall sehr hilfreich sein – der Hausarzt steht hier mit Rat und Tat zur Seite.

Die Symptomatik ist progredient, der Symptombeginn liegt etwa 16 h zurück. Insofern wäre eine Aufnahme in eine Stroke Unit indiziert. Aufgrund der Gesamtsituation des Patienten – einerseits schwere Pflegebedürftigkeit, andererseits Multimorbidität mit eingeschränkter Lebenserwartung bei fortgeschrittenem Prostatakarzinom – erscheint eine Einweisung in eine derartige Spezialeinheit in diesem Fall nicht sinnvoll.

Herr K. wurde mit dem Rettungswagen ins Kreiskrankenhaus gebracht. Die Lähmungen bildeten sich inkomplett zurück, die Schluckstörung persistierte. Der Patient erhielt in der Klinik eine PEG-Sonde und wurde als Pflegefall nach Hause entlassen. Logopädische Übungen sollten in der ersten Zeit zum Schlucktraining erfolgen, bei Besserung der Symptomatik kann schließlich ggf. die Ernährung z. B. mit angedickten Speisen und Getränken wieder oral erfolgen und die PEG-Sonde gezogen werden.

Die Indikationsstellung für eine **PEG-Sonde** ist grundsätzlich kritisch zu überprüfen. In Palliativsituationen besteht sie häufig nicht. Eine evtl. bestehende Patientenverfügung ist zu berücksichtigen.

Rehabilitationsmaßnahmen wurden mangels Aussicht auf Besserung (bereits vor dem Ereignis Pflegegrad 2) abgelehnt.

ZUSAMMENFASSUNG

Die Notfalltherapie bei der akuten zerebralen Ischämie ist unter ambulanten Bedingungen durch die Tatsache eingeschränkt, dass aufgrund des klinischen Bilds nicht sicher entschieden werden kann, ob es sich um eine Blutung oder eine Ischämie handelt. Sie bleibt daher symptomatisch. Eine stationäre Einweisung ist fast immer angezeigt. Die Indikation für eine Einweisung in eine Stroke Unit richtet sich nach genau festgelegten Kriterien. Ist sie indiziert, ist größtmögliche Eile geboten – „Time is brain":

1. Rasches Erkennen von und Reagieren auf die Schlaganfallsymptome
2. Umgehende Information des Rettungsdiensts
3. Bevorzugter Transport mit Voranmeldung am Zielkrankenhaus
4. Rasche und zielgerichtete Diagnostik und Therapie im Krankenhaus

WAS WÄRE, WENN, ...

- ... sich eine 36-jährige Patientin mit Pupillendifferenz, okzipitalen Kopfschmerzen, halbseitigen Sensibilitätsstörungen und psychomotorischen Ausfällen vorstellen würde?
  - An folgende AGVs ist nun zu denken:
    - Hirnblutung, z. B. bei Aneurysma
    - Hirntumor
    - Multiple Sklerose
    - Enzephalitis
    - Borreliose
    - Apoplektischer Insult (auch bei jungen Menschen aufgrund von Embolien möglich)
    - Karotisdissektion
    - Horner-Syndrom, z. B. aufgrund maligner Infiltration
    - NNH-Karzinom
    - Mediastinaler Tumor
    - Glaukom
  - Nach eingehender sofortiger Diagnostik in einer Stroke-Unit stellten sich die Beschwerden a. e. als „harmlose" Migraine accompagnée heraus.

https://else4.de/Klein48

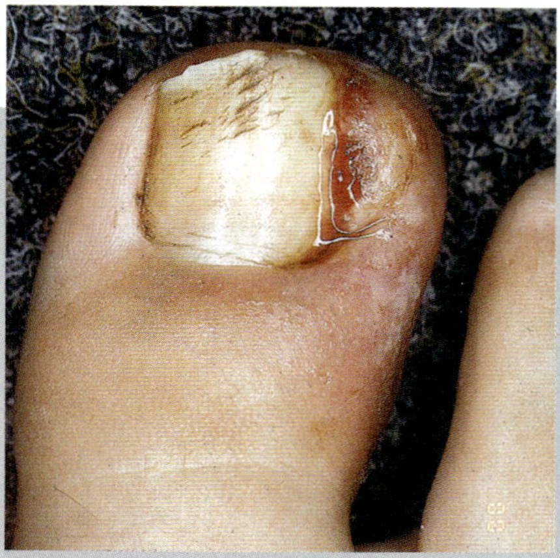

[P013]

Eingewachsener Zehennagel

„Ich komme heute zu Ihnen, weil meine Zehe so wehtut."

Vorgeschichte

Der 17-jährige Herr S. kommt in die Praxis: „Ich kann seit Wochen nicht mehr richtig laufen. Die Zehe im Schuh drückt furchtbar" (➤ Bild).

1. Welche Ursachen führen zum Unguis incarnatus?

2. Welche konservativen Maßnahmen der Unguis-incarnatus-Behandlung kennen Sie?

3. Welche operativen Maßnahmen zur Behandlung eines Unguis incarnatus gibt es?

4. Wie führen Sie eine Emmert-Plastik durch?

5. Welche Anweisungen geben Sie dem Patienten nach einer Unguis-incarnatus-Operation?

6. In der Nacht ruft Herr S. an: „Ich habe fürchterliche Bauchschmerzen. Wegen der Schmerzen habe ich 10 Tabletten Ibuprofen 600 eingenommen!" Was vermuten Sie? Wie gehen Sie vor?

1. Ursachen von Unguis incarnatus

Manche Patienten weisen eine Disposition infolge stark gekrümmter Nägel auf. Schlechtes Schuhwerk (Druckstellen) oder falsches Schneiden der Nägel kann ebenfalls dafür mitverantwortlich sein. Der Patient ist darauf hinzuweisen, dass er die Fußnägel möglichst gerade abschneiden und möglichst wenig am seitlichen Nagelrand manipulieren soll – kein „Rundschnitt" mit der gebogenen Nagelschere wie bei den Fingernägeln!

Als sekundäre Ursachen für Unguis incarnatus kommen u. a. Hypothyreose, Morbus Cushing, polyzystisches Ovarsyndrom und hypothalamischer Symptomkomplex infrage. Im vorliegenden Fall lag aufgrund der Symptomatik kein Verdacht auf eine der genannten Erkrankungen vor.

2. Konservative Maßnahmen

Eine Vielzahl konservativer Therapieverfahren steht bei akutem Unguis incarnatus (< 3 Monate) zur Verfügung. Üblich sind z. B.:

- Nagelpflege
- Druckentlastung (durch angemessenes Schuhwerk und ggf. Zehenzwischenpolster)
- Ggf. lokales Abpolstern mittels Watte oder Mobilisation des betroffenen Nagelwalls mittels Tape-Verband
- Fußbäder bis zu 3-mal täglich
- Ggf. Behandlung von Diabetes mellitus oder Onychomykose
- NSAR

Die meisten dieser Methoden werden mit wechselndem Erfolg angewendet. Allerdings zeigt eine Studie aus Japan immerhin eine Heilungsquote von 44,5 % bei alleiniger Anwendung einer bestimmten Tape Technik (➤ Abb. 49.1). Damit kann knapp der Hälfte der betroffenen Patienten ein operativer Eingriff erspart werden.

Zunächst sollten, wenn möglich, konservative Maßnahmen versucht werden, insbesondere auch die erwähnte Tape-Technik. Der operative Eingriff, der jedoch nach über 3 Monate bestehendem Problem und Versagen der konservativen Techniken weiterhin seine Berechtigung hat, ist deutlich schmerzhafter, birgt das Risiko einer Infektion des Endgelenks und führt dazu, dass der Patient i. d. R. 2–3 Wochen lang Probleme hat, geschlossene Schuhe zu tragen.

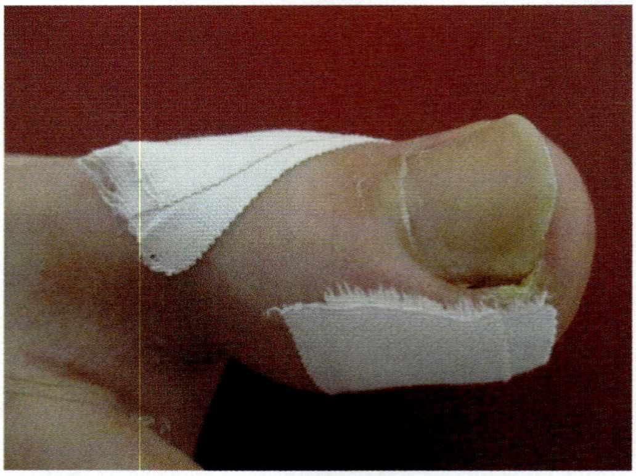

Abb. 49.1 Tape-Technik bei Unguis incarnatus [P013]

MERKE

Tape-Techniken ersparen in fast der Hälfte der Fälle die Operation.

3. Operative Maßnahmen

Schwerere oder therapieresistente Fälle sind operativ anzugehen. Bei Diabetikern ist ein operatives Vorgehen in der Praxis **kontraindiziert.** Stattdessen Überweisung zum Spezialisten, z. B. diabetologische Fußambulanz.

In der akuten Entzündungssituation und bei starken Schmerzen kann eine nagelerhaltende Technik mit Entfernung eines Nagelkeils am distalen Nagelende, die zu einer Glättung des Nagelspikulums führt, Abhilfe schaffen.

Versagen bei leichten Beschwerden konservative Maßnahmen, ist bei chronischen Fällen eine **Nagelwall-Plastik** indiziert. Eine bloße Nagelextraktion führt nach ca. 4 Monaten meist zu Rezidiven. Nach Leitungsanästhesie und Anlage einer Blutsperre gestaltet sich das operative Vorgehen wie folgt:

- Zunächst wird der Nagel extrahiert und das Nagelbett freipräpariert.

- Danach erfolgt die vollständige Ausrottung mittels Keilexzision von Nagelwall und Nagelbett mit vollständiger Entfernung der Nagelmatrix bis auf die Endphalanx der Zehe. Hierbei besteht das Problem, dass einerseits die Nagelmatrix auf der betroffenen Seite ganz ausgerottet werden soll, andererseits auf keinen Fall das distale Zehengelenk eröffnet werden darf.
- Naht lediglich proximal. Distal bleibt die Wunde offen, damit das Sekret abfließen kann und eine Infektion verhindert wird.

Wegen relativ hoher beschriebener Rezidiv- und Infektionsraten von jeweils bis zu 20 % kommt heutzutage in fußchirurgischen Praxen und Abteilungen alternativ eine chemische oder chirurgische selektive Nagelmatrixablation ohne Entfernung des Nagelwalls zum Einsatz.

MERKE

- Operative Behandlung: Verfahren nach Emmert oder selektive Nagelmatrixablation. Wichtig ist die möglichst vollständige Entfernung der Nagelmatrix, ohne das Endgelenk zu eröffnen.
- Keine operative Behandlung von Diabetikern in der Praxis!

4. Technik der Emmert-Plastik

Die nach wie vor gebräuchliche Emmert-Plastik wird wie folgt durchgeführt:

- Leitungsanästhesie nach Oberst
- Blutsperre z. B. mit geknotetem Handschuhfinger
- Umschneidung des Nagels im Bereich der Entzündung und des gesamten entzündeten Weichteilgewebes am Nagelrand
- Die Nagelmatrix wird im Bereich der Entzündungsstelle vollständig entfernt.
- Der seitliche Zehenrand wird mit zwei Nähten am Nagel fixiert. Die kleine Öffnung proximal dient dem Abfluss von Blut und Wundsekreten.

5. Postoperative Anweisungen

Allgemeine Anweisungen

Die Verordnung eines Schmerzmittels ist wichtig. Bewährt haben sich nichtsteroidale Antirheumatika wie z. B. Ibuprofen (600–800 mg nach dem Eingriff), ggf. zusätzlich Opioide (z. B. Tramadol). In diesem Fall wurde die kleinste Packung Ibuprofen 600 verordnet.

Weitere Anweisungen:

- Nach dem Eingriff das Bein 24 h lang hochlagern
- Das Bein für 3 Tage entlasten, für diese Zeit Thrombosespritzen
- Ab dem 5. Tag täglich Fußbäder
- Herr S. sollte schon vor dem Eingriff darüber aufgeklärt werden, dass er voraussichtlich 10–14 Tage keinen Schuh tragen kann.

Postoperative Wundkontrolle

Bezüglich der Wundkontrolle empfehlen Sie Folgendes:

- Wiedervorstellung am 1. Tag nach der Operation: Zu diesem Zeitpunkt ist der Verband meist stark durchgeblutet und der Patient womöglich schmerzgeplagt. Der Druckverband kann allerdings entfernt werden.
- In die Praxis an Tag 4 oder 5: Mögliche Zeichen einer Infektion könnten jetzt sichtbar sein, ggf. Fäden entfernen.
- Tag 7: Verbandswechsel
- Tag 10–14: Endkontrolle
- Nach 6–8 Wochen: Kontrolle aufgrund eines möglichen Rezidivs

Nach der Operation erhält Herr S. ein Rezept über 10 Tabletten Ibuprofen 600 und wird für den nächsten Tag zum Verbandswechsel in die Praxis bestellt.

6. Bauchschmerz in der Nacht

Der Patient hat nach seinen Angaben 6 g Ibuprofen innerhalb weniger Stunden eingenommen. Typische Nebenwirkungen dieses Medikaments sind

- Sodbrennen

- Magenbeschwerden und
- Mikroblutungen der Magenschleimhaut

Dies kann (vor allem bei längerer Anwendung) ernsthafte Folgen haben:

- Peptische Ulzera
- Gastrointestinale Blutungen
- Perforation

Die Blutungsgefahr ist zudem durch die Gerinnungshemmung durch Ibuprofen erhöht. Eine akute Intoxikation ist in diesem Fall nicht anzunehmen, da erst ab einer Dosis von 100–200 mg Ibuprofen/kg KG (ca. 10 g ≙ 20 Tbl.) mit leichten, bei Dosen > 300 mg/kg KG mit Zeichen einer schweren Intoxikation zu rechnen ist.

Obwohl in unserem Fall das Naheliegende, kommt neben Ibuprofen-Nebenwirkungen und peptischen Ulzera natürlich grundsätzlich die gesamte Palette der Ursachen von Oberbauchschmerzen einschließlich Gallenkolik, Pankreatitis, Myokardinfarkt etc. infrage.

Aufgrund der dramatischen Schilderung, der möglichen gefährlichen Folgen und weil Bauchschmerzen grundsätzlich nicht am Telefon beurteilt werden können, ist neben der gezielten Befragung eine sofortige körperliche Untersuchung zwingend nötig. Aufstehen kann der Patient praktisch nicht, also ist ein sofortiger Hausbesuch angebracht. Eine Untersuchung des Abdomens im Sinne einer örtlichen Routine ist unerlässlich.

Befund: Abdomen weich, Darmgeräusche regelrecht, leichter bis mäßiger Druckschmerz im Epigastrium, sonst keine Besonderheiten.

Die Situation erscheint nicht unmittelbar bedrohlich, insofern ist Zuwarten bis zum Morgen zunächst legitim. Natürlich in geteilter Verantwortung mit dem Patienten: „Wenn etwas Besonderes eintritt, rufen Sie bitte sofort wieder bei mir an."

Zur Linderung der Beschwerden sowie zur Prophylaxe von Komplikationen kann in diesem Fall ein Protonenpumpenhemmer eingesetzt werden. Der Patient erhält 40 mg Pantoprazol oral. Er wird wegen seiner Zehe ohnehin am nächsten Tag wieder einbestellt (s. o.). Selbstverständlich kontrollieren Sie neben der Wunde auch die Oberbauchsymptomatik.

WICHTIG

Grundsatz in der Allgemeinpraxis: Bauchschmerzen werden **grundsätzlich** nicht am Telefon beurteilt.

ZUSAMMENFASSUNG

Unguis incarnatus entsteht häufig aufgrund einer erblichen Disposition. Konservative Behandlungsversuche, z. B. mit Tape-Technik, führen in knapp der Hälfte der Fälle zum Erfolg. Oft muss die Nagelmatrix sektoral operativ ausgerottet werden. Der Patient sollte am Tag nach der Operation wieder in die Praxis einbestellt werden. NSAR werden häufig gegen die Schmerzen verordnet. Mit Magenproblemen einschließlich peptischer Ulzera muss gerechnet werden. Akute Intoxikationen kommen erst ab Dosen von 100–200 mg/kg KG vor.

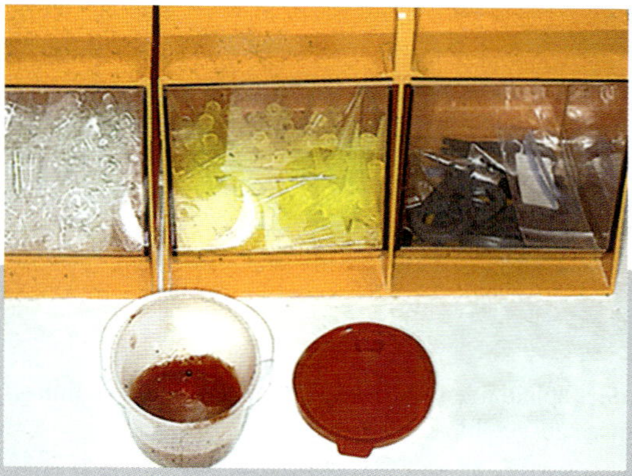

[P013]

Blut im Urin

„Kommen Sie bitte mal ins Labor und sehen Sie sich das an. Da hat jemand einen ganz komischen Urin vorbeigebracht!"

Vorgeschichte

Montagmorgen, Ihre medizinische Fachangestellte empfängt Sie mit den Worten: „Bitte schauen Sie mal ins Labor, da hat jemand einen Urin vorbeigebracht, der sieht ganz komisch aus. Herr K. ist aber jetzt schon weg, weil er gleich zum Flughafen musste" (➤ Bild).

Im Labor finden Sie einen Urinbecher gefüllt mit einer roten, nahezu gelatinösen Masse vor. Laut MFA hat ihn ein 40-jähriger Patient heute Morgen zur Untersuchung vorbeigebracht. Herr K. ist mäßig übergewichtig, seine Leberwerte sind – entsprechend seinem genießerischen Lebenswandel – mäßig erhöht.

1. **Roter Urin: Welche Ursachen kennen Sie?**
2. **Welche AGVs und konkurrierenden Beratungsergebnisse sind zu bedenken?**
3. **Würden Sie den Fall abwartend offenlassen oder sofort handeln?**
4. **Welche Fragen stellen Sie dem Patienten?**
5. **Welche Untersuchungen führen Sie in der Praxis durch?**
6. **Welche weiteren Untersuchungen veranlassen Sie der Reihe nach?**

1. Ursachen roter Urin

Rötliche Urinverfärbungen kommen außer bei **Hämaturie** auch artifiziell vor, z. B. nach dem **Genuss Roter Bete** (eher pinkfarben) sowie nach dem Konsum von Lebensmitteln und Getränken, die mit **Farbstoffen** versetzt sind. Nach starken körperlichen Anstrengungen kann es sowohl zur **Myoglobinurie** als auch infolge von Quetschung der Erythrozyten an der Fußsohle zur sog. **Marschhämoglobinurie** kommen. Die beiden letzteren Ursachen sind durch anamnestische Befragung zu klären. Ein einfacher Urinstreifentest ermöglicht den Nachweis von Hämoglobin. Der Genuss von Vitamin-C-haltigen Speisen oder Getränken kann zu falsch negativen Ergebnissen beim Blutnachweis auf dem Urinteststreifen führen. Im vorliegenden Fall ist jedoch der Urin dermaßen massiv mit Blut versetzt, dass zunächst eine Verdünnung des Urins mit Wasser vorgenommen werden muss, um den Urinstreifen ablesen zu können.

MERKE

Pharmaka und Lebensmittel, die eine Rotfärbung des Urins verursachen können:
- **Pharmaka:** Aminophenazon, Daunorubicin, Doxyrubicin, Phenolphthalein, Phenothiazin, α-Methyldopa, Rifampicin
- **Farbstoffe und Lebensmittel:** Rote Bete, Brombeeren, Rhodamin B, Lebensmittelfarbstoffe

2. AGVs – konkurrierende Beratungsergebnisse

Die Mikro- und Makrohämaturie ist ein vieldeutiges Symptom. Als benigne Erkrankungen sind für die Allgemeinpraxis besonders wichtig: **Nieren- und Harnleitersteinleiden,** infektiöse Ursachen wie Harnwegsinfekte im Sinn einer **hämorrhagischen Zystitis** oder **Prostatitis, Pyelonephritiden,** um zunächst einmal die häufigsten Ursachen zu nennen. Besondere Aufmerksamkeit ist jedoch den AGVs, insbesondere **Tumoren der Nieren und ableitenden Harnwege** (in ca. 20 % der Fälle), zu widmen. Auch das **Prostatakarzinom** ist hier zu bedenken. Verletzungen der Nieren oder ableitenden Harnwege können meistens anamnestisch ausgeschlossen werden.

MERKE

Mögliche Ursachen einer Mikro- und Makrohämaturie:
- Nieren- und Harnleitersteine
- Hämorrhagische Zystitis und Pyelonephritis
- Prostatitis
- Tumoren der Nieren und ableitenden Harnwege
- Prostatakarzinom
- Glomeruläre Nierenkrankheiten

3. Zuwarten oder Handeln?

Jede Hämaturie – sei es Mikro- oder Makrohämaturie – ist bei zweimaligem Nachweis nach einer Woche grundsätzlich abklärungsbedürftig, da mit steigendem Alter maligne Erkrankungen als Ursache wahrscheinlicher werden (s. o.). In Absprache mit dem Patienten kann dann entweder eine sofortige urologische Überweisung zur Abklärung oder aber je nach individueller Risikokonstellation zunächst ein abwartendes Offenlassen erfolgen. Bei Männern sollten auch v. a. rezidivierende Harnwegsinfekte als Ursache für eine Mikro- oder Makrohämaturie zur weiteren Abklärung führen.

Herr K. war zum Glück nur für 2 Tage auf Geschäftsreise. Seine Frau teilte ihm mit, er solle so schnell wie möglich persönlichen Kontakt zum Arzt aufnehmen. Er stellt sich sehr besorgt gleich am nächsten Tag erneut in der Praxis vor.

MERKE

Ein gesunder Mann hat keine (rezidivierenden) Harnwegsinfekte!

4. Anamnestik

Die wichtigste Frage ist zunächst die nach **Schmerz, mit Art und Lokalisation.** Eine schmerzhafte Miktion und ggf. neue Pollakisurie kann auf infektiöse Prozesse in Blase oder Prostata hinweisen, während kolikartige

Flankenschmerzen die Aufmerksamkeit in Richtung Steinleiden oder Pyelonephritis lenken.
Außerdem müssen Sie folgende eventuell vorbestehenden **Ursachen** in Betracht ziehen:

- Antikoagulation
- Z. n. Nierentransplantation
- Bekannte Gerinnungsstörung
- Gicht
- Diabetes mellitus
- Zystennieren (Familienanamnese!)

Fieber weist oft auf infektiöse Prozesse im Sinn einer Pyelo- oder Glomerulonephritis hin. Für Glomerulonephritis sprechen außerdem Ödembildung oder arterielle Hypertonie, Arthralgien, Hautveränderungen und andere Organbeteiligungen. Dysurie, Algurie und Pollakisurie sind typisch für einen Harnwegsinfekt mit ggf. Prostatabeteiligung oder Stein.
Isolierte **Blasenentleerungsstörungen** können Hinweis auf eine Prostatitis, ein Prostataadenom oder ein Prostatakarzinom sein.

5. Untersuchungen in der Praxis

Körperliche Untersuchung

Sie überprüfen die Nierenlager: klopfempfindliche Nierenlager oder druckempfindliche Harnblase deuten im Zusammenhang mit einer fieberhaften Erkrankung auf eine Pyelonephritis oder Zystitis hin.
Sie kontrollieren den Blutdruck des Patienten, um eine hypertoniebedingte Nephrosklerose als Ursache der Hämaturie auszuschließen. Sie fahnden nach Ödemen, v. a. bei gleichzeitig erhöhtem Blutdruck ist eine glomeruläre Erkrankung in Betracht zu ziehen.
Die rektale Untersuchung beim Mann kann u. U. ebenfalls weiterhelfen. Im Fall eines **Prostatakarzinoms** kann eine knotig verhärtete Prostata, bei einer **Prostatitis** eine extrem schmerzhafte Erweichung der gesamten Prostata getastet werden.

Laboruntersuchungen

- **Urin:** Neben dem Urinstatus ist ein Sediment anzufertigen. Finden Sie Erythrozytenzylinder, stützt dies den Verdacht auf eine glomeruläre Erkrankung. Leukozyturie oder Leukozytenzylinder sprechen für eine Harnwegsinfektion, Zucker im Harn erfordert dringend den Ausschluss eines Diabetes mellitus. Kalziumphosphat, Harnsäureoxalat und Kristalle im Sediment deuten auf Harnsteinleiden.
- **Blut- und Serumdiagnostik:** Differenzialblutbild, Thrombozytenzahl, BKS, CRP, Kreatinin, Harnsäure, Kalzium, Gesamteiweiß und ggf. Elektrophorese, PTT und Quick-Wert

Sonografie

Eine in der Praxis durchgeführte sonografische Untersuchung ist v. a. hilfreich bei der Diagnostik von Komplikationen einer Pyelonephritis (z. B. Abszess), Urolithiasis, Nierentumoren und Zystennieren.
Körperliche Untersuchung und Labordiagnostik sind ebenso wie die Sonografie unauffällig. Zwei Tage nach dem Blutungsereignis ist lediglich eine Mikrohämaturie nachweisbar.

6. Untersuchungen im spezialistischen Bereich

Die Indikation für weitere Untersuchungen richtet sich nach den Ergebnissen der bereits in der Praxis durchgeführten Diagnostik. War diese – wie im vorliegenden Fall – vollständig negativ, sollten Sie sich weiterhin auf den Ausschluss maligner Erkrankungen konzentrieren.
Unser Patient erhielt neben einer umfassenden Labordiagnostik, die außer der Makrohämaturie keine wesentlichen Befunde erbrachte, eine Sonografie, ein i. v.-Pyelogramm, eine Computertomografie, eine digitale Subtraktionsangiografie der Nieren sowie eine Zystoskopie. Trotz der umfangreichen Untersuchungen konnten keine Auffälligkeiten entdeckt werden. Vier Wochen später trat erneut eine Makrohämaturie auf. Nunmehr erfolgten eine perkutane Nephrostomie und eine Urethroendoskopie links bei fraglichem „Harnleiterstein" – sonst nichts Auffälliges.
Ein Jahr später stellte sich der Patient erneut mit schmerzloser Makrohämaturie vor.
Da es sich wiederum um eine schmerzlose Hämaturie und damit um ein „Alarmsymptom" handelte, wurde zwingend erneut die gesamte Diagnostik durchgeführt. Die Sonografie war auch diesmal negativ. In Computertomogramm und Nierenangiografie konnte jedoch ein

3 cm großes **Hypernephrom** festgestellt werden (pT3, N0, M0, G2).
Herr K. wurde operiert. Der postoperative Verlauf war komplikationslos. Der Patient ist nunmehr seit 20 Jahren beschwerdefrei. Weitere Makrohämaturien traten nicht mehr auf. Kontrolluntersuchungen nahm er anfangs wahr, ist aber nun nicht mehr dazu bereit.

https://else4.de/Klein50

MERKE

- Wiederholte Makrohämaturie ohne Schmerz ist ein Alarmsymptom!
- Nach erneuter Hämaturie sollte das gesamte Diagnostikprogramm wiederholt werden. Vorausgegangene negative Befunde sind ohne Bedeutung.

ZUSAMMENFASSUNG

Rötliche Urinverfärbungen kommen – außer bei Hämaturie – auch artifiziell vor, z. B. nach Genuss Roter Bete (eher pinkfarben) sowie nach Konsum von Lebensmitteln und Getränken, die mit Farbstoffen versetzt sind. Nach starken körperlichen Anstrengungen kann es sowohl zur Myoglobinurie als auch zur sog. Marschhämoglobinurie infolge Quetschung der Erythrozyten an der Fußsohle kommen. Bei jeder wiederholten Mikro- oder Makrohämaturie ist zu klären, ob eine maligne Erkrankung ursächlich ist.
Schmerzlose Makrohämaturie erfordert den sorgfältigen Ausschluss maligner Erkrankungen wie Blasen-, Prostata- oder Nierenkarzinom. Ebenso sind Harnwegsinfekte bei Männern grundsätzlich abklärungsbedürftig. Kontrolluntersuchungen sind auch dann erforderlich, wenn die Diagnostik negativ verläuft, ganz besonders, wenn die Blutung erneut auftritt. Es sollte damit gerechnet werden, dass pathologische Veränderungen bei Frühfällen in den bildgebenden Verfahren noch nicht nachweisbar sind. Andererseits kommt es leider immer wieder auch zu sog. harten Verfälschungen in dem Sinne, dass relevante Befunde bei den Untersuchungen nicht aufgedeckt werden.

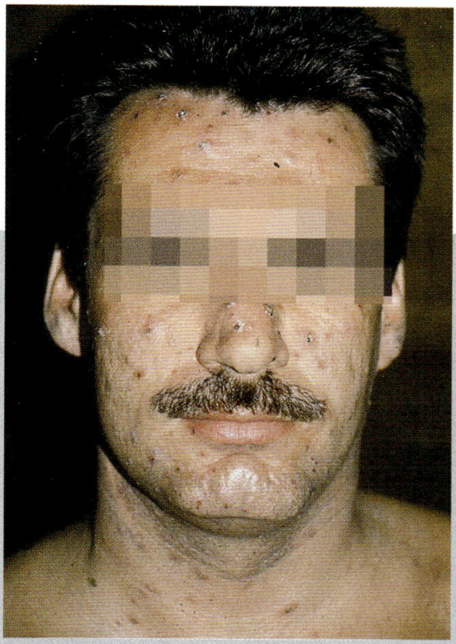

[P013]

51

Fieber und vesikulärer Ausschlag

„Ich glaube, mein Mann hat eine Kinderkrankheit."

Vorgeschichte

Die besorgte pharmazeutisch-technische Assistentin Frau S. ruft in Ihrer Praxis an: „Mein Mann (33 Jahre) fühlt sich seit 2 Tagen schwer krank und hat Fieber bis 39 °C. Er kann gar nicht mehr aus dem Bett, ist total schlapp und müde. Seit gestern hat er auch noch einen Ausschlag bekommen. Bitte kommen Sie zum Hausbesuch, ich glaube, mein Mann hat eine Kinderkrankheit."

Herr S. wirkt beim gewünschten Hausbesuch krank. Er hat an seinem Stamm sowie im Gesicht und am behaarten Kopf vesikuläre Ausschläge. Bei der Mundinspektion finden Sie Aphthen (➤ Bild).

1. **Klassifizieren Sie das Beratungsergebnis. Häufigkeit in der Allgemeinpraxis?**

2. **Wie ist gewöhnlich der Krankheitsverlauf – Infektiosität?**

3. **Welche konkurrierenden Beratungsergebnisse kommen in Betracht?**

4. **Welche Komplikationen drohen gegebenenfalls?**

5. **Herr S. hatte gestern Kontakt mit seiner schwangeren Schwägerin. Gefahr für Mutter und Kind?**

6. **Welche Möglichkeiten der Varizellen-Prophylaxe kennen Sie, und wann sind diese indiziert?**

1. Klassifizierung und Häufigkeit

Die vesikulären Effloreszenzen befinden sich in unterschiedlichen Entwicklungsstadien (Papel, Vesikel, Pustel, Kruste), also ein typisches Bild der „Sternenkarte“. Die Klassifizierung lautet: **Bild der Varizellen (C).** Erreger ist das Varizella-Zoster-Virus (VZV) = Humanes Herpesvirus-3 (HHV-3).

Varizellen (Windpocken) sind ein häufiges Beratungsergebnis in der Allgemeinpraxis, werden daher vom „Durchschnittsarzt“ mindestens einmal jährlich gesehen. Überwiegend erkranken Kinder. Erwachsene erkranken wegen der weitgehenden Durchseuchung im Kindesalter selten. Jedoch sind die Krankheitsverläufe bei Erwachsenen, wie auch bei Säuglingen, besonders schwer. Die Windpocken erlebte der Hausarzt bislang alle 2–3 Jahre epidemieartig. Bisher, d. h. im Zeitraum **vor der allgemeinen Impfempfehlung,** waren durchschnittlich etwa 750.000 Erkrankungen pro Jahr zu erwarten. Seit Einführung der Impfung ist es zu einem deutlichen Rückgang der Varizellenerkrankungen gekommen. Inwieweit die durch Impfung erworbene Immunität mit der durch Wildinfektion erworbenen vergleichbar ist, wird die Zukunft zeigen.

2. Krankheitsverlauf und Ansteckungsmöglichkeit

Windpocken treten meist plötzlich ohne Vorboten auf. In manchen Fällen kann einen Tag vorher leichtes Fieber und ein scharlachartiges „Vorexanthem“ (Hautausschlag v. a. an Kopf, Rumpf und an den Schleimhäuten) beobachtet werden. An den Extremitäten ist das Exanthem weniger ausgeprägt. Handteller und Fußsohlen werden meist nicht befallen. Es treten zunächst rote Flecken, dann Papeln, später Bläschen und schließlich Pusteln auf. In den nächsten Tagen folgen mehrere Schübe, sodass das gemischte Bild einer „Sternenkarte“ entsteht (➤ Abb. 51.1). Charakteristisch ist der **Befall des behaarten Kopfes.** Die Intensität des Exanthems variiert von wenigen bis einigen Hundert Effloreszenzen. Gelegentlich wird die Erkrankung von Fieber begleitet. Normalerweise befinden sich die Erkrankten in gutem Allgemeinzustand. Bis zum Abfallen der Borken vergehen ca. 2 Wochen.

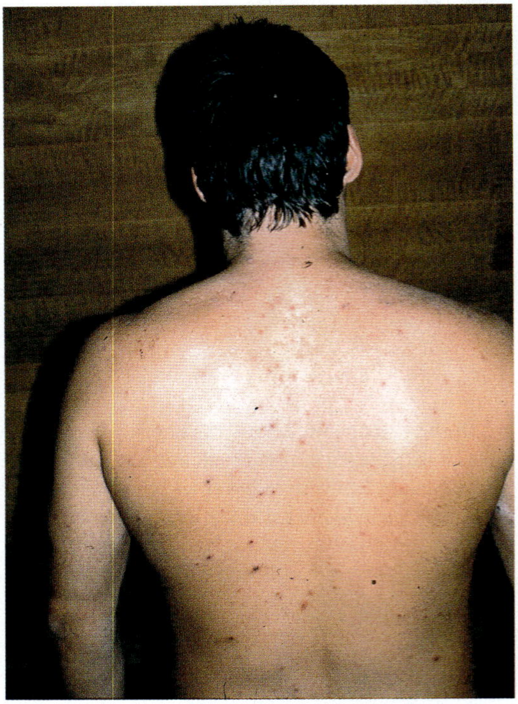

Abb. 51.1 Vesikuläre Effloreszenzen: „Sternenkarte“ [P013]

Die Inkubationszeit beträgt meist 2–3 Wochen, ausnahmsweise bis zu 28 Tage. Die Ansteckungsfähigkeit beginnt 1–2 Tage vor Auftreten des Hautausschlags und endet rund 1 Woche später. Infektiös ist v. a. der Bläscheninhalt. Wegen des obligatorischen Mundbefalls kommt es zu sog. fliegenden Infektionen, d. h., die Erreger können über 3 m weit durch die Luft übertragen werden. Der Kontagionsindex ist hoch.

MERKE

Varizellen sind 1–2 Tage vor Exanthembildung bis zur Verkrustung des letzten Bläschens etwa 1 Woche später ansteckend. Die Inkubationszeit beträgt ca. 2–3 Wochen.

3. Konkurrierende Beratungsergebnisse

Varizellen bekommt man nur einmal im Leben. Trotzdem erlebt es der Hausarzt immer wieder, dass Patienten scheinbar zweimal an Varizellen erkranken. Dahinter stecken meist Strophulus infantum, Insekten- und Flohstiche, seltener Exanthema herpeticatum, Herpes zoster oder Erythema exsudativum multiforme. Auch bei gerade präsenter „Varizellenepidemie" ist eine genaue Untersuchung unerlässlich. Der Befall des behaarten Kopfes und der Mundschleimhaut ist bei Varizellen obligat, bei Strophulus und Insektenstichen fehlt er.

4. Komplikationen

Mögliche Komplikationen sind v. a. bakterielle **Sekundärinfektionen** der Varizellenbläschen, meist durch Streptokokken und Staphylokokken. Diese verursachen Impetigo, Abszesse, in Extremfällen bis hin zur nekrotisierenden Fasziitis und zum Toxic-Shock-Syndrom (TSS). Außerdem droht Narbenbildung. Eine Beteiligung des zentralen Nervensystems kommt öfter in Form einer Zerebellitis vor, die als eher harmlos einzustufen ist. Hingegen ist die seltenere Enzephalitis lebensbedrohlich. Des Weiteren können virale oder bakterielle Pneumonien („Varizellenpneumonie") mit z. T. schwerwiegenden Komplikationen auftreten. Patienten mit gestörter Immunkompetenz sind besonders gefährdet.

In diesem Fall lag insofern ein atypischer Verlauf vor, da die Krankheit besonders schwer verlief. Dies wird bei Erkrankungen im Erwachsenenalter häufiger beobachtet. Herr S. war 6 Wochen arbeitsunfähig. Er ist heute wieder ganz gesund.

5. Varizellen und Schwangerschaft

Varizelleninfektionen in der Schwangerschaft können zu Fruchtschäden führen. Der Patient ist vermutlich noch ansteckend (die Infektion „fliegt" auf 3 m Entfernung), ein Kontakt mit Schwangeren ist auf alle Fälle zu vermeiden. Die Ehefrau von Herrn S. ist ebenfalls nach einer Schwangerschaft zu fragen. Im positiven Fall wäre von großem Interesse, ob sie Windpocken bereits durchgemacht hat. Etwa 7 % aller Frauen haben diesbezüglich keine Immunität.

Etwa 2 % der Kinder von Schwangeren mit Varizellenerkrankung zwischen der 8. und 21. Schwangerschaftswoche leiden an einem **konnatalen Varizellensyndrom.** Dies führt zu Schädigungen der Extremitäten und des Gehirns, Hautveränderungen und niedrigem Geburtsgewicht.

Kommt es bei der Mutter in einem Zeitraum von 5 Tagen vor bis zu 2 Tagen nach der Geburt zur Ausbildung eines Varizellenexanthems, kann beim Neugeborenen zwischen den 5.–10. Lebenstag eine **disseminierte VZV-Infektion** mit einer ausgesprochen ungünstigen Prognose (Letalität bis zu 30 %) auftreten. Bei Exanthemausbruch früher als 5 Tage vor der Entbindung meist benigner Verlauf (passiver Transfer mütterlicher Antikörper).

Aufgrund der möglichen verheerenden Folgen ist im Fall einer Varizellenexposition in enger Zusammenarbeit mit Spezialisten eine **Postexpositions**- oder **Chemoprophylaxe** zu erwägen.

6. Prophylaxe: Impfmöglichkeiten

Seit August 2004 wird die Varizellenschutzimpfung von der STIKO für alle Kinder und Jugendliche empfohlen: 1. Impfung im Alter von 11–14 Monaten, i. d. R. mit MMR-Varizellen-(MMRV-)Kombinationsimpfstoff, 2. Impfung im Alter von 15–23 Monaten. Der Mindestabstand zwischen zwei Dosen beträgt 4–6 Wochen. Ungeimpfte 9- bis 17-Jährige ohne Varizellenanamnese sollten möglichst bald geimpft werden. Entsprechend den Impfempfehlungen der STIKO ist darüber hinaus eine Impfung auch bei folgenden Personen indiziert:

1. Seronegative Frauen mit Kinderwunsch
2. Seronegative Patienten vor geplanter immunsuppressiver Therapie oder Organtransplantation
3. Empfängliche Patienten mit schwerer Neurodermitis („empfänglich" bedeutet: keine Impfung und anamnestisch keine Varizellen oder serologisch kein Nachweis spezifischer Antikörper)
4. Empfängliche Personen mit engem Kontakt zu den unter Punkt 2–3 genannten
5. Bei seronegativem Personal im Gesundheitsdienst sowie bei Neueinstellungen in Gemeinschaftseinrichtungen für das Vorschulalter

Impfungen mit **Lebendimpfstoffen** – wie z. B. gegen Röteln, Masern/Mumps/Röteln (MMR) oder Varizellen – sind in der **Schwangerschaft** grundsätzlich **kontraindiziert.** Nach Impfung mit einem Lebendimpfstoff sollte eine Schwangerschaft für 3 Monate vermieden werden. Eine versehentliche Impfung mit MMR-, Röteln- oder Varizellenimpfstoff in oder kurz vor einer Schwangerschaft stellt jedoch keine Indikation zum Schwangerschaftsabbruch dar. **Stillen** ist generell keine Kontraindikation für Impfungen.

Postexpositionsprophylaxe

Postexpositionell gibt es folgende Möglichkeiten, den Ausbruch der Erkrankung zu verhindern.

- **Inkubationsimpfung (Riegelimpfung):** Bei ungeimpften Personen mit negativer Varizellenanamnese und Kontakt zu Risikopersonen ist eine postexpositionelle Impfung innerhalb von 5 Tagen nach Exposition oder innerhalb von 3 Tagen nach Beginn des Exanthems zu erwägen. Auf Vermeidung von Kontakten zu Risikopersonen sollte strikt geachtet werden.
- **Passive Immunprophylaxe:** Varicella-Zoster-Virusimmunglobulin innerhalb von 96 h nach Expositionsbeginn (1 mg/kg KG i. v. oder für die Praxis zu empfehlen: 0,2–0,5 ml/kg KG, max. 5 ml i. m.). Indikationen: ungeimpfte Schwangere ohne Varizellenanamnese, immundefiziente Patienten mit unbekannter oder fehlender Varizellenimmunität und Neugeborene, deren Mutter 5 Tage vor bis 2 Tage nach der Entbindung an Varizellen erkrankte.
- **Chemoprophylaxe:** Eine weitere Möglichkeit, v. a., wenn es zu spät für die passive Immunprophylaxe ist, bietet die Gabe von Aciclovir (45 mg/kg KG/d p. o. über 7 Tage) in der 2. Inkubationswoche. Die Indikation entspricht der für die Immunglobulingabe mit Ausnahme der Schwangerschaft (Kontraindikation).

Bei der Schwägerin wurde sofort eine Blutentnahme veranlasst. Es konnten IgG-Antikörper gegen Varicella-Zoster-Viren nachgewiesen werden. Weitere Maßnahmen erübrigten sich.

MERKE

- Bei unkomplizierten Verläufen der Windpocken erfolgt eine rein symptomatische Therapie (Baden, Salben, juckreizlindernde Maßnahmen). Bei immungeschwächten Patienten sollte auch eine Behandlung mit Aciclovir erfolgen.
- Innerhalb von 96 h nach Expositionsbeginn ist eine passive Immunisierung von Risikopersonen (bei denen keine Lebendimpfung infrage kommt) als Prophylaxe sinnvoll oder in der 2. Inkubationswoche die 7-tägige Gabe von Aciclovir.

ZUSAMMENFASSUNG

Varizelleninfektionen verlaufen bei Kindern meist harmlos – sehr selten treten zentralnervöse Komplikationen auf. Die Inkubationszeit beträgt meist 2–3 Wochen, ausnahmsweise bis zu 28 Tage. Die Ansteckungsfähigkeit beginnt 1–2 Tage vor Auftreten des Hautausschlags und endet rund 1 Woche später. Varizellen im Erwachsenenalter verlaufen oft schwerer als bei Kindern. Laut STIKO sollen alle Kinder zwischen dem 11. und 15. Lebensmonat mit zwei Impfdosen gegen Varizellen geimpft werden.

Im Fall einer Schwangerschaft besteht bei Erkrankung der Mutter im 1. und 2. Trimenon die Gefahr einer Fruchtschädigung. Bei Erkrankung weniger als 5 Tage vor der Entbindung ist das Neugeborene durch neonatale Varizellen u. U. vital gefährdet.

https://else4.de/Klein51

Pillenverschreibung

„Ich brauche nur die Pille!"

Vorgeschichte

Die 16-jährige Schülerin Julia M. möchte eigentlich gar nicht in die Sprechstunde kommen, sie will ein Wiederholungsrezept für die Pille. Bisher erhielt sie Marvelon® (enthält 0,15 mg Desogestrel und 0,03 mg Ethinylestradiol).

1. Pillenrezept „über den Tresen" – ist das korrekt?

2. Die Patientin ist minderjährig. Braucht sie die Unterschrift der Eltern?

3. Pillenverordnung – Risiken und Nebenwirkungen: Was müssen Sie mit der Patientin besprechen? Welche Kontrolluntersuchungen sind angezeigt?

4. Welche Alternativen zur „Pille" gibt es? Sind sie für Frau M. empfehlenswert?

5. Drei Monate später: Frau M. hat „die Pille" seit 2 Wochen nicht mehr eingenommen, gestern Geschlechtsverkehr. Kann eine Schwangerschaft verhindert werden?

Fall 52 Pillenverschreibung

1. Pillenrezept „über den Tresen"?

Das Rezept sollte nicht so ohne Weiteres ausgestellt werden. Der verordnende Arzt trägt, auch wenn die Erstverordnung vom Gynäkologen stammt, die medizinische Verantwortung für seine „schriftliche Beratung", was das Rezept ja rechtlich gesehen ist. Ein „Wiederholungsrezept" setzt voraus:

- Ausschluss von Kontraindikationen
- Aufklärung über Risiken (möglichst schriftlich)
- Regelmäßige Kontrolluntersuchungen
- Dokumentation von Befragung, Untersuchung und Risikoaufklärung

Gespräche über Risikokonstellationen sollten in der Kartei vermerkt werden, etwa: „Pille und Rauchen – Risiken besprochen."

MERKE

Vor Pillenverordnung: Ausschluss von Kontraindikationen, Risikoaufklärung und regelmäßige Untersuchung.

2. Minderjährig – Unterschrift der Eltern?

Formalrechtlich kann ab 14 Jahren ohne Einverständnis der Eltern eine entsprechende Rezeptur erfolgen. Allerdings sollte in solchen Fällen eine besonders sorgfältige Aufklärung über Risiken und Nebenwirkungen erfolgen und ein entsprechender Ausschluss von Kontraindikationen durch Befragung und Untersuchung sichergestellt und entsprechend dokumentiert sein.

MERKE

Ab 14 Jahren ist formalrechtlich eine Verordnung auch ohne Einverständnis der Eltern möglich.

3. Pille: Risiken und Nebenwirkungen – Kontrollen

Der Arzt hat (am besten in schriftlicher Form) auf mögliche **Risiken** hinzuweisen:

- Erhöhtes Phlebothromboserisiko gerade in Kombination mit Rauchen
- Arterioskleroserisiko bei Raucherinnen
- Förderung des Wachstums hormonabhängiger Malignome: z. B. Zervix- und Mammakarzinom (dafür Reduktion des Risikos für Ovarial- und Endometriumkarzinom)
- Bezüglich Phlebothrombose (ggf. Labordiagnostik zum Ausschluss von Gerinnungsstörungen) und Brustkrebsrisiko ist die Familienanamnese sorgfältig zu erheben.

Das Arterioskleroserisiko steigt mit dem Alter: Bei Frauen ab 40 sollen möglichst andere Antikonzeptionsmethoden gewählt werden. Spätestens mit 50 ist die „Pille" abzusetzen.

Außerdem muss die Patientin über mögliche **Nebenwirkungen** aufgeklärt werden, wie z. B.:

- Libidoverlust
- Depression
- Müdigkeit
- Kopfschmerzen
- Nervosität und depressive Verstimmung
- Appetitsteigerung/Gewichtszunahme
- Wassereinlagerungen
- Übelkeit/Erbrechen
- Brustspannen
- Ödeme
- Hyperpigmentierung der Haut
- Seborrhö/Akne
- Hypertonie
- Trockene Scheide/Vaginalsoor
- Ausfluss
- Zyklusstörungen (Zwischenblutungen)
- Hypertrichose/Haarausfall (bei Nortestosteronderivaten)
- Leberfunktionsstörungen

Außerdem sollte ihr die „Versagerquote" (Pearl-Index: 0,1–0,8 Schwangerschaften pro 100 Frauenjahre) bekannt sein. Hinzuweisen ist in diesem Zusammenhang auch auf einen möglichen Wirkungsverlust bei Einnahme bestimmter Antibiotika (z. B. Amoxicillin), bei beschleunigter Darmpassage bei Durchfall oder bei Einnahme von CYP3A4-Induktoren, wie z. B. Johanniskraut.

Alle Pillenpatientinnen sollten 2× jährlich ärztlich kontrolliert werden.
Julia wird ins Sprechzimmer gebeten und erhält das Pillenrezept.

4. Alternativen zur „Pille"

Kaum eine Verhütungsmethode – sieht man einmal von operativer Sterilisation von Mann oder Frau ab – bietet gemessen am Pearl-Index (Schwangerschaften pro 100 Frauenjahre unter der entsprechenden Antikonzeptionsmethode) die gleiche Sicherheit wie die „Pille". Besonders häufig verwendet werden **Kondome.** Sie schützen auch vor Infektionen, sind aber weniger sicher als hormonelle Antikonzeptiva (wichtiger Hinweis gerade an junge Leute: „Beim Rausziehen festhalten!"). Weitere mechanische Methoden sind „Femidome" für die Frau, **Scheidendiaphragma** und **Portiokappen. Intrauterinpessare** mit oder ohne Hormonabgabe verhindern ebenso wie die **Minipille** mit Gestagen (Desogestrel) die Nidation. Außerdem stehen die **„Dreimonatsspritze"** mit Hormondepotwirkung und unter die Haut implantierte **„Verhütungsstäbchen"** zur Verfügung.
Etabliert sind sog. alternative Methoden, die auf der Zeitwahl basieren. Es werden fruchtbare und unfruchtbare Tage bestimmt. Die **„Kalendermethode"** setzt einen völlig regelmäßigen Zyklus voraus und ist sehr unzuverlässig. Bei der **Temperaturmethode** wird morgens vor dem Aufstehen die Basaltemperatur mit einem besonders empfindlichen Thermometer gemessen – ein Anstieg um ca. 0,5 °C zeigt die Ovulation an. Die Beobachtung des Zervixschleims (zum Zeitpunkt der Ovulation Fäden ziehend) erhöht die Sicherheit der Zeitwahlmethode. Zudem sind „Verhütungscomputer" auf dem Markt. Von Coitus interruptus und lokal anzuwendenden spermiziden Kontrazeptiva ist wegen des schlechten Pearl-Indices abzuraten (➤ Tab. 52.1).

Tab. 52.1 Pearl-Index (durchschnittlich eintretende Schwangerschaften pro 100 Frauenjahre) verschiedener Verhütungsmethoden

Verhütungsmethode	Pearl-Index
Hormonell	
Pille	0,1–0,8
Minipille (Desogestrel)	0,5–3
Dreimonatsspritze	0,3–0,9
Vaginalring	0,4–0,65
Verhütungsstäbchen	0,0–0,08
Hormonspirale	0,16
Mechanisch	
Kondom	2–12
Femidom	5–25
Scheidendiaphragma	1–20
Portiokappe	6
Zeitwahlmethoden	
Kalendermethode	9
Basaltemperatur	0,8–3
Verhütungscomputer (Temperatur)	2
Verhütungscomputer (Hormonmessung)	5–6
Operativ	
Sterilisation Mann	0,25
Sterilisation Frau	0,1
Sonstiges	
Kupferspirale	0,3–0,8
Intrauterinpessar „Spirale"	0,9–3
Chemische Spermizide	3–21
Coitus interruptus	4–18

Julia M. ist noch Schülerin – somit braucht sie eine sichere Verhütungsmethode. Beim Fehlen von Kontraindikationen und besonderen individuellen Risiken sind Ovulationshemmer – bei jedoch rückläufigen Verschreibungszahlen – nach wie vor erste Wahl. Die „Minipille" muss regelmäßig möglichst zur gleichen Tageszeit eingenommen werden, was oft problematisch ist. Die „Dreimonatsspritze" erzeugt v. a. initial unphysiologisch hohe Hormonspiegel – Hormonstäbchen erzeugen eine unphysiologisch konstante Hormonabgabe. Intrauterinpessare bergen das Risiko aufsteigender

Infektionen und gefährden ggf. die spätere Fertilität. Zur Infektionsprophylaxe (Geschlechtskrankheiten, Hepatitis B und C, Papillomavirus, HIV etc.) sollte Julia M., solange sie keinen festen Partner hat, zusätzlich zur hormonellen Antikonzeption Kondome oder Femidome verwenden.

5. Postkoitale Antikonzeption

In diesem Fall kommt die sog. **Pille danach** infrage, z. B. 30 mg **Ulipristal.** Sie muss so früh wie möglich, spätestens 5 Tage nach dem Geschlechtsverkehr, eingenommen werden. Auch Levonorgestrel (1,5 mg) kann verordnet werden, dieses wirkt allerdings nur 3 Tage nach dem ungeschützten Geschlechtsverkehr. Durch beide Präparate wird die Ovulation nach hinten verschoben.

Es ist allerdings mit **Nebenwirkungen,** v. a. Übelkeit und Kopfschmerzen, zu rechnen. Theoretisch kann man bis zu 5 Tage nach ungeschütztem Verkehr durch das Einlegen eines Intrauterinpessars eine Schwangerschaft verhindern. Frau M. bekommt die „Pille danach" verschrieben, da sie unter 22 ist, auf ein Kassenrezept. Ab 22 ist eine Verschreibung nicht mehr nötig, da nicht mehr verschreibungspflichtig.

ZUSAMMENFASSUNG

Bei der Verordnung von oralen Antikonzeptiva ist besondere Sorgfalt geboten, das „Non-Kontakt-Rezept über den Tresen" ist zumindest bei der Erstverordnung inakzeptabel. Kontraindikationen sind auszuschließen, mögliche Risiken und Nebenwirkungen müssen besprochen werden, Kontrolluntersuchungen sind 2× jährlich durchzuführen.

Bei Minderjährigen ist ab 14 Jahren formalrechtlich eine Pillenverordnung auch ohne Einverständnis der Eltern möglich.

WAS WÄRE, WENN ...

- ... Frau M. aufgelöst in die Praxis kommen und berichten würde, sie sei ungewollt schwanger geworden und könne sich momentan auf keinen Fall vorstellen, ein Kind zu bekommen und sie sei mit dem Partner auch gar nicht mehr zusammen?
  - Ein Schwangerschaftsabbruch ist in Deutschland gemäß § 218 Strafgesetzbuch (StGB) grundsätzlich für alle Beteiligten strafbar.
  - Ausnahmen:
    - Medizinische oder kriminologische Indikationen ohne Frist nach Empfängnis mit Kostenübernahme durch die Kassen: bei Lebensgefahr oder Gefahr einer schwerwiegenden Beeinträchtigung des körperlichen oder seelischen Gesundheitszustands der Schwangeren ohne zeitliche Frist oder wenn die Schwangerschaft auf einem Sexualdelikt, also zum Beispiel einer Vergewaltigung, beruht, innerhalb von 12 Wochen nach Empfängnis
    - Nach Beratung in einer anerkannten Beratungsstelle innerhalb von 12 Wochen nach Empfängnis ohne Kostenübernahme durch die Kassen: *„Die Schwangere, die den Eingriff verlangt, muss sich drei Tage vor diesem Termin in einer staatlich anerkannten Schwangerschaftskonfliktberatungsstelle beraten lassen. Sie hat der Ärztin oder dem Arzt, welche den Eingriff vornehmen sollen, eine Beratungsbescheinigung über dieses Gespräch vorzulegen. Außerdem muss eine Ärztin oder ein Arzt, welche oder welcher nicht an der Beratung teilgenommen hat, den Schwangerschaftsabbruch innerhalb von 12 Wochen nach der Empfängnis vornehmen. Liegen diese Voraussetzungen vor, kann keiner der am Schwangerschaftsabbruch Beteiligten bestraft werden."*
  - Sie beraten die Frau wertneutral und nennen ihr die entsprechenden Beratungsstellen, an die sie sich wenden kann, bitten sie jedoch, sich noch mal intensiv mit dem Problem auseinanderzusetzen, bevor sie eine so weitreichende Entscheidung trifft.

https://else4.de/Klein52

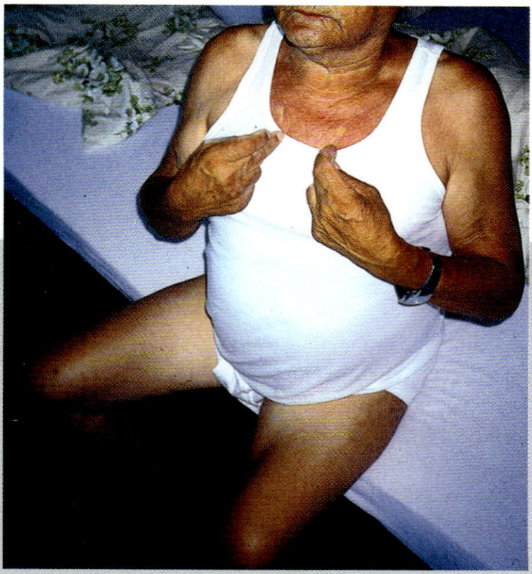

[P013]

53

Stechen in der Brust

„Ich komme heute zu Ihnen, weil ich so ein Stechen in der Brust habe. Aber ins Krankenhaus gehe ich nicht!"

Vorgeschichte

Der 68-jährige Herr S. betritt mit den Worten „Ich habe immer so ein Stechen in der Brust" das Sprechzimmer. Er ist seit 6 Monaten bei uns in Behandlung. Jetzt klagt er über Druckgefühl auf der Brust, das seit 6 Wochen besteht. „Vor allem wenn ich mich anstrenge, sticht es da drinnen." Dabei legt er die Faust mittig auf das Sternum (➤ Bild).

Herr S. ist leicht übergewichtig bei etwas reduziertem Allgemeinzustand. Puls 70/min, regelmäßig, kräftig, RR 130/80 mmHg. Auskultation von Herz und Lunge ohne Auffälligkeiten. Wenig dramatisch imponierende Myogelosen über der mittleren BWS.

1. Thoraxschmerz – gefährlich oder banal? Wie ist Ihre Ersteinschätzung im Fall von Herrn S.?

2. Beurteilen Sie das Ruhe-EKG des Patienten (➤ Abb. 53.1).

3. Welche therapeutisch-prophylaktischen Optionen gibt es jetzt für die vorliegende Erkrankung?

4. Vier Monate später Notruf nachts: „Heftige Herzschmerzen in Ruhe." Nitrospray ohne Effekt. Welche diagnostischen Schritte unternehmen Sie?

5. Welche Notfalltherapie ist angezeigt?

1. Gefährlich oder banal?

Grundsätzlich ist bei Thoraxschmerzen als AGV ein **akutes Koronarsyndrom** in Erwägung zu ziehen. Dazu zählen:

- ST-Hebungsinfarkt (STEMI)
- Nicht-ST-Hebungsinfarkt (NSTEMI)
- Instabile Angina pectoris (s. u.)

Außerdem ist z. B. an eine **akute Lungenembolie** oder einen **Spontanpneumothorax** zu denken.

Die Angina pectoris („Brustenge") ist das Leitsymptom der koronaren Herzerkrankung (KHK). Bei der **stabilen** Angina pectoris liegt eine reproduzierbare Symptomatik ohne Hinweis auf Progredienz vor.

Die folgenden Angina-pectoris-Formen werden als **instabil** gewertet:

- **Ruhe-Angina:** Angina pectoris in Ruhe
- **De-novo-Angina:** jede neu aufgetretene Angina pectoris
- **Crescendo-Angina:** Zunahme der Anfallsdauer, Anfallshäufigkeit und Schmerzintensität bei ungenügender Medikamentenwirkung
- **Postinfarktangina:** Angina pectoris nach Myokardinfarkt
- **Angina decubitus/nocturna:** Angina pectoris während der Nacht im Liegen

Im Hinblick auf die KHK gelten Engegefühl, Druckgefühl und dumpfes, typischerweise belastungsabhängiges retrosternales Brennen als Warnsymptome. Manchmal findet sich auch eine Belastungsdyspnoe als Angina-pectoris-Äquivalent. Die Schmerzempfindung ist oft substernal oder linksthorakal lokalisiert, mit Ausstrahlung in den linken und/oder rechten Arm, die Schultern, den Hals, die Wangen, die Zähne oder auch ins Epigastrium. Die Art der Angabe der Schmerzlokalisation durch Herrn S. spricht eher für eine Ischämie. KHK-Patienten deuten im Allgemeinen auf das Sternum (manchmal legen sie auch eine Faust über das Sternum – „Levine-Zeichen"). Bei vegetativen Herzbeschwerden werden eher Schmerzen linksthorakal angegeben; sie sind eher diffus mit wechselnder Lokalisation und nicht belastungsabhängig.

Die **typische Angina pectoris** wird durch Faktoren, die den myokardialen Sauerstoffbedarf steigern (z. B. körperliche Anstrengung, Kälte, ausgiebige Mahlzeiten oder psychische Belastungen), ausgelöst. Typischerweise bessern sich die Symptome durch Ruhe und/oder Gabe von Nitroglycerin.

Etwa 50 % der Patienten mit Ischämie haben keine pektanginösen Beschwerden („stumme Myokardischämien"). Sie haben nach Myokardinfarkt eine schlechtere Prognose.

In der Allgemeinmedizin hat sich inzwischen der **Marburger Herzscore** (➤ Tab. 53.1) etabliert. Er kann eine Orientierungshilfe sein – vor einer allzu schematischen Anwendung ist allerdings zu warnen. Entscheidend ist der klinische Gesamteindruck.

Tab. 53.1 Marburger Herzscore

Kriterium	Punktzahl
Geschlecht und Alter (Männer ≥ 55 J. und Frauen ≥ 65 J.)	1
Bekannte vaskuläre Erkrankungen	1
Beschwerden sind belastungsabhängig	1
Schmerzen sind durch Palpation nicht reproduzierbar	1
Der Patient vermutet, dass der Schmerz vom Herzen kommt	1
Für den Score werden die Punkte summiert	
0–2 Punkte	Niedrige Wahrscheinlichkeit einer KHK
3 Punkte	Mittlere Wahrscheinlichkeit einer KHK
4–5 Punkte	Hohe Wahrscheinlichkeit einer KHK

2. Beurteilung Ruhe-EKG: 3-Kanal-Ableitung (➤ Abb. 53.1).

EKG-Beurteilung: Sinusrhythmus, Linkstyp, HF = 70/min, PQ = 0,14, QRS = 0,08, QT = 0,35. Supraventrikuläre Extrasystolen mit kompensatorischer Pause. Fragliche horizontale ST-Strecken-Senkung in V_5 und V_6 unter 1 mm horizontal verlaufend.

Eine KHK kann weder ausgeschlossen noch verifiziert werden. Die eigentlich indizierte Einweisung lehnt der Patient trotz ausführlicher Aufklärung über die

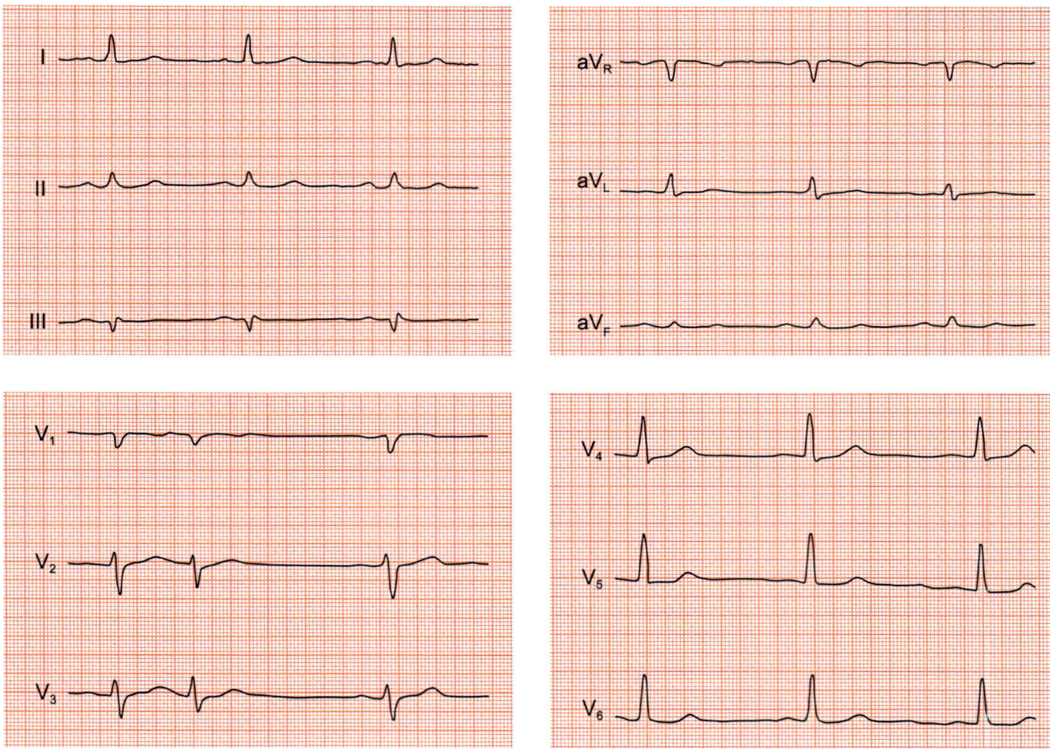

Abb. 53.1 Ruhe-EKG [P013]

bedrohlichen Krankheiten, die den Thoraxschmerzen zugrunde liegen können, kategorisch ab: „Ins Krankenhaus oder zu einem Facharzt gehe ich nicht!" Das Aufklärungsgespräch sollte gut dokumentiert und vom Patienten unterschrieben werden.

3. Therapeutisch-prophylaktische Optionen

Vom Verlauf und der Schilderung des Patienten mit immer wiederkehrenden, belastungsabhängigen thorakalen Beschwerden stellt eine KHK die wahrscheinlichste Ursache dar. Da der Patient sich aber vehement weigert, die Beschwerden weiter abklären zu lassen, sollte ihm pragmatisch im Sinne eines Shared-Decision-Making mit einer Thrombozytenaggretationshemmung (ASS 100 mg/d, bei Unverträglichkeit Clopidogrel 75 mg/d), einem Statin (z. B. Atorvastatin 20 mg/d) und einer optimalen Einstellung der kardiovaskulären Risikofaktoren geholfen werden, z. B. durch:

- Raucherentwöhnung
- Blutdruckeinstellung
- Gewichtsreduktion
- Bewegungstraining (nicht bei akuten thorakalen Beschwerden ohne vorherige Diagnostik)

Bei Patienten mit gesicherter chronischer KHK mit alltagsrelevanten Einschränkungen trotz optimaler Therapie stehen als antianginöse Medikation Betablocker, Kalziumkanalblocker, langwirksame Nitrate, Ranolazin und Ivabradin zur Verfügung.

Herr S. erhielt ASS 100 mg/Tag, Atorvastatin 20 mg/Tag, Metoprolol succinat 23,75 mg/Tag sowie Nitrospray bei Bedarf.

4. **Notfalldiagnostik beim akuten Thoraxschmerz**

Aufgrund der erlebten Anamnese, der akuten Symptomatik und des Nichtansprechens auf Nitrospray muss ein Myokardinfarkt in Betracht gezogen werden.

Die Situation erfordert sofortiges Handeln. Deshalb beschränkt sich die weitere Diagnostik auf das Allernötigste:

- Allgemeinzustand – Dyspnoe?
- Puls?
- Blutdruck?
- Auskultation der Lunge zum Ausschluss einer kardialen Stauung
- Pulskontrolle zur Erfassung von Rhythmusstörungen
- Gegebenenfalls kommt ein tragbares EKG zur Rhythmuskontrolle zum Einsatz.

Oft ist es für den Hausarzt, der bereits nach wenigen Minuten am Krankenbett steht, besonders schwer, einen Infarkt (STEMI oder NSTEMI) auszuschließen. Das EKG ist wenig hilfreich. Ein „Erstickungs-T" wird nur ausnahmsweise beobachtet. Typische Infarktveränderungen sind zwar im positiven Falle richtungweisend. Im negativen Falle kann ein Myokardinfarkt keinesfalls ausgeschlossen werden.

Auch die Parameter Troponin I und T helfen hier nur bedingt weiter. Sie steigen erst ca. 3 h nach Infarktbeginn an, erreichen das Maximum nach ca. 20 h und normalisieren sich nach ca. 1–2 Wochen wieder. Sie sind also noch nicht positiv, wenn der Arzt den Patienten sieht. Gleiches gilt für die Enzymdiagnostik (➤ Tab. 53.2). Diese würde nur zu unnötigen Verzögerungen führen.

Tab. 53.2 Enzymatische Verlaufsbeurteilung beim Herzinfarkt (geordnet nach abnehmender Spezifität)

Enzym	Anstieg [h]	Maximum [h]	Normalisierung [d]
CK-MB	4–8	12–18	2–3
Gesamt-CK	4–8	16–36	3–6
GOT	4–8	16–48	3–6
LDH	6–12	24–60	7–15
α-HBDH	6–12	30–72	10–20

5. **Notfalltherapie**

Die Krankenhauseinweisung ist dringend indiziert. Es erfolgt die unmittelbare Einweisung in die Klinik mit Notarztbegleitung. Bis zum Eintreffen des Notarztes sind folgende Sofortmaßnahmen angezeigt:

Allgemeine Maßnahmen

- Lagerung mit 30° erhöhtem Oberkörper
- Venöser Zugang
- ASS 150–300 mg p. o. oder 75–250 mg i. v., falls keine Kontraindikationen vorliegen oder Patient ASS bereits einnimmt
- 5.000 IE unfraktioniertes Heparin i. v. (bei diagnostischer Unsicherheit kann präklinisch auf die Heparin-Gabe verzichtet werden)
- Bei starken Schmerzen Opiate (z. B. Morphin 2,5–5 mg) langsam i. v.; ggf. wiederholen, bis Schmerzlinderung eintritt
- Bei (opiatbedingter) Übelkeit 62 mg Dimenhydrinat (z. B. Vomex A®) i. v.
- Laufend Puls- und Blutdruckkontrolle!
- Alarmierung eines Krankentransports mit ärztlicher Begleitung (Notarzt) sowie des Krankenhauses (wenn möglich, mit 24-h-Katheterbereitschaft), damit dort die Aufnahme organisiert werden kann
- Wenn möglich, Rhythmusüberwachung durch EKG-Monitor
- Sauerstoffgabe 2–4 l/min nur bei $sO_2 < 90$ %
- Nitrate sollte nicht routinemäßig angewendet werden. Bei NSTEMI kann ggf. Nitroglycerin s. l. zur Angina-Kontrolle verabreicht werden (Voraussetzung: $RR_{sys} > 90$ mmHg, HF > 50/min oder < 100/min, keine Einnahme von PDE5-Hemmern).

Therapie möglicher Komplikationen

- **Herzinsuffizienz mit Lungenödem:**
  - Nitratgabe s. l. oder i. v.
  - Morphin i. v. zur Vorlastsenkung und Verringerung der Atemnot (2–5 mg)
  - Keine Nitrate, wenn der Blutdruck < 90 mmHg systolisch fällt

- Rasch wirkende Diuretika wie Furosemid (Lasix® i. v.)
- **Sinustachykardie:** bei Frequenz > 120/min 2–5 mg Metoprolol (Beloc®) langsam i. v. **Cave:** Nicht mit Kalziumantagonisten vom Verapamil-Typ kombinieren!

https://else4.de/Klein53

ZUSAMMENFASSUNG

Retrosternaler belastungsabhängiger Thoraxschmerz ist – v. a. bei promptem Ansprechen auf Nitrate – bis zum Beweis des Gegenteils als Angina pectoris bei KHK zu interpretieren. Weitere Abklärung ist zwingend nötig. Dabei muss bei entsprechender Dringlichkeit manchmal auf die Stufendiagnostik verzichtet werden.

Sprechen die Angaben und Befunde für einen akuten Myokardinfarkt, helfen dem erstversorgenden Hausarzt weder EKG noch Labordiagnostik weiter. Eine entsprechende Notfallversorgung und stationäre Einweisung sind umgehend einzuleiten.

Mamma-Ca-Nachsorge

„Endlich haben sie mich aus dem Krankenhaus entlassen! Könnten Sie bitte vorbeikommen."

Vorgeschichte

Die 85-jährige Frau B. ruft in der Praxis an: „Endlich haben sie mich aus dem Krankenhaus entlassen." Sie bittet um einen Hausbesuch.

Vor 3 Jahren wurde bei der Patientin eine Teilmastektomie rechts bei neu diagnostiziertem Mammakarzinom durchgeführt. Jetzt wurden erneut Knoten in der rechten Brust gefunden, und es erfolgte eine Restablatio mit Axilladissektion rechts. Der histologische Befund zeigte diesmal ein multifokales Tumorrezidiv. Die Patientin klagt postoperativ über ein Lymphödem an ihrem rechten Arm.

Frau B. ist adipös und leidet an globaler Herzinsuffizienz und kompensierter Niereninsuffizienz. An Medikamenten nimmt sie 1× täglich Ramipril (5 mg) sowie Furosemid (40 mg) ein. Außerdem erhält sie 2,5 mg/d Letrozol.

1. **Adjuvante Therapie nach Mammakarzinom-OP. Wann ist sie indiziert?**

2. **Was sind die Aufgaben des Hausarztes im Rahmen der Nachsorge?**

3. **Ein Jahr später treten heftige Kreuzschmerzen auf. Welche Maßnahmen ergreifen Sie?**

4. **Frau B. klagt über Übelkeit, Erbrechen, Magenschmerzen. Was könnte die Ursache sein?**

5. **Was unternehmen Sie gegen die gastrointestinalen Beschwerden?**

6. **Beim Hausbesuch stellen Sie ein Knötchen in der Narbe fest. Welche Maßnahmen ergreifen Sie?**

1. (Neo)adjuvante Therapie

Adjuvante postoperative Bestrahlung

Bei brusterhaltender Operation der Mamma gilt diese Therapieform als obligat.

Zytostatische Therapie

Je nach Tumorbiologie (u. a. Rezeptorstatus) und präoperativ ggf. bekanntem Lymphknotenbefall ist eine Chemotherapie indiziert. Heute wird sie neoadjuvant, also vor einer OP, bevorzugt. Hierdurch können mehr Patientinnen brusterhaltend operiert werden und das Ansprechen der Chemotherapie kann durch Verkleinerung des Tumors besser abgeschätzt werden, als wenn sie nach R0-Resektion ohne Rückmeldung erfolgt. Eine derartige Therapie wird in entsprechenden Spezialzentren oder onkologischen Praxen in Zusammenarbeit mit dem Hausarzt (Labor und klinische Kontrollen) durchgeführt.

Ablative Hormontherapie

Sind Progesteron-, Östrogen- oder HER2-Rezeptor eines Mammakarzinoms positiv, erhalten die Patientinnen eine antihormonelle oder gegen HER2 gerichtete Antikörpertherapie. Die antihormonelle Therapie sollte erst nach Abschluss der Chemotherapie begonnen werden, da sich sonst bei mangelndem Benefit Nebenwirkungen häufen. Die Bestrahlung sollte nicht gleichzeitig mit der Chemotherapie durchgeführt werden, Hormontherapie und Bestrahlung können aber zur selben Zeit durchgeführt werden.
Bei Frau B. handelt es sich um eine hochbetagte Patientin von über 85 Jahren. Für diese Altersgruppe existieren derzeit nur wenige valide wissenschaftliche Daten. Offensichtlich hatte man sich nach der ersten Operation angesichts des Alters entschieden, auf eine belastende Strahlentherapie zu verzichten. Von einer Chemotherapie wurde ebenfalls aus Gründen des Alters und des doch erheblich beeinträchtigten Allgemeinzustands der Patientin abgesehen. Nach der zweiten Operation erhielt die Patientin vonseiten der operierenden Kollegen eine Therapie mit dem Aromatasehemmer Letrozol unter Knochenprotektion mit regelmäßigen i. v.-Bisphosphonaten bei bereits leicht verminderter Knochendichte. Insgesamt war angesichts des hohen Alters und des schlechten Allgemeinzustands der Patientin in diesem Fall offensichtlich die adjuvante Therapie eher restriktiv. Alternativ kommt bei weiter abnehmender Knochendichte das normalerweise bei prämenopausalen Frauen eingesetzte Tamoxifen infrage.

MERKE

Bei jüngeren Frauen ist nach brusterhaltender Therapie eine adjuvante Strahlentherapie obligat, nach totaler Mastektomie erfolgt je nach Risikosituation dennoch eine Bestrahlung der Brustwand. Ansonsten ist in vielen Fällen eine Chemotherapie der Standard und je nach Hormonrezeptorstatus eine anschließende antihormonelle Therapie.

2. Nachsorge

Die Nachsorgeaufgaben des Hausarztes zielen v. a. auf:

- Menschliche Betreuung
- Erhalten des Erfolgs der Primärbehandlung
- Beratung über Rehabilitationsmaßnahmen und -hilfen
- Erkennung und Behandlung von Komplikationen (z. B. Lymphödem)
- Erkennung und Behandlung von Rezidiven und/ oder Progression
- Vorsorge hinsichtlich Zweitkarzinom: kontralaterale Brust- oder andere Malignome (z. B. Ovarien [v. a. bei BRCA-Mutation], Zervix, Endometrium)

Hierbei stehen das persönliche Gespräch und die einfache körperliche Untersuchung – in unserem Fall im Rahmen von Hausbesuchen – im Vordergrund. Ausgedehnte apparative Diagnostik (Röntgenaufnahmen, Knochenszintigrafie, Computertomografie, wiederholte Bestimmung von Laborwerten wie Tumormarker etc.) ist für den Hausarzt und gerade in diesem Fall von geringerer Bedeutung.
Sinnvoll sind:

- Inspektion und Palpation des Operationsgebiets
- Untersuchung der kontralateralen Brust
- Untersuchung der Achselhöhlen sowie der übrigen Lymphabflussgebiete der Mammae

Auch eine regelmäßige kontralaterale Mammografie bzw. beidseitige Mammografie nach brusterhaltender Therapie ist sinnvoll. Je nach malignomunabhängiger Lebenserwartung sollten jedoch regelmäßige Nachsorgetermine beim Gynäkologen und Onkologen erfolgen.

3. Kreuzschmerz – Maßnahmen

Die **Metastasierung des Mammakarzinoms** erfolgt **bevorzugt ossär:** 35 % der Erstmanifestation von Metastasen finden sich im Knochenbereich, gefolgt von lokoregionärer, pulmonaler, gemischter (jeweils 20 %) und viszeraler (meist hepatisch 5 %) Manifestation. Daher ist eine Knochenfilialisierung dringend auszuschließen. Dies ist besonders wichtig, da als AGV **Invalidität** bis hin zur **Querschnittslähmung** droht. Dies kann durch rechtzeitige operative Maßnahmen oder Bestrahlung verhindert werden. Indiziert ist daher neben der Röntgenaufnahme der LWS ein Knochenszintigramm und in Zweifelsfällen CT oder MRT.

Glücklicherweise ergibt die Bildgebung bei Frau B. keinen Hinweis auf Metastasierung.

MERKE

Das Mammakarzinom metastasiert bevorzugt ossär (35 % der Erstmanifestation von Metastasen finden sich im Knochenbereich). Außerdem finden sich lokoregionäre, pulmonale, gemischte (jeweils 20 %) und viszerale (meist hepatisch 5 %) Manifestationen.

4. Übelkeit, Erbrechen, Magenschmerzen unter adjuvanter Therapie

Zweieinhalb Jahre nach der zweiten Operation wird Frau B. ungeduldig. „Seit der letzten Operation habe ich immer Magenschmerzen und mir ist immer schlecht. Können Sie nicht endlich etwas dagegen unternehmen?"

Übelkeit, Erbrechen, Magenschmerzen sind bekannte Nebenwirkungen einer Antihormontherapie. Sowohl Letrozol als auch Tamoxifen können diese Beschwerden verursachen. Auch eine Fülle anderer Beschwerden ist möglich, die als eigenständige Nebenwirkung des Medikaments oder als Folge der Hormondeprivation auftreten können.

Auch unter einer Chemotherapie ist je nach Substanz starke Übelkeit ein häufiges Symptom. Hier helfen am besten 5-HT3-Rezeptor-Antagonisten (z. B. Granisetron), Neurokinin-1-Rezeptorantagonisten (z. B. Aprepitant) und Dexamethason. Während einer Chemotherapie sollten engmaschige Blutbildkontrollen erfolgen, um eine gefährliche Neutropenie zu erkennen. Gegebenenfalls müssen die Granulozyten stimuliert werden durch regelmäßige subkutane GCS-F-Gaben. Tritt unter einer Chemotherapie Fieber auf, muss an ein neutropenes Fieber gedacht werden. Patienten mit Neutrophilen unter 0,5 G/l oder unter 1 G/l mit sinkender Tendenz und Fieber ohne eindeutigen Fokus sollten nach Abnahme von Blutkulturen kalkuliert antibiotisch je nach Risikokonstellation mindestens mit Ciprofloxacin und Amoxicillin/Clavulansäure p. o. behandelt und je nach Allgemeinzustand, Vitalparametern und Alter eingewiesen werden.

MERKE

Die Antihormontherapie, aber auch eine Chemotherapie können als Nebenwirkung gastrointestinale Beschwerden wie Übelkeit, Erbrechen und Magenschmerzen verursachen. Unter Chemotherapie müssen engmaschige Blutbildkontrollen zur Erkennung einer kritischen Neutropenie erfolgen.

5. Maßnahmen gegen die gastrointestinalen Beschwerden

Im Entlassbrief wurde eine Antihormontherapie für 5 Jahre empfohlen. Aufgrund der Beschwerden der Patientin ist nun nach 2 Jahren zu diskutieren, ob die Antihormontherapie ausgesetzt werden kann. Dies erscheint aufgrund des hohen Alters der Patientin gerechtfertigt, obwohl in der Leitlinie i. d. R. mindestens eine 5-jährige Antihormontherapie empfohlen wird.

In der Praxis kann vorschlagsweise folgendermaßen vorgegangen werden: Zunächst wird ein Auslassversuch gestartet und beobachtet, ob es zu einer Besserung der Beschwerden kommt. Dann wird über die weitere Gabe dieser Medikation entschieden.

Im Fall unserer Patientin kam es nach Absetzen der Antihormontherapie zu einer deutlichen Besserung ihrer gastrointestinalen Beschwerden. Die Antihormontherapie wurde also ausgesetzt. Ansonsten sind ggf. Metoclopramid-Einnahmen zur Symptomenkontrolle hilfreich. Gegebenenfalls kommt auch Haldol, ebenfalls in Tropfenform, in niedriger Dosierung (2–4 Tropfen = 0,5–1 mg) in Betracht.

6. „Narbenknötchen“ – Maßnahmen?

Beim Hausbesuch stellen Sie im Rahmen der Kontrolluntersuchung ein Knötchen im Bereich der Narbe fest (➤ Abb. 54.1). Aufgrund der Vorgeschichte der Patientin und des Lokalbefunds besteht nun der Verdacht auf ein erneutes Lokalrezidiv.

Das Knötchen sollte vollständig exstirpiert und histologisch untersucht werden. Ist klinisch eine lokale oder regionäre lymphogene Hautmetastasierung erkennbar, ist je nach Risikokonstellation eine zusätzliche Bestrahlung zu erwägen. Wegen der in über 70 % der Fälle synchron oder asynchron eintretenden Fernmetastasierung ist nach komplettem Staging eine systemische Nachbehandlung zu erwägen.

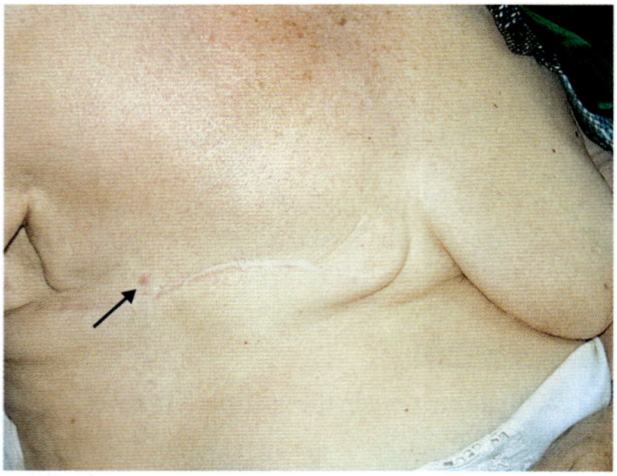

Abb. 54.1 Knötchenbildung in der Narbe [P013]

Frau B. ist aufgrund ihrer kardialen Situation und ihres erheblichen Übergewichts eine Bestrahlung kaum zuzumuten, da sie ca. 15- bis 20-mal in ein entsprechendes Strahlentherapiezentrum transportiert werden müsste. Der Herd wurde exstirpiert. Zum Glück ergab die Histologie keinen Anhalt für Malignität. Auf eine erneute Antihormontherapie konnte zunächst verzichtet werden.

ZUSAMMENFASSUNG

Nach Mammakarzinom-Operationen kommen als adjuvante Maßnahmen Bestrahlung, zytostatische Therapie und ablative Hormontherapie infrage. Die Nachsorge des Hausarztes umfasst empathische Betreuung, Kontrolle des Therapieerfolgs, Erkennen von Rezidiven und Progress, Erkennen und Behandeln von Komplikationen sowie Beratung zu Reha-Maßnahmen und -hilfen. Besonders bei hochbetagten Patienten ist die Zumutbarkeit von diagnostischen und therapeutischen Maßnahmen gegen den möglichen Nutzen abzuwägen.

https://else4.de/Klein54

https://else4.de/Klein54a

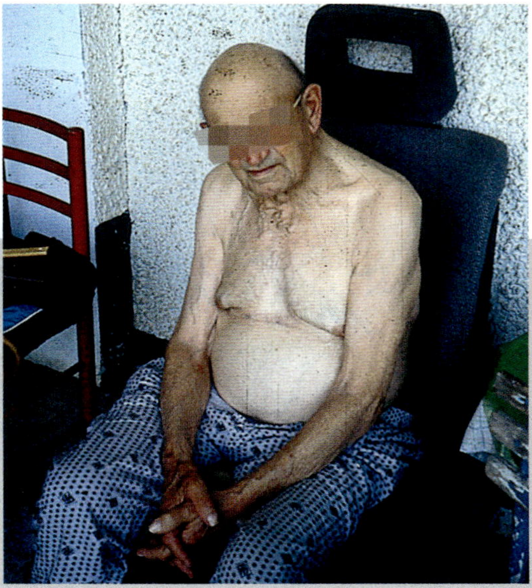

[P013]

55

Nur im Sitzen schlafen

„Eines sage ich Ihnen gleich, ich gehe nicht ohne meinen Autositz ins Krankenhaus!"

Vorgeschichte

Dringend bestellter Hausbesuch bei Herrn S., einem 82-jährigen multimorbiden Einödbauern, wegen Atemnot. Nachts findet er nur in seinem ausgebauten Autositz Schlaf (➤ Bild). Er hat Nykturie und sucht 5- bis 10-mal pro Nacht die Toilette auf. Er leidet an Herzinsuffizienz bei hypertensiver Herzerkrankung, arterieller Hypertonie, COPD, multiplen Arthrosen, Gicht und einer Struma nodosa Grad III. Seine Medikamente nimmt er leider eher unregelmäßig ein (➤ Tabelle).

Tab. Medikamentenplan von Herrn S.

Tiotropiumbromid 18 µg	1× tgl., inhalativ
Spironolacton 50 mg	1× tgl.
Torasemid 5 mg	1× tgl.
Enalapril 2,5 mg	1× tgl.
Allopurinol 300 mg	1× tgl.

1. **Welche Fragen stellen Sie dem Patienten?**

2. **Welche Untersuchungen führen Sie durch?**

3. **Befunden Sie die EKG-Kurve (➤ Abb. 55.2)!**

4. **Welche Therapie empfehlen die einschlägigen Leitlinien für Herzinsuffizienz?**

5. **Herr S. wird durch Sie stationär eingewiesen. Noch am selben Tag verlässt er allerdings auf eigenen Wunsch die Klinik. Seine Entlassmedikation zeigt ➤ Tab. 55.3. Was wurde verändert und warum?**

1. Gezielte Fragen

Zunehmende Atemnot und Nykturie lassen bei bekannter Herzinsuffizienz an eine akute Dekompensation denken. Sie erfragen zunächst den Beginn der Beschwerden und deren Verlauf. Bei einer rapiden Verschlechterung (< 48 h) und vitaler Bedrohung wäre nach Stabilisierung eine sofortige Klinikeinweisung mit Notarzt indiziert. Da Herr S. von einer schleichenden Verschlechterung berichtet, bleibt Zeit, sich einen Überblick zu verschaffen.

Der Patient macht bereits reichlich spontane Angaben: Neben der **Orthopnoe** und dem stauungsbedingten **Völlegefühl** im Leib, gibt er **Dyspnoe** bereits bei geringen Belastungen an. Weiterhin klagt er über **Nykturie.** Typisch ist die Angabe von Patienten, nur im Sitzen schlafen zu können.

Orthopnoe kommt bei Linksherzinsuffizienz bis hin zum Lungenödem ebenso vor wie bei Lungenerkrankungen.

Der Husten, infolge einer „Stauungsbronchitis", zwingt den Patienten, sich aufzusetzen. Die „Hustenanfälle" dauern oft über 30 min und stören die Nachtruhe; außerdem muss der Patient nachts aufstehen, um „Luft zu bekommen" **(nächtliche paroxysmale Dyspnoe).**

Ergänzend fragen Sie unter anderem nach:

- Thorakalen Beschwerden?
- Herzklopfen/Herzjagen?
- Schwindel?
- Appetit/Abmagerung?
- Leistungsminderung? Müdigkeit?

Der Schweregrad kann anhand der funktionellen **NYHA-Klassifikation** eingeordnet werden. Es wird nach Beschwerden wie inadäquate Erschöpfung, Rhythmusstörungen, Luftnot oder Angina pectoris gefragt (➤ Tab. 55.1). Herr S. befindet sich im NYHA-Stadium III–IV.

MERKE

Symptome der Linksherzinsuffizienz sind: nächtliche paroxysmale Dyspnoe, Nykturie, hartnäckiger trockener Husten und schnelle Ermüdbarkeit.

Tab. 55.1 Funktionelle NYHA-Klassifikation [F761-001]

NYHA-Stadium	Beschreibung
I	Herzerkrankung ohne körperliche Limitation bei alltäglicher Belastung
II	Herzerkrankung mit leichter Einschränkung der körperlichen Leistungsfähigkeit, keine Beschwerden in Ruhe
III	Herzerkrankung mit höhergradiger Einschränkung der körperlichen Leistungsfähigkeit bei gewohnter Tätigkeit (z. B: gehen in der Ebene), keine Beschwerden in Ruhe
IV	Herzerkrankung mit Beschwerden bei allen körperlichen Aktivitäten und in Ruhe; Immobilität

2. Untersuchungen

Bei der kompletten körperlichen Untersuchung sollte insbesondere auf klinische Zeichen einer Herzinsuffizienz geachtet werden:

- Halsvenenstauung (am besten zu beurteilen bei 45° Oberkörperhochlagerung und leicht rekliniertem Kopf)?
- Verlagerter Herzspitzenstoß? Vorhandener dritter Herzton?
- Tachykardie? Irregulärer Puls? Tachypnoe?
- Pulmonale Rasselgeräusche, die nach Husten persistieren?
- Hepatomegalie?
- Periphere Ödeme? Schnelle Gewichtszunahme?

Herr S. ist in reduziertem Allgemeinzustand und wirkt ruhedyspnoisch. Eine Zyanose ist nicht zu erkennen. Die Halsgefäße sind massiv gestaut (➤ Abb. 55.1). Dieser Befund ist allerdings nur eingeschränkt als Zeichen der Rechtsherzinsuffizienz verwertbar aufgrund der seit Jahren bekannten, riesigen, der Palpation kaum zugänglichen, retrosternal gelegenen Struma nodosa Grad III. Über den Lungen leises Atemgeräusch, perkutorisch hypersonorer Klopfschall beidseits. Basale Dämpfung und abgeschwächter Stimmfremitus. Knöchel- und Unterschenkelödeme beidseits, Herzaktion arrhythmisch: ca. 70/min, RR = 140/80 mmHg. Herz-

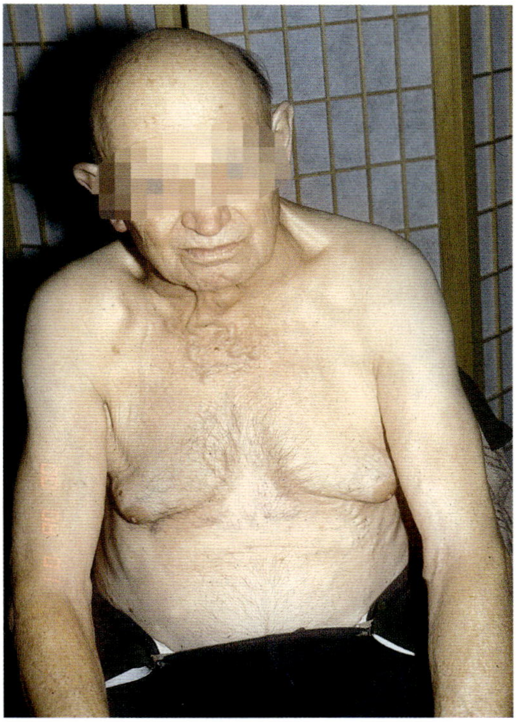

Abb. 55.1 Halsvenenstauung [P013]

auskultation außer der Arrhythmie ohne Auffälligkeiten. Abdomen adipös, sonst unauffällig.
Das leise Atemgeräusch sowie der hypersonore Klopfschall sprechen für eine **Überblähung** der Lunge infolge der obstruktiven Lungenerkrankung mit Emphysem. Die basale Dämpfung könnte sowohl auf ein Infiltrat als auch auf einen Erguss deuten. Abgeschwächtes Atemgeräusch und verstärkter Stimmfremitus deuten jedoch in Richtung **Erguss.**
Neben der körperlichen Untersuchung können beim Hausbesuch lediglich Blut und Urin abgenommen und gegebenenfalls ein EKG durchgeführt werden. Die **Labordiagnostik** (Blutbild, Elektrolyte, Blutzucker, Nierenwerte, Leberenzyme, Urinstatus, CRP, TSH und ggf. Lipidstatus) zielt auf die Abklärung von Differenzialdiagnosen und Komorbiditäten ab. Die natriuretischen Peptide (BNP und NT-proBNP) haben einen hohen negativ prädiktiven Wert und eignen sich zur Ausschlussdiagnostik einer Herzinsuffizienz.
Im **12-Kanal-EKG** finden sich häufig unspezifische Veränderungen. Ein komplett normales EKG macht die Diagnose einer Herzinsuffizienz eher unwahrscheinlich.
Die **Echokardiografie** gilt als diagnostischer Goldstandard. Sie wird – ambulant oder stationär – bei Spezialisten durchgeführt.

3. EKG-Befund

Das EKG des Patienten (➤ Abb. 55.2; ➤ Fall 9) zeigt eine absolute Arrhythmie bei Vorhofflimmern.
In Ableitung V_1 zählt man 6–7 Flimmerwellen pro 5 cm ($\cong$ 1 s, bei einer Standard-Schreibgeschwindigkeit von 50 mm/s), daraus errechnet sich für den Vorhof eine Flimmerfrequenz von 360–420/min. Definitionsgemäß spricht man von **Vorhofflimmern** bei Frequenzen von > 300 bpm, einer absoluten Irregularität des RR-Intervalls und keiner feststellbaren P-Welle.
Indifferenztyp, Kammerfrequenz ca. 60–80/min, QRS = 0,1 s, QT = 0,36 s.
Periphere Niedervoltage (Ausschläge in den Extremitätenableitungen < 0,5 mV) von untergeordneter Bedeutung. In diesem Fall möglicherweise durch die Ödeme mitbedingt.
Die zunehmende Ruhedyspnoe und die sich immer stärker ausdehnenden Unterschenkelödeme zusammen mit den weitersteigenden Pleuraergüssen deuten auf eine fortschreitende kardiale Dekompensation hin. Da der Patient derzeit wegen Non-Compliance ambulant nicht effektiv zu behandeln ist, wird er schließlich – notfalls samt Autositz – in der Klinik zur stationären Behandlung untergebracht.

4. Leitliniengerechte Therapie der Herzinsuffizienz

Herr S. leidet an COPD und Herzinsuffizienz (bezüglich COPD-Therapie ➤ Fall 30).
Hinsichtlich der Herzinsuffizienz gibt die aktuelle Leitlinie folgende Therapieempfehlungen (➤ Tab. 55.2).
Die kausale Therapie sollte soweit möglich ausgeschöpft werden (Therapie von KHK, arterieller Hypertonie, Vitien, Arrhythmien etc.).

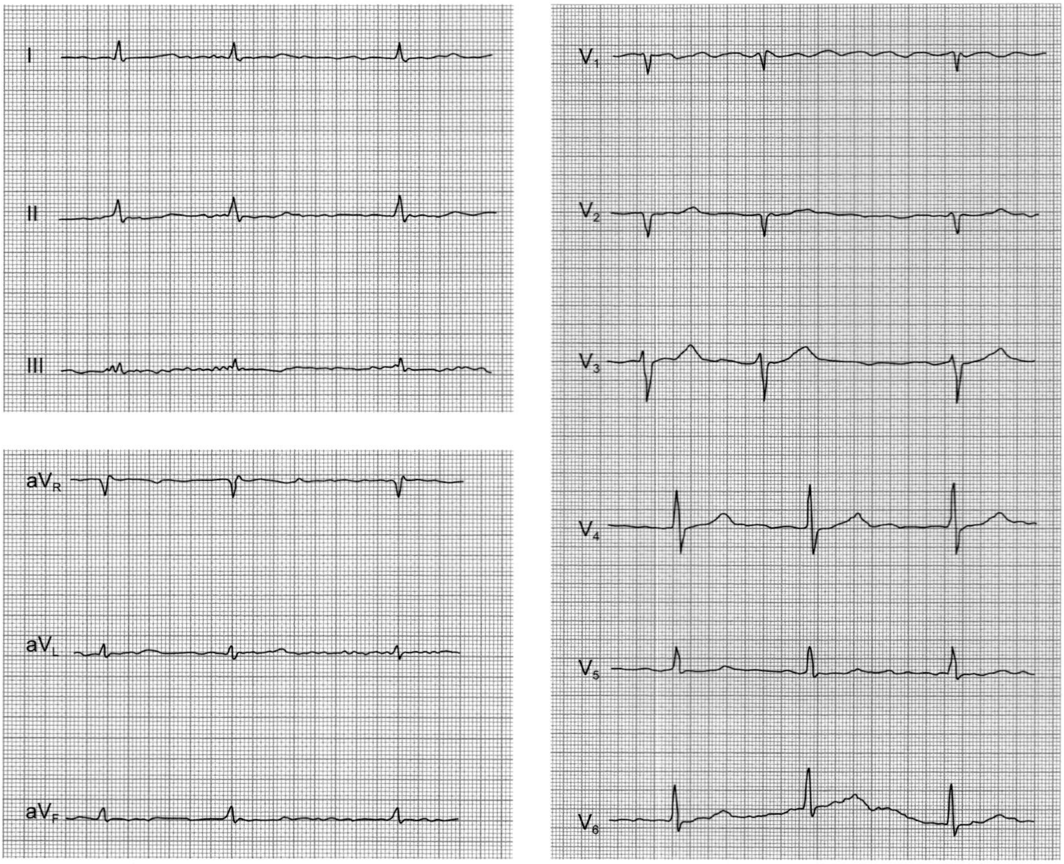

Abb. 55.2 Das EKG von Herrn S. [P013]

ACE-Hemmer/AT1-Antagonisten und Betablocker sollten in der maximal tolerierten Dosis verschrieben werden. Geeignete Betablocker sind Bisoprolol, Carvedilol oder Metoprololsuccinat. Wenn der Patient trotz ACE-Hemmer/AT1-Antagonist und Betablocker symptomatisch bleibt, wird ab NYHA II ein Aldosteronantagonist (z. B. Spironolacton oder Eplerenon) ergänzt. Wenn dann noch keine Symptomkontrolle vorliegt, empfiehlt es sich, den ACE-Hemmer/AT1-Antagonisten auf Sacubitril/Valsartan umzustellen. Alternativ kann auch ein SGLT2-Inhibitor ergänzt werden, unabhängig davon, ob der Patient einen Diabetes hat.

Verschiedene Medikamente, wie nichtsteroidale Antirheumatika, Kalziumantagonisten (außer Amlodipin) und Antiarrhythmika der Klasse I und III (z. B. Flecainid, Dronedaron), wirken sich ungünstig auf eine Herzinsuffizienz aus und sollten nicht eingesetzt werden. Alternativen zu NSARs wären Paracetamol oder Metamizol. Auch einige Antidiabetika (Gliptine, Glitazone, Metformin bei Dekompensation), Antiepileptika und Antidepressiva können eine Herzinsuffizienz negativ beeinflussen.
Zur Therapieüberwachung wird eine tägliche Gewichtskontrolle durch den Patienten empfohlen. Diese sollte schriftlich dokumentiert und vom Hausarzt regelmäßig

Tab. 55.2 Medikamentöse Stufentherapie nach NYHA-Klassen bei Herzinsuffizienz (https://www.leitlinien.de/themen/herzinsuffizienz/3-auflage) [W1097]

		NYHA I	NYHA II	NYHA III	NYHA IV
Prognose-verbessernd	ACE-Hemmer	Indiziert	Indiziert	Indiziert	Indiziert
	AT1-Blocker	Bei ACE-Hemmer-Intoleranz			
	Betablocker	Nach Myokard-infarkt oder bei Hypertonie	Indiziert	Indiziert	Indiziert
	Aldosteron-antagonisten		Indiziert[1]	Indiziert	Indiziert
	SGLT2-Inhibitoren		Bei persistierender Symptomatik[2]	Bei persistierender Symptomatik[2]	Bei persistierender Symptomatik[2]
	Sacubitril/Valsartan		Als ACE-Hemmer/AT1-Blocker-Ersatz bei persistierender Symptomatik[2]	Als ACE-Hemmer/AT1-Blocker-Ersatz bei persistierender Symptomatik[2]	Als ACE-Hemmer/AT1-Blocker-Ersatz bei persistierender Symptomatik[2]
	Ivabradin[3]		Bei Betablocker-Intoleranz oder additiv bei HF > 75/min	Bei Betablocker-Intoleranz oder additiv bei HF > 75/min	Bei Betablocker-Intoleranz oder additiv bei HF > 75/min
Symptom-verbessernd	Diuretika		Bei Flüssigkeitsretention	Indiziert	Indiziert
	Digitalisglykoside			Reservemittel	Reservemittel
		Bei nicht beherrschbarem tachyarrhythmischem Vorhofflimmern			

[1] Bei persistierender Symptomatik unter Kombinationstherapie mit ACE-Hemmer/AT1-Blocker und Betablocker
[2] Trotz Kombinationstherapie mit ACE-Hemmer/AT1-Blocker, Betablocker und Aldosteronantagonist
[3] Nur bei stabilem Sinusrhythmus

eingesehen werden. Gut geschulte Patienten wissen, wann sie den Arzt informieren müssen und können gegebenenfalls die Diuretikadosis selbstständig anpassen. Des Weiteren sollten die Patienten zu regelmäßiger körperlicher Aktivität angeregt werden, idealerweise Ausdauertraining und dynamisches Krafttraining in einer Herzsportgruppe/Herzinsuffizienztrainingsgruppe.

5. Die Entlassmedikation (➤ Tab. 55.3)

Die Dosis des **ACE-Hemmers** (Enalapril) wurde erhöht. Die Leitlinien empfehlen, bei Herzinsuffizienz ACE-Hemmer bis zur maximal tolerierten Dosis zu steigern. Der Aldosteronantagonist Spironolacton wurde reduziert, vermutlich aufgrund einer befürchteten, gefährlichen Hyperkaliämie, die in dieser Kombination auftreten kann.

Stattdessen wurde die **Diuretika-Dosis** (Torasemid) von 5 auf 20 mg/Tag deutlich erhöht. Die Elektrolyte, Nierenwerte und das Gewicht des Patienten sind daher regelmäßig zu kontrollieren.

Aufgrund des tachyarrhythmischen Vorhofflimmerns wurde eine Betablockertherapie zur Frequenzkontrolle begonnen.

Da eine medikamentöse Therapie nicht dringlich und die mögliche Tablettenzahl eher gering zu halten ist, wird die Struma mit latenter Hyperthyreose vorerst

Tab. 55.3 Entlassmedikation

Medikament	Einnahme morgens/mittags/abends
Acetylcystein 200 mg	1/1/1
Spironolacton 25 mg	1/0/0
Torasemid 10 mg	1/1/0
Enalapril 5 mg	1/0/0
Metoprololsuccinat 47,5 mg	1/0/0

nicht therapiert. Laborkontrollen sind trotzdem dringend geboten.

Trotz absoluter Arrhythmie wurde in diesem Fall auf eine **Antikoagulation** verzichtet, was schwer nachzuvollziehen ist. Laut CHA_2DS_2VASc-Score (➤ Tab. 9.1, ➤ Fall 9) kommt Herr S. auf 4 Punkte. Damit besteht formal eine Indikation zur oralen Antikoagulation. Das Alter an sich ist keine Kontraindikation dafür. Allerdings hielt man sie wegen der arthrosebedingten Sturzgefährdung des Patienten hier wohl für eher nicht angezeigt – was diskutiert werden kann.

Das Risiko eines zerebralen Insults aufgrund des VHF ist viel höher als das Risiko einer intrakraniellen Blutung oder von Blutungskomplikationen bei Sturz. Auch sonst überwiegen in den meisten Fällen die Vorteile gegenüber den Risiken der Antikoagulation. Möglicherweise konnte in der Klinik aufgrund der raschen „Selbstentlassung" des Patienten die Indikation nicht mehr geklärt werden. Der Hausarzt sollte (ggf. nach ambulanter kardiologischer Vorstellung) mit einer Antikoagulation beginnen. Zur oralen Antikoagulation können Vitamin-K-Antagonisten, z. B. Phenprocoumon oder direkte orale Antikoagulanzien (DOAKs), wie z. B. Rivaroxaban, Apixaban, Edoxaban oder Dabigatran, eingesetzt werden. Bei vorliegender Incompliance empfiehlt es sich, mit einem DOAK zu beginnen, da für den Patienten damit die häufigen INR-Kontrollen entfallen würden.

Abgesetzt ist jetzt auch das Tiotropiumbromid-Spray – vermutlich wegen negativer Auswirkungen auf die Herzfrequenz.

Bezüglich der Verordnung von **N-Acetylcystein** ist ein Nutzen umstritten. Die Verordnung gilt dennoch vielerorts als „praxisüblich". Es ist in vorliegendem Fall auch nicht anzunehmen, dass es von der Klinik als Nephroprotektivum gedacht ist. Im Hinblick auf die Non-Compliance sollte es abgesetzt werden. Paradoxerweise bestand nun aber der Patient auf die weitere Verordnung.

MERKE

Bei diuretischer Behandlung ist neben der Nierenfunktion besonders auf den Elektrolythaushalt zu achten.

ZUSAMMENFASSUNG

Das gleichzeitige Vorliegen von Lungenemphysem und globaler Herzinsuffizienz bereitet besondere diagnostische Probleme. So ist der Auskultationsbefund infolge der überblähten Lunge kaum zu interpretieren. Andererseits bestehen bei der Therapie z. T. gegensätzliche Anforderungen an die Medikation, da einerseits Bronchodilatation, andererseits eine Entlastung des Herzens erreicht werden soll. In Bezug auf Beschwerden, Symptomatik, Befunde und ambulant-stationäre Schnittstellenproblematik bestehen im Rahmen der hausärztlichen Langzeitbetreuung komplexe Zusammenhänge. Hierbei spielen neben medizinischen Gesichtspunkten auch Compliance, psychosoziales Umfeld sowie die individuellen Lebensumstände, wie sie besonders bei Hausbesuchen deutlich werden, eine besondere Rolle.

Die kausale Therapie der Herzinsuffizienz sollte ausgeschöpft werden. Die medikamentöse Therapie der Herzinsuffizienz richtet sich nach der Einschränkung der körperlichen Leistungsfähigkeit (NYHA-Stadien) und umfasst i. d. R einen ACE-Hemmer oder AT1-Blocker, einen Betablocker, einen Aldosteronantagonisten und ein Diuretikum. Die Patienten sollten gut geschult und zu körperlicher Aktivität motiviert werden.

https://else4.de/Klein55

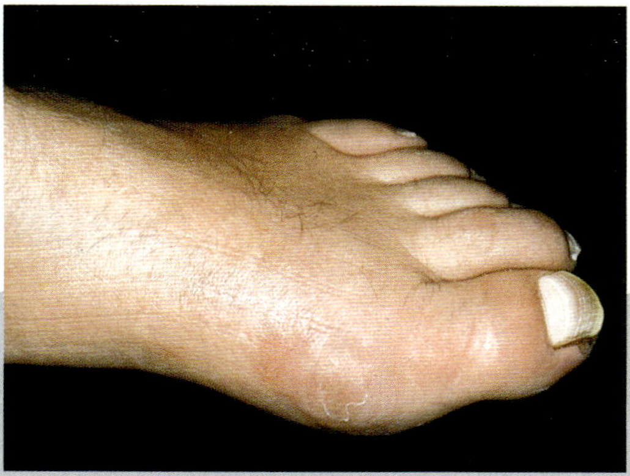

[P013]

Schmerzende Großzehe

„Ich komme heute zu Ihnen, weil mir mein Zeh schon wieder so wehtut!"

Vorgeschichte

Der 60-jährige Herr N. betritt das Sprechzimmer. „Mein Zeh tut mir seit gestern wieder fürchterlich weh. Heute Nacht habe ich den Fuß aus dem Bett herausgestreckt, weil ich nicht einmal die Decke auf die Großzehe legen konnte (➤ Bild)." Herr N. war vor Jahren vom Gerüst gestürzt, leidet an einer Epilepsie nach schwerem Schädel-Hirn-Trauma und nimmt deshalb Carbamazepin ein, außerdem täglich 300 mg Allopurinol. Diese Tabletten „sind vor 3 Wochen ausgegangen".

1. **Welche Ursache für die schmerzhafte Zehe vermuten Sie?**

2. **Welche Gelenke werden bevorzugt von der Gicht befallen?**

3. **Welche Ursachen und Auslöser für Gichtanfälle kennen Sie?**

4. **Welche Erstmaßnahmen ergreifen Sie?**

5. **Welche Komplikationen können dem Gichtpatienten drohen?**

6. **Therapie der chronischen Gicht: Was empfehlen Sie dem Patienten?**

1. Ursache

Symptomatik und Aspekt lassen sofort an einen **Gichtanfall** denken. Aufgrund der Vormedikation (Allopurinol 300 mg/d) ist davon auszugehen, dass der Patient möglicherweise schon länger unter Gicht leidet. Es ist heute auch sein dritter Anfall. Er war deswegen schon vor 2 Monaten und vor 4 Jahren in Behandlung.

2. Welche Gelenke befällt die Gicht bevorzugt?

In 70–90 % findet sich die Erstmanifestation am Zehengrundgelenk. Am zweithäufigsten ist das Kniegelenk vom Gichtanfall betroffen. Gichtablagerungen kommen auch am Fingergelenk und an den Ellenbogengelenken vor.

3. Auslöser

Eine gewisse genetische Disposition spielt sicherlich eine Rolle. Frauen vor dem Klimakterium erkranken nur sehr selten daran. Gicht gilt als Wohlstandskrankheit, die durch übermäßigen Fleischkonsum sowie durch Überernährung und Alkoholkonsum gefördert wird. Sportliche Aktivitäten und statische Belastungen kommen ebenfalls als Auslöser infrage. Weitere Risikofaktoren sind arterielle Hypertonie, Niereninsuffizienz und eine Therapie mit Diuretika.

4. Erstmaßnahmen

Der Patient möchte möglichst rasch von seinen Schmerzen befreit werden. Die akute Gicht sollte bis zum Abklingen der Symptome medikamentös therapiert werden (i. d. R. < 14 d). Eine medikamentöse Therapie sollte frühzeitig begonnen werden – am besten innerhalb von 12–24 h nach Schmerzbeginn. Ruhigstellen und Kühlen des betroffenen Gelenks können u. U. auch zur Schmerzlinderung führen. Die Patienten sollten über die Erkrankung und ihre Risikofaktoren (z. B. Ernährungsempfehlungen) aufgeklärt werden (z. B. DEGAM-Patienteninformation Gicht).

Der Gichtanfall wird mit **Prednisolon** und/oder **NSAR** oder **Colchicin** behandelt:

- Dosisvorschlag Prednisolon: 1. Tag 40 mg, 2. Tag 30 mg, 3. Tag 20 mg, 4. Tag 10 mg, jeweils als Einmalgabe. Falls Prednisolon allein gegeben werden soll: 40 mg/d für 5 Tage
- Wenn keine Kontraindikation besteht, zusätzlich NSAR, z. B. 500 mg Naproxen 1/0/1, für 1 Woche
- PPI, z. B. 20 mg Omeprazol, während der gleichzeitigen Gabe von Prednisolon und NSAR, ggf. auch weiter bei bestehender Indikation
- Prednisolon und Naproxen wirken allein genommen vergleichbar gut gegen Gicht.
- Colchicin 1–3× 0,5 mg/d; wirkt langsamer und wird z. B. bei Kontraindikation gegen Kortison und NSAR empfohlen.
- Die Medikamente werden grundsätzlich oral eingenommen. Intramuskuläre Injektionen sind wegen der Risiken (Spritzenabszess, Nicolau-Syndrom, Anaphylaxie) obsolet.

5. Komplikationen der Gicht

Eine chronische Gicht kann zu folgenden Gesundheitsproblemen führen:

- Gelenkdestruktion (➤ Abb. 56.1)
- Gichtknoten: Tophi häufig auch am Ohr – diagnostisch hilfreich (➤ Abb. 56.2)
- Chronische Gichtniere: langsam fortschreitende Niereninsuffizienz bis zum Nierenversagen infolge von Uratablagerungen
- Akute Uratnephropathie: akute Niereninsuffizienz durch plötzliches massives Ausfällen von Harnsäure im Interstitium und in den Tubuli der Niere

MERKE

Patienten mit Gicht sollten Alkohol, mit Zucker gesüßte Getränke und sehr fettes Essen meiden.

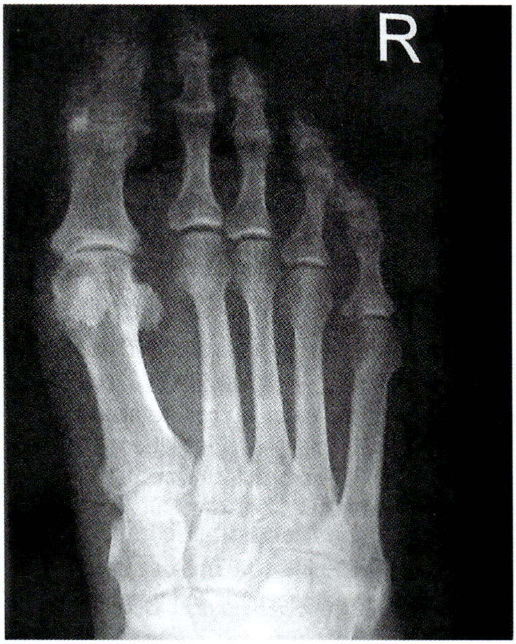

Abb. 56.1 Gelenkdestruktion bei Gicht [T791]

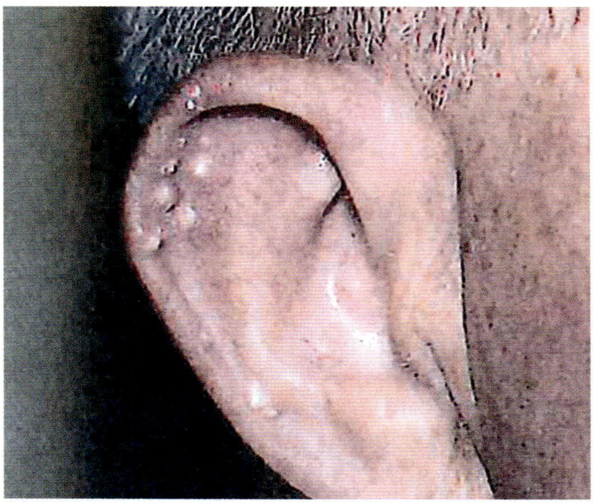

Abb. 56.2 Gichttophi am Ohr [R246]

6. Therapie der chronischen Gicht

Allgemeine Maßnahmen

- Normalgewicht anstreben, regelmäßige Gewichtskontrolle
- Alkoholkarenz
- Eiweißbedarf durch fettarme Milchprodukte, Eier und Getreide decken
- Flüssigkeitszufuhr über 2 l/d, keine mit Zucker gesüßten Getränke
- Sehr fettes Essen meiden
- Kleine Fleisch- und Wurstportionen: nicht mehr als 100 g täglich und möglichst nicht jeden Tag, in schweren Fällen sogar nur zweimal pro Woche Fleisch; bevorzugt vegetarische Lebensweise

Die Gewichtsabnahme sollte langsam erfolgen, da rascher Gewichtsverlust zu starker Erhöhung der Harnsäurespiegel führt. Folgende purinhaltige Lebensmittel sind zu meiden: Innereien, Fleischextrakt (z. B. bei Suppen: Gemüse- statt Fleischbrühe), Fleisch, Wurst, Fisch, Schalen- und Krustentiere (Hummer, Krabben). Kaffee, Tee und Kakao dürfen konsumiert werden, denn deren Purine werden nicht zu Harnsäure verstoffwechselt.

Alle vegetarischen Lebensmittel, auch purinreiche Hülsenfrüchte (Erbsen, Bohnen, Linsen), führen nicht zu vermehrten Gichtanfällen.

Alkohol ist zu meiden, da er zum Anstieg der Harnsäurekonzentration im Serum führt.

Hinsichtlich der Empfehlung **sportlicher Aktivitäten** zur Gewichtsreduktion ist zu beachten, dass in der Postbelastungsphase die Harnsäurekonzentration infolge von Muskelarbeit ansteigt und Gichtanfälle drohen können. Bei Sport sollte eine medikamentöse Therapie keinesfalls unterbrochen werden. Besonders wichtig ist es, auf ausreichende Flüssigkeitszufuhr zu achten.

Die Deutsche Gesellschaft für Ernährung (www.dge.de) bietet Informationen zum Purin- und Harnsäuregehalt verschiedener Lebensmittel.

Medikamentöse Therapie

Indikationen für eine medikamentöse Harnsäuresenkung:

- Z.n Gichtanfall
- Chronische Gichtarthritis
- Z.n. Gichtanfall Hyperurikämie mit eingeschränkter Nierenfunktion
- Renale Harnsäuresteine

Die harnsäuresenkende Therapie sollte möglichst frühzeitig, ggf. bereits im akuten Gichtanfall erfolgen; in letzterem Fall unter Colchicinschutz. Gegebenenfalls bei asymptomatischer Hyperurikämie mit Serumharnsäurewerten > 9 mg/dl (> 535 µmol/l).

Medikament der ersten Wahl ist **Allopurinol** (100–300 mg). Eine Alternative bei Kontraindikationen, z. B. Niereninsuffizienz oder Unverträglichkeit von Allopurinol, ist Feboxostad. Die Dosierung der Urikostatika sollte einschleichend erfolgen. In den ersten Wochen bis Monaten nach Beginn einer harnsäuresenkenden Therapie (insbesondere um die 8.–12. Woche) wurde ein vermehrtes Auftreten von Gichtanfällen bei Herrn N. beobachtet. In solchen Fällen wird eine Anfallsprophylaxe mit niedrig dosiertem **Colchicin** (0,5 mg/d) oder **Naproxen** (500 mg/d) über 2–6 Monate empfohlen.

Ein Auslassversuch der Allopurinol-Therapie kann nach mehr als 5 Jahren erfolgreicher Senkung der Blutharnsäurekonzentration versucht werden. Je niedriger der Harnsäurespiegel unter Therapie war, desto länger braucht es, bis es zu erneuten Gichtanfällen kommt. Alternativen bei Allopurinol-Unverträglichkeit sind Probenecid und Benzbromaron. Das Urikostatikum Febuxostat soll wegen einer erhöhten Sterblichkeit im Vergleich zu Allopurinol nur noch selten und bei sehr schweren Fällen eingesetzt werden.

In internationalen Leitlinien werden Xanthinoxidase-Hemmer (XOH, Leitsubstanz Allopurinol) als Mittel der ersten Wahl und Urikosurika (Leitsubstanz Probenecid) als Mittel der zweiten Wahl angesehen. Die tägliche Einnahme von 500 mg Vitamin C kann ebenfalls erwogen werden.

Überwachung

Um ggf. eine Dosisanpassung des harnsäuresenkenden Mittels vornehmen zu können und die Patientenmotivation zu erhöhen, kann anfangs etwa alle 3 Monate die Harnsäurekonzentration im Serum kontrolliert werden. Nach Erreichen des Zielwerts wird sie einmal jährlich empfohlen. Die ständige Beratung hinsichtlich Lebensführung und Ernährung ist leider eine langwierige und nicht sehr dankbare hausärztliche Aufgabe.

Herrn N. wurde die tägliche Einnahme von 2× 500 mg Naproxen sowie Prednisolon (beginnend mit 40 mg, täglich um 10 mg absteigende Dosierung) verordnet, dazu als „Magenschutz“ 20 mg Omeprazol. Seine Schmerzen verschwanden am dritten Tag. Er wurde zu einem ausführlichen Beratungsgespräch für nächste Woche in die Praxis bestellt.

Neben der entsprechenden Diätempfehlung soll er 3 Monate später die Dauermedikation mit Allopurinol wieder aufnehmen. Er versprach fortan eine konsequente Einnahme. Weitere Gichtanfälle traten bisher nicht mehr auf.

MERKE

Therapie des akuten Gichtanfalls

- Nichtsteroidales Antirheumatikum (Naproxen)
- Kortikoide
- Colchicin

Therapie der chronischen Gicht

- Allgemeine Maßnahmen (Vermeidung von Alkohol und sehr fettem Essen)
- Urikostatika (Allopurinol, Febuxostat) erst bei mind. zwei Gichtanfällen/Jahr
- Ggf. Urikosurika (Benzbromaron), wenn Urikostatika unzureichend sind oder nicht ausreichend ansprechen

ZUSAMMENFASSUNG

Zehengrundgelenke und Kniegelenk sind die am häufigsten von der Gicht befallenen Gelenke. Als Spätschäden drohen dem Gichtpatienten neben Hauttophi Gelenkdestruktionen und Nierenschäden.

Therapie der Wahl beim akuten Gichtanfall sind nichtsteroidale Antirheumatika und/oder Kortikoide oder Colchicin je nach Begleiterkrankungen und/oder Kontraindikationen. Sie sollten, um Komplikationen zu vermeiden, grundsätzlich p.o. und niemals i.m. verabreicht werden.

Gegebenenfalls kann im Rahmen eines „Colchicin-Tests" in diagnostisch unsicheren Fällen Klarheit geschaffen werden.
Die Therapie der chronischen Gicht besteht u.a. aus purinarmer Diät (insbesondere Alkohol und rotes Fleisch meiden). Harnsäuresenkendes Medikament der ersten Wahl ist Allopurinol.

https://else4.de/Klein56

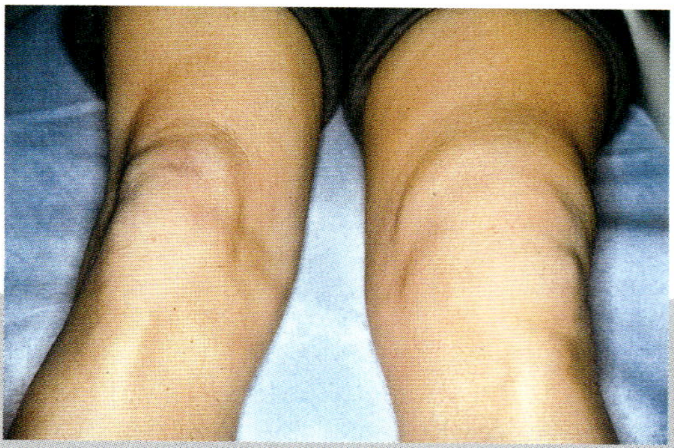

[P013]

57

Knie verdreht

„Ich komme heute zu Ihnen, weil ich mir am Samstag beim Fußballspielen das Knie verdreht habe."

Vorgeschichte

Der 28-jährige Herr A. kommt am Montag in die Sprechstunde: „Ich habe am Samstag Fußball gespielt. Im vollen Lauf wollte ich die Richtung nach rechts ändern. Plötzlich hat es mein linkes Knie ‚verdreht'. Es hat schrecklich gestochen. Ich habe dann noch weitergespielt. In der Nacht zum Sonntag ist das Knie furchtbar aufgeschwollen" (➤ Bild).

1. **Welche Verletzung vermuten Sie aufgrund des geschilderten Hergangs?**

2. **Wie führen Sie die klinische Untersuchung des Kniegelenks durch?**

3. **Würden Sie im vorliegenden Fall in der Praxis eine Kniegelenkspunktion durchführen? Was ist hierbei ggf. zu beachten?**

4. **Bei der Kniegelenkspunktion entleeren sich 120 ml eher dickflüssiges, dunkelrotes Hämarthros, Fettaugen sind nachweisbar. Was schließen Sie daraus?**

5. **Welche Erstmaßnahmen und welche weitere Diagnostik veranlassen Sie?**

6. **Es stellt sich eine kombinierte Verletzung von Innenband, Innenmeniskus und vorderem Kreuzband heraus. Wie geht es jetzt weiter?**

1. Vermutete Verletzung

Der Patient schildert einen Richtungswechsel nach rechts aus vollem Lauf, wobei der linke Unterschenkel in Außenrotation gedreht wird. Hierdurch wird sowohl das Innenband als auch das vordere Kreuzband unter Stress gesetzt. Die zu erwartende Schädigung ist die anteromediale Instabilität in Form einer sog. **Unhappy Triad** mit

- Ruptur des vorderen Kreuzbands,
- Läsion des medialen Meniskus und
- Ruptur des medialen Kollateralbands.

Zusätzlich kann es noch zu Verletzungen der verschiedenen Ansätze des M. semimembranosus und zu Knorpelverletzungen an der Patellarückfläche kommen.

2. Klinische Untersuchung

In der Praxis hat sich folgendes Untersuchungsschema bewährt:

Die Untersuchung beginnt mit der **Beobachtung des Gangbildes** (Hinken?). Durch den Einbeinstand kann getestet werden, ob das Kniegelenk belastbar ist. Der Grad der Belastbarkeit kann dann eventuell durch Einbeinhüpfen bzw. Kniebeugen (ein- und beidseitig) überprüft werden, was sicher in unserem Fall nicht infrage kommt.

Bei der **Inspektion** fällt bereits die Schwellung des Kniegelenks mit vermutlicher Ergussbildung auf. Ein Erguss ist palpatorisch durch das Phänomen der **„tanzenden Patella"** nachweisbar: Bei gestrecktem Kniegelenk komprimiert der Untersucher mit einer Hand den oberen Recessus, während er mit dem Zeigefinger der anderen Hand versucht, die Patella von frontal nach dorsal zu drücken. Ein „Floaten" der Patella weist den Kniegelenkerguss nach.

Bei der **Palpation** ist immer seitenvergleichend zu überprüfen, ob eine Überwärmung des Kniegelenks vorliegt (entzündlich?). Bei jeder Kniegelenksuntersuchung ist auch das Hüftgelenk auf Beweglichkeit zu überprüfen, da sich Hüftschmerzen häufig ins Knie projizieren.

Wichtig bei der **Kniefunktionsprüfung** ist, dass die Überprüfung der Seitenbänder in Varus- und Valgusstress in 30°-Beugung durchgeführt wird, da bei Streckstellung eine gespannte hintere Kapsel möglicherweise ein suffizientes Band vortäuscht. Vordere und hintere Schublade zur **Überprüfung der Kreuzbänder** sind aus demselben Grund in Neutral- sowie in Außen- und Innenrotationsstellung zu überprüfen, wobei die Schubladenprüfung in 20°-Beugung **(Lachman-Test)** wesentlich aussagekräftiger ist als die in 90°-Stellung. Der **Pivot-Shift-Test** bedarf einiger Übung und ist u. U. entbehrlich, wenn der Lachman-Test sorgfältig durchgeführt wird.

Außerdem wird die Patella auf **Klopfschmerz** überprüft (z. B. Ausschluss Flake Fracture). Das Gleitverhalten gibt Auskunft über eventuell vorliegende Verklebungen, arthrotische Veränderungen etc. Das sog. **Zohlen-Zeichen** (Schmerz beim aktiven Hochziehen der vom Untersucher nach kaudal gehaltenen Patella bei 30°-Beugestellung) verweist auf eine retropatellare Veränderung. Die Prüfung des Zohlen-Zeichens in Streckstellung ist zu unspezifisch und tut auch gesunden Patienten weh. Im vorliegenden Fall ist jedoch ein derartiges Manöver nicht angebracht, da nach einer akuten Verletzung nicht in erster Linie nach einem chronischen Chondropathiezeichen gefahndet wird.

In Zweifelsfällen kann in Bauchlage zwischen Band- und Meniskusverletzungen differenziert werden **(Apley-Grinding-Test).** Rotation und Kompression schmerzen eher den Meniskuspatienten, während Rotation und Zug eher für Patienten mit Bandverletzungen schmerzhaft sind.

Insgesamt ist jedoch gerade bei frischen Verletzungen die Untersuchung des Kniegelenks oft sehr limitiert, da der Patient starke Schmerzen hat und möglicherweise einen großen Teil der Untersuchungen nicht toleriert.

Das Knie des Patienten ist „wie aufgeblasen", die Schwellung dehnt sich auch oberhalb der Patella in die Recessus hinein aus.

Die klinische Untersuchung ist nur sehr eingeschränkt möglich, da der Patient sehr stark gegenspannt. Es besteht eine leichte mediale Aufklappbarkeit. Eine Kreuzbandprüfung ist wegen starker Abwehrreaktionen des Patienten nicht möglich.

3. Kniegelenkspunktion?

Kniegelenkspunktionen haben – auch aus forensischen Gründen – nach schriftlicher Aufklärung unter hochsterilen Kautelen zu erfolgen. Voraussetzung für die Durchführung in der Praxis ist die Möglichkeit, diese Maßnahme unter sterilen Bedingungen durchzuführen. Eine mögliche Keimverschleppung ins Kniegelenk kann katastrophale Folgen haben (Pyarthros mit bleibenden Schäden bis hin zur vitalen Gefährdung des Patienten). Sind die Voraussetzungen für steriles Arbeiten in der Praxis nicht gegeben, ist die Kniegelenkspunktion an den Spezialisten zu delegieren. Die Kniegelenkspunktion ergibt 120 ml Hämarthros mit Fettaugen (➤ Abb. 57.1).

4. Interpretation Kniegelenkspunktat

Aufgrund des massiven Hämarthros kann vermutet werden, dass wohl eine ernsthafte Kniegelenksverletzung mit zumindest Teilzerreißung von Binnenstrukturen vorliegt. Die Fettaugen deuten auf eine knöcherne Verletzung mit Eröffnung der Markräume hin.

5. Erstmaßnahmen/weitere Diagnostik

Nach der Punktion sollte ein Kompressionsverband angelegt werden. Eine Analgesie, z. B. mit Ibuprofen, ist angezeigt. Eine bakteriologische Untersuchung des Punktats ist zu empfehlen.

Ein Röntgenbild kann zum Ausschluss von knöchernen Verletzungen (z. B. knöcherner Kreuzbandausriss) angefertigt werden. Es ist meist schneller verfügbar als CT oder MRT. Da aufgrund von Anamnestik und Untersuchungsbefund eine schwerwiegende Knieverletzung wahrscheinlich ist, sollte weitere Diagnostik durchgeführt werden. Ein MRT sollte zur Klärung der Band- und Meniskussituation beitragen. Zur definitiven Versorgung bei der vermuteten komplexen Verletzung läuft es auf eine Arthroskopie hinaus. Sie ermöglicht auch eine Lavage des Kniegelenks. Blutreste können entfernt werden, um weiteren Gelenkschäden vorzubeugen.

6. Wie geht es weiter?

Eine frühzeitige operative Sanierung mit Kreuzbandplastik ist bei diesem jungen sportlichen Patienten sicher angezeigt. Den optimalen Zeitpunkt sollten die operativ tätigen Kollegen festlegen.

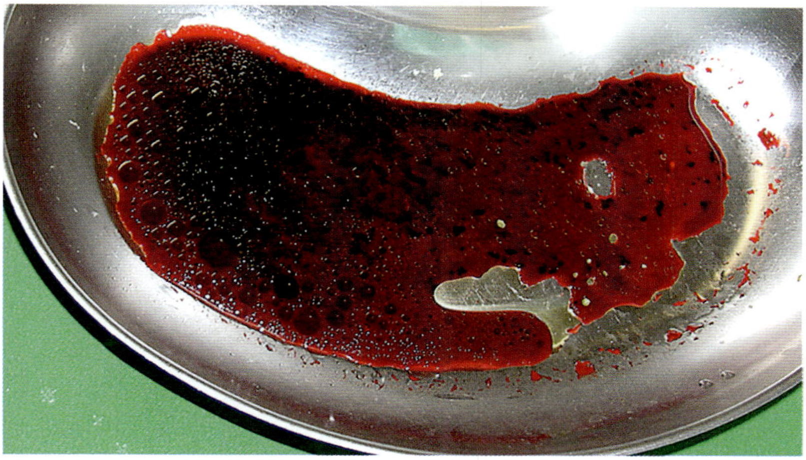

Abb. 57.1 Kniegelenkspunktat, blutiger Erguss mit „Fettaugen" [P013]

Nach Vereinbarung eines Termins gilt es, die Muskulatur mit Bewegungstherapie bis zur OP „fit zu halten". Nach der Operation koordiniert der Hausarzt die postoperative Nachsorge. Für die postoperative Nachsorge nach Kreuzbandoperationen gelten folgende Grundsätze:

- Entlastung des operierten Beins durch Benutzen von Gehstöcken (ca. 20 kg Teilbelastung) unter Thromboseprophylaxe je nach OP-Verfahren, jedoch so früh wie möglich mit der Aufbelastung beginnen
- Unmittelbar nach der Operation beginnend: Anspannungsübungen zum Muskeltraining und sanfte Physiotherapie wie Lymphdrainage und Krankengymnastik. Besonders Übungen mit stabilisierter Fußsohle sind zu empfehlen, da sie sehr schonend sind. Die Motivation und Mitarbeit des Patienten sind wichtige Faktoren für eine erfolgreiche Rehabilitation.
- Postoperativ Kühlung sowie ggf. Einnahme eines entzündungshemmenden Medikaments (z. B. Ibuprofen) zur Abschwellung und bei Schmerzen
- Schutz des operierten Kniegelenks durch eine spezielle Bewegungsschiene (Brace) für ca. 6 Wochen
- Nach ca. 6 Wochen Beginn einer intensiveren Trainingstherapie zur Verbesserung von Kraft, Koordination und Ausdauer
- Nach ca. 6–8 Wochen erstes Training auf Radergometer, nach ca. 8–10 Wochen Walking, nach ca. 12–14 Wochen ist leichtes Joggen möglich.
- Sportarten mit Stop-and-go-Bewegungen (Ballsportarten wie Fußball, Basketball, Tennis etc.) sowie mit erhöhtem Verletzungsrisiko (Ski- und Snowboardfahren, Inlineskaten etc.) sollten für ca. 6–8 Monate gemieden werden, da das Transplantat erst nach dieser Zeit vollständig eingeheilt ist.
- Die Dauer der Arbeitsunfähigkeit nach einem derartigen Eingriff hängt stark von der Art der beruflichen Tätigkeit ab und sollte individuell besprochen werden.

ZUSAMMENFASSUNG

Knieverletzungen, die beim Richtungswechsel aus vollem Lauf infolge Torsion des gebeugten Knies auftreten, können zur „Unhappy-Triad"-Läsion von Innenband, Innenmeniskus und vorderem Kreuzband führen. Entlastungspunktionen müssen nach schriftlicher Aufklärung des Patienten unter hochsterilen Kautelen durchgeführt werden. Bestätigt die weiterführende Diagnostik (MRT) die „Unhappy Triad", ist v. a. bei jungen sportlichen Patienten eine Operation angezeigt.

https://else4.de/Klein57

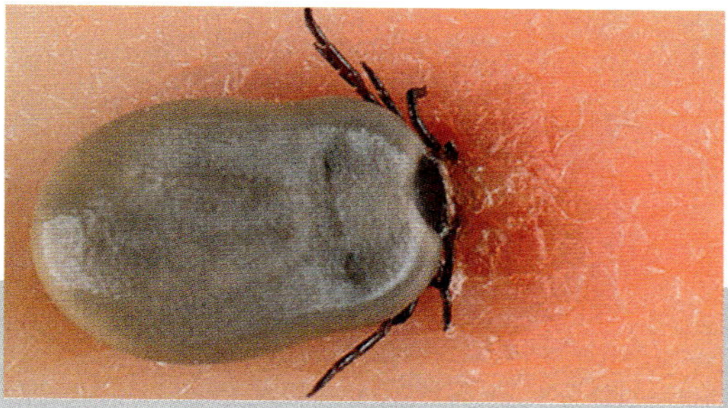

[E577]

58

Zeckenbiss

„Mich hat eine Zecke gebissen. Können Sie sie entfernen?“

Vorgeschichte

Der 58-jährige Herr S. kommt am Montag in die Abendsprechstunde. „Ich war gestern beim Pilze Suchen. Da hat mich wohl eine Zecke gebissen. Können Sie die bitte entfernen?“
Die Zecke ist vollständig erhalten und kann noch in toto entfernt werden (➤ Bild).

1. **Wie entfernen Sie die Zecke? Wie gehen Sie vor, wenn der Patient die Zecke abgerissen hat?**
2. **Mit welchen Erkrankungsrisiken ist nach einem Zeckenstich zu rechnen?**
3. **Welche Maßnahmen kommen zur Infektionsprophylaxe infrage?**
4. **Nach 6 Wochen ist ein roter Fleck rund um die Stichstelle aufgetreten. Welches Krankheitsstadium der Borreliose liegt vor? Drohen AGVs?**
5. **Veranlassen Sie angesichts des „Flecks auf der Haut“ eine weitere Diagnostik?**
6. **Welche Therapieempfehlung geben Sie angesichts der Hautveränderung?**

1. Entfernung der Zecke

Zecken sind möglichst sofort mit einer Pinzette, einer Zeckenzange, einer Zeckenkarte oder einem Skalpell zu entfernen. Öl, Klebstoff oder dergleichen anzuwenden und zu warten, dass die Zecke erstickt, erhöht das Infektionsrisiko für **Borreliose.** Borrelien sitzen im Mitteldarm der Zecke. Die Infektionswahrscheinlichkeit steigt daher mit der Expositionsdauer. Außerdem ist gut vorstellbar, dass die Zecke vor dem Ersticken die Erreger noch „auskotzt".

Bei der **FSME** erfolgt die Übertragung sofort nach dem Stich, da sich die Erreger in den Speicheldrüsen der Zecken befinden. Eine frühzeitige Entfernung bringt daher diesbezüglich leider wenig Nutzen.

Zeckenköpfe haben kein Gewinde – weder nach rechts noch nach links. Daher: Zecke möglichst nah an der Haut packen und mit einem geeigneten Instrument (Zeckenzange oder Pinzette) ohne viel Manöver herausziehen. Quetschung unbedingt vermeiden, um die Erreger nicht unnötig zu exprimieren.

Nach der Entfernung sollte man die Zecke auf Vollständigkeit prüfen, ggf. unter Zuhilfenahme einer Lupe. Bewegt sie sich, kann man davon ausgehen, dass „der Kopf noch dran ist".

Patienten kommen oft mit bereits entferntem Zeckenkörper in die Praxis, nur die Beißwerkzeuge stecken noch in der Haut. Jetzt nur nicht quetschen, bohren etc., Gewebeschädigungen und lästige Hautinfektionen sind die Folge! Sowohl abwartendes Beobachten als auch die vollständige Entfernung der Zeckenreste samt einem kleinen Hautstück mit einer feinen chirurgischen Klemme und gebogener feiner Schere nach Setzen intrakutaner Lokalanästhesiequaddel stellen mögliche Interventionsoptionen dar. Meist geschieht nichts, außer gelegentlichen lokalen Entzündungen.

Die gestochene Person sollte über mögliche wichtige **Manifestationen** einer **Borrelieninfektion** aufgeklärt werden, z. B. Erythema migrans, Bannwarth-Syndrom, Lyme-Arthritis und Acrodermatitis chronica atrophicans.

MERKE

Die möglichst frühzeitige Entfernung der Zecke senkt das Infektionsrisiko für Borreliose, nicht aber für FSME.

2. Erkrankungsrisiken

Stellt sich ein Patient in der Praxis mit Zeckenstich vor, sind folgende durch Zecken übertragene Erkrankungen in Betracht zu ziehen:

- Tetanus
- FSME
- Borreliose
- Ehrlichiose

Wie bei jeder anderen Verletzung ist auch beim Zeckenstich sofort der Impfstand hinsichtlich Tetanus zu überprüfen und ggf. entsprechend zu vervollständigen.

Je nach Ursprungsregion der Zecke kann der Arzt den Patienten hinsichtlich einer FSME häufig beruhigen. Bei einem Stich im Endemiegebiet muss mit einer Infektion gerechnet werden, wenngleich auch nur in einem geringen Prozentsatz. Die Statistik gibt folgende Anhaltspunkte für das **FSME**-Erkrankungsrisiko:

- Risiko für Restschaden < 0,3 %
- Risiko für Tod < 0,03 %

In den entsprechenden Endemiegebieten sind 10–30 % der Zecken mit **Borreliose** infiziert. Etwa 1–3 % der Zeckenstiche im Endemiegebiet führen zur Infektion. Um Dauerschäden zu vermeiden, ist eine rechtzeitige Antibiotikatherapie dringend nötig. Ist es z. B. erst einmal zu neurologischen Symptomen gekommen, liegt das Risiko für Residuen bei ca. 5–10 %.

Relativ selten, wenn auch in letzter Zeit zunehmend publiziert, ist die Übertragung einer **Ehrlichiose.** Treten im Abstand von etwa 1–2 Wochen nach dem Zeckenstich Fieber, Schüttelfrost, Abgeschlagenheit, Kopfschmerz, Myalgie und Arthralgie auf, ist an eine humane granulozytäre Ehrlichiose (HGE) zu denken.

Eine Wiedereinbestellung sollte bei Auftreten von Fieber oder „grippalen Symptomen" sofort erfolgen, ansonsten nach 2–4 Wochen. Die sofortige Wiedereinbestellung bei Fieber und grippalen Symptomen zielt einerseits auf

Ehrlichiose, andererseits auf eine eventuell sich entwickelnde FSME. Eine ärztliche Kontrolle der Stichstelle sollte nach 2–4 Wochen (Beginn des Erythema migrans zwischen dem 3. und 30. Tag) durchgeführt werden, um eine Borreliose aufzudecken.

MERKE

Durch Zeckenstich übertragene Erkrankungen sind:
- Tetanus
- FSME
- Borreliose
- Ehrlichiose

3. Maßnahmen zur Infektionsprophylaxe

Die prophylaktische Anwendung von insektenabweisenden Hautschutzmitteln (Repellents) erscheint für die Abwehr von Zeckenstichen nicht ausreichend. Am wichtigsten ist es, den Körper nach einem Aufenthalt im Freien gründlich nach Zecken abzusuchen.

Der Tetanusimpfstand ist zu überprüfen. Hinsichtlich der FSME war bis 2003 nach einem Stich in Endemiegebieten grundsätzlich eine passive Immunisierung mit einem FSME-Hyperimmunglobulin möglich, dieses ist jedoch aufgrund von Nebenwirkungen nicht mehr auf dem deutschen Markt.

Was die Borreliose betrifft, ist nach dem frischen Stich eine Prophylaxe derzeit nicht üblich. Kontrolliertes Beobachten reicht i. d. R. aus. Wiedereinbestellung zur Kontrolle nach 2–4 Wochen. Antibiotikagabe bei Auftreten eines Erythema migrans.

Die STIKO am Robert Koch-Institut in Berlin empfiehlt die aktive **FSME-Impfung** für Personen, die in FSME-Risikogebieten zeckenexponiert sind. Des Weiteren sind Personen, die durch FSME beruflich gefährdet sind, zu impfen. Zur Grundimmunisierung werden drei Impfungen mit Abstand von 1–3 Monaten zwischen der 1. und 2. Impfung und von 9–12 Monaten zwischen der 2. und 3. Impfung gegeben. Bei manchen Impfstoffen ist ein Schnellimmunisierungsschema mit drei Impfungen an den Tagen 0, 7 und 21 möglich. Auffrischimpfungen erfolgen ab dem 3. Jahr alle 5 Jahre – bei Personen > 50 Jahre alle 3 Jahre.

Da die FSME beim Kind im Allgemeinen einen milderen Verlauf als beim Erwachsenen zeigt und nur in Ausnahmefällen neurologische Restschäden zu erwarten sind, wird angesichts häufiger Fieberreaktionen bei Kindern < 3 Jahren eine besonders sorgfältige Indikationsstellung empfohlen.

MERKE

Zur Früherkennung einer Borreliose soll die Stichstelle nach 2–4 Wochen ärztlich kontrolliert werden.

4. Krankheitsstadien Borreliose/AGVs

Die meisten Infektionen mit Borrelien führen nicht zu Krankheitssymptomen. Stadien können auch übersprungen werden bzw. nicht erinnerlich sein.

Bei dem „Flecken auf der Haut“ handelt es sich um ein Erythema (chronicum) migrans **(lokale Frühmanifestation, Stadium 1),** welches sich Tage bis etwa 10 Wochen nach einem Zeckenstich kreisförmig ausbilden kann. Daneben sind allgemeine Symptome wie Fieber, Myalgien, Kopfschmerzen, Lymphknotenschwellung möglich. In nur etwa 50 % der Borrelien-Erkrankungen entwickelt sich ein Erythema migrans. Selten tritt ein Borrelien-Lymphozytom z. B. an den Ohrläppchen, an den Brustwarzen oder am Hodensack auf.

Stadium 2 (frühe disseminierte Infektion) tritt Wochen bis Monate nach dem Zeckenstich auf und umfasst schwere Organsymptome wie
- periphere Neuritiden,
- pseudoradikuläre Syndrome mit oft unerträglichen Schmerzen und
- Nervenlähmungen (am häufigsten Gesichtsnerven).

Typisch ist die **Meningoradikulitis Bannwarth,** die als Leitsymptom des **Stadiums 2** angesehen werden kann und durch eine Entzündung der feinen Wurzeln der Gehirnnerven hervorgerufen wird. Häufig betroffen ist der N. facialis, aber auch Abduzensparesen kommen vor. Die Ausfallerscheinungen sind in der Regel einseitig. Infolge einer Lyme-Karditis kann es zur Myokarditis mit Herzinsuffizienz und Herzrhythmusstörungen kommen.

Das **Stadium 3 (späte disseminierte Infektion)** tritt Monate bis Jahre nach dem Zeckenstich auf und ist gekennzeichnet durch Arthritiden (Lyme-Arthritis springt von Gelenk zu Gelenk), Muskelentzündungen, Knochenschmerzen, Fibromyalgien, Acrodermatitis chronica atrophicans (ACA) Herxheimer.

Eine seltene Spätfolge ist die chronische Enzephalomyelitis, die auch das Bild eines Schlaganfalls imitieren kann.

Somit sind folgende AGVs im Rahmen einer Borreliose zu bedenken:

- Akute und chronische Neuroborreliose
- Lyme-Karditis
- Lyme-Arthritis

5. Weitere Diagnostik aufgrund des „Flecks auf der Haut" (➤ Abb. 58.1)

Die Lyme-Borreliose wird aufgrund klinischer Kriterien festgestellt. Die Bestimmung der Borrelia-Serologie weist erhebliche Unsicherheiten auf. In der Labordiagnostik steht der Nachweis spezifischer Antikörper an erster Stelle. Bei der Serodiagnostik soll nach dem Prinzip der Stufendiagnostik verfahren werden:

- Stufe 1 = **Suchtest:** ELISA (oder Immunfluoreszenztest); falls der Test der 1. Stufe positiv ist, folgt …
- Stufe 2 = **Bestätigungstest:** Western-Blot.

Grundsätzlich gilt: Ein positiver Antikörperbefund spricht nur in Zusammenhang mit entsprechenden klinischen Befunden für eine Lyme-Borreliose. Ein negativer Befund schließt eine Borreliose nicht aus.

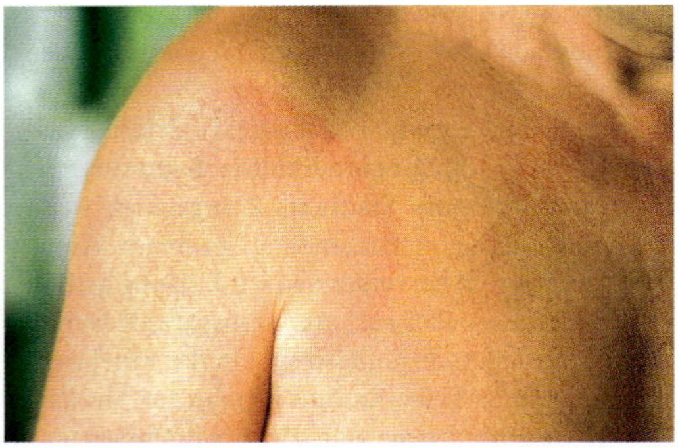

Abb. 58.1 „Fleck auf der Haut", 6 Wochen nach Zeckenstich [P013]

Bei Verdacht auf eine Neuroborreliose ist eine Liquorpunktion indiziert. Eine Untersuchung der angesogenen Zecke auf Borrelien wird nicht empfohlen.

Da Vorgeschichte und klinischer Befund einerseits mit einer hohen Wahrscheinlichkeit für eine Borreliose-Infektion sprechen, andererseits ein sicherer Ausschluss einer derartigen Infektion mittels Labordiagnostik nicht möglich ist, ergibt sich die Konsequenz, dass, wie auch immer die Serologie ausfallen mag, eine antibiotische Therapie notwendig ist. Daher kann auf die kostspielige Labordiagnostik in diesem Fall verzichtet werden.

MERKE

Eine negative Borrelia-Serologie schließt eine Borrelia-Infektion nicht mit Sicherheit aus, ein positiver Laborbefund beweist keine Borreliose.

6. Therapieempfehlung angesichts der Hautveränderung

Da erhebliche Komplikationen drohen (s. o.), ist eine antibiotische Therapie im Falle einer Hauteffloreszenz dringend indiziert. Um sicherzugehen, sollte die antibiotische Therapie ausreichend lange, mindestens jedoch 2 Wochen lang, durchgeführt werden.

Für das hier vorliegende Stadium I stehen sowohl orale als auch parenterale Antibiotika zur Verfügung. Mittel der ersten Wahl im Frühstadium sind Doxycyclin und Amoxicillin. Doxycyclin ist gut wirksam und preisgünstig, darf allerdings bei Kindern vor abgeschlossener Zahnschmelzbildung und bei Schwangeren nicht eingesetzt werden. Während der Doxycyclintherapie kann es zu Magen-Darm-Beschwerden kommen. Bei Amoxicillineinnahme treten häufiger um den 8. Tag nichtallergische stammbetonte Hautexantheme auf. Alternativen sind Cefuroxim oder Azithromycin.

Bei Spätinfektionen ohne neurologische Beteiligung ist eine orale Doxycyclin-Therapie über 30 Tage ausreichend. Bei zusätzlicher neurologischer Symptomatik ist eine intravenöse Therapie mit Penicillin G oder den Cephalosporinen der 3. Generation (Ceftriaxon oder Cefotaxim) erforderlich.

https://else4.de/Klein58

ZUSAMMENFASSUNG

Zecken sollten unverzüglich – möglichst ohne „Gequetsche" – entfernt werden. Es muss mit einer Übertragung von Krankheiten wie z. B. Tetanus, FSME und Borreliose gerechnet werden. Daher sollten Patienten mit Zeckenstichen während der ersten 4 Wochen nach dem Stich ärztlich kontrolliert werden – dabei ist u. a. nach borreliosetypischen Hautveränderungen zu fahnden. Im positiven Fall ist eine Antibiotikatherapie indiziert. Mittel der Wahl sind orales Doxycyclin oder Amoxicillin. Die Bestimmung der Borrelia-Serologie weist erhebliche Unsicherheiten auf. Dem Gesundheitsamt wird gemäß §7 Abs. 1 Nr. 14 IfSG der direkte oder indirekte Nachweis von FSME-Viren, soweit er auf eine akute Infektion hinweist, namentlich gemeldet.

Nächtlicher Harndrang

„Jede Nacht muss ich drei- bis viermal raus aufs Klo zum Wasserlassen."

Vorgeschichte

Der 47-jährige Herr L. kommt in die Praxis: „Ich kann seit einem halben Jahr nicht mehr durchschlafen, jede Nacht muss ich drei- bis viermal raus aufs Klo zum Wasserlassen."

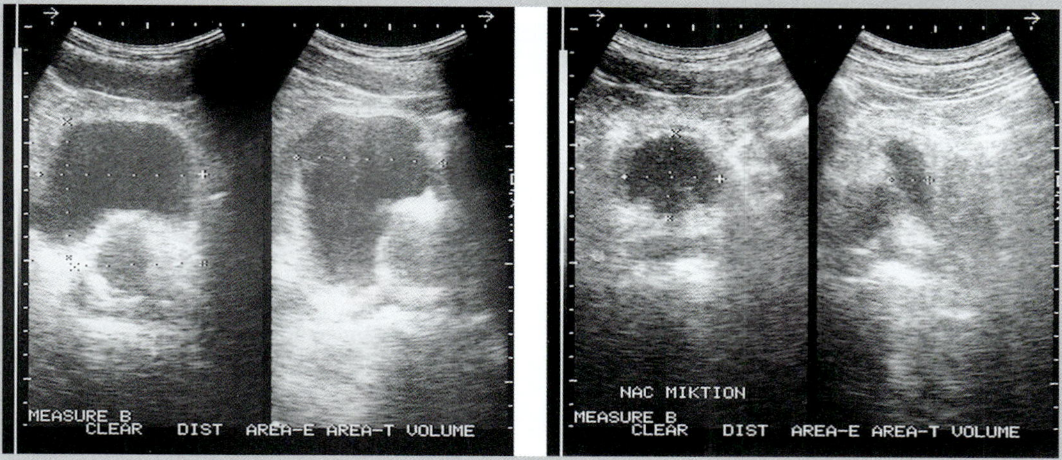

Unterbauchsonografie des Patienten: links vor, rechts nach Miktion [P013]

1. Welche weiteren Fragen stellen Sie dem Patienten?

2. Worauf achten Sie bei der klinischen Untersuchung?

3. Welche weiteren Untersuchungen führen Sie durch?

4. Beurteilen Sie die Sonografie (➤ Bild). Berechnen Sie das Prostatavolumen und den Restharn.

5. Wie klassifizieren Sie das Beratungsergebnis in der allgemeinmedizinischen Fachsprache? Welches Stadium liegt vor?

6. Welche Therapiemaßnahmen kommen in Betracht – was empfehlen Sie Herrn L.?

1. Fragen an den Patienten

Als Ursache für die Beschwerden des Patienten kommen mehrere Erkrankungsgruppen infrage. Zur näheren Eingrenzung sind folgende Fragen hilfreich:

I Allgemeine Hinweise

- Wird es schlechter durch Kälte, Aufregung, Sex, Sonstiges?
- Was haben Sie selbst bereits unternommen?
- Nehmen Sie irgendwelche Medikamente ein?
- Vorangegangene operative Eingriffe am Urogenitaltrakt, Katheterisierung?
- Frisch gelassener Urin klar, trüb?

II Steinleiden/Harnwegsinfekt/Prostatitis

- Haben Sie Flankenschmerz?
- Haben Sie Schmerzen beim Wasserlassen?
- Haben Sie kolikartige einseitige Schmerzen?
- Haben Sie Schmerzen bei sexueller Aktivität (Schmerzen während oder nach dem Verkehr)? Neue/r Partner/in?
- Haben Sie suprapubische Schmerzen bei voller Blase?

III Prostataprobleme

- Ist Ihr Harnstrahl dünn?
- Beginnt das Wasserlassen mit Verzögerung?
- Ist die jeweilige Urinmenge eher klein oder eher groß? Wird diese letzte Frage in Richtung große Urinmenge beantwortet, so ist z. B. an Diabetes oder Herzinsuffizienz zu denken.

IV Herz-Kreislauf-Problematik/Herzinsuffizienz

- Haben Sie Atemnot bei Anstrengung?
- Sind die Beine abends dick (Ödeme)?

V Diabetes mellitus bzw. insipidus/Malignom

- Haben Sie Durst? Müssen Sie viel trinken?
- Wie ist Ihr Appetit?
- Haben Sie Gewicht verloren?
- Hat sich Ihr Stuhlverhalten verändert? Diese letzte Frage zielt auch auf Erkrankungen im Enddarmbereich.

VI Neurogene/psychogene Ursachen

- Schwäche, Pelzigkeit der Beine – sonstige Symptome, die auf das Nervensystem hindeuten?
- Sind Sie in letzter Zeit deprimiert? Ängstlich?
- Gab es Aufregungen?

Die Frage nach Beschwerden eher tagsüber oder nachts erübrigt sich ebenso wie die Frage danach, wie oft und wie viel Wasser gelassen wird, da der Patient dies bereits spontan angegeben hat. Gleiches gilt für die Harninkontinenz.

Gerade bei diesem Patienten, der bereits wiederholt wegen einer Angststörung in der Praxis war, könnte eventuell eine auswärts verordnete, dem Hausarzt nicht bekannte Therapie mit trizyklischen Antidepressiva (z. B. Amitriptylin) durch die anticholinerge Wirkung für die Miktionsstörung verantwortlich sein.

2. Klinische Untersuchung

Die klinische Untersuchung umfasst hier die **Palpation des Abdomens** sowie die **Perkussion der Nierenlager** (klopfempfindlich?). Das **Genitale** sollte inspiziert werden, insbesondere muss darauf geachtet werden, ob sich Veränderungen an der Mündung der Harnröhre finden. Eine **rektale Untersuchung** zur Beurteilung der Prostata (vergrößert oder verstrichener Sulcus, verhärtet, erweicht?) ist auch angezeigt. Falls PSA bestimmt werden soll, muss das Blut zuvor abgenommen werden, um den Wert nicht zu verfälschen! Gegebenenfalls Fahndung nach Reflexausfällen oder Sensibilitätsstörungen der unteren Extremität (z. B. Anzeichen für ein Cauda-Syndrom).

Bei der weiteren gezielten Befragung gibt der Patient an, außer schwachem Strahl und häufigem Wasserlassen bei geringer Urinmenge keine weiteren Beschwerden zu haben. Insbesondere Appetit und Stuhlgang seien unauffällig. Voroperiert sei er nicht, er nehme auch keine Medikamente ein (gelegentlich Diclofenac). Die Sexualfunktion sei in Ordnung. Er sei aber „mangels Nachfrage“ wenig aktiv.

Die Untersuchung des Abdomens ist unauffällig, die Nierenlager sind nicht klopfempfindlich. Das äußere Genitale weist keine Auffälligkeiten auf. Bei der rektalen Untersuchung tastet man eine leicht vergrößerte Prostata, prall-elastische Konsistenz mit verstrichenem Sulcus. Knotenbildungen sind nicht feststellbar.

3. Weitere Untersuchungen

Eine Sonografie der Nieren und der ableitenden Harnwege sowie des Unterbauchs sollte auf jeden Fall durchgeführt werden. Folgende Laboruntersuchungen sind u. a. angezeigt:

- Urin (ggf. Uricult®)
- BB mit BKS, ggf. CRP
- Kreatinin
- PSA (vor digitaler Untersuchung und nach längerer Fahrradpause)

Bei Hinweisen auf eine neurologische Ursache der Miktionsstörung ist ggf. eine entsprechende spezialistische Abklärung indiziert.

Der Patient kommt um 7 Uhr morgens zum Sono in die Praxis: „Tut mir leid, die Blase ist nicht ganz leer. Ich war heute Nacht um 2, um 5 und um 6:30 Uhr auf der Toilette. Wenn ich morgens auf die Toilette gehe, muss ich nach 2 min gleich schon wieder. Es tröpfelt dann nach. Ich stehe ewig am Urinal."

4. Sonografie (➤ Bild)

Die Sonografie zeigt einen unauffälligen Befund der Nieren. Der Ultraschallbefund des Unterbauchs stellt sich wie folgt dar:

- Maße Prostata: AP-Durchmesser 3,8 cm, Querdurchmesser 5,42 cm, kraniokaudaler Durchmesser 3,2 cm
- Blase vor Miktion: AP-Durchmesser 6,8 cm, Querdurchmesser 5,8 cm, kraniokaudaler Durchmesser 6,05 cm
- Blase nach Miktion: AP-Durchmesser 3,98 cm, Querdurchmesser 3,62 cm, kraniokaudaler Durchmesser 1,59 cm

Die Näherungsformel für die Volumenberechnung von Blase und Prostata lautet:

$$V = (l \times b \times h) \div 2$$

Das Prostatavolumen beträgt demnach etwa 30 ml. Damit ist die Prostata grenzwertig vergrößert. Eine **karzinomsuspekte Raumforderung** findet sich nicht. Allerdings ist diesbezüglich die Aussagekraft der Untersuchung im Unterbauchlängs- und -querschnitt sehr begrenzt. Präziser wäre hier die Untersuchung mit einem Transrektalschallkopf, der in der Allgemeinpraxis normalerweise nicht zur Verfügung steht. Der Restharn wird auf 10 ml berechnet und ist damit vernachlässigbar. Relevante Mengen gelten ab 100 ml.

Die **Laborparameter** ergaben keine auffälligen Befunde: Urinstatus unauffällig, sodass auf die Anlage eines Uricult®-Tests verzichtet wurde. Ebenso unauffällig waren Hb (15,9 g/dl), Hk (0,51), Erythrozyten (5,6 Millionen/µl), Leukozyten (8400/µl), Kreatinin (0,8 mg/dl), prostataspezifisches Antigen (PSA, 1,4 ng/ml).

Das **prostataspezifische Antigen** liegt weit unter dem Grenzwert von 4 ng/ml. Eine Bestimmung des freien PSA erübrigt sich daher.

5. Klassifizierung

Da der Patient nun klinische Beschwerden hat, ergibt die Bestimmung des PSA-Werts in jedem Fall Sinn, da neben der Möglichkeit zum Screening bezüglich eines Karzinoms (vgl. ➤ Fall 23) gut mit dem Wachstum der Prostata korreliert. Die Beschwerden des Patienten, der Prostatapalpationsbefund und der Sonografiebefund (bei sonst negativen Untersuchungen hinsichtlich konkurrierender Beratungsergebnisse, insbesondere aber das Fehlen von knotigen Verdichtungen in der Prostata und das normale prostataspezifische Antigen) lassen an ein **Prostataadenom** denken. Da eine Histologie nicht vorliegt (Voraussetzung für Diagnose D), lautet die Klassifizierung **Benignes Prostatasyndrom (C).**

6. Therapie

Die Therapie des Prostataadenoms richtet sich, abgesehen von der Abwendung der Bedrohung der Nierenfunktion im Stadium IV, nach den Symptomen und der Lebensqualität des Patienten. Zunächst sollte bei Herrn L. eine konservative Therapie versucht werden.

Zur Therapie des Prostataadenoms steht eine Fülle von Phytotherapeutika zur Verfügung.

Für die Wirksamkeit von Phytotherapeutika (Kürbissamen, Sägepalmenfrüchte, Brennnessel) bei Benignem Prostatasyndrom gibt es allerdings kaum Evidenz.

An chemisch definierten Therapeutika stehen im Wesentlichen zwei Substanzklassen zur Verfügung: α_1-Adrenorezeptorenblocker und 5α-Reduktasehemmer.

- Zu den **α_1-Adrenorezeptorenblockern** gehören Tamsulosin, Doxazosin und Alfuzosin. Diese verringern den intraprostatischen Harnwiderstand und verbessern den Harnfluss rasch. Nebenwirkungen: ggf. hypotone Dysregulation v. a. bei Hypertonikern, Ejakulationsstörungen.
- **5α-Reduktasehemmer** (Finasterid, Dutasterid) sind in der Lage, das Prostatavolumen um 20–30 % zu verringern. Das PSA nimmt unter der Therapie um etwa 50 % ab. Diese Veränderung der Laborparameter kann u. U. die Aufdeckung eines Prostatakarzinoms über die Bestimmung des PSA-Werts beeinträchtigen! Als Nebenerscheinungen kommen u. a. auch Sexualfunktionsstörungen vor. Finasterid eignet sich besonders für die Therapie älterer Patienten mit sehr starker Prostatavergrößerung. Eine Kombinationstherapie mit α_1-Adrenorezeptorenblockern und Finasterid ist möglich. Besonders bei Harndrang können Muskarinrezeptorantagonisten, z. B. Oxybutinin, eingesetzt werden, bei Erektionsstörungen Sildenafil und Tadalafil.

80–90 % aller Prostataadenome können mit einer transurethralen Resektion der Prostata behandelt werden. In Ausnahmefällen, z. B. bei großen Adenomen, ist eine offene Adenektomie indiziert. Eine weitere Möglichkeit besteht in der Hyperthermiebehandlung.

Der Patient ist jung und hat einen hohen Leidensdruck. Daher ist die Verordnung eines α_1-Adrenorezeptorenblockers, der rasch die Symptomatik bessert, sinnvoll. Er erhält Tamsulosin.

ZUSAMMENFASSUNG

Der Patient wurde unter der Therapie mit Tamsulosin innerhalb von 2 Wochen völlig beschwerdefrei und hat diesbezüglich derzeit keine Beschwerden mehr.

Für längere Zeit bestehende Pollakisurie und Nykturie kommen häufig beim Benignen Prostatasyndrom vor. Andere gefährliche Erkrankungen, insbesondere das Prostatakarzinom, sind stets auszuschließen. Abgesehen von fortgeschrittenen Stadien, bei denen die Nierenfunktion in Gefahr ist, orientiert sich die Therapie an der Lebensqualität des Patienten. Hierzu stehen pflanzliche und chemische Arzneimittel sowie operative Verfahren (in überwiegender Mehrzahl der Fälle transurethrale Resektion der Prostata) zur Verfügung.

https://else4.de/Klein59

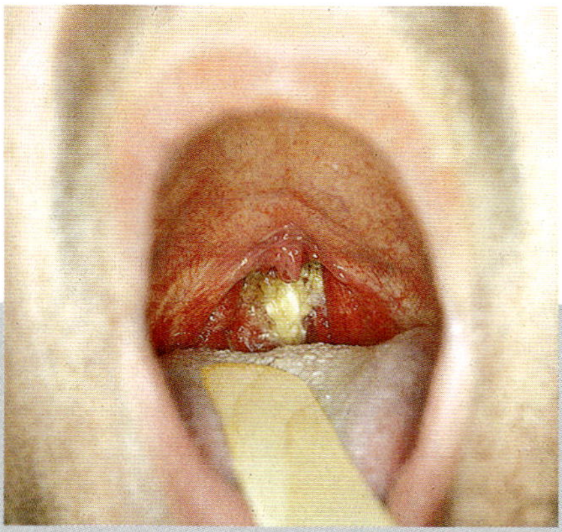

[P013]

Fieber und Kopfschmerzen

„Ich komme heute zu Ihnen, weil ich wieder Fieber und Kopfschmerzen habe."

Vorgeschichte

Pfarrer E., 36 Jahre, stellt sich am Montag zum zweiten Mal in der Praxis vor, nachdem er am Freitag bereits wegen Fröstelns und leichten Fiebers in der Sprechstunde war (➤ Bild).

„Es ist viel schlimmer geworden. Ich habe wieder solche Kopfschmerzen und beim Bücken tun mir die Augen weh. Ich habe das immer wieder, meistens 5- bis 6-mal pro Jahr. Vor einem Jahr haben sie meine Kieferhöhle operiert – jetzt ist es trotzdem wiedergekommen!"

Die linke Kieferhöhle ist klopf- und druckempfindlich. Die Lunge ist auskultatorisch frei.

1. **Wie klassifizieren Sie das Krankheitsbild in der allgemeinmedizinischen Fachsprache? Ist es akut, rezidivierend oder chronisch?**

2. **Welche Erreger sind in dieser Situation zu erwarten?**

3. **Anamnestik – welche diagnostischen Maßnahmen führen Sie durch?**

4. **Welche Komplikationen sind bei Stirnhöhlen- und Siebbeinentzündungen möglich?**

5. **Welche allgemeinen therapeutischen Maßnahmen kommen in Betracht?**

6. **Welche medikamentöse Therapie ist wann indiziert?**

1. Klassifizierung

Es handelt sich aufgrund der klinischen Symptomatik und des Untersuchungsbefunds um das Bild einer **Sinusitis (C).**

Für den Praxisalltag ist die Klassifizierung aufgrund klinischer Kriterien ausreichend. Die Abgrenzung einer **Rhinosinusitis** von einer einfachen **Rhinitis** (mit ebenfalls vermehrter Sekretbildung) ist i. d. R. durch die zusätzlichen Symptome Schmerz und/oder Stauungsgefühl im Gesichtsbereich möglich.

Gemäß internationaler Übereinkunft wird eine akute Rhinosinusitis klinisch klassifiziert. Man versteht darunter eine Entzündung von Nasennebenhöhlen mit der Dauer von max. 12 Wochen mit komplettem Abklingen der Symptome. Hinsichtlich der Akuität gilt nachstehende Einteilung:

- Eine **rezidivierende akute Rhinosinusitis** liegt vor, wenn mindesten vier Episoden pro Jahr mit vollständiger Rückbildung der Symptomatik im Intervall auftreten.
- Eine **chronische Rhinosinusitis** liegt vor, wenn die Sinusitis länger als 12 Wochen dauert mit pathologischem Befund in Rhinoskopie/nasaler Endoskopie oder CT/MRT. Im Vordergrund stehen häufige Infekte der Atemwege, behinderte Nasenatmung, Druck- oder Schwellungsgefühl im Gesichtsbereich und Kopfschmerzen.
  Die chronische Entzündung kann zu ausgeprägter Polypenbildung führen, die oft mit Beeinträchtigung des Geruchssinns einhergehen kann.

Im Fall von Pfarrer E. lagen mehr als vier Episoden pro Jahr vor, die allerdings jeweils von kürzerer Dauer waren. Es handelt sich also um eine akut rezidivierende Rhinosinusitis.

Die **akute Rhinosinusitis** entsteht meist bei einer viralen Luftwegsentzündung mit Beteiligung der Nasennebenhöhlen. Sie klingt im Allgemeinen nach 2–3 Wochen auch ohne Therapie ab. Die **chronische** Rhinosinusitis ist häufig mit allergischer Rhinitis, anatomischer Abflussbehinderung und Besiedlung mit **Staphylococcus aureus** assoziiert.

2. Erregerspektrum

Als Erreger von Sinusitiden kommen in erster Linie Rhino-, Influenza- und Parainfluenzaviren, Pneumokokken, *Haemophilus influenzae* sowie *Chlamydia pneumoniae* und Mykoplasmen infrage. Im Vergleich zur akuten Rhinosinusitis finden sich hier höhere Inzidenzen von *S. epidermidis, S. aureus* sowie vergrünenden und nichthämolysierenden Streptokokken, *Pseudomonas aeruginosa, Moraxella catarrhalis,* Anaerobiern und Enterobakterien.

Als Entstehungsursache für eine Sinusitis maxillaris ist auch eine fortgeleitete Zahnentzündung der Oberkieferzähne möglich.

MERKE

Häufigste Erreger der Sinusitis: Rhino-, Influenza- und Parainfluenzaviren, Pneumokokken, *Haemophilus influenzae, Chlamydia pneumoniae* und Mykoplasmen.

3. Diagnostik

Folgende anamnestische Angaben sprechen für eine Rhinosinusitis:

- Z. n. vorangegangenem uncharakteristischem Fieber/Allgemeinreaktion
- Verstopfte Nase
- Geruchsunempfindlichkeit
- Eitriger Schnupfen
- Schmerz beim Vorbeugen
- Zweiphasige Erkrankung
- Nasale Sprache

Kopf- und Gesichtsschmerzen, Fieber, Müdigkeit und Zahnschmerzen sind dann von Bedeutung, wenn gleichzeitig eines oder mehrere der o. g. Symptome vorliegen.

Folgende Untersuchungsbefunde sprechen für eine Rhinosinusitis:

- Schleimstraße auf der Rachenhinterwand
- Im Nasenspekulum sichtbare Nasenpolypen
- Einseitiger Druck- und Klopfschmerz über der Maxilla

- Schwellung der Nasenmukosa
- Eitriger Schnupfen (sichtbar)

Der klinische Gesamteindruck hat eine hohe Sensitivität (85 % der Aufdeckung einer Sinusitis) und im Vergleich zu den teilweise sehr unterschiedlich beschriebenen Scores eine durchaus befriedigende Aussagekraft.

Bei Kindern sind Schmerzen als Symptom einer akuten Rhinosinusitis eher selten, dafür treten häufiger Gesichtsschwellungen auf. Länger als 3 Tage anhaltendes Fieber bei eitrigem Schnupfen ist als schwerer Verlauf anzusehen.

An Laborparametern ist insbesondere die Blutsenkungsgeschwindigkeit in Kombination mit dem CRP für die Diagnostik der bakteriellen Sinusitis von Bedeutung, kommt aber nur bei starken Schmerzen in Betracht. Akute Rhinosinusitiden durch *Streptococcus pyogenes* oder Pneumokokken weisen mit einem durchschnittlichen CRP > 40 mg/l höhere Werte auf als Virusinfekte, Hämophilus- oder Branhamella-Sinusitiden.

Die meisten Sinusitisfälle können zunächst ohne Einsatz von bildgebenden Verfahren behandelt werden. Erst bei Therapieresistenz oder Verdacht auf Komplikationen ist eine Bildgebung indiziert. In diesem Fall handelt es sich um einen akuten Schub einer rezidivierenden Sinusitis, sodass – stellt sich nicht bald ein Erfolg ein – eine Rhinoskopie oder nasale Endoskopie erfolgen und an ein CT gedacht werden sollte.

Eine allergische Genese sollte ggf. mit einem Allergietest ausgeschlossen werden.

In diesem Fall wurde auf eine Bildgebung zunächst verzichtet. Es war die erste Wiedererkrankung nach der Operation vor einem Jahr, sodass zunächst therapiert und der weitere Verlauf abgewartet werden konnte.

4. Komplikationen

Mit folgenden Komplikationen muss gerechnet werden:

- Orbital-/Periorbitalphlegmone
- Durchbruch ins Schädelinnere mit der Gefahr einer endokraniellen Infektion (Meningitis oder Abszessbildung)
- Stirnbeinosteomyelitis
- Sinusthrombose

Gefährliche Verläufe sind insgesamt selten, bei Erwachsenen etwa 1 : 10.000 unter den Bedingungen des unausgelesenen Krankenguts.

Bei Kindern kommt es häufiger zur Ausbreitung einer eitrigen Sinusitis in wichtige benachbarte Strukturen. Auch eine Ausbreitung in die Augenhöhlen (Orbitalphlegmone) wird überwiegend bei Kindern beobachtet. Bei Kindern sind intrazerebrale Komplikationen meist Folge einer Sinusitis frontalis. Bei Erwachsenen entstehen Komplikationen meist aus chronischen Sinusitiden.

5. Allgemeine Therapiemaßnahmen bei Sinusitiden

Anwendung feuchter Wärme (z. B. Kamillendampfbad) zur Verbesserung der Durchblutung und zur schnellen Abheilung der Entzündung. Außerdem Nasenspülung mit physiologischer bis leicht hypertoner Kochsalzlösung > 150 ml. Wärmeanwendung ist insbesondere bei länger dauernden Infektionen indiziert. Unmittelbar vor Wärmeanwendung ist ggf. die Gabe abschwellender Nasentropfen kurzfristig sinnvoll, z. B. Xylometazolin.

Außerdem:

- Vermeidung von Tauchsport
- Ausreichend Flüssigkeit und Ruhe
- Warme Gesichtspackungen
- Heiße Duschen
- Erhöhte Lagerung des Kopfes beim Liegen
- Spülungen mit stark hypertonen Salzlösungen zeigen bei akuter Rhinosinusitis keinen Effekt, bei chronischer Sinusitis ist die Linderung der Beschwerden möglich.
- Vermeiden von Schnäuzen (stattdessen „Hochziehen“ oder „Schniefen“)
- Akupunktur (vermutlich Besserung der Beschwerden möglich)

6. Medikamentöse Therapie

Bei akuter Rhinosinusitis sind bei allergischer Komponente, bei den chronischen und rezidivierenden Formen in jedem Fall nasale Kortikoide Mittel der Wahl.

Antibiotische Therapie

Im Allgemeinen heilt eine akute unkomplizierte Sinusitis auch ohne antibiotische Therapie. **Indikationen** für eine antibiotische Therapie:

- Bei Verdacht auf intrakranielle Komplikationen sofort
- Bei sehr starken Schmerzen + CRP > 10 mg/l oder BKS > 10 mm/h bei Männern bzw. 20 mm/h bei Frauen. Begleitend Analgetika!
- Bei zunehmenden Beschwerden und Fieber > 38,5 °C.
- Bei Keimnachweis (z. B. Pneumokokken, *Haemophilus influenzae* bzw. *Moraxella catarrhalis* im Nasenabstrich). Eine mikrobiologische Untersuchung wird jedoch bei der akuten Sinusitis nicht empfohlen.

Für die hausärztliche Praxis ist folgende Indikationsstellung praktikabel: Starke Schmerzen plus Entzündungsparameter wie o. g. begründen die Indikation zur antibiotischen Therapie. Außerdem ist eine Antibiotikagabe bei Eiterung in den Ostien, eitriger Schleimstraße am Rachen bei klinischer Verschlechterung angezeigt – wenngleich die Evidenzlage hier eher dünn ist.

Mittel der Wahl bei akuter Sinusitis ist Amoxicillin (3× 500 mg/d für 5–7 Tage) oder Cephalosporin (Cefuroxim 2× 250 mg/d für 5–10 Tage). 2. Wahl sind Makrolide wie z. B. Azithromycin (500 mg/d für 3 Tage), Amoxicillin + Clavulansäure, Doxycyclin oder Cotrimoxazol. Infrage kommen ggf. auch andere Antibiotika entsprechend der regionalen Resistenzlage.

Bei chronischer Sinusitis ohne Polypen ggf. versuchsweise mehrere Wochen Clarithromycin.

Bei Rezidiven einer chronischen Rhinosinusitis mit Nachweis von Polypen und ASS-Unverträglichkeit kann eine adaptive ASS-Desaktivierung eine Linderung der Beschwerden bewirken.

Operation

- Absolute Indikation: septische Komplikationen, Ausbreitungen in die Orbita oder intrakraniell
- Bei chronischer Rhinosinusitis und erfolgloser konservativer Therapie ist evtl. eine Operationsindikation gegeben.

Der Patient erhielt abschwellende Nasentropfen, wurde zu Nasenspülungen angehalten und bekam Cefuroxim p. o. für 5 Tage. Der weitere Verlauf war komplikationslos. Die Beschwerden heilten innerhalb 1 Woche ab.

ZUSAMMENFASSUNG

Sinusitiden können meist aufgrund des klinischen Befunds therapiert werden, ohne dass in jedem Fall bildgebende Verfahren eingesetzt werden müssen. Mittel der Wahl bei akuter, auch rezidivierender Sinusitis sind Dampfinhalation und Nasenspülung, ggf. Kortikoid-Spray, ggf. antibiotisch Amoxicillin oder Cephalosporin bzw. Azithromycin.

Bei den chronischen Formen kommen neben Nasenspülungen Kortikoid-Sprays zum Einsatz.

https://else4.de/Klein60

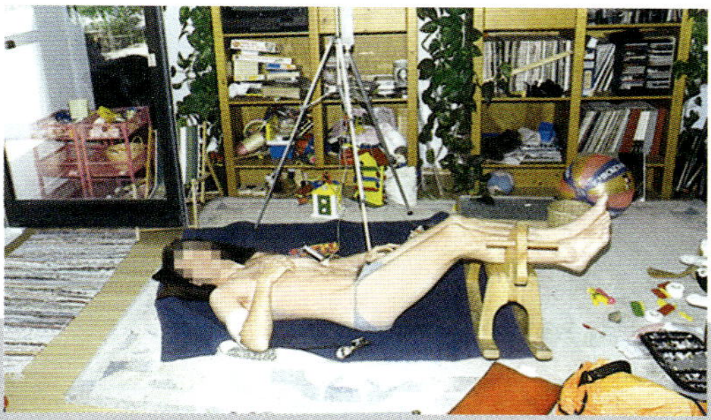

[P013]

Ausschlag nach Wespenstich

„Bitte kommen Sie sofort! Meinen Mann hat beim Motorradfahren eine Wespe gestochen. Jetzt hat er einen Ausschlag am ganzen Körper und ihm ist fürchterlich schwindelig."

Vorgeschichte

Herr M., der Nachbar Ihrer Praxis, ist begeisterter Motorradfahrer. Heute ist ihm auf dem Nachhauseweg eine Wespe unter die Lederkombi geschlüpft und hat ihn gestochen. Die aufgeregte Nachbarin steht vor der Haustür: „Kommen Sie sofort. Er ist gerade noch so heimgekommen und liegt jetzt im Wohnzimmer." Neben der Alarmierung des Rettungsdienstes mit Notarzt ist ein **sofortiger Hausbesuch mit Notfallausrüstung** umgehend geboten. Der Patient liegt dem Boden, er ist ansprechbar und hat am ganzen Körper ein urtikarielles Exanthem (➤ Bild).

1. **Wie schätzen Sie den Fall ein? Eher gefährlich oder eher banal?**

2. **Welche diagnostischen Maßnahmen führen Sie vor Ort durch?**

3. **Welche therapeutischen Sofortmaßnahmen ergreifen Sie?**

4. **Welche weiteren Maßnahmen veranlassen Sie nach erfolgreicher Akuttherapie zur weiteren Behandlung bzw. Prophylaxe?**

1. Einschätzung

Aufgrund der Schilderung der Ehefrau ist von einem allergischen Geschehen auszugehen. Der „Ausschlag am ganzen Körper" deutet auf ein generalisiertes Geschehen hin. Der „Schwindel" könnte auf einen Blutdruckabfall zurückzuführen sein. Da nicht genau abschätzbar ist, wie stark eine allergische Reaktion wirklich ausfällt (➤ Tab. 61.1), müssen wir das allergische Geschehen unbedingt als potenziell sehr gefährlich einstufen, besonders in vorliegendem Fall, da der Patient bereits großflächige Rötungen aufweist und sogar schon mit Blutdruckabfall reagiert. Gerade bei Insektenstichen kann ein fulminanter Verlauf mit Reanimationspflichtigkeit in wenigen Minuten eintreten.

2. Diagnostische Maßnahmen

Da die Situation bedrohlich ist und rasches Handeln erfordert, beschränkt sich die Diagnostik auf wenige Handgriffe. Es genügt, Blutdruck, Puls und Sauerstoffsättigung zu messen und zum Ausschluss einer Bronchospastik einmal kurz auf die Lunge zu horchen.

Während die Ehefrau des Patienten auf Anweisung Infusionsflasche und Infusionsbesteck aus dem Notfallkoffer nimmt, wird der Blutdruck gemessen. Der Blutdruck beträgt palpatorisch systolisch 80 mmHg. Der Puls liegt bei 130/min. **Diagnose:** Anaphylaxie Grad III, generalisiertes urtikarielles Exanthem mit Schocksymptomatik nach Wespenstich, keine Bronchospastik.

3. Therapeutische Sofortmaßnahmen

Neben der unverzüglich einzuleitenden Soforttherapie ist gleichzeitig eine sofortige Bestellung eines Notarztwagens oder Rettungshubschraubers zu veranlassen. Es handelt sich jetzt um einen absoluten Notfall. Der Arzt sollte auf jeden Fall auch frühzeitig Rachen und Kehlkopf inspizieren, um ein lebensbedrohliches Ödem rechtzeitig zu erkennen.

Tab. 61.1 Schweregradskala zur Klassifizierung anaphylaktischer Reaktionen (modifiziert nach Ring/Meßmer) [F210-005]

Grad	Haut- und subjektive Allgemeinsymptome	Abdomen	Respirationstrakt	Herz-Kreislauf-System
I	▪ Juckreiz ▪ Flush ▪ Urtikaria ▪ Angioödem	–	–	–
II	▪ Juckreiz ▪ Flush ▪ Urtikaria ▪ Angioödem	▪ Nausea ▪ Krämpfe ▪ Erbrechen	▪ Rhinorrhö ▪ Heiserkeit ▪ Dyspnoe	▪ Tachykardie (Anstieg > 20/min) ▪ Hypotension (Abfall RRsys > 20 mmHg) ▪ Arrhythmie
III	▪ Juckreiz ▪ Flush ▪ Urtikaria ▪ Angioödem	▪ Erbrechen ▪ Defäkation	▪ Larynxödem ▪ Bronchospasmus ▪ Zyanose	Schock
IV	▪ Juckreiz ▪ Flush ▪ Urtikaria ▪ Angioödem	▪ Erbrechen ▪ Defäkation	Atemstillstand	Kreislaufstillstand

Die weiteren Maßnahmen setzen sich aus dem festen Schema **Adrenalin + Glukokortikoide + Antihistaminika** zusammen:

Sofortige **Injektion von Adrenalin** ist mastzellstabilisierend und vasokonstriktorisch und damit die entscheidende ursächliche Therapie. Hierzu ist die sofortige intramuskuläre Applikation einer Dosis von 0,15–0,6 mg Adrenalin in die Außenseite des Oberschenkels die medikamentöse Therapie der ersten Wahl. Gegenüber der intravenösen Applikation ist das Risiko schwerer kardialer Nebenwirkungen erheblich geringer. Bei fehlender Wirkung und in Abhängigkeit unerwünschter Wirkungen kann die Injektion alle 5–10 min je nach klinischer Symptomatik wiederholt werden. Die zusätzlich zur intramuskulären Applikation inhalative Gabe von Adrenalin ist wirksam bei Larynxödem und wirkt auch bei Bronchospasmus. Hier wird die Gabe von Adrenalin, unverdünnte Lösung 1 mg/ml (z. B. 3–5 ml à 1 mg/ml), über einen Vernebler mit Atemmaske/Mundstück zusammen mit Sauerstoff empfohlen. Die inhalative Applikation von Adrenalin kann die parenterale Gabe nicht ersetzen und sollte immer additiv eingesetzt werden. Nach frühzeitigem Legen von venösen Zugängen (möglichst zwei großlumige Kanülen) sollte die intravenöse Zufuhr von insgesamt 1–3 l Volumen in Form von **Vollelektrolytlösung (z. B. Ringer oder Sterofundin)** erfolgen. Diese großen Flüssigkeitsmengen werden gerade bei dieser (distributiven) Schockform mit einem ausgeprägten Kapillar-Leakage schnell notwendig.

- Gabe von **H_1-Rezeptor-Antagonisten,** z. B. Dimetinden (Fenistil, 0,1 mg/kg) so frühzeitig wie möglich zur Antagonisierung der Histaminwirkung
- **Kortikosteroide:** z. B. 250 mg Prednisolon. Die Kortikoidwirkung tritt erst nach 10–30 min ein und wirkt membranstabilisierend. Die Gabe ist erst nach Stabilisierung der Vitalfunktionen und nach Gabe von Adrenalin und Antihistaminika durchzuführen.
- **Sauerstoffgabe**
- **Flachlagerung** und Vermeidung körperlicher Aktivität – falls erforderlich **Schocklagerung** (in diesem Fall mithilfe eines Kinderschaukelpferds)

Wie so oft beim Hausbesuch muss auch in diesem Fall improvisiert werden. Nach der Adrenalininjektion erbricht der Patient. Der Kreislauf stabilisiert sich und bis zum Eintreffen des Rettungsdienstes ist auch das Exanthem fast abgeblasst und nur noch leicht unter der Achsel nachweisbar. Als der Notarzt eintrifft, lehnt der Patient eine Einweisung ab.

Obwohl es häufig vorkommt, dass sich Patienten mit allergischem Schock bis zum Eintreffen des Notarztes wieder gesund fühlen, ist dennoch die Alarmierung eines Notarztes in jedem Fall geboten, da man ja anfangs nicht weiß, wie sich die Situation innerhalb der nächsten Minuten ändern wird. Eine stationäre Überwachung ist in diesem Fall trotzdem zu empfehlen, da es – selten– zu einem erneuten Aufflammen der Anaphylaxie kommen kann.

4. Weitere Maßnahmen

Unter Umständen ist es sinnvoll, für einige Tage ein orales Antihistaminikum, z. B. Dimetindenmaleat (Fenistil® Dragees) zu verordnen. Auf jeden Fall muss der Patient mit einem Notfallset ausgerüstet werden. Es enthält:

- Einen **Epinephrin-Autoinjektor**, den sich der Patient bei Bedarf selbst in den seitlichen Oberschenkel appliziert. Der Patient ist für diese Maßnahme vorab gut zu schulen.
- **Kortikosteroide** zur oralen Anwendung, z. B. Betamethason liquidum
- Ein **Antihistaminikum,** wie etwa Dimetinden 1 mg Dragees

Im Notfall (Wespenstich) soll der Patient unverzüglich den Autoinjektor einsetzen, anschließend das Betamethason-Liquidum austrinken und 3 Tabletten Dimetinden einnehmen. Außerdem muss sich der Patient einer **Hyposensibilisierungsbehandlung** unterziehen. Diese wird stationär in der dermatologischen Klinik eingeleitet, dann ambulant weitergeführt. Nach 5 Jahren Hyposensibilisierung ist die Behandlung abgeschlossen. Dann Vorstellung zur abschließenden Kontrolluntersuchung in der Dermatologie.

ZUSAMMENFASSUNG

Akute Notsituationen erfordern rasches Handeln. Nach rascher Überprüfung der Vitalfunktionen sofort therapeutisches Handeln und Organisation des Kliniktransports. Die einschlägigen Notfallstandards muss jeder Arzt beherrschen.

https://else4.de/Klein61

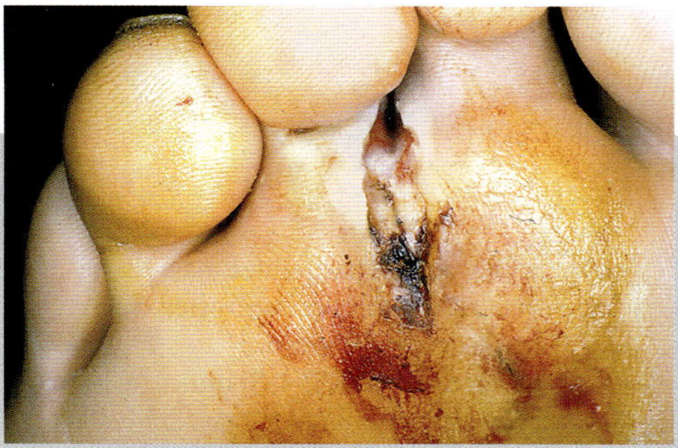

[P013]

Wunde am Fuß

„Ich bin sehr beunruhigt, die werden mir doch nicht den Fuß wegschneiden!"

Vorgeschichte

Aufgeregt kommt die 44-jährige Frau L. in Ihre Praxis. Ihr war eine Läsion interdigital rechts aufgefallen (➤ Bild). Die Angst vor einer Amputation treibt sie in Ihre Praxis: „Die werden mir doch nicht den Fuß wegschneiden?"

Sie leidet seit 10 Jahren an Diabetes mellitus Typ 2 mit bisher bekannter Retinopathie und an Hypertonie. Die Patientin hält keinerlei Diät ein. Trotz Einnahme von Metformin und Sitagliptin liegt ihr HbA_{1C}-Wert bei 11,3 %. Eine Insulinbehandlung lehnt sie ab.

1. **Welchen Grundsätzen folgt die Therapie des Diabetes mellitus Typ 2?**

2. **Welche Maßnahmen zur Prophylaxe von Fußkomplikationen sind in der Hausarztpraxis sinnvoll?**

3. **Nennen Sie die Grundzüge der Behandlung von Diabetikerfüßen in der Hausarztpraxis.**

4. **Es entsteht ein Ulkus seitlich am Mittelfuß im Kantenbereich – Maßnahmen?**

5. **Typ-2-Diabetiker: Wo sind die Schnittstellen der Allgemeinmedizin zu anderen Fachgebieten?**

1. Therapeutische Grundsätze bei Diabetes mellitus Typ 2

- **Nichtmedikamentöse Basistherapie:** Weiterhin bildet sie die Basis der Therapie. Schulung des Patienten, Ernährungstherapie, Sport, Raucherentwöhnung und Stressbewältigungsstrategien. Wichtige Ziele sind die Stärkung des Willens zu einer gesunden Lebensweise, diabetesgerechte Ernährung und Einschränkung des Alkoholkonsums. Bei Erfolglosigkeit nach 3–6 Monaten medikamentöse Therapie.
- **Medikamentöse Therapie:** Hier hat es in den letzten Jahren einen Paradigmenwechsel gegeben. Im Vordergrund stehen nun nicht mehr streng anzustrebende HbA_{1C}-Zielkorridore für bestimmte Gruppen, sondern vielmehr individuell in partizipativer Entscheidungsfindung festzulegende Therapieziele in einem groben Korridor zwischen 6,5 und 8,5 %. Die Ziele sollten bestmöglich der Lebenssituation und den Bedürfnissen der Erkrankten entsprechen. Letztlich läuft es jedoch in der Praxis darauf hinaus, einen individuellen HbA_{1C}-Zielkorridor festzulegen. Daneben sollte man die Auswahl der Medikamente an die jeweils vorherrschenden Risikofaktoren oder bereits bestehende Begleiterkrankungen anpassen.

Kein erhöhtes renales oder kardiovaskuläres Risiko (z. B. Hypertonie, familiäre Disposition, Dyslipidämie, Niereninsuffizienz, Albuminurie, Raucherstatus, subklinische Arteriosklerose):

- **Metformin** als Monotherapie
- Bei Nichterreichen der individuellen Ziele nach 3–6 Monaten Ergänzung eines zweiten Medikaments. Aktuell spricht die Datenlage in Bezug auf die Gesamtsterblichkeit am ehesten für den SGLT-2-Inhibitor **Empagliflozin** und das GLP-1-Rezeptoranalogon **Liraglutid.** Bei Ersterem ist wegen der erwünschten Glucosurie mit gehäuften Harnwegsinfekten zu rechnen, der kardioprotektive Effekt wird jedoch bereits in der Herzinsuffizienztherapie genutzt. Die Klasse der GLP-1-Rezeptoranaloga ist in der Regel subkutan zu verabreichen und kann, gerade in der Anfangsphase, unangenehme gastrointestinale Nebenwirkungen haben, hat aber den Vorteil einer deutlichen Gewichtsreduktion.
- Daneben wären noch **DPP-4-Hemmer (z. B. Sitagliptin)** bei Kontraindikationen der beiden anderen Gruppen denkbar, jedoch ohne nachgewiesene Senkung der Gesamtsterblichkeit.
- **Sulfonylharnstoffe (z. B. Glibenclamid)** haben ein deutliches Hypoglykämie-Risiko und sollten daher zurückhaltend eingesetzt werden.

Erhöhtes Risiko für eine renale oder kardiovaskulärer Erkrankung: Hier soll individuell besprochen werden, ob für 3–6 Monate ein Therapieversuch mit Metformin unternommen und ggf. eine Substanz ergänzt wird oder primär eine Kombination mit SGLT-2-Hemmer oder GLP-1-Rezeptoranalogon gewählt wird.

Klinisch relevante kardiovaskuläre Erkrankung: In diesem Fall soll primär eine Kombination von Metformin mit SGLT-2-Hemmer oder GLP-1-Rezeptoranalogon gewählt werden, da beide Substanzklassen kardiovaskuläre Ereignisse verringern sollen.

In allen Varianten soll jeweils alle 3–6 Monate überprüft werden, ob die Therapieziele erreicht wurden und der Patient mit der Medikation zurechtkommt. Braucht es ein drittes Medikament, kann entweder ein drittes Medikament aus den oben genannten Gruppen oder aber nun ein Basalinsulin hinzugenommen werden. Reicht auch diese Kombination nicht aus, sollte ein kurz wirksames Insulin (ggf. als Mischinsulin) ergänzt und in einer weiteren Eskalationsstufe ein intensiviertes Insulinschema angepasst werden.

2. Diabetikerfuß – Diagnostik in der Hausarztpraxis

Die Einschätzung, ob Neuropathie oder Angiopathie im Vordergrund steht, fällt in der Praxis nicht immer leicht. In der Hausarztpraxis lässt sich mit einfachen Mitteln eine orientierende Differenzierung vornehmen:

- **Angiopathie:** Fußpulse und ggf. ergänzend Untersuchung mit dem unidirektionalen **„Taschendoppler"** zum Ausschluss AVK. **Cave:** Fehlmessung bei Mediasklerose!

- **Neuropathie:** Untersuchung von **Sensibilität, Reflexstatus,** Temperaturempfinden mit dem **Warm-Kalt-Stab** und Überprüfung des Berührungsempfindens **mittels Neurofilament** (10-g-Nylonfaden), ggf. Spitz-stumpf-Differenzierung mit der Kanüle; **Cave:** Verletzungsgefahr! Das wichtigste Instrument für die Diagnostik der Neuropathie ist die **kalibrierte Stimmgabel** (128 Hz). Sie ermöglicht eine gewisse Quantifizierung des Tiefensensibilitätsempfindens von 0/8 bis 8/8. Ein deutlicher Gradient der Pallästhesie mit höheren Werten proximal spricht für eine Polyneuropathie, wobei Graduierungswerte < 5 als pathologisch gelten. Aufgrund der Quantifizierungsmöglichkeit eignet sich diese Methode auch besonders zur **Verlaufskontrolle.** Als „Minimalprogramm" reicht die beidseitige Messung am Metakarpalköpfchen I und am Fibulaköpfchen aus.

ASR und PSR sind bei Frau L. beidseits ausgefallen. Spitz/stumpf und warm/kalt kann sie nicht unterscheiden, das 10-g-Nylonfilament spürt sie schwach und die Pallästhesie ist gestört (Metatarsale I: beidseits 4/8, Fibulaköpfchen rechts: 6/8, links: 7/8).

Die Doppler-Untersuchung ergab an der A. tibialis posterior beidseits Drücke von > 300 mmHg bei beidseits nicht darstellbarer A. dorsalis pedis. Der Befund spricht für eine Mediasklerose – die Untersuchung ist also in diesem Fall nicht verwertbar. Es liegen somit sowohl eine Neuropathie als auch eine Angiopathie vor. Die Klassifizierung nach Wagner und Armstrong ist Standard (➤ Fall 99, ➤ Tab. 99.2).

3. Prophylaxe diabetischer Fußkomplikationen beim Hausarzt

Im Rahmen der **Disease-Management-Programme** (DMP) für Typ-2-Diabetiker wurden in den Hausarztpraxen Schulungsprogramme zur diätetischen Beratung, zum Umgang mit den Medikamenten und zur Selbstkontrolle und Prophylaxe eines diabetischen Fußsyndroms verpflichtend eingeführt.

Wichtige Themen sind:

- Vermeidung von Traumatisierungen des Fußes
- Tägliche Fußkontrolle durch den Patienten
- Tägliche Reinigung mit lauwarmem Wasser
- Versorgung mit geeignetem Schuhwerk, Einlaufen neuer Schuhe
- Sachgerechte Fußpflege (keine scharfen Hilfsmittel)
- Entfernung von Hyperkeratosen (z. B. mit Bimsstein)
- Einreiben der oft trockenen Füße mit Feuchtigkeitscreme
- Fußgymnastik

Frau L. zeigt nach Auftreten der Fußkomplikationen nur halbherzig Bereitschaft, etwas für ihre Gesundheit zu unternehmen. Ihr HbA_{1C}-Wert kann auf Werte zwischen 8 und 9 % gesenkt werden. Trotzdem ist sie noch weit von ihrem individuell vereinbarten Zielkorridor (ca. 6,5–7 %) entfernt. Sie raucht heimlich weiter.

Ein **Malum perforans** entwickelt sich (➤ Abb. 62.1). Diese Läsion entsteht durch den Druck des Mittelfußköpfchens bei bestehender Neuro- und Angiopathie.

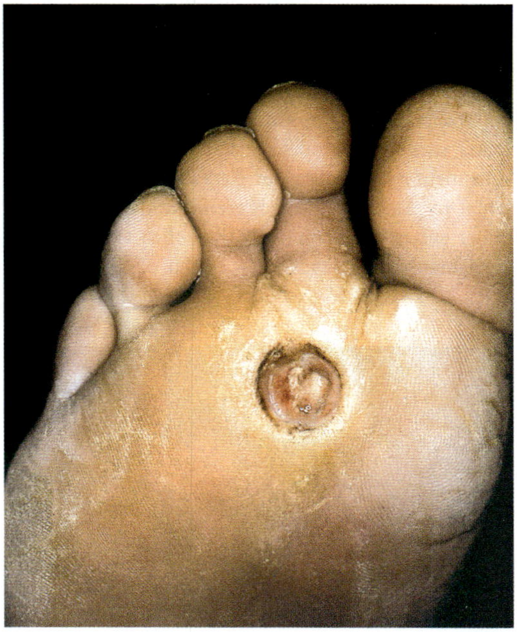

Abb. 62.1 Malum perforans [P013]

4. Grundzüge der Therapie bei Diabetikerfuß

Konservative Therapie: Wundreinigung, vorsichtige Entfernung von Hornhaut und Nekrosen, Reinigung mit physiologischer Kochsalz- oder Ringer-Lösung sowie bei Infektionsverdacht Desinfektion, z. B. mit Povidon-Jod oder Octenidin. Regelmäßige Verbandswechsel, feuchte Wundverbände. All diese Maßnahmen haben zum Ziel, Amputationen möglichst zu vermeiden. Hinsichtlich der Wirkunterschiede verschiedener Wundauflagen (Alginat, Schaumstoff, Acrylat, Hydrokolloid, Hydrofaser, feuchte Kompresse, Gaze) siehe ➤ Fall 35.

Die Läsion ist vollständig **von Druck zu entlasten.** Frau L. benötigt Vorfußentlastungsschuhe, ggf. orthopädisches Schuhwerk. Außerdem sollte sie sich in einer diabetologischen Fußambulanz vorstellen, was sie aber strikt ablehnt. Sie schont ihren Fuß zu wenig und deswegen kommt es erst nach Monaten zur Abheilung. Sie erhält orthopädische Schuhe.

In der Folge hat sie immer wieder „Fußprobleme". Es kommt zu wiederholten Amputationen von Zehen und zu einem femorokruralen Bypass. Zwei Monate später sind die Füße beidseits abgeheilt, jedoch leidet sie zunehmend an globaler Herzinsuffizienz bei KHK (Stent-Implantation) und Niereninsuffizienz. Ein Jahr später entwickelt sich ein Ulkus seitlich am Mittelfuß, im Kantenbereich des Fußes (➤ Abb. 62.2).

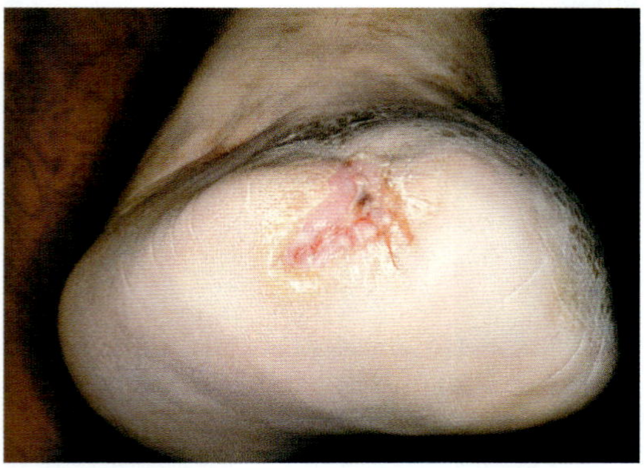

Abb. 62.2 Ulkus an der Fußkante [P013]

An den Schuhen findet sich eine umgeschlagene scharfe Innensohlenkante, die wohl das Druckulkus verursacht hat. Der Schuh wird repariert.

Die Patientin soll sich – da sie eine stationäre Behandlung wiederum ablehnt – täglich in der Praxis vorstellen. Die ambulante Therapie hat folgende Ziele:

- Stoffwechseloptimierung
- Druckentlastung durch Schuhreparatur, Ruhigstellung (im Extremfall Bettruhe mit gleichzeitiger Thromboseprophylaxe überlegen!)
- Systemische Antibiose nach Antibiogramm, v. a. bei Osteomyelitisgefahr
- Sorgfältige lokale Wundbehandlung; hämorheologische Maßnahmen (Aderlass, Infusionsbehandlung) bei Angiopathie – Alprostadil-Infusionen sind wegen Herzinsuffizienz und KHK in diesem Fall kontraindiziert.

Die Wunde heilt letztendlich ab, der Glukosestoffwechsel (HbA_{1C} 7,6) und die Hypertonie (RR 130/80 mmHg) sind gut eingestellt. Bei einem Kreatininwert von 1,5 mg/dl (GFR 48 ml/min) besteht weiterhin eine Niereninsuffizienz.

5. Schnittstellen Diabetikerbetreuung

- Jährlich augenärztliche Untersuchung – bei Retinopathie öfter
- Bei unzureichender Diabeteseinstellung oder Fußkomplikationen: Vorstellung in einer diabetologischen Schwerpunktpraxis
- Bei beginnender Niereninsuffizienz: frühzeitig Vorstellung in der Nephrologie
- Ggf. Vorstellung beim Angiologen, Kardiologen oder Gefäßchirurgen
- Zusammenarbeit mit Berufsgruppen wie Fußpfleger, Orthopädieschuhmacher, Schulungskraft etc.

Frau L. lehnt weiterhin eine Vorstellung in einer diabetologischen Schwerpunktpraxis strikt ab (Entfernung über 40 km). Es folgen in immer kürzer werdenden Abständen stationäre Aufenthalte, bis schließlich beide Beine amputiert werden müssen (➤ Abb. 62.3).

Die Patientin entwickelt eine zunehmende globale Herzinsuffizienz und verstirbt.

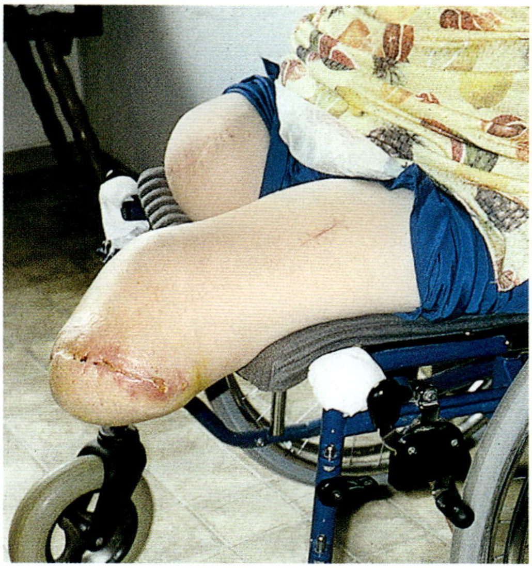

Abb. 62.3 Vier Jahre später Beinamputation beidseits [P013]

ZUSAMMENFASSUNG

Basis der Therapie von Diabetes mellitus Typ 2 ist die Modifikation des Lebensstils. Medikament der ersten Wahl ist Metformin oder bei nephrologischem oder kardiovaskulärem Risiko primär eine Kombinationstherapie. Die Füße des Diabetikers sind durch Mikro- und Makroangiopathie sowie Neuropathie bedroht. Im Rahmen der Disease-Management-Programme (DMP) sind entsprechende Patientenschulungen vorgesehen, v. a. auch im Hinblick auf die Pflege und Kontrolle der Füße. Die Lokalbehandlung von Fußkomplikationen erfordert eine enge Zusammenarbeit zwischen Hausarzt und Spezialambulanz.

https://else4.de/Klein62

Alkohol

„Da, sehen Sie mal: Da springt ein Eichhörnchen durch die Küche und ein junger Mann sitzt am Tisch."

Vorgeschichte

Die 37-jährige Frau O. war bereits vor 2 Jahren wegen eines Harnwegsinfekts in unserer Praxis behandelt worden. Heute kommt sie in die Sprechstunde: „Mir tut seit einer Woche der Bauch weh und mir ist übel." Ihre Hände zittern, sie zuckt ständig mit dem Kopf und fährt sich durch die Haare. Sie stellen Foetor alcoholicus ex ore fest. Die örtliche Untersuchung des Abdomens ergibt außer einer etwa zwei Querfinger unter dem Rippenbogen vergrößerten Leber und einem etwas geblähten Abdomen keine Besonderheiten. Folgende Laborwerte liegen Ihnen vor (➤ Tabelle).

Frau O lehnt eine stationäre Einweisung ab. – Eine ambulante Entgiftung wird eingeleitet. Am 4. Tag der Entgiftung empfängt Frau O. den Arzt ganz aufgeregt. Sie zittert, schwitzt und läuft fahrig herum. „Sehen Sie mal, da springt ein Eichhörnchen durch die Küche! Und da am Tisch sitzt ein junger Mann!" Der Arzt kann weder ein Eichhörnchen noch einen jungen Mann erkennen.

Tab.: Laborbefunde

Laborwert	Normalwert	Messwert Untersuchung
Hb	12,0–16,0 g/dl	15,1 g/dl
Ery	3,5–5,4 Mio./µl	4,0 Mio./µl
HK	0,36–0,46 %	0,43 %
MCV	81–99 fl	108 fl
MCHC	32–36 g/dl	32 g/dl
Leuko	4,0–10,5/nl	5,3/nl
Thrombo	150–400/nl	123/nl
BSG	6–11/6–20 mm	22/45 mm
γ-GT	≤ 39 U/l	84 U/l
GOT	≤ 31 U/l	45 U/l
GPT	≤ 34 U/l	44 U/l
Lipase	≤ 60 U/l	43 U/l
Alkalische Phosphatase	50–170 U/l	84 U/l
TSH basal	0,3–4,5 mU/l	1,2 mU/l
Haemoccult®	Negativ	
β-hCG	Negativ	
Urinstatus	Unauffällig, pH 7	

1. **Interpretieren Sie die Laborwerte.**

2. **Wie gehen Sie hinsichtlich der Anamnestik mit Zielrichtung auf den Alkoholismus vor? Welche Untersuchungen ziehen Sie in Betracht?**

3. **Entgiftung – was ist zu beachten?**

4. **Fehlwahrnehmung (Eichhörnchen und junger Mann) – was schließen Sie daraus?**

5. **Welche weiteren Maßnahmen planen Sie nach der Entgiftung?**

6. **Mit welchen Folgeerkrankungen ist infolge des Alkoholismus zu rechnen?**

1. Interpretation der Laborwerte

Die erhöhte Blutsenkungsgeschwindigkeit kann möglicherweise auf ein entzündliches Geschehen im Rahmen der akuten Abdominalsymptomatik hindeuten. Haemoccult® ist negativ, Hämoglobin normal. Für die Annahme einer gastrointestinalen Blutung (z. B. Ulkus, Ösophagusvarizen) besteht also zunächst kein Anlass. Das negative β-hCG schließt eine Schwangerschaft weitgehend aus. Auffällig sind jedoch die leicht erhöhten Leberwerte (γ-GT bis 84 U/l, GPT 44 U/l). Die γ-GT gilt hier als recht sensitiver Marker auch bereits bei geringem Konsum. Zusammen mit dem erhöhten MCV und der Thrombopenie ergibt sich hieraus ein Hinweis auf chronischen Alkoholismus.

2. Anamnestik und Untersuchungen

Das Thema Alkohol wird vom Patienten eher selten an den Hausarzt herangetragen – meist drängen Angehörige den Hausarzt, „etwas zu unternehmen".

Dies erfordert erhebliches Fingerspitzengefühl. Da die Patienten häufig nicht direkt über ihren Alkoholkonsum sprechen möchten, helfen manchmal Fragen nach sekundären alkoholbedingten Symptomen (Schlafen Sie schlecht? Schwitzen Sie nachts?). Öffnet sich der Patient dem Arzt gegenüber, gilt es, Trinkmenge und -frequenz abzuschätzen, alkoholbezogene Schäden (somatisch, psychisch, sozial) sowie das Ausmaß der Abhängigkeit abzuklären.

Für die Hausarztpraxis kommen in den Leitlinien empfohlene Tests wie z. B. der **AUDIT** (Alcohol-Use-Disorders-Identification-Test) wegen des hohen Aufwands eher selten in Betracht. Als Alternative steht jedoch der kürzere, ebenso von der Leitlinie gedeckte AUDIT-C zur Verfügung (➤ Tab. 63.1):

- Wenn Sie an einem Tag Alkohol trinken, wie viele alkoholhaltige Getränke trinken Sie dann typischerweise?
- Wie oft haben Sie im letzten Jahr an einem Tag sechs oder mehr alkoholische Getränke getrunken?

Ab einem Punktwert von 5 (Männer) und 4 (Frauen) liegt ein riskanter Alkoholkonsum vor.

Frau O. trinkt nach eigenen Angaben 1,5 l Wein pro Tag (≙ ca. 120 g Alkohol/d). Laut Bundeszentrale für gesundheitliche Aufklärung soll ein Mann nicht mehr als 20 g Alkohol pro Tag, eine Frau nicht mehr als 10 g (entspricht 0,3 l Bier oder 0,125 l Wein) mit je zwei alkoholfreien Tagen pro Woche zu sich nehmen. Offensichtlich ist die Patientin erheblich adaptiert, sie hat einen regelmäßigen Spiegel, ohne jemals betrunken zu sein (Delta-Alkoholismus, ➤ Tab. 63.2).

An **körperlichen Untersuchungen** zur Abschätzung von bereits bestehenden Folgeschäden sind jetzt Sonografie der Leber und erweiterte Labordiagnostik (neben Blutbild v. a. Transaminasen, Cholestasewerte, Gerinnung, ggf. Elektrophorese und Cholinesterase) zum Ausschluss einer Leberzirrhose angezeigt. Zusätzlich können ggf. eine Hepatitis- und EBV-Serologie sowie eine Eisenbestimmung zum Ausschluss anderer Lebererkrankungen, die zur Zirrhose führen können (z. B. Virushepatitis, Hämochromatose), durchgeführt werden.

Tab. 63.1 AUDIT-C [H209-002]

Punkte:	0	1	2	3	4
Wie oft trinken Sie Alkohol?	Nie	Etwa 1×/ Monat	2–4×/Monat	2–3×/Woche	≥ 4×/Woche
Wenn Sie an einem Tag Alkohol trinken, wie viele alkoholische Getränke trinken Sie dann typischerweise?	1 oder 2	3 oder 4	5 oder 6	7 oder 8	10 oder mehr
Wie oft haben Sie im letzten Jahr an einem Tag sechs oder mehr alkoholische Getränke getrunken?	Nie	Seltener als 1-mal pro Monat	1-mal pro Monat	1-mal pro Woche	Täglich oder fast täglich

Tab. 63.2 Typologie des Alkoholismus nach Jellinek

Trinkertyp	Art des Trinkens	Ausmaß der Sucht
α-Trinker	Konflikt- und Erleichterungstrinker	Missbrauch
β-Trinker	Gelegenheitstrinker, Stammtischtrinker (sozial eingebettet)	Missbrauch
γ-Trinker	Süchtiger Trinker mit psychischer und körperlicher Abhängigkeit, Kontrollverlust	Abhängigkeit
δ-Trinker	Gewohnheitstrinker mit psychischer und körperlicher Abhängigkeit, aber ohne Kontrollverlust (Spiegeltrinker)	Abhängigkeit
ε-Trinker	Periodischer Trinker mit Kontrollverlust	Missbrauch (Quartalssäufer)

Die Bestimmung des **Carbohydrat-defizienten Transferrins** (CDT) als Langzeitmarker (Normalisierung nach 10–14 Tagen ohne Alkohol) für eine Abstinenzkontrolle ist in diesem Fall wegen des offensichtlichen Alkoholismus nicht hilfreich.
Außerdem ist ggf. eine Gastroskopie zum Ausschluss von Ösophagusvarizen indiziert.

3. Entgiftung – was ist zu beachten?

Der sicherste Weg zur Vermeidung von Komplikationen ist die **stationäre Entgiftungsbehandlung (körperliche Abhängigkeit) mit anschließender qualifizierter Entzugsbehandlung (psychische Abhängigkeit).** Eine ambulante Entgiftungs- und anschließende Entzugsbehandlung kann angeboten werden, wenn keine schweren Entzugssymptome oder Komplikationen zu erwarten sind, eine hohe Adhärenz und ein unterstützendes soziales Umfeld bestehen.

Ziel der medikamentösen Therapie ist eine gewisse Sedierung, Dämpfung der vegetativen Symptomatik und antikonvulsive Wirkung. Laut Versorgungsleitlinie kommen folgende Medikamente infrage:

- Benzodiazepine, z. B. Diazepam 3× 10 mg
- Antikonvulsiva, z. B. Levetiracetam bis 450 mg/Tag
- Clomethiazol (Distraneurin®) ist an sich sehr gut geeignet, da es stark antidelirant wirkt, die Krampfschwelle erhöht, sediert und die vegetative Symptomatik verbessert. Allerdings hat Clomethiazol eine geringe therapeutische Breite und bei der Anwendung besteht Dependenzgefahr. Es ist allerdings nur für eine Behandlung im stationären Rahmen zugelassen und sollte in keinem Fall mit Benzodiazepinen kombiniert werden.

Treten Anzeichen einer **Wernicke-Enzephalopathie** (Bewusstseinstrübung, Ataxie, Augenmuskelstörungen, Nystagmen, Magen-Darm-Störungen, Fieber) auf, sind 200 mg **Thiamin** i. v. 3× tgl. zu verabreichen. Eine Prophylaxe dieser Komplikation sollte begleitend zur Entgiftung mit 100 mg p. o. erfolgen. Für eine Wernicke-Enzephalopathie ergibt sich bei Frau O. kein Anhalt. Sie lehnt eine Einweisung ab und bestätigt dies durch Unterschrift. Arzt und Patientin kommen überein, nunmehr eine ambulante Entzugsbehandlung zu versuchen. Sie erhält Diazepam und wird täglich per Hausbesuch überwacht.

4. Fehlwahrnehmung

Die optischen Halluzinationen deuten zusammen mit Händezittern, Schwitzen und Fahrigkeit auf ein Alkoholentzugsdelir. Daher ist eine umgehende stationäre Einweisung notwendig.

5. Maßnahmen nach der Entgiftung

Ärztliches Gespräch

Zunächst einmal sind zur Behandlung der psychischen Abhängigkeit ärztliche Gespräche zu führen. Folgende Grundregeln sind im Gespräch mit Alkoholpatienten hilfreich: wohlwollende Bestärkung, Verständnis für die Situation, Rückschritte hinnehmen, Informationen ohne Druck anbieten, Selbstvertrauen stärken, Kontakt aufrechterhalten.

Entzug und Entwöhnung

Von hausärztlicher Seite kann bei nicht allzu lang bestehendem Alkoholismus eine **hausärztliche Kurzintervention** (in Form von Gesprächen von ca. 4 min Dauer) angeboten werden, die anhand eines Leitfadens durchgeführt wird.

Anschließend ist eine stationäre medizinische Rehabilitation („Entwöhnung") (bis zu 6 Monate, alternativ 4–8 Wochen als kurzfristige Therapie) in Betracht zu ziehen. In dieser Phase soll die Patientin lernen, ohne Alkohol zu leben.

Wichtige **Elemente der Entwöhnungstherapie** sind:

- Gruppenpsychotherapie
- Verhaltenstherapie
- Soziotherapie
- Medikamentöse Unterstützung:
  - **Acamprosat (Campral®):** soll das Verlangen nach Alkohol und insbesondere den „Saufdruck" mindern.
  - **Naltrexon** ist vor allem bei psychischen Komorbiditäten wie Schizophrenie sinnvoll. Bei der Anwendung von **Nalmefen** ist die Datenlage derzeit noch unklar.

Die Entwöhnungsphase dauert ca. 6 Monate. Danach ist eine weitere **Nachsorge** nötig.

MERKE

Der Hausarzt sollte die Unterstützung der Angehörigen suchen. Daneben stehen **Selbsthilfegruppen** und Psychotherapie zur Verfügung. Wegen der Rückfallgefahr ist darauf zu achten, dass der Patient keine alkoholhaltigen Arzneimittel (z. B. Tropfen), Schnapspralinen, Weinschaumsoße etc. zu sich nimmt. Nur in ausgewählten Fällen unter engmaschiger psychotherapeutischer Überwachung kann ein Konzept des kontrollierten Konsums versucht werden.

6. Folgeerkrankungen infolge des Alkoholismus

Alkoholismus verursacht eine Fülle von körperlichen Folgekrankheiten (> Tab. 63.3), mit denen der behandelnde Hausarzt rechnen muss. Weitere katastrophale Folgen betreffen den **psychosozialen Bereich.** Neben Delir, Halluzinose und körperlich begründbaren Störungen wie der Wernicke-Enzephalopathie und dem Korsakow-Syndrom (gestörte Frontalhirnfunktion, Konfabulationen, Amnesie, Orientierungsstörung) ist mit einer Beeinträchtigung der kognitiven und affektiven Funktionen sowie mit einer Störung des Schlaf-wach-Rhythmus zu rechnen. Häufig erfolgt ein sozialer Abstieg mit Verlust von Führerschein, Arbeitsplatz und Familie.

Die Patientin hat inzwischen mindestens zehn Rezidive durchgemacht und mehrere Therapien abgebrochen. Leider funktioniert ihre Ehe mit Alkohol besser als ohne (Konflikte, weil Partner nüchtern „Ansprüche anmeldet").

Tab. 63.3 Körperliche Alkoholfolgekrankheiten (modifiziert nach: Classen M., Diehl V, Kochsiek K: Innere Medizin, 6. A., Elsevier Urban & Fischer, München 2009)

Mundhöhle	Stomatitis, Gingivitis, Parotitis, Zungen- und Pharynxkarzinom
Ösophagus	Refluxösophagitis, Ösophaguskarzinom, Ösophagusvarizen
Magen	Mallory-Weiss-Syndrom, (erosive) Gastritis, Ulkus
Dünndarm	Funktionsstörung/bakterielle Fehlbesiedlung (Druck-, Völlegefühl, Flatulenz, Schmerzen)
Leber	Fettleber, Hepatitis, Zirrhose, Zieve-Syndrom, hepatozelluläres Karzinom
Pankreas	Akute/chronisch rezidivierende Pankreatitis
Stoffwechsel	Hyperlipidämie, Hyperurikämie, Porphyria cutanea tarda
Endokrinium	Hypogonadismus, Libido-/Potenzverlust, sekundärer Diabetes mellitus, Hyperkortisolismus (Pseudo-Cushing)
Herz	Kardiomyopathie, Hypertonie
Blut	Anämie (Blutung, Folsäuremangel, Zieve-Syndrom), Leukozytose, Leukopenie (selten), Thrombozytopenie, Thrombozytose (selten)

ZUSAMMENFASSUNG

Obwohl Alkoholismus in der Bevölkerung weitverbreitet ist, wird die Alkoholproblematik in der Sprechstunde von Patienten nur selten thematisiert. Katastrophale Folgen in körperlicher, psychischer und sozialer Hinsicht sind zu befürchten. Die Therapie ist langwierig und leider trotzdem oft erfolglos. Erste Schritte sind Entgiftung und Entzug – meist stationär mit anschließender längerfristiger Entwöhnungsbehandlung. Zeichen eines Entzugsdelirs sind ernst zu nehmen – die Patienten sind vital gefährdet.

Ziel der Behandlung ist i. d. R. die Abstinenz, die am besten durch multiprofessionelle Therapiekonzepte erreicht werden kann.

https://else4.de/Klein63

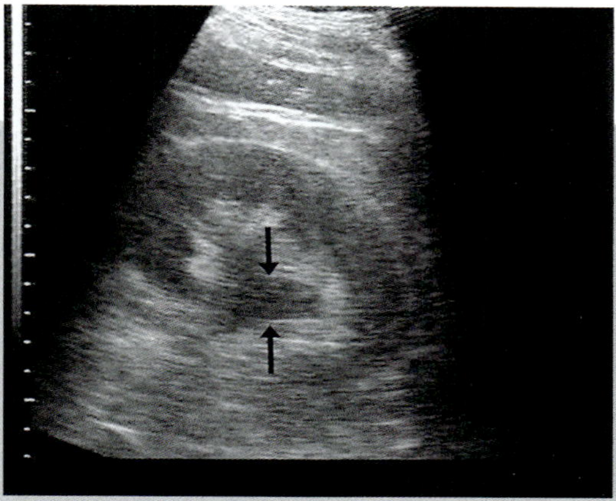

[P013]

Fürchterliche Bauchschmerzen

„Bitte kommen Sie gleich. Ich habe fürchterliche Schmerzen!"

Vorgeschichte

Die 33-jährige Frau Z. ruft Sie am Nachmittag in der Praxis an. Sie schreit mit weinerlicher Stimme ins Telefon: „Bitte kommen Sie gleich. Ich habe fürchterliche Bauchschmerzen!"

Glücklicherweise erwarten Sie für heute keine Patienten mehr und machen sich sofort auf den Weg zur Patientin. Frau Z. läuft im Haus gekrümmt umher. Sie kann nur mit Mühe dazu gebracht werden, sich hinzulegen, damit Sie sie untersuchen können. „Es kommt immer wie ein Erdbeben. Es zieht ganz fürchterlich von dahinten nach vorn." (Dabei deutet sie von der rechten Flanke Richtung Mittelbauch.) „Nach ein paar Minuten ist alles wieder vorbei. Es kommt immer wieder und ich halte es nicht aus. Jetzt sind die Schmerzen nach unten gerutscht, sie strahlen in die Schamlippen aus!"

1. **Welche Diagnostik führen Sie durch?**
2. **Klassifizieren Sie das Krankheitsbild. Welche AGVs sind zu bedenken?**
3. **Welche Akuttherapie führen Sie durch?**
4. **Beurteilen Sie den Sonografiebefund (➤ Bild).**
5. **Weiterbehandlung ambulant oder stationär?**
6. **Welche Maßnahmen ergreifen Sie zur Rezidivprophylaxe?**

1. Diagnostik

Zunächst erfolgt eine klinische Untersuchung des Abdomens, auch um konkurrierende Beratungsergebnisse auszuschließen. Insbesondere ist auf Klopfschmerzhaftigkeit der Nieren zu achten, aber auch das Gallenblasenlager ist zu palpieren, um bei dem kolikartigen Schmerz eine Gallenkolik auszuschließen. Weiterhin ist eine Urinuntersuchung mit Urinstick durchzuführen. Die Patientin sollte nach der letzten Regel gefragt werden. Blut im Urinstick ist bei aktueller Periode nicht verwertbar. Falls eine Schwangerschaft (Extrauteringravidität) infrage kommt, ist ein Schwangerschaftstest am besten mit Bestimmung des β-hCG-Werts im Blut angezeigt. Weitere Laboruntersuchungen sind je nach Situation durchzuführen. Wenn möglich, sollte eine sonografische Untersuchung erfolgen.

Bei der Untersuchung ist die Bauchdecke weich, es sind kein Druckschmerz und keine Resistenzen palpabel. Die Darmgeräusche sind nicht eindeutig nachweisbar. Sie werden auf deutlichen Klopfschmerz im rechten Nierenlager aufmerksam. Der Urinstreifen zeigt Eiweiß und Blut positiv an.

2. Klassifizierung

Die Schilderung der Patientin und der Untersuchungsbefund sind klassisch für eine Harnleiterkolik. Die Klassifizierung lautet also: Bild der **Harnleiterkolik rechts (C).** Trotzdem sind, wie bei allen Bauchbeschwerden, andere, z. T. bedrohliche abdominelle Erkrankungen zu bedenken.

Insbesondere ist bei der jungen Frau an eine **Extrauteringravidität** als konkurrierendes Beratungsergebnis und möglicher AGVs zu denken. Grundsätzlich kommen neben einer **Infektion der oberen Harnwege** eine Fülle von abdominellen Akuterkrankungen infrage – von Gallenkolik, Pankreatitis, Appendizitis und Adnexitis über gastrointestinale Ulzera bis hin zu Perforationen etc.

Allerdings ist die Symptomatik in diesem Fall so typisch, dass mit hoher Wahrscheinlichkeit von einer Harnleiterkolik ausgegangen werden kann. Die fehlenden Darmgeräusche sind in diesem Fall im Sinn einer reaktiven Darmparalyse bei Harnleiterkolik zu interpretieren.

Die Patientin gibt an, sie habe vor 2½ Wochen eine „ganz normale Periode" gehabt.

3. Akuttherapie

Sehr wirksam gegen krampfartige Schmerzen ist die i. v.-Gabe von **Metamizol** (Novalgin®) 5 ml (2,5 g) als Kurzinfusion. Metamizol sollte per infusionem appliziert und möglichst nicht i. v. aus der Hand gespritzt werden, da es bei zu rascher Gabe zu bedrohlichen Blutdruckabfällen kommen kann. Als Alternative zu Metamizol können NSAR (z. B. Diclofenac Supp.) gegeben werden.

Bei nicht suffizienter Analgesie werden Opiate verabreicht (z. B. 5–10 mg Piritramid, langsam i. v.). Medikamentös unstillbare Koliken sind eine Indikation zur Harnleiterschienung.

Butylscopolamin ist bei Gabe vom ohnehin spasmolytisch wirksamen Metamizol entbehrlich und kann zur Verstärkung der Darmparalyse führen.

Die Patientin erhält einen venösen Zugang. Es wird **Novaminsulfon** 2,5 g i. v. als Kurzinfusion verabreicht. Darunter ist die Patientin schmerzfrei. Zwei Stunden später wird sie in die Praxis einbestellt. Eine Sonografie der Nieren wird durchgeführt.

4. Sonografiebefund

Die rechte Niere weist ein erweitertes Hohlsystem auf (➤ Bild). Das Pyelon ist auf 1,5 cm erweitert. Mit letzter Sicherheit lässt sich sonografisch keine Abgrenzung zu Nierenzysten treffen. Die linke Niere ist allerdings zystenfrei. Aufgrund der typischen Symptomatik und Untersuchungsbefunde ist von einem dezenten Aufstau der rechten Niere infolge eines Steins im Harnleiter auszugehen. Die Blase ist mäßig gefüllt und zeigt keine Auffälligkeiten.

5. Ambulant oder stationär

Die weitere Behandlung kann in diesem Fall **ambulant** erfolgen. Die Masse der Steine geht spontan ab. Die Angabe „Ausstrahlung in die Schamlippen" spricht für einen prävesikalen Sitz des Steins. Die bereits begonnene Schmerztherapie sollte in diesem Fall mit Novaminsulfon weitergeführt werden. Außerdem ist zu überlegen, ob eventuell eine **antiphlogistische Behandlung,** z. B. mit Indometacin, eingeleitet wird, um das Ödem in der Umgebung des Steins zu mildern und die spontane Abgangsrate zu erhöhen sowie rezidivierenden Koliken vorzubeugen.

Die Schmerzausstrahlung ins Genitale weist darauf hin, dass sich der Stein unmittelbar vor der Einmündung des Harnleiters in die Blase befindet. Harnleitersteine haben auf ihrem Weg in die Blase drei Hürden zu überwinden: die erste unmittelbar am Ausgang des Nierenbeckens, dann etwa in der Mitte des Harnleiters, wo dieser die Beckengefäße kreuzt, sowie unmittelbar prävesikal. Da sich der Stein höchstwahrscheinlich bereits unmittelbar vor der Einmündung des Harnleiters in die Blase befindet, ist ein baldiger Abgang zu erwarten. Wichtig ist u. a. auch der Ausschluss einer **Begleitpyelonephritis.**

Folgende Faktoren sind für eine Einschätzung, ob der Spontanabgang abgewartet werden kann oder aktiv interveniert werden muss, entscheidend:

- Symptomatik
- Eingeschränkte Nierenfunktion
- Drohende Sepsis
- Komorbidität
- Persönliche/berufliche Situation des Patienten
- Erreichbarkeit medizinischer Versorgung

Folgende Medikamente fördern den Spontanabgang von Harnsteinen (off-label):

- α-Rezeptorenblocker (z. B. Tamsulosin, in diesem Fall auch bei Frauen!)
- Ggf. Kalziumantagonisten (Nifedipin)

Der Urin wird zum Auffangen ausgeschiedener Konkremente gesiebt. Klinisch und bildgebend wird der Verlauf kontrolliert. Die Steinfreiheit wird nach Spontanabgang dokumentiert. Die positive oder negative Wirkung folgender Maßnahmen kann nicht abschließend beurteilt werden:

- Körperliche Bewegung
- Forcierte Diurese durch reichliche Flüssigkeitszufuhr
- Phytotherapie

Gründe für die sofortige Vorstellung in der urologischen Abteilung sind:

- Periphere Verschlusssymptomatik (sonografisch massive Zunahme des Aufstaus)
- Harnwegsinfektionen mit drohender Urosepsis
- Ausbleiben des erwarteten Steinabgangs in den nächsten Tagen

Von urologischer Seite ist dann ggf. eine instrumentelle Steinentfernung oder extrakorporale Stoßwellenlithotripsie oder ein operatives Vorgehen zu diskutieren.

Die Patientin erscheint nach Empfehlung zum Urinieren durch ein Sieb vereinbarungsgemäß am nächsten Tag in der Praxis mit einem 6 mm großen Konkrement. Sie hat jetzt keine Beschwerden mehr. Sie möchte wissen, wie sie in Zukunft derart schmerzhafte Ereignisse vermeiden kann.

6. Rezidivprophylaxe

Um konkrete Empfehlungen zur Prophylaxe geben zu können, ist es hilfreich, das Konkrement einer **Steinanalyse** zu unterziehen.

Die meisten Steine sind **kalziumhaltig** (➤ Tab. 64.1; 60 % Kalziumoxalatsteine, 20 % Kalziumphosphatsteine), gefolgt von Struvit- und Harnsäuresteinen, ganz selten kommen Zystinsteine vor (angeborene Zystinurie).

Kann der Stein nicht gefunden werden, kommt der Urin-pH-Analyse besondere Bedeutung zu. Bei hohem pH ist eine Infektion mit ureasebildenden Bakterien wahrscheinlich, bei niedrigem pH eine Harnsäurelithiasis.

Tab. 64.1 Mineralogische Bezeichnung und Häufigkeit der Harnsteine

Mineralogische Bezeichnung	Häufigkeit [in %]
Whewellit (Kalziumoxalat-Monohydrat) Weddellit (Kalziumoxalat-Dihydrat)	60–70 % 10–15 %
Dahllit (Karbonatapatit) Brushit (Kalziumhydrogenphosphat)	5 % 1 %
Uricit (Harnsäurehaltige Steine)	12,5–16 %
Struvit (Magnesiumammonium-phosphat)	5–10 %
Zystin	0,5 %

Die Bestimmung der Harnelektrolyte (Kalzium, Phosphat), der Harnsäure und des Oxalats sowie ggf. des Zystins helfen u. U. weiter. Auf jeden Fall ist präventiv die **Trinkmenge** auf ≥ 3 l/d zu steigern, um aufgrund des Verdünnungseffekts eine Auskristallisation von lithogenen Substanzen zu verhindern. Die Zufuhr von **tierischem Eiweiß** sollte **vermindert** werden, um die intestinale Resorption von Purinen zu drosseln. Außerdem sollte v. a. bei kalziumoxalathaltigen Steinen die **Oxalatzufuhr** beschränkt werden. Oxalatreiche Nahrungsmittel sind z. B. Spinat, Mangold, Rote Bete, Rhabarber, Nüsse, Schokolade und Kakao. Bei Erwachsenen mit Kalziumoxalatsteinen kann ggf. eine Kalziumsubstitution erfolgen, um Nahrungsoxalat bereits im Darm zu binden.

Thiaziddiuretika führen zu einem Rückgang der renalen Kalziumausscheidung und zu vermehrter Kalziumrückresorption.

Ist trotz diätetischer Maßnahmen im Harn vermehrt Harnsäure nachweisbar, ist die Gabe von **Allopurinol** zur Verminderung der Harnsäurebildung angezeigt.

Bei **Harnsäuresteinleiden** sollte der Harn-pH (pH 6,5–6,8) mit Gabe von Bikarbonat oder Natrium-Kalium-Nitrat neutralisiert werden. Dies führt zu einer Erhöhung der Löslichkeit der Harnsäure. Bei Phosphatsteinen sollte der Harn angesäuert werden (Methionin oder Ammoniumhydrochloridgabe, pH 5,8–6,8).

Eine Alkalisierung des Harns ist bei den seltenen Zystinsteinen besonders wichtig.

ZUSAMMENFASSUNG

Harnleiterkoliken gehören zu den schmerzhaftesten Erkrankungen überhaupt. Bei entsprechend klarer diagnostischer Lage steht die sofortige Schmerzbekämpfung im Vordergrund. Meist ist eine ambulante Behandlung mit entsprechender Schmerztherapie und Steinaustreibung ausreichend. Bei Komplikationen (Harnwegsinfektion mit drohender Urosepsis, schwere Verschlusssymptomatik, Ausbleiben des Steinabgangs) müssen die Patienten stationär behandelt werden. Zur Rezidivprophylaxe ist eine Erhöhung der Flüssigkeitszufuhr auf ca. 3 l/Tag auf jeden Fall hilfreich. Weitere diätetische und medikamentöse Maßnahmen richten sich nach der Zusammensetzung des Konkrements.

https://else4.de/Klein64

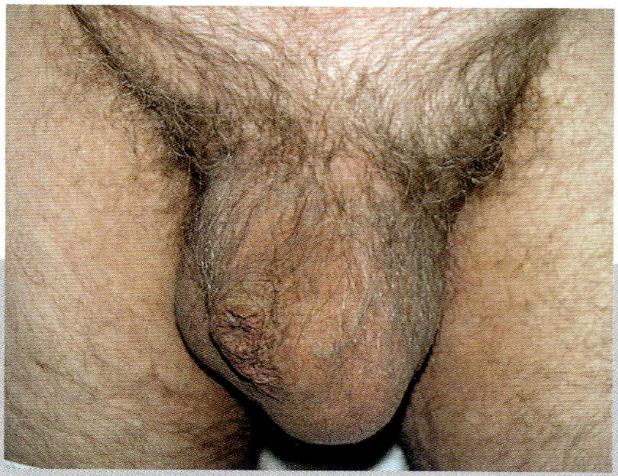

[P013]

Leistenbruch

„Die wollten meinen Bruch operieren. Das will ich aber nicht. Schließlich habe ich ihn schon seit über 10 Jahren!"

Vorgeschichte

Der 77-jährige Herr S. wurde vor 11 Tagen wegen Infektexazerbation bei COPD in die Klinik eingewiesen. Bei der Aufnahmeuntersuchung war eine Leistenhernie aufgefallen. Im Arztbrief stand wörtlich: „Der chirurgische Konsiliarius stellte die OP-Indikation. Ein OP-Termin kann im Intervall telefonisch vereinbart werden (➤ Bild)."

Herr S. nimmt an Medikamenten Furosemid, Budesonid- und Formoterol-DA sowie 5 mg Prednisolon p. o. Seinen Bruch hat Herr S. schon seit 10 Jahren, er lehnt eine Operation vehement ab.

1. **Was fällt Ihnen zur Häufigkeit und Einteilung von Leistenhernien ein?**
2. **Welche konkurrierenden Beratungsergebnisse sind zu bedenken?**
3. **Wie untersuchen Sie Hernien im Leistenbereich?**
4. **Welche Komplikationen drohen Patienten mit Hernien?**
5. **Welche Operationsverfahren würden Sie dem Patienten empfehlen?**
6. **Über welche Komplikationsmöglichkeiten müssen Sie den Patienten aufklären?**

1. Hernien im Leistenbereich: Häufigkeit/Einteilung

- **Inguinalhernien** treten oberhalb des Leistenbands auf. Läuft eine Inguinalhernie durch den Anulus inguinalis profundus in den Leistenkanal, handelt es sich um eine indirekte Hernie, die die Bauchdecke lateral der epigastrischen Gefäße durch den Anulus inguinalis superficialis durchdringt (angeboren). Liegt die Bruchpforte medial der epigastrischen Gefäße und zieht direkt durch die Leistenkanalhinterwand (Fascia transversalis abdominis), handelt es sich um eine direkte Hernie (erworben).
- **Skrotalhernien,** bei denen der Bruchinhalt entlang des Samenstrangs bis ins Skrotum reicht, sind eine Sonderform der Leistenhernien. Sie können angeboren oder erworben sein.
- **Femoralhernien** treten unterhalb des Leistenbands aus.

Aus der Sicht des Chirurgen gehören Hernien zu den häufigsten chirurgischen Leiden überhaupt. 5–10 % der Bevölkerung sind davon betroffen, davon etwa 90 % Männer. Das Lebenszeitrisiko für eine Leistenhernie beträgt für Frauen 3 %, für Männer 27 %. Leistenhernien treten häufiger auf der rechten Seite auf als auf der linken. Indirekte Leistenbrüche sind doppelt so häufig wie direkte Hernien. Femoralhernien treten häufiger bei Frauen auf als bei Männern.
In der Hausarztpraxis sind Inguinal- und Femoralhernien ein regelmäßiges häufiges Beratungsproblem. Sie machen statistisch etwa 0,24–0,49 % aller Beratungsergebnisse in der Hausarztpraxis aus.

MERKE

- 75 % aller Hernien sind Leistenhernien; betroffen sind davon zu 90 % Männer.
- Inguinalhernien treten oberhalb des Leistenbands auf, Femoralhernien unterhalb.

2. Konkurrierende Beratungsergebnisse

Neben den häufigen Hernien sind bei Schwellungen in der Leiste bzw. am Hoden folgende konkurrierende Beratungsergebnisse in Betracht zu ziehen:

- Hydrozele
- Varikozele
- Varixknoten
- Hodentorsion
- Epididymitis
- Orchitis
- Lipom
- Lymphknotenvergrößerung (maligne?)
- Hodentumor
- Femoralarterienaneurysma

Daneben ist auch beim sicheren Vorliegen einer Hernie eine **Inkarzeration** auszuschließen.
Vor allem bei sportlichen Patienten sollten bei Leistenschmerzen auch orthopädische Erkrankungen wie **Insertionstendinopathien** (Adduktorensyndrom), **muskuläre Überlastungen,** Sportler-Pubalgie oder ein femoroazetabuläres Impingement ausgeschlossen werden.
Des Weiteren sind auch nervale Irritationssyndrome in Betracht zu ziehen, z. B. ein Ilioinguinalis-Syndrom. Schmerzen der Lendenwirbelsäule können ebenso nach vorn ausstrahlen. Nicht zuletzt kommen Nervenirritationen auch postoperativ nach Leistenhernienoperationen vor.

3. Untersuchung

Palpation von Leistenhernien

Die Untersuchung erfolgt grundsätzlich im Stehen. Der vor dem Patienten sitzende Arzt führt bei der Untersuchung der rechten Seite seinen rechten, bei der Untersuchung der linken Seite seinen linken Zeigefinger über die Skrotalhaut und den Anulus inguinalis externus in den Leistenkanal ein. Beim Pressen und Husten des Patienten kann dann das Anprallen des Bruchsacks gegen den palpierenden Finger gespürt werden. Diese

Untersuchungstechnik ermöglicht im Allgemeinen keine Unterscheidung zwischen einer direkten oder einer indirekten Leistenhernie.

Palpation einer Femoralhernie

Der Finger wird auf der Vorderseite des Oberschenkels unterhalb des Leistenbands im Gebiet des Femoralkanals aufgelegt. Der Patient wird aufgefordert, erneut zu pressen oder zu husten. Im positiven Fall ist der Hustenanprall unterhalb des Leistenbands zu spüren.

Untersuchungstechniken zur Differenzierung von Hernie/Hydrozele

Bei großen Skrotalhernien – wie in diesem Fall – bitten Sie den Patienten, sich hinzulegen. Häufig verschwindet die Schwellung dann von selbst in das Abdomen, was für eine Hernie spricht. Falls die Finger oberhalb der Schwellung in das Skrotum eindrückbar sind, spricht dieser Befund für eine **Hydrozele.** Eine Hydrozele kann auch durch Diaphanoskopie (Beleuchtung mit der Taschenlampe von hinten mit anschließendem Aufleuchten der Flüssigkeit) nachgewiesen werden. Hörbare Darmgeräusche beim Anlegen des Stethoskops auf die Hodenschwellung sprechen ebenfalls für eine **Hernie.**

Bei der Untersuchung unseres Patienten findet sich eine ca. 3 cm weite Bruchpforte am äußeren Leistenring. Der Bruchinhalt ist in das Skrotum verlagert und im Liegen durch sanften Druck reponibel. Damit handelt es sich um eine Skrotalhernie.

In unklaren Fällen nach der klinischen Untersuchung kann die **Sonografie** der Leistenregion bei der weiteren Differenzierung helfen.

4. Komplikationen – Instruktion des Patienten

Die gefährlichste Komplikation einer Hernie ist die **Inkarzeration (Einklemmung),** vor allem bei kleinem Bruchsack. Bei derber, irreponibler Hernie, die ggf. von Übelkeit, Erbrechen oder Zeichen einer Sepsis (Fieber, Tachypnoe, Tachykardie, Hypotonie) begleitet ist, ist wegen der Gefahr einer Darmischämie eine umgehende Krankenhauseinweisung zur operativen Versorgung indiziert. Hernienpatienten sind folgendermaßen zu instruieren: Bitte den Arzt sofort aufsuchen, wenn Schmerzen, Übelkeit, Erbrechen auftreten oder die Hernie nicht mehr reponibel ist

Möglicherweise weisen Männer mit aktuellem Z. n. Leistenhernie ein erhöhtes Risiko für abdominelle Aortenaneurysmen auf. Dies gilt in besonderem Maße für Raucher. Gegebenenfalls wäre hier ein sonografisches Screening hausärztlicherseits angezeigt.

MERKE

Sorgfältige Instruktion ist bei Hernienpatienten wichtig, um bei möglicher Inkarzeration rasch intervenieren zu können.

5. OP-Empfehlung

Die einzige Möglichkeit, eine Leistenhernie zu therapieren, ist die Operation. Diese kann konventionell (offen) oder laparoskopisch erfolgen.

Die konventionellen (offenen) Operationsverfahren kann man in zwei Typen unterteilen:

- **Spannungsfreies Repair mit Verwendung von Kunststoffnetzen** (normalerweise aus Polypropylen), z. B. Hernienrepair nach Lichtenstein
- **Repair mittels Naht,** z. B. Operation nach Shouldice (Dopplung der Fascia transversalis und Fixierung des M. obliquus interior und M. transversus an das Leistenband) mit allerdings 4-mal höherer Rezidivrate gegenüber Netzimplantation

Folgende heute v. a. gebräuchliche laparoskopische Operationsverfahren stehen zur Verfügung:

- **TAPP** (transabdominelle präperitoneale Plastik): laparoskopische, präperitoneale Netzeinlage von intraperitoneal
- **TEP** (totale extraperitoneale Plastik): endoskopische, extraperitoneale Netzeinlage

Abwarten, offene Operation oder laparoskopische Plastik?

Diese oft diskutierte Frage ist nicht leicht zu beantworten. **Abwartendes Offenlassen** ist eine durchaus vertretbare Option, v. a. bei kaum oder asymptomatischen männlichen Patienten mit Leistenbruch, solange die Patienten gut aufgeklärt werden und im Falle stärker werdender Schmerzen den Arzt aufsuchen. Die Mehrheit dieser Patienten entscheidet sich innerhalb von 10 Jahren doch für eine Operation. Der Grund dafür sind i. d. R. die im Krankheitsverlauf stärker werdenden Schmerzen. Bei seit Langem bestehenden Inguinalhernien sind Inkarzerationen eher selten, da sie v. a. bei kleinen Bruchpforten relativ früh entstehen. Ein späteres, plötzliches Auftreten einer Inkarzerierung bei bereits geweitetem Bruchsack ist selten.

Konventionelle Verfahren können bei einem unkomplizierten einseitigen Leistenbruch durchaus vorteilhaft sein. Offene Repairs können möglicherweise unter örtlicher Betäubung durchgeführt werden und sind kostengünstiger. Im Vergleich führen laparoskopische Verfahren i. d. R. zu weniger postoperativen Schmerzen und erlauben die gleichzeitige operative Versorgung beidseitiger Hernien durch einen einzigen Hautschnitt. Zudem kann bei Patienten nach laparoskopischer Operation eine frühere Rückkehr zu normalen Aktivitäten beobachtet werden. Sie erfordern allerdings stets eine Vollnarkose.

Bei unserem älteren Patienten mit bereits seit 10 Jahren bestehendem Leistenbruch sollte die Indikation zur Operation v. a. unter dem Aspekt von Beschwerden und dem Leidensdruck gestellt werden. Bei ihm erscheint das Inkarzerationsrisiko sehr gering – die Bruchpforte ist weit.

Da dieser Patient überhaupt nicht über Beschwerden klagt und im Gegenteil „seinen Leistenbruch" keinesfalls operieren lassen will, besteht derzeit keine OP-Indikation. Außerdem ist das Operationsrisiko des Patienten aufgrund seiner Vorerkrankungen, v. a. der COPD, deutlich erhöht. Daher wurde von Seiten des Hausarztes von einer Operation abgeraten.

MERKE

Bevorzugte OP-Methode ist heute die laparoskopische OP. Alternativ finden noch offene Verfahren mit Fixierung von Kunststoffnetzen Anwendung.

6. Postoperative Komplikationsmöglichkeiten

Häufigste postoperative Beschwerden sind chronische postoperative inguinale Schmerzen (CPIP) durch Irritation der Nerven im Leistenbereich (v. a. N. ilioinguinalis, genitofemoralis oder N. femoralis).

Wie bei allen operativen Eingriffen können Wundheilungsstörungen und Thromboembolien auftreten (< 1 %). Gefürchtet ist auch eine Hodenatrophie (Inzidenz 0,1–1,1 %).

Die Ergebnisse bzw. Komplikationen hängen entscheidend von der Erfahrung des jeweiligen Operateurs mit der entsprechenden Technik ab.

Bis heute traten bei Herrn S. in Bezug auf die Leistenhernie keinerlei Komplikationen auf. Die COPD ist einigermaßen unter Kontrolle.

MERKE

Postoperative Komplikationen bei Leistenhernie:
- Chronische postoperative inguinale Schmerzen (CPIP)
- Thromboembolien und Wundheilungsstörungen
- Wundserom- oder Hämatombildung
- Hodenatrophie
- Rezidiv

ZUSAMMENFASSUNG

Inguinale und skrotale Hernien sind von anderen Schwellungen im Leisten- bzw. Hodenbereich wie etwa Hydrozele, Hodentumor, Hodentorsion oder vergrößerten Lymphknoten abzugrenzen. Bei älteren multimorbiden Patienten mit großer Bruchpforte ist primär meist ein abwartendes Vorgehen vertretbar.

https://else4.de/Klein65

Juckreiz – Epidemie im Pflegeheim

Anruf aus dem Pflegeheim: „Einer unserer Bewohner hat einen juckenden Ausschlag, der ansteckend ist!“

Vorgeschichte

Aufgeregter Anruf aus dem Pflegeheim: „Herr D. hat einen Ausschlag. Es juckt ihn fürchterlich und bei seinem Bettnachbarn geht es auch schon los. Besonders schlimm ist es, wenn wir ihn abends ins Bett bringen.“
Sie bestellen Herrn B. am gleichen Tag in die Praxis. Bei der Untersuchung findet sich ein ausgeprägter Ausschlag (➤ Bild). Herr D. leidet unter starkem Juckreiz.

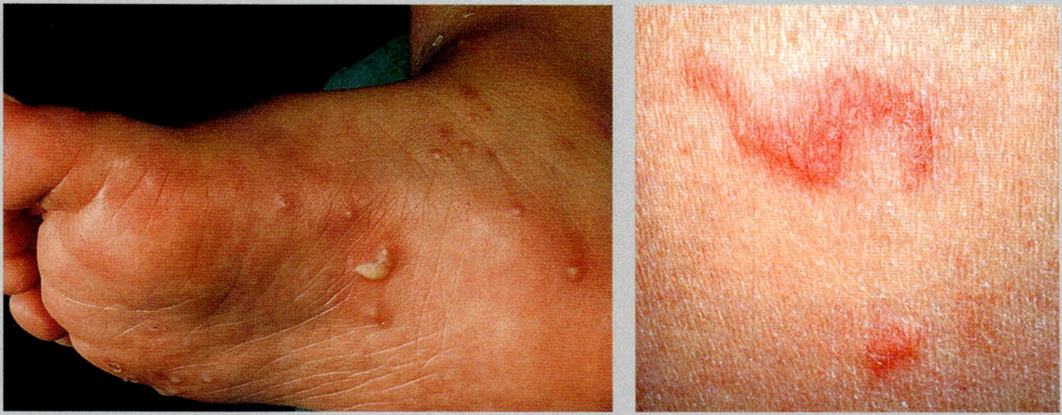

[links: E749; rechts: M123]

1. **Welche Ursache vermuten Sie? Besteht Ansteckungsgefahr?**

2. **Welche Diagnostik führen Sie durch?**

3. **Welche klinischen Verlaufsformen kennen Sie?**

4. **Welche Therapie schlagen Sie vor?**

5. **Welche Hygienemaßnahmen sind angezeigt?**

6. **Besteht Meldepflicht?**

1. Ursache – Ansteckungsgefahr

Es besteht ein Ausschlag im Axillarbereich, der abends, wenn es unter Decke warm wird, zunimmt. Am Fuß finden sich kommaartige Gänge. Der Befund spricht für eine gewöhnlich **Skabies.** Erreger ist die Krätzmilbe *Sarcoptes scabiei var.* hominis. Der Mensch ist mit einem starken Staubsauger abzusaugen, Filterbeutel sind danach zu entsorgen bzw. 7 Tage lang nicht zu benutzen. Bettzeug ist vor Therapiewiederholung oder nach Entlassung zu dekontaminieren (50 °C für 10 min) oder wenigstens 7 Tage lang bei 21 °C (konstante Temperatur) zu lagern.

2. Diagnostik

Die Sicherung der Diagnose durch **dermatoskopischen Nachweis** von Milben, Milbeneier oder Skybala aus einem Hautgeschabsel oder mittels **Klebebandtest** (ein durchsichtiges Klebeband wird fest auf die verdächtigen Gangenden gedrückt, ruckartig abgezogen und unter dem Mikroskop untersucht). Letzterer ist eine sehr wenig aufwendige Methode, die bei Ausbruch in Heimen und Massenunterkünften infrage kommt. Allerdings leiden gerade Patienten in Pflegeheimen oft unter atrophisch fragiler Haut. Dann kann die Methode auch oft nicht angewendet werden.

3. Klinische Verlaufsformen

Neben der gewöhnlichen Skabies, wie sie in diesem Fall vorliegt – Befall der Interdigitalfalten der Hände und Füße, Ellbogenstreckseiten, Axilla, Brustwarzen, Nabel, Gürtellinie, Gesäß, Analfalte, Perianalregion, Leisten- und Knöchelregion, innere Fußränder, Penisschaft mit papulösem erythematös milbenfreien Exanthem – gibt es als weitere Verlaufsform die **Scabies crustosa.** Sie kommt vor allem bei immunsupprimierten, aber auch bei hochbetagten Patienten in Pflegeeinrichtungen vor. Die Ansteckungsgefahr ist sehr hoch, da sich mehrere Millionen Milben auf der Haut ansiedeln. Die Morphe der Scabies crustosa unterscheidet sich von der gewöhnlichen Skabies durch diffuse Hyperkeratosen, Krusten und Borken auf erythematösem Grund mit fein- bis mittellamellärer Schuppung. Außerdem palmoplantare Hyperkeratosen und Nagelbefall. Im Gegensatz zur gewöhnlichen Skabies werden auch Kopfhaut, Gesicht und Hals befallen. Oftmals fehlt aufgrund der fehlenden zellulären Immunantwort der typische Juckreiz bzw. ist dieser weniger ausgeprägt.

Skabies im Säuglings- und Kleinkindalter ruft ausgeprägte Hautveränderungen vor allem an den Füßen einschließlich Fußsohlen, Knöchelregion, Leistengegend, Kopfhaut und Gesicht hervor, auch an Axilla, in den Kniekehlen und am Unterschenkel. Das Exanthem ist nicht nur papulös, sondern zeigt häufig auch Blasen, Bläschen und Pusteln. Weiterhin ist das Allgemeinbefinden beeinträchtigt. Die „gepflegte" Skabies kennzeichnet, dass die Symptome durch Anwendung von Kosmetika kaschiert werden können.

Nach erfolgreicher Behandlung persistiert ein postskabiöses Exanthem häufig noch für weitere 4 Wochen. So lange kann es dauern, bis die juckenden Hautveränderungen abheilen.

MERKE

Scabies crustosa ist aufgrund ihrer hohen Ansteckungsgefahr vor allem in Pflegeeinrichtungen gefürchtet und sollte i. d. R. stationär behandelt werden.

4. Therapie

Gewöhnliche Skabies kann ambulant behandelt werden, im Unterschied zur Scabies crustosa ist keine Klinikeinweisung erforderlich.

Allgemeine Maßnahmen

Textilien sollten bei über 50 °C gewaschen werden, das bringt die Milben zum Absterben. Alternative: In einer Plastiktüte für mindestens 4 Tage unter Luftabschluss lagern.

Topische Therapie

Mittel der ersten Wahl ist 5-prozentige **Permethrin-Creme.** Sie wird auf den gesamten Körper vom Kinn abwärts an 3 aufeinanderfolgenden Tagen aufgetragen und 8–12 h dort belassen. Gegebenenfalls ist eine Wiederholung nach 7 Tagen erforderlich. Keine Zulassung bei Säuglingen vor dem 3. Lebensmonat sowie bei Schwangerschaft und Stillzeit! Alternativen sind Benzylbenzoat (Erwachsene 25-prozentig, Kinder 10-prozentig), an drei aufeinanderfolgenden Tagen auftragen, am vierten Tag abduschen. Oder Crotamiton 10 % bzw. 5 %, 5 Tage anwenden, dann abduschen.

Systemische Therapie

Ivermectin steht zur einmaligen oralen Anwendung zur Verfügung. Gegebenenfalls Wiederholung nach 7–15 Tagen. Kinder unter 3 Jahren bzw. mit einem Gewicht von unter 15 kg sowie Schwangere und Stillende sind von dieser Behandlung auszuschließen.

Flankierende Maßnahmen

Zur Behandlung des Juckreizes, der ja auch lange nach der Behandlung anhalten kann (s. o.), stehen kortikosteroidhaltige Salben zur Verfügung. Allerdings sollte die Anwendung sparsam erfolgen, um einer Hautatrophie vorzubeugen.

MERKE

Mittel der ersten Wahl bei Skabies ist die topische Anwendung von Permethrin.

5. Hygienemaßnahmen

Gewöhnliche Skabies

Bei der gewöhnlichen Skabies gelten als **enge Kontaktpersonen** Personen, die zu Erkrankten engen, großflächigen Hautkontakt über einen längeren Zeitraum (länger als 5–10 min) hatten, auch wenn sie symptomfrei sind. Diese sollten möglichst zeitgleich behandelt werden. Dies gilt ganz besonders für Pflege- und Gemeinschaftseinrichtungen (auch Personal!). Die Einrichtung soll einen Hygieneplan erstellen. An gewöhnlicher Skabies Erkrankte dürfen bis zum Eintreten der Behandlungswirkung nicht am Gemeinschaftsleben teilnehmen. Behinderte und Demente gelten als enge Kontaktpersonen. Gegenstände mit längerem Hautkontakt sollten bei mindestens 50 °C für wenigstens 10 min gewaschen oder z. B. mithilfe eines Heißdampfgeräts dekontaminiert werden. Alternative: in Plastiksäcke einpacken oder in Folie einschweißen, für 72 h bei mindestens 21 °C lagern – bei hoher Luftfeuchtigkeit reichen auch 48 h aus – oder für 2 h bei **–25 °C** lagern (gilt nicht bei Scabies crustosa). Betten frisch beziehen. Polstermöbel, Sofakissen oder textile Fußbodenbeläge mit einem starken Staubsauger absaugen (Filter und Beutel danach entsorgen). Gegenstände, mit denen der Patient nur kurzen Kontakt hatte, müssen nicht dekontaminiert werden.

Scabies crustosa

Personen mit Scabies crustosa sollen umgehend isoliert und, wenn möglich, stationär behandelt werden. Alle Kontaktpersonen dieser Patienten der letzten 6 Wochen vor Manifestation der Erkrankung sollen untersucht werden. Das gilt auch für Personen mit nur kurzem Haut-zu-Haut-Kontakt, sie werden zeitgleich behandelt. Sekundäre Kontaktpersonen, die längeren Hautkontakt zu primären Kontaktpersonen hatten, können untersucht und im Zweifelsfall ebenfalls behandelt werden. Kleidung, Schuhe, Handtücher und Bettwäsche sind spätestens bis nach dem zweiten Tag der Behandlung täglich zu wechseln. Sind danach Hyperkeratosen noch nicht vollständig entfernt, ist weiterhin ein täglicher Wäschewechsel angezeigt. Lagerung bei 21 °C dann, wenn eine Reinigung nicht möglich ist, sicherheitshalber für mindestens 7 Tage.

Gegenstände mit ausgedehntem oder ständigem Hautkontakt sollen autoklaviert oder ausreichend gereinigt werden. Das Zimmer und alle Gegenstände, mit denen der Patient Kontakt hatte, müssen gut gereinigt und mindestens 3 Tage, Stoffartikel 7 Tage, nicht von anderen Patienten genutzt werden. Nach der Reinigung Staubsauger-Filterbeutel entsorgen. Bettzeug vor Therapiewiederholung oder nach Entlassung dekontaminieren (50 °C für 10 min) oder wenigstens 7 Tage lang bei 21 °C konstanter Temperatur lagern.

Maßnahmen bei Ausbrüchen

In Pflegeheimen ist das Übertragungsrisiko deutlich erhöht und die Immunitätslage der Bewohner reduziert. Von einem Ausbruch spricht man, wenn zwei oder mehr Fälle in einem zeitlichen und räumlichen Zusammenhang auftreten. Folglich sind umfangreiche Maßnahmen zu ergreifen. Zunächst muss die Diagnose gesichert werden, ein Führungsteam ist zu bilden, ein Therapieplan zu erstellen, die Kostenübernahme ist zu klären. Zeitgleiche Therapie von Erkrankten und engen Kontakten bei gewöhnlicher Skabies. Möglichst alle Kontaktpersonen sollten behandelt werden. **Situationsgerechte Hygiene und Umgebungsmaßnahmen** sowie deren Umsetzung sind festzulegen. Erkrankte und enge Kontaktpersonen sollen enge Kontakte bis nach der erfolgreichen Behandlung vermeiden – bei Scabies crustosa gilt diese Empfehlung für alle Kontaktpersonen. Bei Kranken- und Pflegeeinrichtungen ist die Fluktuation von Personal und Bewohnern so weit wie möglich zu unterbinden. Bewohner und Beschäftigte sind zeitnah zu untersuchen und bei positivem Befund zu isolieren. Nach 2 bis maximal 6 Wochen nach erfolgreicher Therapie können die Maßnahmen durch das Führungsteam aufgehoben und das Führungsteam kann aufgelöst werden. Verstorbene, bei denen der Verdacht bzw. die Erkrankung auf Skabies bestand, dürfen bei gewöhnlicher Skabies aufgebahrt werden, nicht jedoch bei Scabies crustosa. Personen mit Kontakt zur Leiche haben die einschlägigen Arbeitsschutzmaßnahmen einzuhalten.

6. Meldepflicht

In Deutschland besteht **keine krankheits- oder erregerspezifische Meldepflicht** gemäß Infektionsschutzgesetz. Allerdings sind Leiterinnen und Leiter von Pflegeeinrichtungen verpflichtet, das zuständige Gesundheitsamt unverzüglich zu benachrichtigen, wenn in ihrer Einrichtung betreute oder betreuende Personen an Skabies erkrankt oder dessen verdächtig sind.

ZUSAMMENFASSUNG

Skabies entsteht durch Infektion mit der Krätzmilbe *Sarcoptes scabiei var. hominis.* Die Ansteckung erfolgt durch direkten Hautkontakt. Zur Behandlung ist Mittel der ersten Wahl Permethrin lokal. An Verlaufsformen ist neben der gewöhnlichen Skabies besonders die sehr viel ansteckendere Scabies crustosa von Bedeutung. Kinder haben ausgeprägte Hautveränderungen vor allem an den Füßen einschließlich Fußsohlen, Knöchelregion, Leistengegend, Kopfhaut und Gesicht, auch an Axilla, in den Kniekehlen und am Unterschenkel. Das Exanthem ist nicht nur papulös, sondern zeigt häufig auch Blasen, Bläschen und Pusteln. Weiterhin ist das Allgemeinbefinden beeinträchtigt. Gefürchtet sind Ausbrüche in Krankenhäusern und Pflegeeinrichtungen. Hier ist ein hoher Aufwand an Hygienemaßnahmen erforderlich.

WAS WÄRE, WENN ...

- ... es sich herausstellen würde, dass Kopfläuse die Ursache für den Juckreiz sind?
  - Dann geht man zum Nachweis einer Pediculosis auf die Suche nach Nissen: Vitale Nissen sind oval, etwa 1 mm groß und erscheinen bräunlich. Die leeren Hüllen nach dem Schlüpfen sind weißlich. Gegebenenfalls kann eine Lupe zu Hilfe genommen werden. Sind Nissen nicht auf den ersten Blick zu erkennen, empfiehlt sich nasses Auskämmen (Essigwasser s. u.) mit einem Läusekamm. Nissen sitzen häufig an Stellen hoher Haardichte, z. B. im retroaurikulären Bereich.
  - Die Behandlung besteht nach heutiger Auffassung in der Kombination chemischer, mechanischer und physikalischer Wirkprinzipien, sodass synergistische Effekte genutzt werden können:
    - Topische Behandlung mit pedikuloziden Substanzen: Zur Bekämpfung von tierischen Schädlingen geeignete Mittel, die bei behördlich angeordneten Entwesungen anzuwenden sind, sind Medizinprodukte, die u. a. Dimeticon und pflanzliche Öle enthalten. Arzneimittel mit den Wirkstoffen Allethrin, Permethrin und Pyrethrum haben hohe Resistenzen in den letzten Jahren entwickelt, daher wird eher ovizides Dimeticon empfohlen. Eine Wiederholungsbehandlung sollte an Tag 8 und 15 erfolgen. Eine Wiederholung ist nur notwendig, wenn nicht ovizide Mittel verwendet werden.
    - Nasses Auskämmen mit Haarpflegespülung und Läusekamm in vier Sitzungen an den Tagen 1, 5, 9 und 13 führte bei 57 % der behandelten Kinder zur Entlausung (Merkblatt des RKI). Damit hat es nicht nur einen diagnostischen, sondern auch einen therapeutischen Wert.
    - Erfolgskontrolle: Vital sind nur Nissen, die weniger als 1 cm von der Kopfhaut entfernt anhaften. Weißliche Nissen im Abstand von mehr als 1 cm sind Residuen nach einer Behandlung.

https://else4.de/Klein66

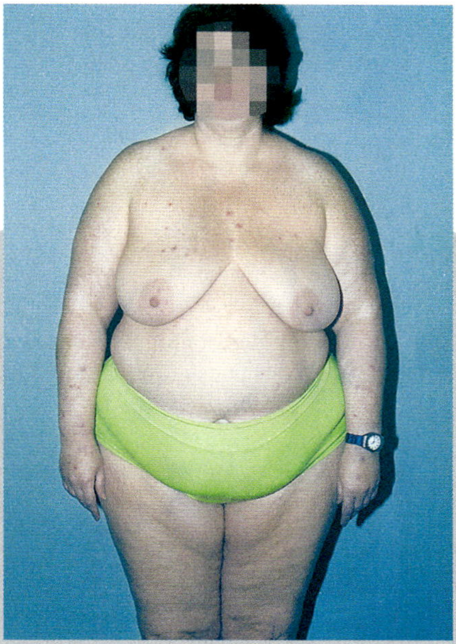

[P013]

67

Adipositas

„Ich habe so zugenommen, ich kann mich selbst nicht mehr sehen."

Vorgeschichte

Die 40-jährige Frau B. kommt in die Sprechstunde: „Ich kann mich selbst nicht mehr sehen, so dick bin ich geworden. Ich habe ständig Gelenkschmerzen, vor allem im rechten Knie." Vor 4 Monaten wurde bei ihr eine Knie-TEP links eingesetzt. Bereits mehrere Bandscheibenoperationen – vor 5 Jahren „Versteifung" (Spondylodese). „Vor einem Jahr hatte ich 23 kg abgenommen, jetzt ist alles schlimmer als vorher. Ich wiege 117 kg." Seit 4 Monaten leidet sie außerdem an Hypertonie. Die Patientin ist 1,73 m groß (➤ Bild).

1. **Berechnen Sie den Body-Mass-Index (BMI). Wie schätzen Sie den Grad der Adipositas in diesem Fall ein?**

2. **Schätzen Sie die gesundheitliche Situation der jungen multimorbiden Patientin ein. Wovon hängt ihre weitere Prognose ab?**

3. **Beurteilen Sie das Gefäßrisiko der Patientin hinsichtlich ihrer Fettverteilung. Mit welchen Parametern lässt sich dies objektivieren?**

4. **Welche Fragen stellen Sie der Patientin noch?**

5. **Welche Ursachen der Adipositas kennen Sie? Welche sekundären Ursachen sollten Sie ausschließen?**

6. **Welche Maßnahmen kommen grundsätzlich für die Behandlung einer Adipositas infrage?**

1. Body-Mass-Index

Der Body-Mass-Index berechnet sich wie folgt:

$$\text{Körpergewicht}\left(\text{kg}\right)\text{ geteilt durch}$$
$$\text{Körpergröße}\left(\text{m}\right)\text{ im Quadrat}$$

In diesem Fall also: $117 : 1{,}73^2 = 39$ kg/m². Das bedeutet: Adipositas Grad II, aber an der Schwelle zur drittgradigen Adipositas, die ab einem Body-Mass-Index > 40 beginnt (< 18,5: Untergewicht; 18,5–24,9: Normalgewicht; 25–29,9: Übergewicht; 30–34,9: Adipositas Grad I; 35–39,9: Adipositas Grad II; > 40: Adipositas Grad III). Dies sind grobe Anhaltspunkte. Eine differenziertere Betrachtung bezieht das Alter mit ein. Für die 40-jährige Frau B. wäre ein BMI von 21–26 kg/m² optimal. Für Sportler mit großer Muskelmasse und kleine Menschen ist der BMI weniger geeignet. Hier hilft evtl. die Messung des Körperfettanteils mittels bioelektrischer Impedanzanalyse weiter.

Außerdem hat der Taillenumfang einen wichtigen Stellenwert und sollte bei allen Übergewichtigen (BMI > 25) gemessen werden. Bei Männern gilt ein Taillenumfang > 94 cm als erhöht und > 102 cm als deutlich erhöht. Bei Frauen gilt > 80 cm als erhöht und > 88 cm als deutlich erhöht.

2. Einschätzung der gesundheitlichen Situation

Bei der Patientin stehen bislang Beschwerden des Bewegungsapparats im Vordergrund (Knie/Wirbelsäule). Außerdem besteht eine Hypertonie. Gefäßkomplikationen und ggf. ein Diabetes mellitus sind zu befürchten – u. U. auch Schlafapnoesyndrom, Fettstoffwechselstörungen, Cholezystolithiasis und erhöhtes Karzinomrisiko. Die Patientin steht nunmehr sozusagen am „Scheideweg“: Bekommt sie die Adipositas nicht in den Griff, droht ihr eine leidvolle „Patientenkarriere“. Der BMI der Patientin beträgt 39, was ihr bereits eine deutlich verringerte Lebenserwartung beschert. Bei einem BMI von 40–45 verringert sich die Lebenserwartung um etwa 8–10 Jahre (noch ausgeprägter bei Rauchern). Die Bedeutung der Adipositas als pathologischer Zustand oder Risikofaktor ist nur im Kontext der Begleiterkrankung, des Alters und anderer Faktoren zu beurteilen.

MERKE

Folgeerscheinungen der Adipositas:
- Diabetes mellitus
- Hypertonie
- Gicht
- Fettstoffwechselstörung mit arteriosklerotischen Komplikationen (KHK, Schlaganfall)
- Cholezystolithiasis
- Pulmonale Komorbiditäten und Schlafapnoesyndrom
- Coxarthrose, Gonarthrose
- Renale und hepatische Probleme
- Vermehrte Genese von Neoplasien
- Erhöhtes Operations- und Narkoserisiko
- Erhöhtes Unfallrisiko
- Einschränkung der Aktivitäten des täglichen Lebens
- Verminderte Lebensqualität
- Psychosoziale Komplikationen

3. Gefäßrisiko Fettverteilung

Frau B. hat eine überwiegend abdominelle Fettsucht. Die Extremitäten sind zwar auch nicht besonders schlank, aber die Hauptfettmasse findet sich im Abdominalbereich. Ihr Taillenumfang beträgt 92 cm. Somit besteht eine abdominelle Adipositas mit deutlich erhöhtem **Risiko für kardiovaskuläre und metabolische Komplikationen** (Risikogrenze bei Frauen > 88 cm, bei Männern > 102 cm). Die früher favorisierte **Taille-Hüft-Relation** (WHR = Waist-to-Hip-Ratio-Normalwert bei Frauen < 0,8 und bei Männern < 0,95) bringt keine Vorteile gegenüber der alleinigen Messung des Taillenumfangs.

4. Weitere Fragen

Wichtige weitere Fragen sind:
- Gibt es Adipöse in Ihrer Familie?
- Wann ist das Übergewicht erstmals aufgetreten?

- Seit wann sind Sie übergewichtig?
- Wie war der Gewichtsverlauf?
- Wie hoch war Ihr maximales Gewicht?
- Welche Medikamente nehmen Sie ein?
- Inwieweit sind Sie in Ihrem Befinden und Ihrer Lebensqualität eingeschränkt?
- Wie ernähren Sie sich?
- Sind Sie körperlich aktiv?

Hinsichtlich der Familienanamnese sind immerhin 40 % aller adipösen Familien disponiert. Ferner werden auch Ernährungsgewohnheiten tradiert.

Frau B. hat keine adipösen Vorfahren. Die Adipositas trat zunehmend auf, nachdem sie ihren zweiten Mann vor 10 Jahren kennengelernt hatte. Die Ernährungsanamnese ist in diesem Fall – wie so oft – wenig ergiebig. Sie berichtet, dass sie nur „magere" Sachen esse – und auch nur sehr wenig, aber trotzdem zunehme. Ein Ernährungsprotokoll lehnt sie ab. Bezüglich körperlicher Aktivität berichtet die Patientin, dass sie häufig mit dem Hund spazieren gehe. Aus persönlicher Beobachtung (Nachbarin des Hausarztes) geht jedoch meist ihr Ehemann allein mit dem Hund spazieren. Es ist nicht unüblich, dass die Patientin „geschönte", nicht unbedingt realistische Angaben macht.

5. Ursachen – sekundäre Ursachen

Neben der genetischen Disposition spielen bei Adipositas der Lebensstil (z. B. Bewegungsmangel, Fehlernährung), Schlafmangel, Stress, depressive Erkrankungen, niedriger Sozialstatus, bestimmte Essstörungen (z. B. Binge-Eating-Disorder, Night-Eating-Disorder, „Grasen"), Immobilisierung, Schwangerschaft und Nikotinverzicht eine Rolle. Auch Medikamente, wie z. B. Antidepressiva, Neuroleptika, Phasenprophylaktika, Antiepileptika, Antidiabetika, Glukokortikoide, einige Kontrazeptiva und Betablocker, können zur Gewichtszunahme führen.

Als **sekundäre Ursachen** kommen u. a. vor allem Hypothyreose, Morbus Cushing, polyzystisches Ovar-Syndrom und hypothalamischer Symptomkomplex infrage. Im vorliegenden Fall lag aufgrund der Symptomatik kein Verdacht auf eine der genannten Erkrankungen vor.

6. Maßnahmen

Abnehmen ist meist sehr schwierig, da viele Faktoren und Verhaltensmuster zum jetzigen Zustand geführt haben. **Lebensstiländerungen** sind die einzige langfristig wertvolle Therapie. Es kann nicht genug betont werden, dass bereits eine Gewichtsreduktion um wenige Kilo positive Auswirkungen auf die Gesundheit hat. Eine Basistherapie kann aus einzelnen Maßnahmen bestehen, eine kombinierte Therapie ist jedoch deutlich effektiver. Die Basistherapie der Adipositas sieht wie folgt aus:

- Modifizierung von Ernährung und Essverhalten (Konzentration weniger darauf, was, vielmehr warum ich esse)
- Bewegung
- Verhaltenstherapie

Gegebenenfalls kommen folgende weitere Maßnahmen in Betracht:

- Pharmakotherapie
- Operative Verfahren

Ernährungsmodifikation

Standardtherapie ist die **hypokalorische Mischkost** mit mäßigem Energiedefizit (ca. –500 kcal/d) und ausreichender Eiweißversorgung bei Fettrestriktion. Eine psychodynamische Therapie wirkt unterstützend und Bewegung (vermehrte Energieverbrennung) kann insbesondere langfristig bei der Gewichtsreduktion und -stabilisation behilflich sein. **Totales Fasten** (Nulldiät) ist, ebenso wie eine extrem niedrigkalorische Diät (< 800 kcal/d), z. B. mithilfe von „Formula-Diäten", obsolet. Eine deutlich **niedrigkalorische Diät** (800–1.200 kcal) entweder als Formula-Diät oder in Form von Mischkost, kommt ebenfalls nur in Ausnahmefällen in Betracht, wenn eine schnelle Gewichtsreduktion erzielt werden soll. Diese ist insbesondere beim Scheitern einer Mischkost angezeigt.

Eine Reduktion der Fett- und/oder Kohlenhydratzufuhr kann hilfreich sein. Eine entsprechende hausärztliche Führung – u. U. mit Besprechung der Ernährungsprotokolle – ist nötig. Kontrolluntersuchungen sind bei Kostformen > 1.200 kcal/d grundsätzlich nicht notwendig. Kontrolliert werden müssen jedoch eventuelle Begleitkrankheiten wie Diabetes, Hypertonie sowie kardiale und zerebrale Durchblutungsstörungen.

Bewegung
Adipöse Patienten sollten keine gelenkbelastenden Sportarten (z. B. Jogging oder bestimmte Ballsportarten) ausüben, da weitere Gelenk- und Wirbelsäulenschädigungen zu befürchten sind. Bei unserer Patientin kommt dies ohnehin nicht in Betracht. Gut geeignet sind Sportarten wie Schwimmen, Radfahren, Walking (u. U. modifiziert als Nordic Walking), Wandern, Skilanglauf, Rudern und Tanzen.
Körperliche Aktivität sorgt für zusätzlichen Kalorienverbrauch, verhindert, dass infolge der Reduktionsdiät Muskelmasse abgebaut wird, und reduziert bevorzugt viszerale Fette. Es sollte grundsätzlich mit moderater Intensität regelmäßig ca. 200 min/Woche trainiert werden.

Verhaltenstherapie
Sie zielt auf Veränderung des Essverhaltens, Steigerung der körperlichen Aktivität und Bewältigung der Adipositas. Die Patientin lernt, ihre Impulse zu kontrollieren und ihr eigenes Essverhalten zu beobachten. Sie sollte auch von ihrem sozialen Umfeld Unterstützung erhalten.

Medikamente
Eine medikamentöse Therapie ist nur bei Versagen der Basistherapie und nur in Verbindung mit der Basistherapie indiziert. Die Deutsche Adipositas-Gesellschaft empfiehlt in ihrer Leitlinie nur Orlistat zur medikamentösen Therapie.

- **Orlistat** hemmt die Fettresorption. Als Nebenwirkungen treten vor allem Flatulenz, fettig-ölige Stühle und häufigere Stuhlfrequenzen auf. Bei langfristiger Therapie (möglichst vermeiden!) kann eine Substitution der Vitamine A, D, E und Beta-Karotinoide erforderlich werden (Resorptionsstörung). Kontraindikationen sind Pankreasinsuffizienz, Maldigestion, Malabsorption, Morbus Crohn und Colitis ulcerosa.
- **Liraglutid:** Seit kurzer Zeit ist das GLP-1-Analogon mit Erhöhung der glukoseabhängigen Insulinausschüttung und Hemmung der Glucagonsekretion auch ohne gleichzeitig bestehenden Diabetes mellitus für die Adipositasbehandlung zugelassen, wird aber derzeit von den gesetzlichen Kassen (noch) nicht übernommen. Häufige Nebenwirkungen sind Übelkeit, Erbrechen und Durchfall. Kontraindikationen sind Pankreaserkrankungen und symptomatische Motilitätsstörungen des Gastrointestinaltrakts.

Operation
Frau B. hat einen Body-Mass-Index von 39 kg/m^2. Sie steht damit an der Grenze von Adipositas Grad II zu Adipositas Grad III. Bei Patienten mit einem Body-Mass-Index > 40 kg/m^2 (Adipositas Grad III) sollte vor allem bei bisher erfolglosen Diätanstrengungen eine Operation in Erwägung gezogen werden (Ausnahme Jugendliche und Patienten > 60 Jahre).
Bei einem BMI zwischen 35 und 40 kommt eine Operation infrage, wenn schwerwiegende Folgeerkrankungen (z. B. Gonarthrose, Koxarthrose, Spondylolisthesis, schwer einstellbarer Diabetes, schwer einstellbarer Bluthochdruck, Organkomplikation bei Atherosklerose, Schlafapnoe) bestehen. Frau B. hat eine schwerwiegende Gonarthrose. Eine Operationsindikation besteht also grundsätzlich.
In Frage kommen vor allem Schlauchmagenbildung und proximaler Roux-en-Y-Magenbypass. Daneben sind in bestimmten Situationen Omega-Loop-Magenbypass und die biliopankreatische Diversion mit/ohne Duodenal Switch gebräuchlich.

Verhalten postoperativ
Grundsätzlich müssen der Patientin folgende Regeln vermittelt werden:

- Kleine Bissen
- Effektiv kauen
- Langsam essen
- Kleine Mahlzeiten
- Getränke vor dem Essen oder etwa eine halbe Stunde danach

Häufige Zufuhr einer flüssigen oder hochkalorischen Kost (Schokolade) sollte umgangen werden. Alle Patienten brauchen eine dauerhafte Substitution mit Multivitaminpräparaten, eventuell auch Mineralien und Spurenelemente.

ZUSAMMENFASSUNG

Adipositas ist ein überaus häufiges Praxisproblem. Diätetische Standardtherapie ist nach wie vor die hypokalorische Mischkost mit mäßigem Energiedefizit und ausreichender Eiweißversorgung bei Fettrestriktion. Außerdem ist für körperliche Bewegung zu sorgen – psychologische Faktoren sind miteinzubeziehen. In Ausnahmefällen kommen Medikamente und operative Verfahren in Betracht. Aber auch sie bringen nicht immer den gewünschten Erfolg.

https://else4.de/Klein67

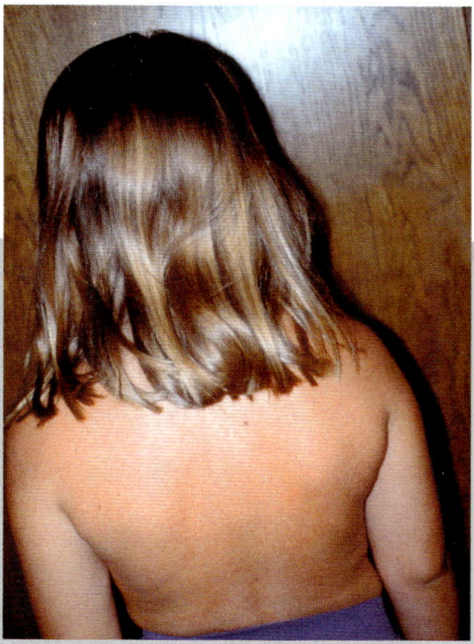

[P013]

Lichtscheu und Ausschlag

„Unsere Tochter will nicht mehr aus dem dunklen Zimmer – sie hat jetzt auch einen Ausschlag."

Vorgeschichte

Frau S. war vor 3 Tagen mit ihrer 6-jährigen Tochter Martina wegen Fieber in der Praxis. Zwei Tage später – am Sonntagmorgen – steht die ganze Familie mit Martina vor der Tür: „Es ist gar nicht besser. Sie will überhaupt nicht mehr aus dem dunklen Zimmer. Sie hat jetzt einen Ausschlag, gerötete Augen und Schnupfen." (Der Ausschlag ist großfleckig konfluierend.) „Das Fieber ist schon wieder bei 38,5 °C, der Husten ist schlimmer geworden (➤ Bild)."

1. **Welche Krankheitsursache vermuten Sie? Wie lautet Ihre Klassifizierung?**
2. **Ist die Krankheit ansteckend? Wie lange ist die Inkubationszeit?**
3. **Welche möglichen AGVs bzw. Komplikationen sind in Betracht zu ziehen?**
4. **Welche Diagnostik und Therapie sind angezeigt?**
5. **Welche Möglichkeiten der Prophylaxe gibt es?**
6. **Besteht Meldepflicht? Wann kann Martina wieder in den Kindergarten?**

1. Klassifizierung

Morphe und Verlauf sprechen in diesem Fall für durch Myxoviren verursachte Masern. Meist sind bereits einige Erkrankungstage vergangen, bevor der Ausschlag beginnt. Die Fieberkurve mit eher **hohem Fieber** wäre – hätte man gemessen – typischerweise **zweigipflig** (Gipfel am 2. und 4. Krankheitstag).

Wie so oft sind, obwohl Martina schon am 2. Krankheitstag untersucht wurde, die **Koplik-Flecken** (➤ Abb. 68.1) – ein Frühsymptom bei Masern – nicht aufgefallen. Sie zeigt typische katarrhalische Symptome mit Konjunktivitis, Bronchitis und Laryngitis.

Bei der Untersuchung **deutlich reduzierter Allgemeinzustand,** Konjunktivitis, katarrhalisches Nasenlaufen, Lichtscheu sowie ein konfluierendes Exanthem. Außerdem finden sich eine – wenn auch in diesem Fall nur gering ausgeprägte – Lymphknotenschwellung und ein Enanthem (➤ Abb. 68.2).

Ein Erregernachweis wurde freilich nicht geführt, daher bleibt es bei der Klassifizierung **„Bild der Masern (C)"**.

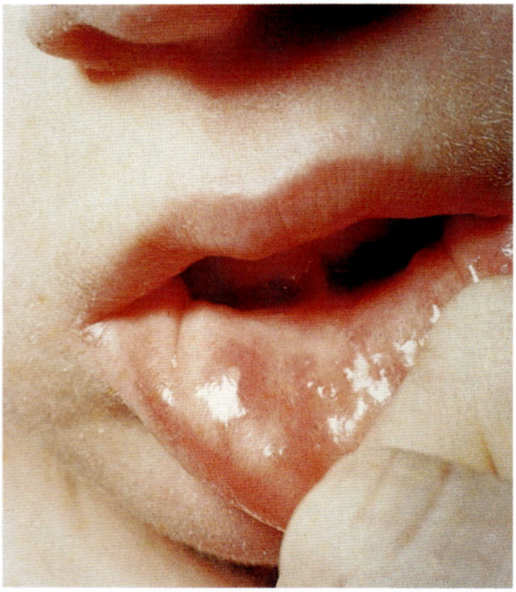

Abb. 68.1 Koplik-Flecken [E273]

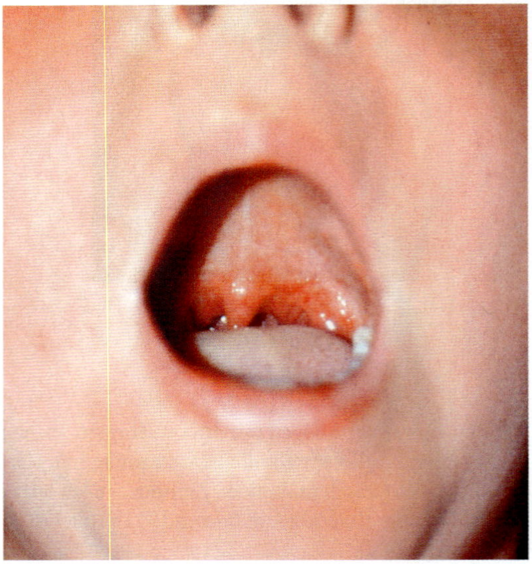

Abb. 68.2 Enanthem [P013]

2. Ansteckung

Die Masern gehören zu den sog. **fliegenden Infektionen.** Das heißt, sie sind schon durch kurzen Kontakt über eine Entfernung von mehreren Metern von Mensch zu Mensch übertragbar. Die höchste Infektiosität beginnt mit dem Prodromalstadium bzw. ca. 5 Tage vor Auftreten des Exanthems und endet 3–5 Tage nach dem Ausbruch des Exanthems. Der Manifestationsindex beträgt nahezu 100 % unter ungeschützten Personen. Aus diesem Grund waren die Masern bis zur Einführung der Impfung „die klassische Kinderkrankheit", da bereits in früher Jugend eine flächendeckende Durchseuchung erfolgte. Säuglinge bis zum 6./8. Lebensmonat erkranken normalerweise nicht, da sie durch die plazentar erworbene Immunität geschützt sind. Hatte die Mutter keine Masern, so ist eine frühere Erkrankung möglich. Es wird diskutiert, ob Mütter, die die Immunität nicht durch Infektion, sondern durch Impfung erwarben, ihrem Säugling ebenfalls einen ausreichenden Schutz diaplazentar mitgeben.

3. AGVs/Komplikationen

Die häufigsten Komplikationen sind Bronchopneumonie und Otitis media. Sie treten meistens während oder kurz nach dem Exanthemstadium auf und müssen antibiotisch behandelt werden. Weniger häufig, aber gefährlich ist der **Masern-Krupp.** Die **Masern-Enzephalitis** bedroht Kleinkinder mit einer Häufigkeit von etwa 1 : 15.000, Schulkinder erkranken mit einer Häufigkeit von etwa 1 : 2.000. Sie kann schon im Prodromalstadium auftreten, meist aber erst 3–10 Tage nach Exanthemausbruch. Die Sterblichkeit bei Masern-Enzephalitis beträgt etwa 20 %, Defektheilungen 10–30 %. Verzögernd kann die **subakut sklerosierende Panenzephalitis (SSPE)** im Sinne einer Slow-Virus-Maserninfektion nach 6–8 Jahren auftreten, bei Kindern < 5 Jahren beträgt das Risiko für eine SSPE ca. 1 : 2.000.

Nach überstandenen Masern muss der Arzt damit rechnen, dass für mehrere Wochen bis Monate eine Verminderung der Allgemeinresistenz besteht. So besteht hier z. B. die Gefahr, dass eine vorbestehende „abgekapselte" Tuberkulose wieder ausbricht. Auch andere Infektionserkrankungen treten leichter auf.

Obwohl die unkomplizierten Masern eine gute Prognose haben, ist aufgrund der Komplikationsmöglichkeiten Aufmerksamkeit geboten.

4. Diagnostik/Therapie

Eine weitere Diagnostik wird i. d. R. in der Allgemeinpraxis nicht durchgeführt. Allenfalls würde noch das Blutbild eine leukopenische Lymphopenie liefern. Eine Antikörperbestimmung ist in dieser Situation eher ohne Konsequenz und sollte aus Kostengründen unterbleiben. Die Therapie beschränkt sich auf symptomatische Maßnahmen mit Antipyretika, ausreichender Flüssigkeitszufuhr und hustenstillenden Medikamenten.

5. Prophylaxe

Nach den Empfehlungen der Ständigen Impfkommission (STIKO) sollte die **Erstimpfung** im Alter von 11–14 Monaten erfolgen. Die erste MMR-Impfung kann jedoch unter Berücksichtigung der gegebenen epidemiologischen Situation bereits ab einem Alter von 9 Monaten verabreicht werden, wenn das Kind in eine Gemeinschaftseinrichtung aufgenommen werden soll. Die empfohlene **Zweitimpfung** (die keine Auffrischimpfung ist!) soll den Kindern, die – aus unterschiedlichen Gründen – nach der Erstimpfung keine Immunität entwickelt haben, eine zweite Gelegenheit zur Entwicklung eines ausreichenden Schutzes geben. Sie soll ohne Antikörperbestimmung in jedem Fall erfolgen. Dies sichert erfahrungsgemäß ein Maximum an Schutz in den zu impfenden Jahrgängen. Die zweite Masernimpfung kann 4 Wochen nach der ersten Masernimpfung erfolgen und soll im Alter von 15–23 Monaten verabreicht werden. Bei Erstimpfung im Alter von 9–10 Monaten sollte die zweite Impfung zu Beginn des 2. Lebensjahrs erfolgen.

Nachholimpfungen im Alter von 2–17 Jahren sollen so schnell wie möglich verabreicht werden.

Nach 1970 geborene Personen, die **in medizinischen Einrichtungen bzw. Pflege, Gemeinschaftseinrichtungen sowie in Fach-, Berufs- und Hochschulen** beschäftigt sind, **müssen (Masernschutzgesetz seit 01.03.2020)** zwei Impfungen erhalten, sofern sie ungeimpft sind oder der Impfstatus unbekannt ist. Eine Impfung brauchen diejenigen, bei denen in der Kindheit nur eine Impfung verabreicht wurde. Vor 1970 geborene Menschen haben mit sehr hoher Wahrscheinlichkeit noch eine Wildtyp-Variante durchgemacht und sind daher in der Regel immun.

Die sogenannten **Impfmasern** sind nicht ansteckend. Sie treten bei etwa 5 % der Geimpften etwa 7–10 Tage nach der Impfung auf – häufig in Verbindung mit Fieber – und klingen nach 1-3 Tagen wieder ab. Auch immunsupprimierte Personen können nicht mit Impfmasern angesteckt werden.

Ist ein Kontakt bereits erfolgt, kann bei Betroffenen ab 9 Monaten durch eine „Riegelungsimpfung" bevorzugt mit einem MMR-Impfstoff – möglichst innerhalb von 3 Tagen nach Exposition – ein Ausbruch der Erkrankung verhindert werden. Zwischen dem 5. und 7. Inkubationstag ist noch eine Mitigierung im Sinne eines abgeschwächten Infektionsverlaufs möglich.

Bei abwehrgeschwächten Patienten, ggf. Schwangeren oder sehr jungen Kindern unter 6 Monaten ist eine postexpositionelle Prophylaxe von Masern nach individueller

Risiko-Nutzen-Abwägung auch als passive Immunisierung durch Gabe von humanem Immunglobulin, innerhalb von 2–6 Tagen nach Kontakt, prinzipiell möglich.

6. Meldepflicht

Die Masern sind gemäß §6 Abs. 1 Nr. 1h IfSG meldepflichtig. Das heißt, es sind sowohl der Verdacht, die Erkrankung als auch der Tod an Masern meldepflichtig. Auch Leiter von Gemeinschaftseinrichtungen, Pflegeheimen, Obdachlosen- und Asylunterkünften und Justizvollzugsanstalten sind zu einer unverzüglichen Meldung selbst bei Verdachtsfällen verpflichtet. Eine Übersicht über alle meldepflichtigen Erkrankungen finden Sie auf der Internetseite des Robert Koch-Instituts unter: https://www.rki.de/DE/Content/Infekt/IfSG/Meldepflichtige_Krankheiten/Meldepflichtige_Krankheiten_node.html. Die Erkrankten dürfen erst nach Abklingen der klinischen Symptome, frühestens 5 Tage nach Exanthemausbruch, wieder in Schule, Kindergarten und sonstige Gemeinschaftseinrichtungen. Kontaktpersonen, die keine Immunität besitzen, sollen für die Dauer der mittleren Inkubationszeit von 14 Tagen ebenfalls diese Einrichtungen nicht aufsuchen.

ZUSAMMENFASSUNG

Masern sind eine hochansteckende Erkrankung, die sich über mehrere Meter durch die Luft verbreitet. Von den Patienten wird die Bedrohung durch mögliche Komplikationen (Bronchitis, Otitis media, Krupp, Enzephalitis, SSPE) meist unterschätzt. Eine Impfprophylaxe ist dringend zu empfehlen und in bestimmten Berufsgruppen bzw. Einrichtungen mittlerweile verpflichtend.

https://else4.de/Klein68

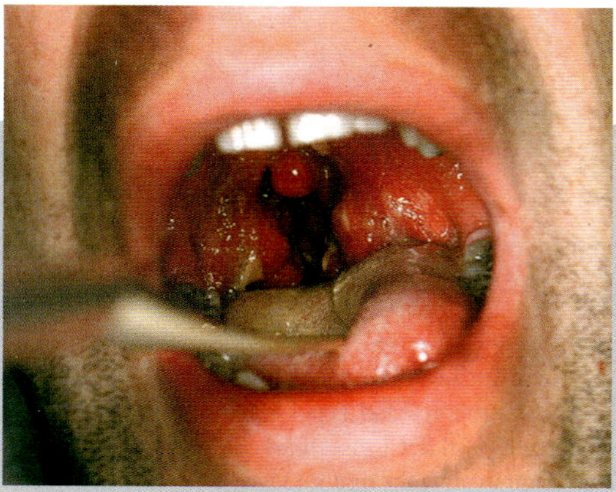

[P013]

Halsschmerzen bei Diabetes

„Bitte helfen Sie mir, ich kann nicht schlucken."

Vorgeschichte

Der 20-jährige Herr B. kommt in die Abendsprechstunde: „Ich habe seit 2 Tagen höllische Halsschmerzen. Jetzt kann ich gar nicht mehr schlucken. Außerdem bin ich furchtbar müde." Fieber gestern 39 °C, kein Husten. Seit 12 Jahren ist ein Diabetes mellitus Typ 1 bei ihm bekannt. Er spritzt abhängig von den Mahlzeiten vier- bis fünfmal kurz wirksames Insulin (Insulin Lispro, Humalog®) laut Schema mit BE-Faktorberechnung für die verschiedenen Mahlzeiten nach jeweils mittels Sensor gemessenem BZ. Als Verzögerungsinsulin Insulin Glargin (Lantus® 0/0/0/19 IE) täglich. Der Patient ist Student, betreibt Schwimmsport im Verein und ist durch das mitbetreuende Diabeteszentrum gut geschult. Bisher keine Diabeteskomplikationen. Rachen massiv entzündet (➤ Bild). Präsenzlabor: Glukose im Urin: 11 mg/dl, Ketonkörper im Urin +++, BZ: 266 mg/dl.

1. **Gefährlich oder banal? Welche AGVs sind grundsätzlich in diesem Fall zu bedenken?**

2. **Beurteilen Sie die derzeitige Insulintherapie des Patienten.**

3. **Welche Untersuchungen führen Sie in der Abendsprechstunde durch?**

4. **Der Patient lehnt eine Krankenhauseinweisung ab. Welche Maßnahmen ergreifen Sie?**

1. Gefährlich oder banal – AGVs

Normalerweise sind Tonsillitiden ein eher banales Praxisproblem. In diesem Fall handelt es sich jedoch um einen Patienten mit Diabetes, sodass mit einer erhöhten Komplikationsrate gerechnet werden muss.

Zum einen sind alle AGVs zu bedenken, die mit der Tonsillitis zusammenhängen. Ein Tonsillenkarzinom ist schon aufgrund des Alters unwahrscheinlich. Infrage kommt auch eine infektiöse Mononukleose mit möglichen Komplikationen wie Leber- und Herzbeteiligung und der seltenen Milzruptur. Außerdem ist an weitere gefährliche Erkrankungen wie Diphtherie und Kawasaki-Syndrom (akute, fieberhafte, systemische Erkrankung, mit nekrotisierender Vaskulitis der kleinen und mittleren Arterien) zu denken.

Geht man von einer **Streptokokkeninfektion** aus, sind zunächst lokale Komplikationen in Betracht zu ziehen, z. B. lokal fortgeleitete Abszesse (retro-/para-/peritonsillär). Es droht u. U. eine lebensbedrohliche Mediastinitis. Weiterhin ist durch hämatogene oder lymphogene Ausbreitung eine Sepsis im Rahmen einer Tonsillitis möglich – insbesondere, da der Patient durch den Diabetes allgemein resistenzgemindert ist.

Weitere bekannte **Spätkomplikationen** sind:

- Rheumatisches Fieber mit neben Fieber und erhöhten Infektwerten (BKS, CRP):
  - Endo-, Myo- oder Perikarditis
  - Chorea minor
  - Erythema marginatum
  - Subkutanen Knötchen
  - Polyarthralgien
- Postinfektiöse Glomerulonephritis

Allerdings sind Spätkomplikationen bei Streptokokken inzwischen Raritäten, mit denen kaum mehr zu rechnen ist. Vonseiten des Diabetes mellitus drohen aufgrund der Infektion ebenfalls Komplikationen, wie Entgleisung des Typ-1-Diabetes bis hin zu einer potenziell lebensbedrohlichen diabetischen Ketoazidose.

Der Patient kann nicht schlucken und hat aufgrund des Fiebers einen erhöhten Flüssigkeitsbedarf. Daher muss u. U. mit einer Exsikkose, bedingt durch die verminderte Flüssigkeitsaufnahme und zusätzlich durch den infektbedingt entgleisten Blutzucker, gerechnet werden. Wegen der erschwerten Nahrungsaufnahme ist aber auch eine Hypoglykämie möglich.

2. Insulintherapie

Die Insulintherapie bei Typ-1-Diabetes richtet sich entscheidend nach der Umsetzbarkeit durch den Patienten und kann in einfache und intensivierte Schemata unterteilt werden.

Ideal für eine optimale Stoffwechseleinstellung ist die **intensivierte Insulintherapie (ICT),** da sie die physiologischen Verhältnisse am besten nachahmt – sofern der Patient damit umgehen kann. Hier wird nach einem **Basis-Bolus-Prinzip** ein- oder zweimal täglich ein **Verzögerungsinsulin** zu festen Zeiten und zu den Mahlzeiten jeweils ein **schnell wirksames Insulin** entsprechend der zirkadianen Insulinempfindlichkeit im Verhältnis **3 : 1 : 2** gespritzt (➤ Fall 99).

Die intensivierte Therapie ist auch mittels Pumpe möglich.

Bei der **konventionellen Therapie** werden zweimal täglich eine fixe Insulinmischung verabreicht und ca. 3- bis 4-mal täglich der Blutzucker gemessen. Das Essen muss dann aber auch jeweils an diese Dosen angepasst in festen Abständen und mit festen BE/KE erfolgen.

Im Fall von Herrn B. handelt sich um eine intensivierte Insulintherapie, er wurde ausgiebig in Messung, Berechnung und Anpassung seiner Insulindosen geschult. Der Patient spritzt unter ständiger Selbstmessung mittels Sensor abends das lang wirksame Insulin Glargin. Zu den Mahlzeiten wird dann ein kurz wirksames Insulin (in diesem Fall Insulin Lispro) je nach Messwert gegeben.

3. Untersuchung

Die diagnostischen Möglichkeiten in der Abendsprechstunde sind deutlich eingeschränkt. Es sollten aber auf jeden Fall neben der körperlichen Untersuchung ein Urinstatus und eine Blutzuckermessung mittels „Trockenchemie" durchgeführt werden.

Neben der Racheninspektion sind Halslymphknoten und Schilddrüse zu palpieren. Die Nasennebenhöhlen sind auf Druck- und Klopfschmerzhaftigkeit zu untersuchen. Für die Masse der Fälle reicht diese „örtliche Routine“ aus. Eine Auskultation des Herzens ist beim Erstkontakt ggf. sinnvoll, um für eventuelle Kontrollen innerhalb der nächsten 4 Wochen einen „Ausgangswert“ (ggf. vorbestehende funktionelle Herzgeräusche) zu haben.

Ergeben sich spezifische Hinweise, wird z. B. nach weiteren Lymphknoten gefahndet, oder Milz und Leber werden palpiert. Vergrößerte und/oder druckschmerzhafte regionäre Lymphknoten, Fieber, fehlender Husten und Tonsillenbeläge sprechen eher für einen Streptokokkeninfekt.

Die Racheninspektion zeigt einen hochroten Rachenring und eine glasige Schwellung der Rachenschleimhäute. Die Tonsillen sind geschwollen und haben weißgraue Beläge. Die Lymphknoten sind beidseits vergrößert und druckdolent.

Es liegen also vier **Centor-Kriterien** (➤ Tab. 69.1) vor. Diese gelten für Erwachsene ab 15 Jahren, für Kinder ab 3 Jahren und Erwachsene wird der **McIsaac-Score** (fünf Kriterien) verwendet. Hier wird unter 15 Jahren jeweils ein zusätzlicher Punkt dazuaddiert, über 45 Jahren ein Punkt abgezogen. Aufgrund des Centor-Scores besteht eine Wahrscheinlichkeit von ca. 50–60 % für eine Streptokokkeninfektion. Der Blutzucker liegt bei 266 mg/dl und ist damit deutlich erhöht. Es besteht eine mäßige Urinzuckererhöhung, die Ketonkörper im Urin sind dreifach positiv. Besonders beunruhigend sind die erhöhten Ketonkörper, da sie u. U. auf eine drohende Ketoazidose hindeuten. Allerdings konnte der Patient kaum etwas zu sich nehmen, dementsprechend ist der gemessene Wert z. T. als „Hunger-Azeton“ zu interpretieren.

Tab. 69.1 Centor-Score: Prädiktoren einer Pharyngitis bei Patienten > 15 Jahren (Quelle: DEGAM-Leitlinie Halsschmerzen, 2020)

Kriterien	Zahl der Kriterien	Wahrscheinlichkeit von GAS[1] im Rachenbereich	Likelihood Ratio (LR)
▪ Fieber (< 38 °C) in der Anamnese ▪ Fehlen von Husten ▪ Geschwollene vordere Halslymphknoten ▪ Tonsillenexsudate	4	Ca. 50–60 %	Ca. 6,3
	3	Ca. 30–35 %	Ca. 2,1
	2	Ca. 15 %	Ca. 0,75
	1	Ca. 6–7 %	Ca. 0,3
	0	Ca. 2,5 %	Ca. 0,16

[1] GAS = β-hämolysierende Streptokokken der Gruppe A

Normalerweise ist keine weitere Labordiagnostik erforderlich. In Zweifelsfällen sind ein BB (CRP, γ-GT – erhöht bei Mononukleose) und ein Mononukleose-Schnelltest sinnvoll.

In manchen Situationen hilft auch ein **Streptokokkenschnelltest** weiter, vor allem bei mittlerer bis hoher Wahrscheinlichkeit für Vorliegen einer Streptokokkeninfektion, da er dann bei negativem Ergebnis eine unnötige antibiotische Therapie verhindern kann.

Er hat eine Sensitivität von 85 % bei einer Spezifität von 95 %. Aufgrund von vier positiven Centor-Kriterien sind Sie der Ansicht, dass mit etwa 50-prozentiger Wahrscheinlichkeit eine Streptokokkeninfektion vorliegt. In diesem Fall ergibt sich folgende Rechnung:

- Vortestwahrscheinlichkeit: 50 %
- Testsensitivität: 85 %
- Testspezifität: 95 %.

1.000 Patienten mit Angina:

- 500 Streptokokken-Tonsillitiden, 500 Nichtstreptokokken-Tonsillitiden
- Sensitivität 85 %, Spezifität 95 %
- 425 korrekt positiv, 475 korrekt negativ
- 75 falsch negativ, 25 falsch positiv
- Wahrscheinlichkeit einer Streptokokkenangina, wenn der Test positiv ist:

$$425 \div (425 + 25) = 94\%$$

Wahrscheinlichkeit einer Nichtstreptokokken-Angina, wenn der Test negativ ist:

$$475 \div (475 + 75) = 86\%$$

Der Streptokokken-Schnelltest ist in diesem Fall hilfreich, da die Sicherheit, mit der Streptokokken im Vergleich zur klinischen Einschätzung erkannt werden, bei positivem Test von 50 % auf 94 % steigt. Ist der Test negativ, werden mittels Test 86 % korrekt als nicht streptokokkenbedingt eingeschätzt – im Vergleich zu 50 % vor dem Test.
Bei sehr hoher bzw. sehr niedriger Vortestwahrscheinlichkeit ergeben sich wesentlich ungünstigere Relationen. Tests mit einer Sensitivität und Spezifität um 90 % sind demnach vor allem in 50 : 50-Situationen wertvoll.
Der Test ist im vorliegenden Fall positiv.

4. Der Patient will nicht ins Krankenhaus – Maßnahmen

Der Patient sollte – schon aufgrund der multiplen Komplikationsmöglichkeiten und insbesondere wegen der Gefahr einer ketoazidotischen Entgleisung – unmittelbar ins Krankenhaus eingewiesen werden. Eine Blutgasanalyse ist zum Ausschluss einer bereits bestehenden Azidose unbedingt zu veranlassen.
Da der Patient jedoch eine Krankenhauseinweisung ablehnt, ist es zunächst wichtig, dies zu **dokumentieren** und den Patienten **unterschreiben** zu lassen, dass er auf die Notwendigkeit einer Einweisung und mögliche gefährliche Komplikationen hingewiesen wurde. Vordringlich ist in diesem Fall die antibiotische **Therapie der Tonsillitis,** z. B. mit Penicillin V 0,8–1 Mio I. E. 3×/Tag, über 5–7 Tage) oder bei Penicillinallergie z. B. mit 2× 250–500 mg Clarithromycin für 5 Tage. Zur Symptomlinderung können Lutschtabletten mit Lokalanästhetika und/oder NSAR sowie Ibuprofen oder Naproxen eingesetzt werden. Für ausreichende Flüssigkeitszufuhr ist zu sorgen.
Da der Patient nicht schlucken kann, sollte eine **parenterale Flüssigkeitszufuhr** in Form einer Infusion mit Elektrolytlösung (z. B. Ringer-Laktat-Lösung) durchgeführt werden. In diesem Fall wurde in der Praxis 1 l infundiert.
Der Patient ist anzuweisen, dass er sich bei einer Verschlechterung seines Zustands sowohl hinsichtlich des Lokalbefunds als auch hinsichtlich des Allgemeinbefunds sofort wieder an seinen Hausarzt bzw. in Anbetracht des bevorstehenden Wochenendes an den ärztlichen Notdienst wenden soll. Es ist sicherzustellen, dass der Patient am nächsten Tag ärztlich untersucht wird.
Darüber hinaus soll er möglichst unter Aufsicht eines Angehörigen kurzfristige BZ-Messungen durchführen sowie entsprechende **Korrekturboli** applizieren. Normalerweise liegt sein Korrekturfaktor bei 40. Da hier bereits eine beginnende ketoazidotische Entgleisung vorliegt, ist damit zu rechnen, dass die für die Korrektur erforderlichen Insulindosen momentan höher liegen können. Eine angepasste Anweisung sollte dem Patienten möglichst schriftlich an die Hand gegeben werden, ggf. bestätigt durch Unterschrift.
Der Patient wurde am nächsten Tag in die „Samstagsprechstunde" einbestellt. Sein Zustand hatte sich zumindest nicht verschlechtert. Er erhielt nochmals eine Infusion. Am Sonntag wurde er ebenfalls noch einmal gesehen. Da ging es ihm schon besser. Die Tonsillitis heilte innerhalb von 4 Tagen ab. Auch die Zuckereinstellung „beruhigte sich wieder".

ZUSAMMENFASSUNG

Tonsillitiden sind normalerweise ein eher banales Praxisproblem. Dennoch sind AGVs (Peritonsillarabszess oder infektiöse Mononukleose mit u. U. bedrohlichen Komplikationen) zu bedenken. Die Einschätzung der Wahrscheinlichkeit für das Vorliegen einer Streptokokkeninfektion erfolgt mithilfe der Centor-Kriterien. Schnelltests auf Streptokokken können in Zweifelfällen weiterhelfen, sind aber in klaren klinischen Situationen meist überflüssig.
Beim Diabetiker können zudem Stoffwechselentgleisungen wie Hyperglykämie, Ketoazidose oder auch gleichzeitige Hypoglykämie den Patienten gefährden. Die intensivierte Insulintherapie erfordert eine gute Schulung der Patienten.

https://else4.de/Klein69

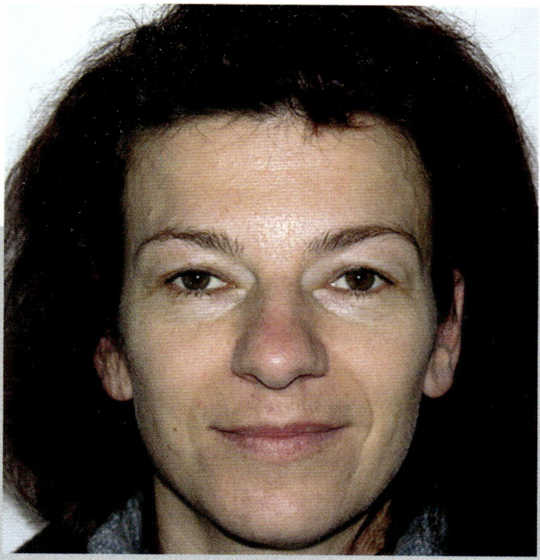

[P013]

Geschwollene Augen

„Meine Augen sind so geschwollen."

Vorgeschichte

Die 40-jährige Frau D. stellt sich in der Abendsprechstunde vor: „Herr Doktor, meine Augen sind so geschwollen (➤ Bild). Vor 2 Wochen habe ich Halsschmerzen, Schnupfen und Kopfschmerzen gehabt und Aspirin eingenommen. Vielleicht bin ich ja schwanger?"

1. **Geschwollene Augen – welche Ursachen kommen infrage?**

2. **Der Urin enthält Blut und Erythrozyten. Der Blutdruck beträgt 170/110 mmHg. Was schließen Sie daraus? Welche weiteren Untersuchungen veranlassen Sie jetzt?**

3. **Weitere Untersuchungen führen Sie in der Praxis durch?**

4. **Welche Formen der Glomerulonephritis kennen Sie?**

5. **Wann sollte eine Vorstellung im spezialistischen Bereich erfolgen? Langzeit-Kortikoid-Therapie – worauf müssen Sie achten?**

6. **Welche Therapieoptionen gibt es?**

1. Ursache Lidödeme

Lidödeme können lokale Ursachen am und um das Auge haben, aber auch im Rahmen von Allgemeinerkrankungen auftreten. Sie kommen z. B. vor bei:

- Allergien (Quincke-Ödem)
- Entzündung an Konjunktiven und Augen (z. B. Endophthalmitis)
- Erkrankungen der Augenhöhle: z. B. endokrine Ophthalmopathie/Periorbitalphlegmone (einseitig)
- Nierenerkrankungen
- Eiweißmangel
- Insektenstich
- Obere Einflussstauung
- Hereditäres Angioödem
- Schwere Lebererkrankungen
- Gastroenteropathie
- Hyperthyreose (endokrine Ophthalmopathie)

2. Interpretation Urinbefund

Da das Ödem bei Frau D. vorwiegend im Lidbereich auftritt, ist in erster Linie an eine nephrogene Genese zu denken. Der pathologische Urinbefund passt dazu. Vorrangig kommen Glomerulonephritis oder nephrotisches Syndrom infrage. Andere Ursachen sind z. B.:

- Akute interstitielle Nephritis
- Akute Tubulusnekrose
- Abflusshindernis
- Chronische Pyelonephritis
- Nierentrauma
- Diabetische Nephropathie
- Amyloidose
- Akute hämorrhagische Zystitis

Die **akute Tubulusnekrose** kann z. B. durch nephrotoxische Substanzen, Rhabdomyolyse, Hämolyse, multiples Myelom, ausgedehnte Verbrennungen, schwere Operationen oder Durchblutungsstörungen der Niere ausgelöst werden.

Ein **gestörter Abfluss über den Harnleiter** kommt am häufigsten bei Harnleitersteinen vor, aber auch Tumoren und ein vergrößerter Uterus können neben Harnleiter-Stenosierungen dafür verantwortlich sein.

Bei **Proteinurie** ist zu klären, ob ein nephritisches oder ein nephrotisches Syndrom vorliegt.

Nephrotisches Syndrom

Es ist gekennzeichnet durch:

- Proteinurie > 3,5 g/24 h
- Hypalbuminämie < 3 g/dl
- Hyperlipidämie
- Ödeme

Auslöser sind primäre oder sekundäre Glomerulopathien, z. B. Neprosklerose, Diabetes, Autoimmunerkrankungen.

Nephritisches Syndrom

Es ist gekennzeichnet durch:

- Hämaturie
- Erythrozytenzylinder im Urin
- Ödeme, insbesondere Lidödeme
- Ggf. Lungenödem
- Erhöhter Blutdruck
- Evtl. Oligurie oder Anurie
- Dumpfer Flankenschmerz

3. Weitere Untersuchungen

Die Patientin ist zunächst eingehend körperlich zu untersuchen.

Eine **Urinuntersuchung** ist auch in der Abendsprechstunde möglich. Der Mittelstrahlurin enthält Blut und Eiweiß. Um eine Verunreinigung von außen auszuschließen (beginnende Periode), wird ein Katheterurin gewonnen, in dem Eiweiß und Erythrozyten nachgewiesen werden. Der Blutdruck beträgt 170/110 mmHg.

Die Patientin sollte am nächsten Tag zur Blutentnahme in die Praxis einbestellt werden. Dann ist auch ein Urinsediment (Zylinder?) möglich. Eiweißausscheidung, Hämoglobin und Erythrozyten im Urin lassen an eine Glomerulonephritis denken. Im Gegensatz zum nephrotischen Syndrom, das durch isolierte Eiweißausscheidung gekennzeichnet ist, geht die Glomerulonephritis mit Erythrozyturie einher. Allerdings könnten die Erythrozyten auch verunreinigungsbedingt sein (z. B. Periodenblutung).

Blutuntersuchungen

Als Basisdiagnostik sind folgende Laborparameter angezeigt:

- Kleines Blutbild, Differenzialblutbild
- Elektrolyte: Natrium, Kalium, Kalzium, Phosphat

- Nierenwerte: eGFR, Kreatinin, Harnstoff
- Leberwerte: Gamma-GT, GOT (AST), GPT (ALT)
- Lipidstatus: Cholesterin, LDL, HDL
- Gesamteiweiß, Albumin i. S., Eiweißelektrophorese
- CRP, BSG
- Urin-Teststreifen zum Nachweis einer Hämaturie und/oder Proteinurie
- Urin-Sediment
- Bestimmung der Albumin-Kreatinin-Ratio (ACR) bzw. Protein-Kreatinin-Ratio (PCR)

Die ergänzende Labordiagnostik (ggf. bei V. a. Systemerkrankungen, Infektionen wie ANA, p-ANCA, c-ANCA, dsDNA-Antikörper, Anti-Basalmembran-Antikörper zur Aufdeckung von Autoimmunprozessen sowie Serologie auf Hepatitis B und C, Kryoglobuline, C3-, C4-, CH50-Komplement) wird jedoch i. d. R. im spezialistischen Bereich durchgeführt.

Urinuntersuchungen

Im Urinsediment ist nach dysmorphen Erythrozyten als Hinweis für glomeruläre Erkrankungen sowie Erythroytenzylindern zu fahnden. Letztere sind pathognomonisch für Glomerulonephritis. Die Bestimmung der ACR und PCR im Spontanurin ist wenig aufwendig und dennoch aussagekräftig bezüglich der Albumin- bzw. Eiweiß-Ausscheidung. Sie ist eine Alternative zum Sammelurin. 24-h-Urin sollte trotzdem einmalig bei nephrotischem Syndrom bestimmt werden.

Sonografie

Die Sonografie der Nieren zeigt bei Glomerulonephritiden u. U. vergrößerte (Schwellung) oder normal große Nieren bei akuter Glomerulonephritis. Bei chronischem Verlauf kommt es später ggf. zu Schrumpfnieren.

4. Formen der Glomerulonephritis

Einen Überblick über die verschiedenen Glomerulonephritis-Formen gibt ➤ Tab. 70.1. Die häufigste chronische Form ist die IgA-Nephritis.

Die Kombination von Lidödemen, Proteinurie und Mikrohämaturie in Verbindung mit einem durchlebten Infekt lässt im Fall von Frau D. an eine akute postinfektiöse Glomerulonephritis denken. Post-Streptokokken-Glomerulonephritiden kommen heutzutage kaum mehr vor. Aber auch IgA-Nephritiden können postinfektiös auftreten.

Tab. 70.1 Glomerulonephritis-Formen

Bezeichnung und Histologie	Klinischer Verlauf
Minimal-Change-GN	Nephrotisches Syndrom
Akute postinfektiöse GN/ Post-Streptokokken-GN (endokapillar-proliferative GN)	Akutes nephritisches Syndrom
IgA-Nephropathie (mesangioproliferative GN vom Typ asymptomatische Hämaturie/Proteinurie, IgA)	Asymptomatische Hämaturie/Proteinurie, Hypertonie
Fokal-segmentale Glomerulosklerose	Nephrotisches Syndrom, chronische Nierenfunktionsstörung
Membranöse GN	Nephrotisches Syndrom
Membranoproliferative GN	Mikrohämaturie, nephrotisches Syndrom, chronische Nierenfunktionsstörung
Rapid-progrediente GN (nekrotisierende intra-/extrakapillar-proliferative GN mit diffuser Halbmondbildung)	Akutes nephritisches Syndrom mit rasch progredientem Verlauf

5. Vorstellung in der Nephrologie

Eine Überweisung ist in den allermeisten Fällen indiziert, da eine sichere Diagnose und Klassifizierung in der Regel nur durch eine Biopsie gestellt werden können.

Entbehrlich ist eine Nierenbiopsie bei:

- Normaler GFR und geringen Urinbefunden (z. B. Proteinurie unter 0,5–1 g/d)

- Gering eingeschränkter Nierenfunktion ohne Urinabnormitäten
- Hochgradiger Nierenfunktionseinschränkung (GFR < 30 ml/min) und sonografisch deutlich verkleinerten, verdichteten Nieren
- Spezifischen serologischen Befunden (z. B. Anti-GBM-Antikörper, PLA2R-Antikörper) und hohem Biopsierisiko oder stark reduzierter eGFR

Eine Überweisung zur nephrologischen Praxis sollte erfolgen bei:

- Erstdiagnose und eGFR 30–60 ml/min
- eGFR < 30 ml/min
- Rascher Progression
- Persistierender, nicht urologisch erklärbarer Hämaturie
- Albuminurie-Stadium ≥ A2
- Refraktärer Hypertonie mit drei oder mehr Blutdruckmedikamenten

Bei jüngeren Menschen < 50 Jahren sollte die Indikation zur Überweisung großzügiger gestellt werden.

Bei einem raschen fulminanten Anstieg der Retentionswerte innerhalb weniger Tage sollte an eine rapid-progrediente Glomerulonephritis gedacht werden – dies ist ein nephrologischer Notfall, der eine sofortige histologische Diagnose und Therapie erfordert, um eine Niereninsuffizienz zu verhindern. Eventuell muss im Verdachtsfall bereits vor der Biopsie mit einer Kortikosteroid-Therapie begonnen werden.

Im spezialistischen Bereich ggf. weitere Diagnostik auf Autoantikörper und Komplementfaktoren. Zunehmende Bedeutung – v. a. bei nephrotischem Syndrom – gewinnt der Nachweis von PLA2R-Antikörper oder THSD7A-Antikörper (membranöse GN). Bei membranoproliferativer GN und C3-Glomerulopathie ist ggf. eine humangenetische Diagnostik angezeigt.

6. Therapieoptionen

Allgemeine Maßnahmen

In der Hausarztpraxis sollen folgende allgemeine Maßnahmen ergriffen werden:

- Optimale Blutdruckeinstellung (RRsyst < 130 mmHg)
- Bei Proteinurie > 1 g/d Gabe von ACE-Hemmern oder AT1-Rezeptor-Antagonisten
- Schleifendiuretika, v. a. bei Hyperkaliämie
- Dihydropyridin, Kalziumantagonisten wie Amlodipin, Nifedipin, Nitrendipin meiden
- NSAR meiden, stattdessen Paracetamol, Metamizol, Opiate
- Eiweißzufuhr ca. 0,8 g/kg KG pro Tag
- Reduktion der Kochsalzzufuhr
- Nikotinkarenz
- Thromboseprophylaxe bei nephrotischem Syndrom mit Phenprocoumon da Heparin möglicherweise nicht ausreichend wirksam

Spezifische Therapie

Von spezialistischer Seite werden Immunsuppressiva, Kortikoide, monoklonale Antikörper und Calcitonininhibitoren eingesetzt. Weitere Optionen sind Plasmapherese bzw. Substitution durch Dialyse sowie Nierentransplantationen.

ZUSAMMENFASSUNG

Bei Eiweißausscheidung sowie Hämoglobin und Erythrozyten im Urin ist u. a. an eine Glomerulonephritis zu denken. Eine genaue Klassifizierung ist in den meisten Fällen nur durch eine Biopsie möglich. Der Blutdruck sollte optimal eingestellt werden. Noxen sind zu meiden. Neben allgemeinen Therapiemaßnahmen, wie sie in jeder Hausarztpraxis zur Verfügung stehen, gibt es im spezialistischen Bereich inzwischen ein breit gefächertes Angebot an Therapiemöglichkeiten.

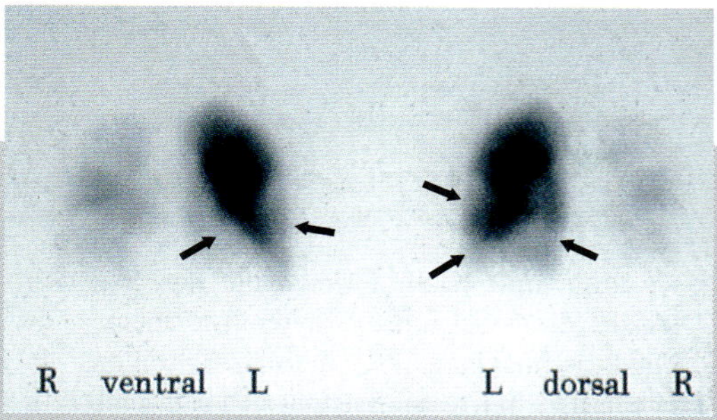

[M104]

Komische Anfälle

„Ich habe so komische Anfälle."

Vorgeschichte

Die 84-jährige Frau K. ist seit 18 Jahren Patientin in unserer Praxis.
Diagnosen: rheumatoide Arthritis (M06.99), somatoforme Schmerzstörung (F45.40), Hypertonie I (90.9), KHK (I25.0), Niereninsuffizienz (N18.9), Osteoporose (M81,9), Untergewicht (R63.4) (BMI 17,5), Fibularisparese li. (G57.3) bei Knie-TEP (Z96.6GL) bei Schenkelhalsfraktur vor 17 Jahren, Radikulopathie bei degenerativen Forameneinengungen im HWS-Bereich (M54.19), Knie-TEP rechts implantiert vor Wochen.
Frau K. kommt heute eigentlich zur Besprechung der Laborwerte, insbesondere der Entzündungsparameter, in Bezug auf die Verlaufskontrolle der rheumatoiden Arthritis (➤ Tab. 71.1). Am Ende der Konsultation steht sie auf und sagt: „Ach ja – seit 2 Wochen habe ich da immer so komische Anfälle. Ich bekomme dann für ein paar Minuten kaum Luft, in der Brust sticht es, das Herz rast, husten muss ich dann auch."
Sie messen Puls: 98/min und Blutdruck RR 130/70 mmHg.

1. **Wie beraten Sie Frau K. bezüglich der Laborwerte?**

2. **Welche möglichen Ursachen vermuten Sie hinter den „Anfällen?"**

3. **Welche Diagnostik führen Sie in der Praxis durch?**

4. **Welche Untersuchungen veranlassen Sie im spezialistischen Bereich?**

5. **Beurteilen Sie das Lungenszintigramm (➤ Bild) – welche Konsequenzen ziehen Sie daraus?**

6. **Frau K. wird aus der Klinik entlassen – außer den Lungenembolien wurden auch noch eine pulmonale Hypertonie und eine Trikuspidalinsuffizienz festgestellt. Medikamentenplan (➤ Tab. 71.2). Worauf achten Sie? Welche Kontrollen sind notwendig?**

Tab. 71.1 Laborwerte von Frau K.

Parameter	Messwert	Normwert
CRP	10,8 mg/l	0–5 mg/l
BSG	22 mm	3,0–25,0 mm
Kreatinin	1,41 mg/dl	0,3–1,0 mg/dl
GFR CKD	34 ml/min	90–120 ml/min
Cystatin C	2,17 mg/l	0,57–0,96 mg/l
GFR C	27 ml/min	90–120 ml/min
NT pro BNP	2948 pg/ml	Bis 125 pg/ml
HB	11,3 g/dl	11,6–15,1 g/dl
MCHC	32 g/l	32–36 g/l
MCH	32 pg	27,0–34,0 pg
MCV	99,2 fl	81,0–99,0 fl
TSH	3,5 uU/ml	0,3–4,2 uU/ml

Tab. 71.2 Medikamentenplan bei Entlassung

Wirkstoff	Morgens-mittags-abends
Candesartan 16 mg	1-0-0
Bisoprolol 5 mg	1-0-0
Prednisolon 2 mg	1-0-0
Tramadol 100 mg ret	1-1-1
Apixaban 2,5 mg	1-0-1
Xipamid 10 mg	1-0-0
Alendronat 70 mg	1×/Woche
Leflunomid 20 mg	Pause
Etanercept 50 mg	0-0-1
Metamizol	Bei Bedarf

1. Beratung Labor

- Das CRP liegt bei 10,8 mg/dl, ist also leicht erhöht. In Bezug auf die chronische Polyarthritis ist dieser Wert sicherlich tolerabel und zeigt eine niedrige Entzündungsaktivität.
- Die BSG ist nicht erhöht.
- Kreatinin und Cystatin C sind deutlich pathologisch, dies weist auf eine Niereninsuffizienz hin. Berechnet man die glomeruläre Filtrationsrate nach dem Kreatinin, ergibt sich bei 34 ml/min ein GFR-Stadium G3B, was einer mäßig bis hochgradig eingeschränkten Nierenfunktion entspricht (➤ Tab. 71.3). Legt man Cystatin C für die Berechnung der GFR zugrunde, ergibt sich eine GFR von nur 27 ml/min, was einer **hochgradig eingeschränkten Nierenfunktion** entspricht (GFR-Stadium G4). Frau K. ist untergewichtig (BMI 17,5), sie hat eine deutlich verminderte Muskelmasse, daher unterschätzt die Berechnung der GFR auf der Grundlage des Kreatinins die Nierenfunktionseinschränkung. Der **Cystatin-C-Wert** ist von der Muskelmasse unabhängig und daher in diesem Fall aussagekräftiger. Leider wird die Bestimmung des Cystatin-C-Werts nicht von den Krankenkassen übernommen, sodass die Patientin diese Bestimmung selbst bezahlen muss. Frau K. hat somit eine **Niereninsuffizienz Stadium G4,** das heißt eine hochgradige Einschränkung der Nierenfunktion.
- Besonders auffällig ist auch der **NT ProBNP-Wert** mit 2.948, was auf eine hochgradige Einschränkung der Herzfunktion hinweist, der obere Normwert liegt bei 125 Pikogramm/ml. Allerdings kann bei über 70-jährigen Frauen ein Wert bis 740 Pikogramm/ml noch normal sein, wenn keine Herzinsuffizienzsymptomatik beststeht. In diesem Fall ist allerdings sicherlich von einer **Herzinsuffizienz** auszugehen.
- Der Hb-Wert liegt etwas unter der Norm, auffällig ist, dass der MCV-Wert grenzwertig erhöht ist. Hier wäre abzuklären, ob ein Eisenmangel (Bestimmung von Ferritin ggf. Transferrin) oder ein latenter Vitamin-B_{12}- oder Folsäuremangel besteht (Bestimmung von Folsäure und Vitamin B_{12}, allerdings wiederum keine Kassenleistung).

Zusammenfassend lässt sich aus den Laborwerten Folgendes ablesen: Die Rheumatherapie erscheint ausreichend eingestellt. Besorgniserregend sind allerdings die Niereninsuffizienz mit hochgradig eingeschränkter Nierenfunktion und die Herzinsuffizienz. Laut Leitlinie sollte eine Überweisung zum Nephrologen erfolgen (ab

Tab. 71.3 GFR-Stadien bei chronischer Niereninsuffizienz [F201-048]

Stadium	GFR (ml/min/1,73 m²)	Bezeichnung
G1	≥ 90	Normal oder hoch*
G2	60–89	Leichtgradig eingeschränkt*
G3a	45–59	Leicht- bis mäßiggradig eingeschränkt
G3b	30–44	Mäßig- bis hochgradig eingeschränkt
G4	15–29	Hochgradig eingeschränkt
G5	< 15	Terminale Niereninsuffizienz

GFR = glomeruläre Filtrationsrate. **Cave:** In Abwesenheit von Anhaltspunkten für Nierenschaden entsprechen GFR-Stadien G1 und G2 nicht der Definition für das Vorliegen einer Nierenerkrankung!
* Im Vergleich zu jungen Erwachsenen.

GFR < 30 ml/pro min). Wegen der Herzinsuffizienz ist eine Vorstellung beim Kardiologen angezeigt.

2. Mögliche Ursachen der „Anfälle"

Die Schilderung der Anfälle lässt mehrere Möglichkeiten zu. Herzrhythmusstörungen, Koronarinsuffizienz, Blutdruckkrisen, Aortendissektion sollten bedacht werden. Allerdings ist aufgrund der rezidivierenden plötzlich auftretenden Atemnot vorrangig an eine **Lungenembolie** zu denken. Bezüglich der abwendbar gefährlichen Verläufe sollte hier ein Ausschluss einerseits der Koronarsymptomatik, andererseits einer Lungenembolie erfolgen. Die Lungenembolie-Wahrscheinlichkeit kann a priori mithilfe des revidierten Geneva-Scores zur klinischen Vorhersage einer Lungenembolie ermittelt werden (➤ Fall 44). Frau K. ist über 65 Jahre, was zusammen mit der erhöhten Pulsfrequenz und dem Z. n. Hüftoperation im revidierten Geneva-Score in der Originalversion 8 Punkte, in der vereinfachten Version 4 Punkte ergibt. Im Drei-Stufen-Score ergibt sich jeweils eine mittlere, im Zwei-Stufen-Score eine hohe Wahrscheinlichkeit. Eine gebräuchliche Alternative ist der Wells-Score (➤ Fall 44). Dieser hat allerdings aufgrund des subjektiven Items „andere Ursache wahrscheinlicher" Schwächen.

3. Diagnostik in der Praxis

Auf jeden Fall sollte ein EKG geschrieben werden, außerdem in diesem Fall Bestimmung der **D-Dimere** zum Ausschluss einer Lungenembolie und **Troponin-T-Test** zum Ausschluss eines Myokardinfarkts. Beide stehen als Bedside-Tests zur Verfügung. In dem Fall von Frau K. ist der Troponin-Test negativ, die D-Dimere sind positiv.
Dies vereinfacht die Sachlage nicht gerade, da der D-Dimer-Test hochsensitiv, aber wenig spezifisch ist. Somit muss mit einer Lungenembolie gerechnet werden, aber beweisend ist diese Untersuchung diesbezüglich auf gar keinen Fall.

4. Untersuchungen im spezialistischen Bereich

In diesem Fall sind weitere Untersuchungen im spezialistischen Bereich indiziert. Nach weitgehendem Ausschluss einer koronaren Herzerkrankung (EKG unauffällig, Troponin-Test negativ) sollte eine weiterführende Diagnostik zum Ausschluss einer Lungenembolie erfolgen. Eine Echokardiografie kommt infrage, ist jedoch zum Ausschluss einer Lungenembolie nicht sicher genug. „Goldstandard" wäre eine Computertomografie des Thorax mit Kontrastmittel. Aufgrund der hochgradig eingeschränkten Nierenfunktion ist allerdings zu bedenken, dass eine Kontrastmittelexposition die Nierenfunktion nachhaltig negativ beeinflussen könnte. Aus diesem Grund entscheiden sich Arzt und Patient gemeinsam für die Alternative Lungenszintigramm.

5. Beurteilung des Lungenszintigramms (➤ Bild) – Konsequenzen

Die Lungenperfusionsgrafie zeigt typische keilförmige Defekte, die mit kleinen, peripheren Lungenembolien gut vereinbar sind. Somit ist von rezidivierenden Lungenembolien auszugehen. Die Konsequenz ist die umgehende stationäre Einweisung.

6. Management nach Entlassung

Bei Entlassung legt Frau K. den Medikamentenplan vor (➤ Tab. 71.2).

Grundsätzlich darf der Medikamentenplan nach der Entlassung aus dem Krankenhaus nicht unkritisch übernommen werden. Der Arzt, der die Medikamentenverordnungen ausstellt, in diesem Falle der Hausarzt, ist voll verantwortlich für die Medikation. Bei Frau K. sind das hohe Alter und zum anderen die hochgradig eingeschränkte Nierenfunktion zu berücksichtigen. Wesentliche Hilfen sind (➤ Fall 14):

- Priscus-Liste
- FORTA-Liste)
- Webseite Dosing der Universität Heidelberg

Atorvastatin und Apixaban sind in der Priscus-Liste der Kategorie A zuzuordnen, Bisoprolol, Xipamid, Hydrochlorothiazid, Alendronsäure und Metamizol fallen in die Kategorie B. Tramadol ist in die Kategorie C einzuordnen. Eine gute Alternative wären Buprenorphin, Oxycodon oder Hydromorphon.

Bei Candesartan ist eine Dosisreduktion aufgrund der hochgradig eingeschränkten Nierenfunktion erforderlich, die 16-mg-Tageshöchstdosis ist erreicht. Bisoprolol ist mit 2× 2,5 mg extrem niedrig dosiert und daher in Ordnung. Xipamid, Atorvastatin, Tramadol, Prednisolon sowie Metamizol bedürfen keiner Dosisanpassung. Apixaban ist wegen der Niereninsuffizienz mit 2× 2,5 mg korrekt dosiert. Kontraindiziert aufgrund der niedrigen Nierenfunktion sind Hydrochlorothiazid und Alendronsäure.

Sicherheitshalber sollte wegen der eingeschränkten Nierenfunktion Apixaban durch Phenprocoumon ersetzt werden. Alendronsäure sollte abgesetzt werden bei Kalzium- und Vitamin-D-Substitution. Hydrochlorothiazid sollte durch Xipamid ersetzt werden, wie bereits vor Klinikeinweisung

Weiterhin ist wegen der Trikuspidalinsuffizienz eine Sanierung notwendig. Da konservativ kein befriedigendes Ergebnis erzielt werden konnte, wird eine kathetergestützte perkutane Klappenrekonstruktion durchgeführt. Wegen der rheumatoiden Arthritis ist eine Behandlungsabstimmung mit dem Rheumatologen unerlässlich. Weiterhin ist eine Kontrolle von Blutdruck, kardialen Risikofaktoren, vor allem aber auch der Nierenfunktion dringend angezeigt. Wegen der Prothesen ist bei allen Eingriffen, bei denen Keime in die Blutbahn geraten können, zum Beispiel auch zahnärztlich, eine Behandlung mit einer Antibiotikaprophylaxe (z. B. mit Amoxicillin) erforderlich. Das Untergewicht muss ebenfalls im Auge behalten werden. Hochkalorische Ernährung, ggf. Bananenmilch mit Sahne oder kommerziell erhältliche hochkalorische Lösungen, sind zu diskutieren.

ZUSAMMENFASSUNG

Bei plötzlichen Atemnotanfällen ist u. a. an eine Lungenembolie zu denken. D-Dimere sind häufig falsch positiv. Klarheit schafft ein Thorax-CT, alternativ bei möglichen Kontraindikationen ein Lungenperfusions- und Ventilationsszintigramm.

Der Kreatinin-Wert unterschätzt bei muskelschwachen Patientinnen und Patienten oft die Nierenleistung. Alternative ist – leider Selbstzahlerleistung – Cystatin C.

Nach der Krankenhausentlassung ist der weiterbehandelnde Hausarzt für die weitere Behandlung des Patienten voll verantwortlich. Er hat die Entlassmedikation zu überprüfen. Dabei helfen ihm gerade bei älteren nierenschwachen Patienten u. a. Priscus-Liste, Forta-Liste, Webseite Dosing.

https://else4.de/Klein71

Gelbsucht

„Mein Stuhlgang ist ganz weiß und mein Urin so braun wie Starkbier."

Vorgeschichte

Der 25-jährige Herr W. kommt in die Sprechstunde: „Ich muss seit 5 Tagen immer wieder erbrechen, mir ist schlecht, nach dem Essen geht es gleich los. Ich war für 2 Wochen in Serbien in Urlaub und war jeden Tag surfen. Zuerst ging es mir ganz gut, aber wie aus heiterem Himmel ist mir dann so schlecht geworden. Ich habe 5 kg abgenommen. Mein Stuhlgang ist ganz weiß und mein Urin so braun wie Starkbier. Meine Haut ist überall ganz dunkel geworden (➤ Bild)."

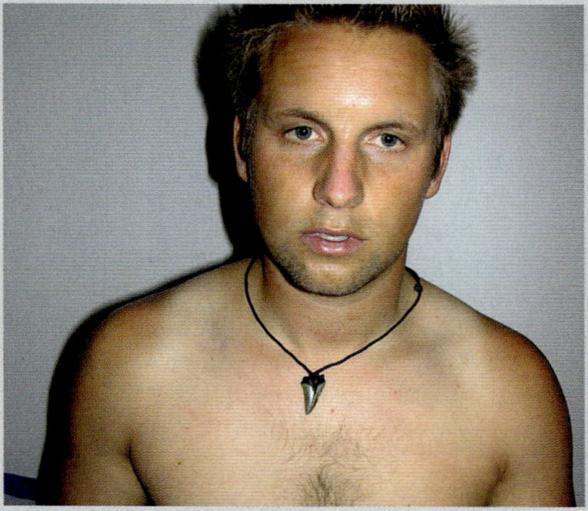

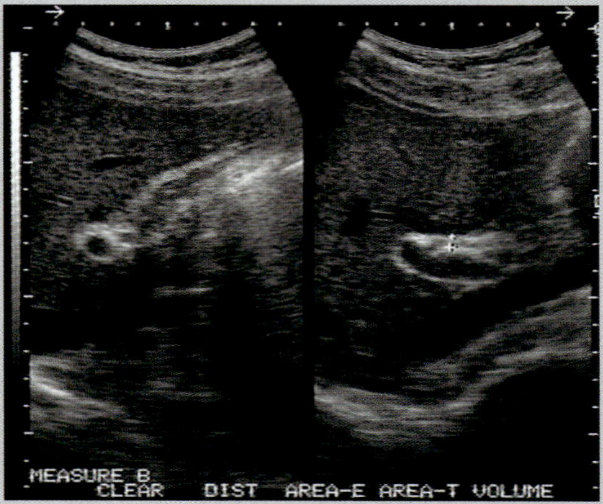

[P013]

1. **Welche Erkrankungen ziehen Sie in Betracht?**

2. **Welche diagnostischen Maßnahmen ergreifen Sie in der Praxis?**

3. **Beurteilen Sie Sonografie- (➤ Bild) und Laborbefunde (➤ Tab. 72.1) in der Zusammenschau.**

4. **Welche Hepatitis-Formen kommen im vorliegenden Fall in erster Linie in Betracht? Hat sie der Patient vermutlich aus dem Urlaub mitgebracht?**

5. **Welche Maßnahmen ergreifen Sie?**

6. **Laut Labor leidet Herr W. an Hepatitis E – in welchen Ländern tritt Hepatitis E auf?**

1. Ursächliche Erkrankungen

Als Ursache des Ikterus kommen ohne Kenntnis der Laborwerte allein aufgrund der Klinik bei diesem jungen Menschen ein mechanisches Problem, z. B. Im Sinne einer Choledocholithiasis oder aber eine Hepatitis, infrage, wobei bei einem Gallenstein im Gang mit starken Schmerzen zu rechnen wäre. Davon abzugrenzen sind hämolytische Ikterusformen. Außerdem kommt auch eine Intoxikation mit beginnendem Leberversagen in Betracht.

2. Diagnostik

Angezeigt sind körperliche Untersuchung mit Beurteilung des Ikterus, Abdomenpalpation (Leber druckdolent? Vergrößert? Konsistenz?), Beinödeme (fortgeschrittene Lebererkrankung, Rechtsherzinsuffizienz) sowie Oberbauchsonografie, Blutentnahme und Urinstix.
Die Haut ist gebräunt, deutlicher Haut- und Sklerenikterus. Die Palpation des Abdomens und insbesondere der Leber ergibt keine Besonderheiten – normale Darmgeräusche.

3. Beurteilung Sonografie und Labor

Sonografie (➤ Bild): Leberoberfläche glatt konfiguriert, Leberwinkel leicht abgestumpft, Reflexmuster der Leber leicht verdichtet, vergröbert, Ductus choledochus ungestaut. Gallenblasenwand verdickt ohne Binnenechos.
Am nächsten Tag liegen die **Laborwerte** vor (➤ Tab. 72.1).
In der Sonografie konnten keine Zeichen eines Gallenaufstaus nachgewiesen werden. Das vergröberte Reflexmuster ist gut mit einer Hepatitis vereinbar. Die Laborbefunde sprechen trotz der deutlich erhöhten (direkten) Bilirubin- und Cholestasewerte durch die doch deutlich führend erhöhten Transaminasen für eine akute Hepatitis. Hierzu passend ist der De-Ritis-Quotient (GOT/GPT) < 1, was für einen moderaten Leberschaden spricht. Wird jedoch vermehrt GOT aus den Mitochondrien statt dem zytoplasmatischen GPT frei, spricht dies für einen schwerwiegenden Leberschaden wie bei chronischer Hepatitis oder Zirrhose.

Tab. 72.1 Laborbefunde (Auswahl)

Parameter	Normwert	Messwert
AP	40–129 U/l	169 U/l
BILI gesamt	< 1,1 mg/dl	5,47 mg/dl
BILI direkt	< 0,3 mg/dl	4,04 mg/dl
BILI indirekt	≤ 0,8 mg/dl	1,39 mg/dl
γ-GT	≤ 66 U/l	369 U/l
GLDH	≤ 6,4 U/l	152,9 U/l
GOT	≤ 50 U/l	2.982 U/l
GPT	≤ 50 U/l	3.645 U/l

4. Welche Hepatitis kommt infrage?

Der Patient hatte sich nicht im außereuropäischen Raum aufgehalten. Daher kommen in erster Linie die ausschließlich akut verlaufenden Hepatitis A oder E oder aber auch akute Formen von B oder C in Betracht. Überraschenderweise sind die am nächsten Tag eintreffenden Antikörper gegen Hepatitis A, B und C negativ, Hepatitis E positiv, Hepatitis E positiv.

5. Maßnahmen

Aufgrund der extrem hohen Transaminasen, diesbezüglich unklarer Dynamik und des schlechten Zustands des Patienten ist eine Einweisung in die Klinik angezeigt.
Der Patient wird für 3 Tage stationär aufgenommen und rein symptomatisch behandelt, eine spezifische Therapie existiert nicht. Erstaunlicherweise stellt sich eine **Hepatitis-E-Virusinfektion** heraus, die Transaminasen und das Bilirubin sinken rasch spontan wieder ab. Er wird nach 3 Tagen entlassen.

6. In welchen Ländern kommt Hepatitis E vor?

In Deutschland sowie mehreren Ländern Europas und Nordamerikas kommt die durch HEV Genotyp 3 verursachte Hepatitis E endemisch vor. Die Infektionszahlen steigen – vermutlich durch häufigere Testung – kontinuierlich an. In Asien und Afrika kommen die Genotypen 1 und 2 hauptsächlich bei mangelnder Trinkwasser- und Lebensmittelhygiene vor.

In den Industrieländern inklusive Deutschland findet hauptsächlich eine zoonotische Übertragung über den Verzehr von unzureichend gegartem Schweine- bzw. Wildfleisch und daraus hergestellten Produkten statt. Filtrierende Organismen (z. B. Muscheln) können im Wasser vorkommendes HEV anreichern und so ebenfalls als Infektionsquelle dienen.

https://else4.de/Klein72

ZUSAMMENFASSUNG

Bei plötzlich auftretendem Ikterus bei jungen Menschen ist eine Hepatitis auszuschließen Daneben kommen Verschlussikterus und Hämolyse unterschiedlicher Ursache in Betracht. In Europa kommen endemisch die Hepatitis-Formen A, B, C und E vor. Sie sind meldepflichtig.

Offener Fuß

„Ich habe einen offenen Fuß, das tut weh und heilt nicht."

Vorgeschichte

Der 88-jährige Herr H. wird von der Tochter in die Sprechstunde gebracht: „Ich habe einen offenen Fuß, das tut höllisch weh und heilt überhaupt nicht" (➤ Bild).
Niereninsuffizienz bei Z. n. Nephrektomie links wegen eines Nierenkarzinoms vor 30 Jahren.

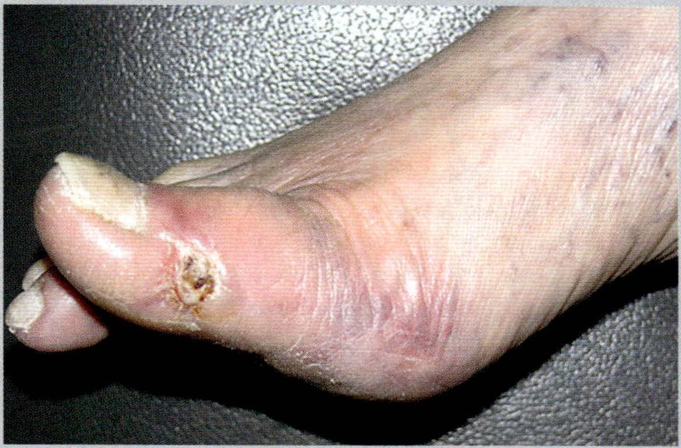

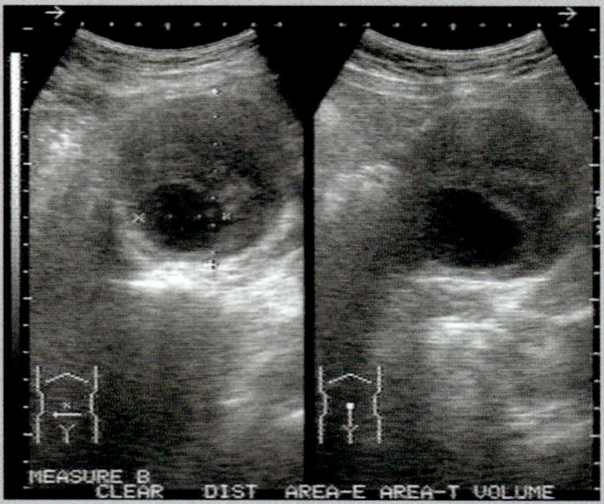

[P013]

1. **Welche Ursachen für die schlecht heilende Wunde am Fuß ziehen Sie in Betracht?**

2. **Welche diagnostischen Maßnahmen kommen primär in Betracht?**

3. **Wie interpretieren Sie den Befund der Doppler-Untersuchung?**

4. **Eine Woche später kommt der Patient wieder in die Sprechstunde: „Herr Doktor, jetzt habe ich's auch am anderen Fuß." Welche weitere Diagnostik veranlassen Sie jetzt?**

5. **Interpretieren Sie den Sonografiebefund (➤ Bild).**

6. **Welche therapeutischen Maßnahmen kommen infrage?**

1. Ursachen

Es handelt sich bei dem Patienten um Nekrosen im Nebenbereich der Akren, in diesem Fall der Großzehe. Die Umgebung ist gerötet. Als Ursache ist eine Durchblutungsstörung im arteriellen Bereich zu vermuten. Diese kann thrombotischer (z. B. im Rahmen einer fortschreitenden AVK) oder embolischer Genese sein.

2. Primäre Diagnostik

Zunächst ist der Pulsstatus zu erheben. Dann sollte eine Doppler-Untersuchung der Beine durchgeführt werden. Außerdem sollte ein EKG zum Ausschluss einer absoluten Arrhythmie geschrieben werden (als mögliche Emboliequelle).

Die Fußpulse sind beidseits nicht eindeutig tastbar.

Die Doppler-Untersuchung ergibt folgende Werte:

- A. radialis rechts 140 mmHg, links 140 mmHg
- A. tibialis posterior rechts 110 mmHg, links 133 mmHg
- A. dorsalis pedis rechts 100 mmHg, links 140 mmHg

Das EKG zeigt einen Sinusrhythmus mit einem Puls von 71/min sowie eine periphere Niedervoltage. Der Blutdruck beträgt 120/80 mmHg.

3. Interpretation Doppler-Befund

Die Untersuchungsbefunde sprechen für eine arterielle Verschlusskrankheit rechts. Allerdings liegen die Werte der Verschlussdrücke noch > 100 mmHg, sodass eine Gefährdung der Extremität eigentlich nicht zu erwarten ist. Dies passt nicht zu der Symptomatik.

4. Vertiefte Diagnostik

Tatsächlich zeigen sowohl die Ferse als auch der Kleinzehenbereich links eine deutliche Rötung mit beginnender Nekrosenbildung (➤ Abb. 73.1).

Da jetzt auch das linke Bein betroffen ist, bei dem dopplersonografisch vorerst keine arterielle Verschlusskrankheit nachweisbar war, und nun wiederum relativ plötzlich eine Nekrose aufgetreten ist, sollte von einer embolischen Genese ausgegangen werden. Bei bestehendem Krankheitsgefühl und ggf. Fieber sollte

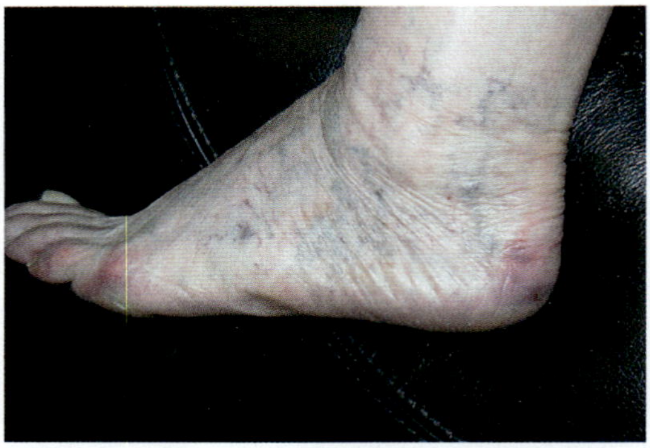

Abb. 73.1 Linker Fuß des Patienten [P013]

an eine Endokarditis mit septischen Embolien gedacht werden.

Schnellstmöglich sollten eine echokardiografische Untersuchung (am besten transösophageal, TEE), eine Ultraschalluntersuchung des Abdomens sowie eine Duplexsonografie der Gefäße durchgeführt werden.

Die transösophageale Echokardiografie war unauffällig. Die auswärts veranlasste Duplexsonografie ergab rechts mäßige Gefäßveränderungen, links keine relevanten Stenosierungen.

Des Weiteren wurde auch eine Abdomensonografie durchgeführt. Auch sollte ein diabetischer Fuß (Mikroangiopathie) ausgeschlossen werden, da es hier durch die Wunde zu einem raschen Verlust des Fußes kommen kann.

5. Interpretation des Sonografiebefunds

Im Sonogramm (➤ Bild) zeigt sich ein teilthrombosiertes Aortenaneurysma mit einem Außendurchmesser von 6,4 cm und einem freien Lumen von 3,1 cm. Dies erklärt die rezidivierenden Thromboembolien. Quelle ist in diesem Fall das teilthrombosierte Aortenaneurysma.

6. Therapie

Folgende allgemeine Maßnahmen sind angezeigt:

- Nicht beengendes, warmes Schuhwerk
- Keine einschnürenden Strumpfbänder

- Vorsicht bei der Pediküre, um Verletzungen zu vermeiden
- Sorgfältige Fußhygiene, konsequente Behandlung von Fußmykosen
- Keine lokale Wärmeanwendung, Vermeidung von Kälte und Nässe
- In schweren Fällen Tieflagerung des Beins

Neben diesen allgemeinen Maßnahmen, optimaler Blutdruckeinstellung (keine zu starke Senkung des Blutdrucks wegen Abfall des Perfusionsdrucks), ggf. Senkung der Lipide (bei diesem Patienten nicht zutreffend), optimaler Diabeteseinstellung sowie Raucherentwöhnung ist eine medikamentöse Therapie mit Thrombozytenaggregationshemmern indiziert. Zunächst sollte ASS eingesetzt werden, bei Unverträglichkeit ggf. Clopidogrel. Ein „Gehtraining" ist in diesem Fall sicherlich nicht indiziert, da der Patient bereits Nekrosen hat. Darüber hinaus ist er infolge der sauerstoffpflichtigen COPD mit Ruhedyspnoe nicht in der Lage dazu.

Ein Abstrich sollte entnommen werden für ggf. indizierte, gezielte antibiotische Therapie.

Das Aortenaneurysma ist > 5,5 cm (Außendurchmesser 6,4 cm) groß – damit besteht formal eine Operationsindikation. Bei Frauen wäre bereits ab 5 cm eine OP zu empfehlen.

Bei der vorliegenden Aneurysmagröße liegt das jährliche Rupturrisiko bei > 10 % (jährliches Rupturrisiko bei < 5 cm Größe: maximal 1 %, über 6 cm Größe: mindestens 10 %). Neben dem Durchmesser ist auch die Wachstumsrate des Aneurysmas von Bedeutung. Bei einer Größenzunahme von > 1 cm/Jahr ist ebenso eine OP zu empfehlen.

In diesem Fall könnte eine Stent-Behandlung als Therapiemaßnahme infrage kommen.

Der Patient lehnt allerdings operative Eingriffe kategorisch ab. Seine Angehörigen sind trotz ärztlicher Empfehlung auch nicht dazu zu bewegen, ihn umzustimmen. Von hausärztlicher Seite wird nicht allzu sehr auf die Operation gedrängt, da der Patient angesichts seines Alters und seiner schweren COPD ein hohes Operationsrisiko hat.

Die thrombotischen Komplikationen wurden schließlich seltener. Jedoch wuchs das Aneurysma auf > 7 cm. Der Patient wollte dennoch von einem operativen Eingriff nichts wissen, was angesichts des Alters und der schweren COPD auch von ärztlicher Seite gut mitgetragen werden konnte. Der Patient erhängte sich – überraschend für Familie und Hausärzte – 1 Jahr später.

ZUSAMMENFASSUNG

Bei Nekrosen im Fußbereich ist immer auch nach Durchblutungsstörungen zu fahnden. Diese können thrombotischer oder embolischer Genese sein. In diesem Fall kamen die Embolien aus einem teilthrombosierten Bauchaortenaneurysma – eine eher seltene Thromboemboliequelle. Ab einem Aneurysmadurchmesser von 5 cm (Frauen) bzw. 5,5, cm (Männer) sollte eine invasive Therapie in Betracht gezogen werden. Im Einzelfall muss eine individuell auf den Patienten bezogene Entscheidung getroffen werden. Hohes Lebensalter, schwere Begleiterkrankungen und nicht zuletzt der Wille des Patienten können hier Grenzen setzen.

https://else4.de/Klein73

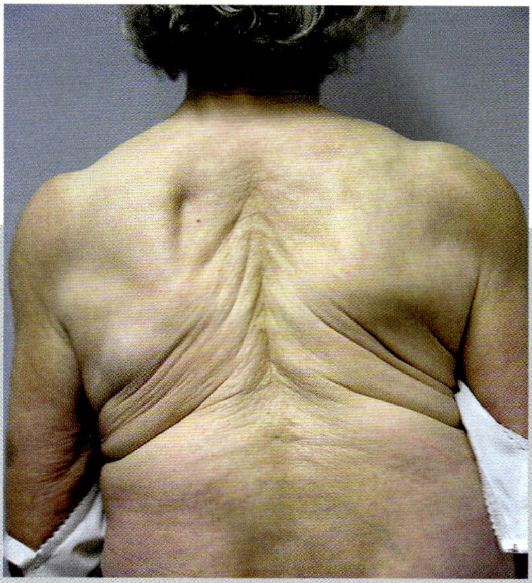

[P013]

Rückenschmerzen

„Ich habe Rückenschmerzen. Verschreiben Sie mir doch bitte Massagen."

Vorgeschichte

Die 85-jährige Frau H. kommt in die Sprechstunde: „Ich komme heute wegen meiner Rückenschmerzen. Bitte verschreiben Sie mir Massagen." (➤ Bild).

Frau H. leidet seit vielen Jahren an Hypertonie und Hyperlipidämie, weiterhin Omarthrose links, Varikosis bds. und Coxarthrose primär rechts. Folgende Medikamente nimmt sie: 1× 1 Ramipril HCT 2,5/12,5 mg Tbl., 2× 1 Ibuprofen 600 mg Tbl. und abends 1 Omeprazol 20 mg Tbl.

1. **Welche Ursache für die Rückenschmerzen ziehen Sie in erster Linie in Betracht?**

2. **Welche Risikofaktoren prädisponieren für die Osteoporose und welche AGVs sind zu bedenken?**

3. **Welche Diagnostik ist bei Osteoporose indiziert?**

4. **Welche therapeutischen Maßnahmen kommen infrage?**

1. Ursache der Rückenschmerzen

Bei der Inspektion fällt sofort das in diesem Fall im LWS-Bereich ausgeprägte **„Tannenbaumphänomen"** ins Auge (➤ Bild). Dabei wird durch Sinterung der Wirbelkörper die Haut „zusammengeschoben". Die Patientin gibt selbst an, dass ihre Körpergröße von 1,65 m im Reisepass auf jetzt 1,56 m abgenommen habe. Damit ist vorrangig eine Osteoporose als Ursache der Rückenschmerzen anzunehmen.

2. Risikofaktoren für Osteoporose

Allgemeine Risiken:

- Weibliches Geschlecht
- Hohes Lebensalter
- Untergewicht (BMI < 20)
- Nikotinkonsum
- Alkohol
- Immobilität/mangelnde körperliche Aktivität
- Vitamin-D- und Kalziummangel
- Anamnese einer proximalen Femurfraktur bei Vater oder Mutter
- Außerdem sind erlittene traumatische Wirbelkörperfrakturen, periphere Frakturen nach einem Bagatelltrauma sowie zurückliegende multiple Stürze ein Risikofaktor für weitere Frakturen im Rahmen einer Osteoporose.

Zahlreiche Erkrankungen gehen mit einem erhöhten Osteoporoserisiko einher:

- Endokrinologische Erkrankungen (z. B. Diabetes mellitus, Hyperthyreose, Morbus Cushing, Hyperparathyreoidismus)
- Rheumatologische Erkrankungen (z. B. rheumatoide Arthritis)
- Gastroenterologische Erkrankungen (z. B. Zöliakie, Z. n. Gastrektomie)
- Neurologische Erkrankungen (z. B. Epilepsie, Apoplex, Morbus Alzheimer, Morbus Parkinson)
- Andere Erkrankungen (z. B. Herzinsuffizienz, COPD, höhergradige Niereninsuffizienz, MGUS, Anorexia nervosa)

Risiko durch Medikamente, z. B. Glukokortikoide, Protonenpumpenhemmer, hormonablative Therapie, Antidepressiva, Antiepileptika, Neuroleptika, Glitazone, Opioide.

An **AGV**s sind v. a. Frakturen zu bedenken. Am häufigsten kommen in diesem Zusammenhang Frakturen der Wirbelkörper sowie Oberschenkelhalsfrakturen vor.

3. Osteoporosediagnostik

Über die Indikation einer Basisdiagnostik aufgrund des Risikoprofils informiert ➤ Tab. 74.1.

Spezifische Anamnese und Befund

- Aktuelle Beschwerden → Rückenschmerzen? Funktionsbeeinträchtigungen? Allgemeinzustand?
- Fraktur- und Sturzanamnese, Krankheiten oder Medikamente mit Einfluss auf das Skelett oder auf Stürze?

Tab. 74.1 Empfehlung für die Durchführung einer Basisdiagnostik bei Osteoporose (modifiziert nach https://www.awmf.org/uploads/tx_szleitlinien/183-001l_S3_Osteoporose-Prophylaxe-Diagnostik-Therapie_2019-02.pdf)

Alter [J.]		Risikoprofil, bei dem eine Basisdiagnostik empfohlen wird
Frau	Mann	Sofern der/die Risikofaktor/en nicht behebbar ist/sind
> 50	> 50	▪ Fragilitätsfrakturen ▪ Nach 3 Monaten Glukokortikoiden > 7,5 mg Prednisolonäquivalent
> 50	> 60	▪ Niedrigtraumatische Wirbelkörperfraktur ▪ Niedrigtraumatische nichtvertebrale Fraktur (außer Finger, Zehen, Knöchel, Schädel) ▪ Proximale Femurfraktur eines Elternteils ▪ Untergewicht ▪ Nikotinkonsum ▪ Multiple Stürze (oder hohes Sturzrisiko) ▪ Immobilität ▪ Medikamenteneinnahme mit hohem Osteoporoserisiko ▪ Grunderkrankung mit erhöhtem Osteoporoserisiko
> 70	> 80	Lebensalter als Risiko ausreichend

- Frakturrisiken? Werden alle sinnvollen prophylaktischen Maßnahmen (s. u.) durchgeführt?
- Untersuchung → Messen von Körpergröße und -gewicht, Hinweise für sekundäre Osteoporose oder Malignome?
- Timed-up-&-go- oder Chair-Rising-Test, Tandemstand-Test, ggf. geriatrisches Assessment
- FRAX-Score: computergestützte Berechnung des 10-Jahre-Frakturrisikos aufgrund von Risikofrakturen

Osteodensitometrie

Das empfohlene Standardverfahren zur Knochendichtemessung ist die Osteodensitometrie mittels der **Dual-Energy-X-Ray-Absorptiometrie (DXA)** an der Lendenwirbelsäule und am proximalen Femur. Ein T-Wert < –2,0 spricht für eine Osteoporose. Für die Beurteilung ist der niedrigste Messwert der Gesamtareale ausschlaggebend. Bei multiplen typischen osteoporotischen WK-Frakturen im Röntgenbild ist ein Verzicht auf eine Knochendichtemessung vor Therapieeinleitung möglich.

Röntgen der Wirbelsäule

Ziele der Röntgenuntersuchung der Brust- und Lendenwirbelsäule sind der Nachweis von osteoporotischen Sinterungsfrakturen und die Differenzialdiagnose von Rückenschmerzen.

In folgenden Fällen wird eine Röntgendiagnostik der Lenden- und Brustwirbelsäule in zwei Ebenen empfohlen:

1. Akute, neu aufgetretene, starke und/oder unverändert über Tage anhaltende umschriebene Rückenschmerzen
2. Chronische Rückenschmerzen, die bisher nicht abgeklärt worden sind

Bei mehr als einem klinischen Risiko für Wirbelkörperbrüche (hohes Lebensalter, Größenverluste seit dem 25. Lebensjahr um mehrere Zentimeter oder um mehr als 2 cm bei Verlaufsuntersuchungen, ein Rippen-Becken-Abstand von weniger als 2 cm, eine niedrige Knochendichte und periphere Vorfrakturen) ist eine Röntgendiagnostik ebenfalls zu überlegen.

Eine **Wirbelkörperfraktur** kann angenommen werden bei Höhenabnahmen der Vorder-, Mittel- oder Hinterkante eines Wirbels um mehr als 20 % oder um mehr als 4 mm gegenüber der normalen Höhe, sofern sich diese Deformitäten nicht auf andere erkennbare Ursachen zurückführen lassen.

CT und MRT haben keinen Stellenwert in der Basisdiagnostik der Osteoporose. Bei unplausiblen Befunden oder Verläufen sind Knochenbiopsien überlegenswert.

Basislabor:

- Serumkalzium, Serumphosphat, Serumnatrium fakultativ
- Kreatinin-Clearance
- Alkalische Phosphatase, Gamma-GT
- Blutbild, BSG/CRP
- Serumeiweißelektrophorese
- TSH

25-Hydroxyvitamin D3, Testosteron bei Männern und weitere Knochenumbau-Marker als Einzelfallentscheidung.

Das Vorgehen im Anschluss an die Basisdiagnostik fasst ➤ Tab. 74.2 zusammen.

Tab. 74.2 Empfehlungen im Anschluss an die Basisdiagnostik (modifiziert nach https://www.awmf.org/uploads/tx_szleitlinien/183-001l_S3_Osteoporose-Prophylaxe-Diagnostik-Therapie_2019-02.pdf)

Patientengruppe	Maßnahme
Alle	Umsetzen der allgemeinen Osteoporose- und Frakturprophylaxe
Patienten mit anamnestischen, klinischen, radiologischen oder laborchemischen Hinweisen auf eine sekundäre Ursache einer Osteoporose Hinweise auf eine andere Grunderkrankung T-Score < –3,5 bei jüngeren Patienten	Einbeziehung eines Spezialisten in die weitere Diagnostik und Therapie empfohlen
Indikation für eine medikamentöse Therapie (➤ Tab. 74.3, ➤ Tab. 74.4)	Beginn oder Fortsetzen einer medikamentösen Therapie der Osteoporose unter Beachtung der jeweiligen Besonderheiten der Kalzium- und Vitamin-D-Versorgung

Tab. 74.3 Indikationen für eine medikamentöse Therapie bei Osteoporose (modifiziert nach https://www.awmf.org/uploads/tx_szleitlinien/183-001l_S3_Osteoporose-Prophylaxe-Diagnostik-Therapie_2019-02.pdf)

1. Niedrigtraumatische proximale Femurfraktur bei einem DXA T-Score < –2,0 an der LWS[1] oder dem Schenkelhals oder dem Gesamtfemur, individuell auch bei einem T-Score > –2,0[2]
Bei typischen osteoporotischen radiologischen und/oder klinischen Aspekten von Wirbelkörperfrakturen bzw. proximalen Femurfrakturen kann in Abhängigkeit von der individuellen klinischen Gesamtsituation auf eine Knochendichtemessung verzichtet werden.
2. Bestehende oder geplante Therapie mit oralen Glukokortikoiden ≥ 7,5 mg Prednisolonäquivalent täglich für > 3 Monate, wenn a) T-Score ≤ –1,5 an der LWS[1] oder dem Schenkelhals oder dem Gesamtfemur, individuell auch bei einem T-Score > –1,5[2] oder b) niedrigtraumatische Wirbelkörperfrakturen oder multiple periphere Frakturen unabhängig vom T-Score (ein endogenes Cushing-Syndrom ist äquivalent zu bewerten)
3. Niedrigtraumatische singuläre Wirbelkörperfraktur 2. oder 3. Grades oder multiple Wirbelkörperfrakturen 1. bis 3. Grades, wenn andere Ursachen nicht wahrscheinlicher sind, bei einem DXA T-Score < –2,0 an der LWS1 oder dem Schenkelhals oder dem Gesamtfemur, individuell auch bei einem T-Score > –2,0
[1] Mittlerer T-Score der messbaren Wirbel L1–L4 [2] Verwendung geschlechtsspezifischer T-Score-Werte

Tab. 74.4 Indikationen für eine spezifische medikamentöse Therapie bei Osteoporose (modifiziert nach https://www.awmf.org/uploads/tx_szleitlinien/183-001l_S3_Osteoporose-Prophylaxe-Diagnostik-Therapie_2019-02.pdf)

Ohne WK-Fraktur bei Lebensalter		T-Wert (nur anwendbar auf DXA-Werte)				
Frau	Mann	–2,0 bis –2,5	–2,5 bis –3,0	–3,0 bis –3,5	–3,5 bis –4,0	< –4,0
50–60	60–70	Nein	Nein	Nein	Nein	Ja
60–65	70–75	Nein	Nein	Nein	Ja	Ja
65–70	75–80	Nein	Nein	Ja	Ja	Ja
70–75	80–85	Nein	Ja	Ja	Ja	Ja
> 75	> 85	Ja	Ja	Ja	Ja	Ja
Mit WK-Fraktur		Ja – rasche Therapie wichtig, da hohes akutes Folgerisiko für WK-Frakturen				
Bei T-Werten zwischen –1 und –2,5 spricht man von Osteopenie. Werte > –2,5 bedeuten Osteoporose. Eine manifeste Osteoporose liegt vor, wenn zusätzlich Frakturen vorhanden sind oder waren.						

4. Therapie und Prophylaxe

Allgemeine Therapiemaßnahmen

Gezielte Sturzabklärung und Sturzprophylaxe durch Förderung der Muskelkraft, körperliche Aktivität, Schulungsprogramm ggf. mit Verordnung von Hüftprotektoren, Beseitigung von Kalzium- und Vitamin-D-Mangel. Überprüfung der Medikamente, die Stürze oder Osteoporose fördern, wie z. B. Antiepileptika, Antidepressiva, Sedativa, Orthostase auslösende Medikamente, Glukokortikoide, Protonenpumpenhemmer, Glitazone, Aromatasehemmer. Bei der L-Thyroxin-Medikation sollte die TSH-Konzentration > 0,3 mU/l betragen (Ausnahme: spezielle Situationen, wie z. B. Schilddrüsenkarzinom).

Medikamentöse Therapie: Indikation und Substanzauswahl

Eine spezifische medikamentöse Therapie wird dann empfohlen, wenn das auf Grundlage der derzeit verfügbaren epidemiologischen Daten geschätzte 10-Jahres-Risiko für Wirbelkörper- oder proximale Frakturen > 30 % beträgt und die T-Werte der DXA-Knochendichtemessung an der LWS oder am proximalen Gesamtfemur < −2,0 betragen. ➤ Tab. 74.3 und ➤ Tab. 74.4 geben über die Indikationen zur medikamentösen Therapie Auskunft.

➤ Tab. 74.5 zeigt die Medikamente, die derzeit für die Osteoporosetherapie empfohlen werden.

Dauer der medikamentösen Therapie: mindestens 3–5 Jahre, anschließend Reevaluation anhand der Leitlinie und Entscheidung über eine Weitertherapie aufgrund des vorhandenen Risikos (D). Bei Teriparatid ist die Therapiedauer auf 18 Monate begrenzt.

Neben den spezifischen Therapieoptionen ist selbstverständlich eine **suffiziente Schmerztherapie** auf der Grundlage des WHO-Stufenschemas indiziert. Bezüglich des Ibuprofens, das die Patientin einnimmt, ist zu bedenken, dass es Magen und Niere belastet, den Blutdruck steigert und das Gefäßrisiko erhöht. Insofern ist ggf. die Gabe von Metamizol und/oder eines Stufe-2-Analgetikums wie z. B. Tilidin/Naloxon bei gleichzeitiger Verordnung eines Laxans zu diskutieren. Liegen Risikofaktoren wie z. B. Glukokortikoid-Therapie, Diabetes mellitus, niedrigtraumatische Frakturen, proximale Femurfraktur bei Vater oder Mutter, Einnahme von Protonenpumpenhemmern etc. vor, besteht die Indikation für eine spezifische medikamentöse Therapie bereits bei um 0,5–1 höheren T-Werten.

Tab. 74.5 Medikamentöse Osteoporosetherapie (modifiziert nach https://www.awmf.org/uploads/tx_szleitlinien/183-001l_S3_Osteoporose-Prophylaxe-Diagnostik-Therapie_2019-02.pdf)

Grundlagen: spezifische Zulassung des Medikaments für die jeweilige Indikation, fehlende Kontraindikationen, Beachtung der aktuellen Fachinformationen
Bei Patienten mit parenteraler antiresorptiver Therapie sind eine tägliche Zufuhr von mind. 1.000 mg Kalzium und eine ausreichende Versorgung mit Vitamin D sicherzustellen.
Die in Bezug auf eine Senkung des vertebralen Frakturrisikos am besten belegten Medikamente (A) bei postmenopausalen Frauen sind: Alendronat, Bazedoxifen, Denosumab, Ibandronat, Östrogene, Teriparatid (rhPTH 1–34), Raloxifen, Risedronat, Strontiumranelat und Zoledronat.
Für Alendronat (A), Bazedoxifen (B, Daten aus Subgruppenanalyse), Denosumab (A), Ibandronat (B für Frauen mit einem T-Wert < −3,0 am Schenkelhals), Östrogene (A), Teriparatid (B), Risedronat (A), Strontiumranelat (A) und Zoledronat (A) ist bei postmenopausalen Frauen auch eine Senkung des Risikos für periphere Frakturen nachgewiesen.
Bei postmenopausalen Frauen, die primär wegen vasomotorischer Symptome mit Östrogenen therapiert werden, ist mit Ausnahme sehr niedrig dosierter Präparate in der Regel keine weitere spezifische Osteoporosetherapie erforderlich (D). Wird aufgrund von postmenopausalen Beschwerden Tibolon eingenommen, ist auch hierdurch eine Senkung des Frakturrisikos zu erwarten (A).
Für Männer sind Alendronat (10 mg/d, B), Risedronat (35 mg/Wo., B), Strontiumranelat (mit Einschränkungen, C), Zoledronat (A) und Teriparatid (C) zur Therapie der Osteoporose zugelassen (A–C).
Bei postmenopausalen Frauen, die mit Glukokortikoiden behandelt werden, sind Alendronat (10 mg/d), Risedronat (5 mg/d), Teriparatid und Zoledronat zugelassen. Bei Männern, die mit Glukokortikoiden behandelt werden, sind Alendronat (10 mg/d), Teriparatid und Zoledronat zugelassen. Denosumab ist zugelassen zur Behandlung von Knochenschwund im Zusammenhang mit einer Hormonablation bei Männern mit einem Prostatakarzinom mit erhöhtem Frakturrisiko. In Bezug auf die medikamentöse Therapie anderer sekundärer Osteoporosen wird auf die Therapieempfehlungen der jeweiligen Leitlinien und Empfehlungen der Fachgesellschaften verwiesen.

ZUSAMMENFASSUNG

Patienten mit einem in der Basisuntersuchung mäßig erhöhten Osteoporoserisiko, die bisher nicht therapiert wurden, sollten sich im Abstand von 1–2 Jahren einer erneuten Knochendichtemessung unterziehen. Akute Rückenschmerzen oder Größenabnahme von mehr als 2 cm erfordern eine Röntgenuntersuchung der Wirbelsäule. Bei Patienten unter medikamentöser Therapie werden anfangs Kontrollen in 3- bis 6-monatigen Abständen empfohlen, dabei ist auf Verträglichkeit (**Cave:** Knochennekrosen am Kiefer bei Bisphosphonattherapie!) zu achten. Weitere Ziele sind die Erfassung von Schmerzen, Funktionalität, Risikofaktoren, Umsetzung der Basismaßnahmen, Größe und Gewicht. Zur Abschätzung der medikamentösen Therapie sind Knochendichtemessungen nur bedingt tauglich. Ein Nichtanstieg der Knochendichte unter einer antiresorptiven Medikation ist kein Hinweis für eine verminderte fraktursenkende Wirkung.

https://else4.de/Klein74

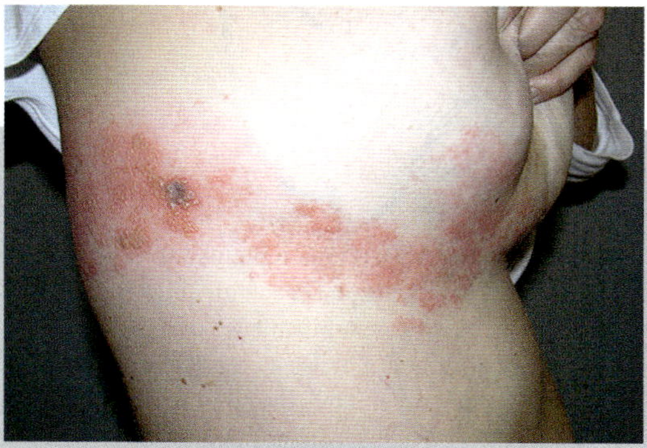

[P013]

Ausschlag mit Bläschen

„Sehen Sie sich den Ausschlag an. Ist das eine Allergie gegen Prednisolon?"

Vorgeschichte

Die 60-jährige Frau A. kommt heute in Ihre Sprechstunde: „Ich habe jetzt einen Ausschlag – ist das eine Allergie?" Sie berichtet, dass sie in den letzten Wochen beim HNO-Arzt gewesen sei und wegen ihrer Polypen Prednisolon bekommen habe. Die Prednisolon-Gabe sei mittlerweile ausschleichend beendet worden. Einen Tag vor Beendigung der Prednisolon-Therapie habe sie generalisierte Knochenschmerzen bekommen, dann sei ihr ein Ausschlag an der Brust rechts aufgefallen (➤ Bild). Schmerzen hat sie jetzt keine mehr.

1. **Welches Krankheitsbild liegt vor? Welche Ursachen liegen ihm zugrunde?**

2. **Sind AGVs zu bedenken? Was ist in diesem Fall typisch, was atypisch?**

3. **Welche Therapie ist indiziert? Mit welchen Nebenwirkungen der medikamentösen Therapie ist zu rechnen?**

4. **Zwei Tage später kommt Frau A. in die Sprechstunde und klagt über Schmerzen im Bereich des Ausschlags. Erheben Sie die Schmerzanamnese.**

5. **Nennen Sie die wichtigsten Grundsätze der Schmerztherapie nach dem WHO-Schema. Welche Schmerztherapie schlagen Sie Frau A. vor?**

6. **Der 8-jährige Enkel möchte Frau A. besuchen. Wie steht es mit der Ansteckungsgefahr?**

1. Krankheitsbild und Ursachen

Frau A. leidet keineswegs an einer Allergie. Der Ausschlag mit typisch gruppierten Bläschen in dem Dermatom Th 7/8 rechts ermöglicht die Klassifizierung: **Bild des Zosters (C).**

Ursache ist das Varizella-Zoster-Virus. Bei Erstinfektion – meist im Kindesalter – brechen Windpocken (Varizellen) aus. Varizellen sind heute sehr selten geworden, da eine entsprechende Impfung von der Ständigen Impfkommission eingeführt wurde. Allerdings weiß bis heute niemand, wie lange der Impfschutz anhält und ob bei geimpften Personen später mit dem Auftreten eines Herpes Zoster gerechnet werden muss.

Bei dieser Zweitmanifestation, die nun bei Frau A. vorliegt, tritt ein Zoster (Gürtelrose) auf. Möglicherweise hat die Immunsuppression durch Prednisolon-Therapie seitens des HNO-Arztes hier eine Rolle gespielt, da immunsupprimierte Personen anfälliger für Zoster sind.

2. AGVs und Diagnostik

Diese abwendbar gefährlichen Verläufe sind bei Zoster in Betracht zu ziehen:

- Einmal droht dem Patienten u. U. eine über viele Jahre (oft lebenslang) bestehende, schmerzhafte **Post-Zoster-Neuralgie.** Diese geht mit heftigen Schmerzzuständen einher, die medikamentös nur schwer beeinflussbar sind. Definitionsgemäß spricht man bei persistierenden Schmerzen von mehr als 3 Monaten von einer postzosterischen Neuralgie.
- Immunsupprimierte Patienten können sogar einen **Zoster generalisatus** entwickeln, d. h., die „Gürtelrose" gibt ihre ursprüngliche regionale Begrenzung auf und befällt das gesamte Integument und u. U. auch andere Organe. Diese Erkrankung ist lebensbedrohlich. Da die Kortikoidtherapie bei Frau A. bereits beendet ist und derzeit sicher keine massive Immunsuppression mehr besteht, ist diese Gefahr für Frau A. nicht allzu groß. Es handelt sich insgesamt um eine sehr seltene Komplikation.
- Insbesondere bei älteren Patienten kann es als Komplikation des Herpes Zoster zu einer **Beteiligung des Nervensystems** mit Verwirrtheitszuständen kommen. Ebenso ist das Risiko für eine Vaskulopathie und einen Schlaganfall erhöht.
- Des Weiteren ist danach zu fahnden, ob sich hinter einer Zoster-Erkrankung eine **Immunschwäche** versteckt. Bei Zoster Patienten unter 50 Jahren wird eine HIV-Testung empfohlen. Ob aufgrund einer Zoster-Infektion eine Tumorsuche erfolgen sollte, bleibt umstritten. Die aktuelle Leitlinie empfiehlt keine Tumorsuche bei einer klinisch typisch verlaufenden Zoster-Erkrankung.

Typisch für diese Erkrankung sind im Fall von Frau A. die gruppierten Bläschen, die dem Dermatomverlauf folgen. Wie bei Frau A. besteht bei den meisten Patienten ein Prodromalstadium mit Allgemeinbeschwerden und leichten Schmerzen/Missempfindungen. Anschließend treten Maculae und Papeln hin zu Vesiculae und Pusteln und nach 5–7 Tagen zu Krusten auf. Typischerweise tritt der Zoster einseitig thorakal auf und betrifft ein Dermatom. Im Fall von Frau A. bestehen atypischerweise keine Schmerzen oder Missempfindungen.

3. Therapie und Nebenwirkungen

Eine antivirale Therapie mit einem Virostatikum ist indiziert. An oralen Substanzen stehen Aciclovir, Valaciclovir, Famciclovir und Brivudin zur Verfügung. Bei erhöhtem Risiko für einen komplizierten Verlauf oder Zoster im Kopf-Hals-Bereich sollte eine parenterale Therapie mit Aciclovir erfolgen.

Typische **Nebenwirkungen von Aciclovir** sind Hautausschläge, Magen-Darm-Störungen, neurologische Erscheinungen (z. B. Halluzinationen, Schwindel, Schläfrigkeit, Verwirrungszustände) sowie diffuser Haarausfall. Insgesamt sind die Komplikationen allerdings nicht allzu häufig. Aufgrund der kurzen Halbwertszeit muss die Einnahme von Aciclovir 5× täglich erfolgen.

Unter dem „einnahmetechnisch" bequemeren **Brivudin** (Einmal- statt Fünfmalgabe) können gastrointestinale Symptome, erhöhte Leberwerte sowie Blutbildveränderungen auftreten. Die Therapie mit Brivudin ist allerdings deutlich teurer als jene mit Aciclovir, aber ggf. auch etwas effektiver. Bei Patienten mit Niereninsuffizienz ist Brivudin das Mittel der Wahl. Absolut kontraindiziert ist Brivudin bei Patienten, die eine Chemotherapie mit 5-Fluorouracil oder eine antimykotische Therapie mit Flucytosin erhalten.

Neben der antiviralen Therapie ist eine **lokale antiseptische Therapie,** z. B. mit Polihexanid-haltigen Gelen, empfehlenswert. Ebenso sollte an eine **adäquate Schmerztherapie** gedacht werden (s. u.).

Zur **Prophylaxe** steht ein Totimpfstoff (Shingrix®, 2× im Abstand von 2–6 Monaten) zur Verfügung, der für chronisch Kranke und Immungeschwächte ≥ 50 Jahre und für alle Patienten ≥ 60 Jahre empfohlen wird.

4. Schmerzanamnese

Die wichtigsten Fragen zur Schmerzanamnese beschreibt ➤ Tab. 75.1.

Tab. 75.1 Hilfreiche Fragen zur Schmerzanamnese

Schmerzsymptomatik	Fragen	Beispiele
Qualität	Wie ist der Schmerz? ▪ Brennend ▪ Stechend ▪ Krampfartig ▪ Wellenförmig ▪ Kolikartig ▪ Dumpf	▪ Wie Muskelkater bei Polymyalgia rheumatica ▪ Brennend bei gastroösophagealem Reflux ▪ Wellenförmig krampfartig bei Nierenkolik ▪ Dumpf, drückend beim Herzinfarkt
Intensität	Wie stark ist der Schmerz? ▪ Analgetikaeinnahme erforderlich ▪ Erträglicher Schmerz ▪ Unerträglicher Schmerz ▪ Vernichtungsschmerz	Vernichtend bei: ▪ Herzinfarkt ▪ Dissezierendem Aortenaneurysma ▪ Pankreatitis (akut)
Zeitliches Auftreten	▪ Beginn ▪ Dauer und Ende des Schmerzes ▪ Nur tagsüber ▪ In Intervallen ▪ Rezidivierend ▪ Häufig/selten	▪ Dauer einer Angina pectoris typischerweise nur Minuten ▪ Radikulärer Schmerz (nachts stärker)
Lokalisation und Ausstrahlung	▪ Oberflächlich/tief ▪ Punctum maximum ▪ Ausstrahlung, wohin?	▪ Punktuell ohne Ausstrahlung (funktionelle Herzbeschwerden) ▪ Flächenhaft mit typischer Ausstrahlung in den linken Arm (Angina pectoris) ▪ Wirbelsäulenerkrankungen strahlen häufig als Extremitätenschmerz aus ▪ Segmentäre Lokalisation bei radikulärem Schmerz

Tab. 75.1 Hilfreiche Fragen zur Schmerzanamnese (*Forts.*)

Schmerzsymptomatik	Fragen	Beispiele
Beziehung zu körperlicher Aktivität/Ruhe und Nahrungsaufnahme	▪ Wird der Schmerz bei körperlicher Anstrengung verstärkt oder verschwindet er? ▪ Hat die Lageänderung einen Einfluss? ▪ Steht der Schmerz im Zusammenhang mit der Nahrungsaufnahme? ▪ Abnahme in Ruhe	▪ Funktionelle Herzbeschwerden (verschwinden bei Belastung) ▪ Ulcus duodeni (Nüchternschmerz) ▪ Chronische Gastritis (Besserung nach Nahrungsaufnahme) ▪ Radikulärer Schmerz (stärker durch Husten und Niesen) ▪ Ischämischer Schmerz
Zusammenhang mit anderen Beschwerden	Zusätzliche Symptome bzw. Erkrankungen: chronische Erkrankung (Diabetes)?	▪ Lichtempfindlichkeit oder Übelkeit bei Migränekopfschmerz ▪ Schmerzempfindung abgeschwächt/aufgehoben: „stummer Herzinfarkt" bei diabetischer Neuropathie
Umstände, unter denen sich der Schmerz intensiviert oder mildert	Besserung/Verschlechterung: ▪ Am Wochenende? ▪ Im Urlaub?	Psychogen bedingte oder verstärkte Schmerzen: ▪ Verschlechterung am Arbeitsplatz ▪ Besserung in der Freizeit

5. Schmerztherapie

Grundsätzlich ist in diesem Fall eine Schmerztherapie nach dem **WHO-Stufenschema** indiziert. (➤ Fall 6). Eine entsprechende Begleitmedikation ist ggf. ebenfalls sinnvoll.

Es sollte zwischen nozizeptivem („Wundschmerz") und neuropathischem („Nervenschmerz", brennend, einschießend, Missempfindungen) unterschieden werden. **Nozizeptive Schmerzen** werden mit Analgetika nach dem WHO-Stufenschema behandelt. Gegen **neuropathische Schmerzen** kommen Antikonvulsiva (Gabapentin oder Pregabalin) und ggf. ergänzend Antidepressiva (Amitriptylin) zum Einsatz. Bei Zoster-Patienten liegt meist ein **gemischter Schmerz** vor.

Im konkreten Fall wird zunächst eine Kombination von Ibuprofen, ggf. mit Omeprazol als Magenschutz, und Pregabalin gegeben. Um Nebenwirkungen zu vermeiden, sollten Antikonvulsiva langsam aufdosiert und auch schrittweise wieder abgesetzt werden. Alternativ zu nichtsteroidalen Antiphlogistika (z. B. Diclofenac, Ibuprofen, Naproxen) können Paracetamol oder Metamizol eingesetzt werden. Reichen Stufe-1-Therapeutika nicht aus, kommen in Stufe 2 schwach wirksame Opioide infrage, wobei die Medikation der 1. Stufe beibehalten wird. Im Fall von Frau A. würde man ggf. mit 2× 50/4 mg Tilidin/Naloxon beginnen und ggf. auf 100–200 mg Tilidin mit entsprechend höherer Naloxon-Dosis steigern. Reicht Stufe 2 nicht aus, kommen starke Opioidanalgetika, zunächst Morphin infrage. Bei Therapieversagen würde man noch stärke Opioidanalgetika wie z. B. Fentanyl einsetzen.

6. Ansteckungsgefahr

Im Gegensatz zu den Windpocken, bei denen i. d. R. auch die Mundschleimhaut befallen ist und daher die Infektion mit der Atemluft über mehrere Meter verbreitet werden kann, ist bei Zoster-Patienten ausschließlich der **Bläscheninhalt** infektiös. Der Enkel kann also seine Großmutter besuchen, sollte aber engen Körperkontakt möglichst vermeiden.

ZUSAMMENFASSUNG

Die Zweitmanifestation des Varizella-Zoster-Virus manifestiert sich als Gürtelrose. Abwendbar gefährlicher Verlauf ist die Post-Zoster-Neuralgie. Kausale Behandlung mit geeigneten antiviralen Medikamenten und eine konsequente Schmerztherapie sind angezeigt. Ab 50 Jahren mit chronischen Erkrankungen und ab 60 Jahren wird für alle eine Impfung empfohlen.

https://else4.de/Klein75

MERKE

Alle Manifestationen des Zosters im Kopf-Hals-Bereich stellen eine dringende Indikation für eine (parenterale) antivirale Therapie dar.

WAS WÄRE, WENN ...

- ... der Ausschlag im Gesicht aufgetreten wäre?
  - Dann ist eine frühzeitige und konsequente Schmerztherapie ausschlaggebend, um einer bleibenden Neuralgie vorzubeugen, eine für den Patienten sehr unangenehme Verlaufsform, die oft mit einer starken Trigeminusneuralgie auftritt.
  - Eine augenärztliche Vorstellung sollte bei Befall des ersten Trigeminusastes rasch erfolgen: Der Zoster ophthalmicus befällt vor allem das Auge und auch den Sehnerv, es kann hierbei neben den starken Schmerzen auch zu bleibenden und zum Teil schweren Komplikationen am Auge kommen.
  - Vorstellung beim HNO-Arzt, wenn der N. facialis betroffen ist. Hierbei können Hörminderung bis zu Taubheit, Schwindel mit Nystagmus und einer peripheren Fazialisparese auftreten. Charakteristisch sind die typischen Bläschen im Gehörgang, man spricht dann vom Zoster oticus.

Halsschmerzen und komisches EKG

„Ich komme heute zu Ihnen, weil ich diese Halsschmerzen nicht mehr aushalte.“

Vorgeschichte

Die 40-jährige Frau H. – eine bisher gesunde Patientin – läutet außerhalb der Sprechstunde an der Tür des Hausarztes: „Ich halte diese Halsschmerzen nicht mehr aus! Paracetamol hat nichts geholfen!“ – Die Racheninspektion ergibt diesen Befund ➤ Bild (➤ Fall 69).

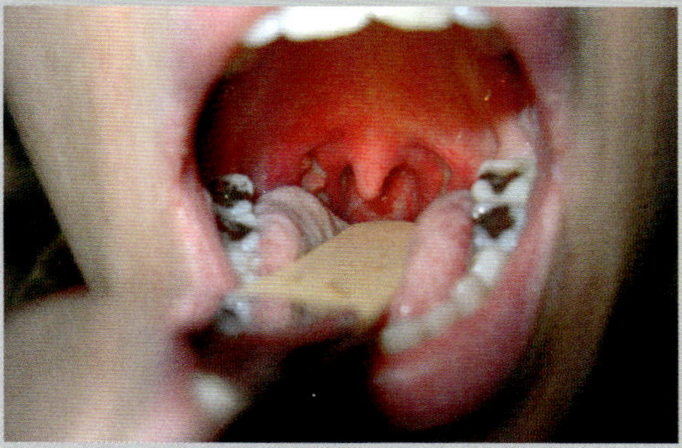

[P013]

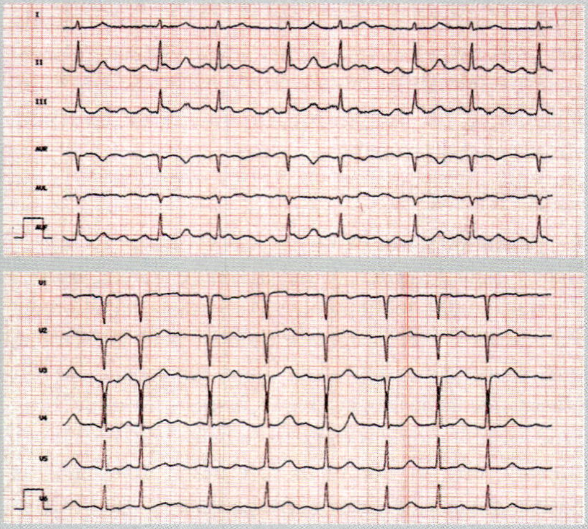

1. **Welche AGVs ziehen Sie in Betracht?**

2. **Worauf achten Sie bei der klinischen Untersuchung (➤ Bild)? Welche Labordiagnostik veranlassen Sie?**

3. **Welche Therapieempfehlungen kommen bei Tonsillitis in Betracht? Schätzen Sie die Prognose ein.**

4. **Einen Monat später kommt Frau H. zum Gesundheitscheck. Beurteilen Sie das EKG (➤ Bild). Welche Ursachen für die EKG-Veränderung ziehen Sie in Betracht?**

5. **Welche Untersuchungen sind aufgrund des EKG-Befunds angebracht?**

6. **Die weiteren Untersuchungen ergeben keine pathologischen Befunde. Welche Therapie kommt aufgrund des EKG-Befunds infrage?**

1. AGVs

Bei Tonsillitisfällen ist eine Fülle von AGVs zu bedenken, u. a. Diphtherie und Pfeiffer-Drüsenfieber mit möglichen Komplikationen, im Krankheitsverlauf auftretender Peri-/Retrotonsillarabszess, ggf. mit konsekutiver letaler Mediastinitis, Sepsis, Polyarthritis, Endo-, Myo-, Perikarditis, rheumatisches Fieber, Nephritis, sehr selten Chorea minor. Bei älteren Patienten muss auch an ein malignes Geschehen gedacht werden. Komplikationen bei Tonsillitisfällen sind heute insgesamt viel seltener als früher.

2. Untersuchung/Labor

Neben einer gezielten örtlichen Untersuchung werden die Halslymphknoten palpiert. Außerdem Palpation der Schilddrüse. Die Nasennebenhöhlen sind auf Druck- und Klopfschmerzhaftigkeit zu untersuchen. Für die Masse der Fälle reicht diese „örtliche Routine" aus. Eine Auskultation des Herzens ist beim Erstkontakt ggf. sinnvoll, um für eventuelle Kontrollen innerhalb der nächsten 4 Wochen einen „Ausgangswert" (ggf. vorbestehende funktionelle Herzgeräusche) zu haben.

Ergeben sich spezifische Hinweise, wird z. B. nach weiteren Lymphknoten gefahndet, Milz und Leber werden palpiert etc. – je nach Situation.

Vergrößerte und/oder druckschmerzhafte regionäre Lymphknoten, Fieber, fehlender Husten und Tonsillenbeläge sprechen für einen Streptokokkeninfekt. Genaue Inspektion der Mundhöhle. Einen Anhaltspunkt für das Vorliegen einer bakteriellen Infektion liefert der **Centor-Score** (➤ Tab. 69.1).

Normalerweise ist ohne Red Flags und Dauer der Beschwerden unter 14 Tagen nicht unbedingt eine Labordiagnostik erforderlich. In Zweifelsfällen sind ggf. (Diff.-)BB, CRP, γ-GT (erhöht bei Mononukleose) und ein Mononukleoseschnelltest sinnvoll. In manchen Situationen hilft auch ein **Streptokokkenschnelltest** weiter. Er hat eine Sensitivität von 85 % bei einer Spezifität von 95 % (➤ Fall 69).

Jedoch lässt sich nicht sicher zwischen Trägerstatus und Infektion unterscheiden.

Bei sehr hoher bzw. sehr niedriger Vortestwahrscheinlichkeit ergeben sich wesentlich ungünstigere Relationen. Tests mit einer Sensitivität und Spezifität um 90 % sind demnach v. a. in 50 : 50-Situationen wertvoll.

3. Therapie Tonsillitis

Zur Symptomlinderung werden ASS, Ibuprofen, Gurgeln und Wickel (jeweils keine Evidenz) eingesetzt. Es können auch Lutschtabletten mit Lokalanästhetika und NSAR gelutscht werden. Bei bakteriell (meist Streptokokken-)bedingten Tonsillitiden werden je nach Centor-/McIsaac-Score Antibiotika eingesetzt. Bei 2 oder weniger Punkten wird lediglich symptomatisch behandelt, bei 3 Punkten sollte man ein Stand-by-Rezept mitgeben für den Fall einer Verschlechterung. Ab 4 Punkten kann antibiotisch behandelt werden. Mittel der Wahl ist immer noch Penicillin V über 5–7 Tage – alternativ kommen Makrolide infrage. Die antibiotische Therapie bei Patienten ohne Red Flags verkürzt vor allem die Symptomdauer, schützt jedoch nicht vor Komplikationen.

Im Allgemeinen klingen die Beschwerden innerhalb von 7 Tagen ab. Kurzfristige Kontrollen sind bei unkompliziertem Verlauf nicht zwingend erforderlich; der Hausarzt kennt seine Patienten jedoch und weiß, bei wem er sich zuverlässig auf eine selbstständige Wiedervorstellung bei eintretender Verschlechterung verlassen kann und wen er besser nach 2 Tagen einbestellt.

4. EKG-Befund – Ursachen

Die Patientin entfiebert unter symptomatischer Therapie rasch, die Beschwerden klingen nach wenigen Tagen ab. Einen Monat später erscheint sie zum „Gesundheitscheck": „Ich komme jetzt zur Vorsorge. Ich möchte das Sportabzeichen erwerben, die 100-m-Zeit habe ich nicht geschafft. Ich möchte nächste Woche noch einmal antreten. Ich bin dann gestern 2.000 m gelaufen! Vielleicht hätte ich lieber schwimmen sollen!" Im Rahmen der Vorsorge wird ein EKG geschrieben (➤ Bild).

Beurteilung des EKGs

Vorhoffrequenz ca. 290/min, wechselnde Überleitung (2 : 1 bzw. 3 : 1), Steiltyp, Kammerfrequenz ~ 100/min,

Beurteilung: **Vorhofflattern** (typisch oder untypisch?) **mit wechselnder Überleitung.**

Mögliche Ursachen für die EKG-Veränderungen: Selbstverständlich ist an eine Post-Streptokokken(Endo-, Myo-, Pan-)-Karditis zu denken. Andererseits könnte ein Elektrolytverlust infolge sportlicher Betätigung eine Rolle spielen. Außerdem kommen u. a. Hyperthyreose, Vitium cordis und Virus-Myokarditis infrage. Daneben ist gerade mit zunehmendem Alter auch an KHK und Herzinsuffizienz zu denken. Sehr oft kann in solchen Fällen – gerade bei jungen, sonst gesunden Patienten – allerdings gar keine Ursache gefunden werden. Die Rhythmusstörung ist dann als idiopathisch zu bezeichnen.

5. Weitere Untersuchungen aufgrund des EKG-Befunds

Folgende Untersuchungen erscheinen sinnvoll:

- Elektrolyte, TSH, Blutbild, CRP, Herzmuskelenzyme (CK/CKMb/Troponin), GOT, LDH, Nüchternglukose oder HbA_{1c}
- Erneute körperliche Untersuchung, insbesondere Auskultation des Herzens (auf neue Herzgeräusche achten!)
- Langzeit-EKG zur Beurteilung des Frequenzprofils und ggf. anderer Rhythmusstörungen, für die Diagnose reicht eine 30-sekündige Episode aus.

Eine Echokardiografie ist zum Ausschluss von Vitien oder eines Perikardergusses ebenfalls erforderlich. Die oben genannten Untersuchungen ergeben keinerlei pathologische Befunde.

Die Rhythmusstörungen sind am nächsten Tag verschwunden und bislang nicht wieder aufgetreten. Die Patientin erinnert sich, dass sie vor 10 Jahren „dasselbe schon einmal gehabt" habe.

6. Therapeutische Empfehlungen aufgrund des EGK-Befunds

Bis zur Klärung der Situation ist **Sportverbot** auszusprechen. Insbesondere das von der Patientin erwogene Schwimmen ist aufgrund der Kreislaufbelastung und der zusätzlichen Gefahr des Ertrinkens, wenn dem Vorhofflattern strukturelle Herzprobleme zugrunde liegen, unbedingt zu unterlassen. Gegebenenfalls kommt zur Frequenzkontrolle (Ziel < 110/min) eine Therapie mit niedrig dosierten Betablockern infrage. Entsprechend dem Verlauf und der Klinik kann bei dieser Patientin eine **elektrophysiologische Untersuchung (EPU) mit Ablation** erwogen werden.

Zur Klärung des Schlaganfallrisikos sollte der **CHA_2DS_2-VASc-Score** erhoben werden, um die Notwendigkeit einer Antikoagulation abzuschätzen. Diese ist bei einem CHA_2DS_2-VASc-Score von 1 Punkt aufgrund des weiblichen Geschlechts nicht zwingend erforderlich und wird auch von der Patientin klar abgelehnt. Ab einem Score von 1 (Männer) bzw. 2 (Frauen) sollte eine Antikoagulation erwogen, ab 2 (Männer) bzw. 3 (Frauen) soll sie empfohlen werden.

ZUSAMMENFASSUNG

Bei Streptokokkeninfekten ist eine Fülle möglicher Komplikationen zu bedenken – vom Peritonsillarabszess bis hin zu Nephritis und Karditis. Schnelltests auf Streptokokken können in Zweifelsfällen weiterhelfen, sind aber in klaren klinischen Situationen meist überflüssig. Passageres Vorhofflimmern oder -flattern kommt auch bei jungen Patienten vor und verschwindet dann häufig von selbst wieder. Bei der Untersuchung findet man oft kein organisches Korrelat. Dennoch ist eine sorgfältige Abklärung nötig. Symptomatisch sind Betablocker oft hilfreich.

https://else4.de/Klein76

Nasenbluten

„Ich habe starkes Nasenbluten. Was kann ich tun?"

Vorgeschichte

Der 67-jährige Herr K. ruft in der Praxis an: „Ich habe seit 10 min starkes Nasenbluten. Was kann ich machen?"

- **Bekannte Diagnose:** Hypertonie
- **Bisherige Medikation:** Hydrochlorothiazid 1 × 1 morgens

1. **Welche Sofortmaßnahmen empfehlen Sie dem Patienten am Telefon?**
2. **Welche diagnostischen Maßnahmen führen Sie jetzt durch?**
3. **Welche Behandlungsmaßnahmen führen Sie durch?**
4. **Sind AGVs zu bedenken? Führen Sie eine weitere Abklärung durch?**

1. Sofortmaßnahmen

Eine Anweisung an den Patienten am Telefon kann wie folgt aussehen: „Setzen Sie sich aufrecht hin, legen Sie den Kopf leicht nach vorn und spucken Sie das Blut aus. Drücken Sie die Nasenflügel zusammen. Schauen Sie dabei auf die Uhr, es sollen mindestens 10–20 min sein. Machen Sie kalte Halsumschläge oder Eisumschläge auf den Nacken. Falls zu Hause möglich, messen Sie den Blutdruck. Wenn die Blutung nicht innerhalb einer halben Stunde steht, kommen Sie bitte sofort in die Praxis."

Verlauf

Nach einer Dreiviertelstunde erscheint der Patient in der Praxis: „Das Nasenbluten geht jetzt seit 1 h. Was Sie mir am Telefon gesagt haben, habe ich gemacht. Es hat aber nichts genützt" (➤ Abb. 77.1).

2. Diagnostische Maßnahmen

Blutdruck messen und ggf. bei hypertensiver Krise senken! Es erfolgt nunmehr eine Inspektion der Nase, um die Blutungsquelle zu lokalisieren. Erfahrungsgemäß liegt diese in 90–95 % der Fälle beim Locus Kiesselbachi im Bereich des vorderen Nasenseptums und entsteht z. B. durch Manipulation oder trockene Schleimhäute im Winter in Verbindung mit erhöhtem Blutdruck. Anschließend sollte in den Rachen und auf die Nasengänge geschaut werden, um Blutungen aus anderen Nasenabschnitten aufzudecken. Der Patient ist danach zu fragen, ob er ein Trauma hatte. Spricht die Inspektion für eine seltene Blutungsquelle aus den hinteren Nasenabschnitten, ist der Patient bei anhaltender Blutung sofort in den spezialistischen Bereich zu überweisen bzw. einzuweisen. In Ausnahmefällen sind ggf. Endoskopie und Angiografie durch Spezialisten indiziert. Hier kommen seltene Ursachen wie Vaskulitiden, Morbus Osler oder auch Malignome in Betracht.

Der Patient ist – sofern nicht bekannt – nach Einnahme von Antikoagulanzien oder Thrombozytenaggregationshemmern zu befragen. Auch Gerinnungsstörungen können initial durch rezidivierende Epistaxis zutage treten.

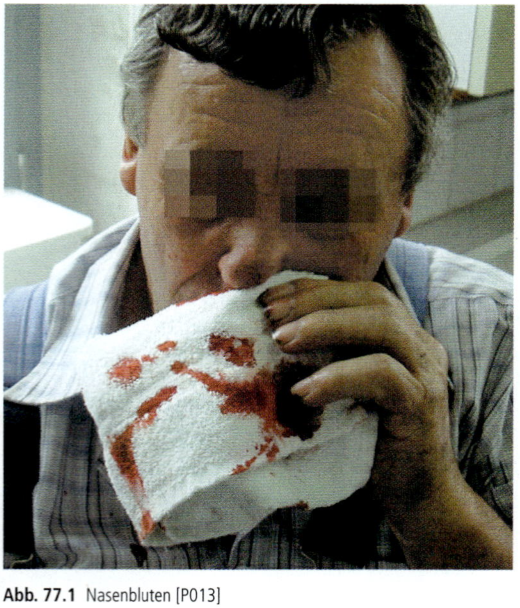

Abb. 77.1 Nasenbluten [P013]

3. Behandlungsmaßnahmen

Folgende Maßnahme ist in der Hausarztpraxis bei mutmaßlicher Blutung aus den vorderen Nasenabschnitten üblich: Die vordere Nasenhöhle wird mithilfe des Rhinoskops und einer Pinzette mit einer gerollten Mullkompresse sanft gesäubert und mit einer weiteren **Mullkompresse mit Xylometazolin getränkt; austamponieren.** Ausreichend Überstand lassen, sodass man sie leicht mit der Pinzette wieder herausnehmen kann. Diese Kompresse für 15 min bei dem sitzenden Patienten mit nach vorn geneigtem Kopf belassen.

Anlage einer vorderen Tamponade durch den Hausarzt: immer beidseits einen Gazestreifen, der mit Salbe getränkt ist, entweder fortlaufend von hinten nach vorne oder schichtweise in Form von zigarettenförmig zusammengelegten Salben-Gaze-Streifen vom Boden zum Dach durchführen. Es gibt auch vorgefertigte Tamponaden, welche in beide Nasenostien eingeführt werden, um ausreichend Druck aufzubauen und so die Blutung zum Sistieren zu bringen.

Steht die Blutung, hat der Patient Schnäuzverbot für 7–10 Tage und kann nach Hause entlassen werden. Kommt es erneut zur Blutung oder wird eine Blutung aus dem hinteren Bereich vermutet, erfolgt die Über- bzw. Einweisung in den spezialistischen Bereich, in diesem Fall HNO, mit eingelegter beidseitiger Tamponade, welche gut im Gesicht durch Klebestreifen oder Verknotung der Bänder über dem Nasensteg befestigt sein sollte. Auch bei immer wiederkehrenden Rezidiven ist ggf. eine Sanierung durch den HNO-Arzt angezeigt. Hier wird dann bei **Blutung aus dem Locus Kiesselbachi elektrokoaguliert,** ggf. Silbernitrat oder hämostatische Wundgaze aufgebracht. Bei Blutungen aus den **hinteren Abschnitten wird tamponiert** und nach 48 h meist in der Klinik dann **endoskopiert, operiert oder embolisiert.**

Bei Kindern sollte nach Entfernung von Koageln **bidigital komprimiert** und ab dem 6. Lebensjahr ein **Lokalanästhetikum und Vasokonstringens** angewandt werden. Daneben Aufbringen einer antiseptischen Salbe. Bei persistierenden Blutungen sollte eher mit **Silbernitrat** verätzt werden, da dies weniger schmerzhaft als die Elektrokauter-Behandlung ist.

4. AGVs

An AGVs sind zu bedenken:

- Hypertensive Krise/Notfall
- Geschwülste der Nasen- und der Nasennebenhöhle (maligne/benigne)
- Blutgerinnungsstörungen (z. B. medikamentös bei Antikoagulation, z. B. mit Cumarinen, NOAKs, oder hämatologisch, z. B. Thrombopenie, Hämophilie, Leberversagen)
- Ausschluss Kokainsucht
- Starke, Hb-relevante Blutung bis hin zum hämorrhagischen Schock möglich
- Morbus Osler
- Vaskulitiden

Traumata sind anamnestisch auszuschließen. Auch nach fieberhaften Infektionskrankheiten ist zu fragen, da es im Rahmen derselben auch zu Blutungen kommen kann. Normalerweise kann eine symptomatische Therapie durchgeführt werden, wenn kein Anhalt für eine Blutung aus den hinteren Nasenabschnitten vorliegt, der Blutdruck normal ist und auch sonst keine anamnestischen Besonderheiten bekannt sind. Tritt das Nasenbluten jedoch wiederholt und immer wieder auf, ist eine weitere Abklärung (bildgebende Verfahren, Blutuntersuchungen, Überweisung zum Spezialisten) durchzuführen.

Verlauf

Herr K. erhielt in der Praxis eine Nasentamponade. Sie wurde am nächsten Tag entfernt. Seither ist Nasenbluten nicht mehr aufgetreten.

ZUSAMMENFASSUNG

Der Hausarzt wird des Öfteren wegen Nasenbluten notfallmäßig in Anspruch genommen. Die häufigen Blutungen aus den vorderen Nasenabschnitten lassen sich problemlos mittels Nasentamponade oder zur Not Koagulation beim HNO-Arzt stillen. Probleme bereiten u. a. Blutungen bei Nasengeschwülsten, Blutgerinnungsstörungen und bei entgleister Hypertonie. Blutet es aus den hinteren Nasenabschnitten, ist der Patient dem HNO-Spezialisten zuzuführen.

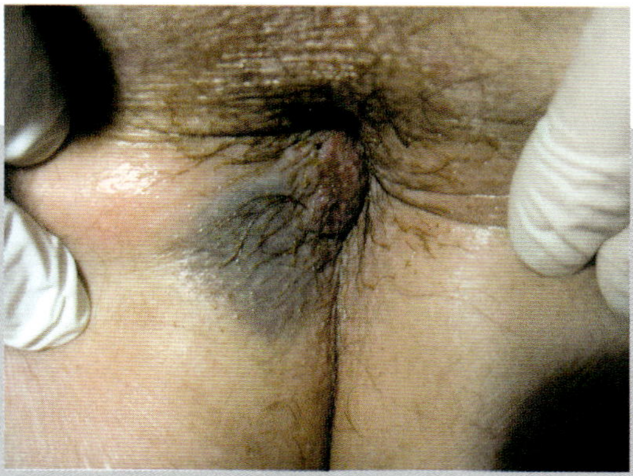

[P013]

Hämorrhoiden

„Bitte schauen Sie sich das an, mir hängen die Hämorrhoiden heraus."

Vorgeschichte

Der 41-jährige Herr P. betritt mit den Worten die Praxis: „Mir hängen die Hämorrhoiden heraus. Früher ist schon mal eine Verödung gemacht worden. Bitte schauen Sie sich das an."

- **Bekannte Diagnosen:** Steatosis hepatis, Gicht
- **Bisherige Medikation:** Allopurinol 300, 1 × 1
- Der Patient wird in Steinschnittlage untersucht. Es ergibt sich dieser Befund: ➤ Bild.

1. **Hämorrhoiden: Erklären Sie die Stadieneinteilung!**

2. **Beurteilen Sie den Analbefund!**

3. **Welche Therapiemöglichkeiten kommen infrage?**

4. **Wann würden Sie den Patienten wieder einbestellen?**

5. **Welche weiteren Maßnahmen empfehlen Sie dem Patienten?**

1. Hämorrhoiden: Stadieneinteilung

Bei Hämorrhoiden handelt es sich um eine Vergrößerung der submukös im distalen Rektum gelegenen arteriovenösen Gefäßpolster des Plexus hämorrhoidalis.

- **Hämorrhoiden ersten Grades** sind nur proktoskopisch als blaurote Polster bzw. Knoten zu erfassen.
- **Hämorrhoiden zweiten Grades** lassen sich inspektorisch fassen. Wenn der Patient presst, prolabieren sie.
- **Hämorrhoiden dritten Grades** sind bereits spontan prolabiert und am Analausgang erkennbar. Sie können jedoch reponiert werden.
- **Hämorrhoiden vierten Grade:** Eine Reposition ist nicht mehr möglich.

2. Der Analbefund: Beurteilung

Bereits von außen ist ein blaurot aufgequollener Knoten zu erkennen. Es handelt sich nicht um Hämorrhoiden, sondern um eine **perianale Thrombose** (➤ Bild).

3. Therapiemöglichkeiten

Die in der Regel ausreichende **konservative Behandlung** besteht aus systemischer Gabe von Antiphlogistika (z. B. Ibuprofen) sowie lokal aus analgetischen und/oder kortikoidhaltigen Salben. Gegebenenfalls stuhlregulierende Maßnahmen bei Obstipation.

Bestehen jedoch sehr starke Schmerzen, ist ein **operatives Vorgehen** zu rechtfertigen. Hierbei erfolgt entweder eine Expression des Thrombus nach Stichinzision mit Anlage eines kutanen Drainagedreiecks unter intrakutaner Lokalanästhesie oder die komplette Exzision der Thrombose und des Gefäßsegments zur Vermeidung eines Rezidivs jeweils mit sekundärer Wundheilung (➤ Abb. 78.1 und ➤ Abb. 78.2).

MERKE

- **Konservative Behandlung** der Perianalthrombose: Antiphlogistika, analgetische und/oder kortikoidhaltige Salben
- **Operative Behandlung:** Expression des Thrombus nach Stichinzision oder komplette Exzision von Thrombus und Gefäßsegment

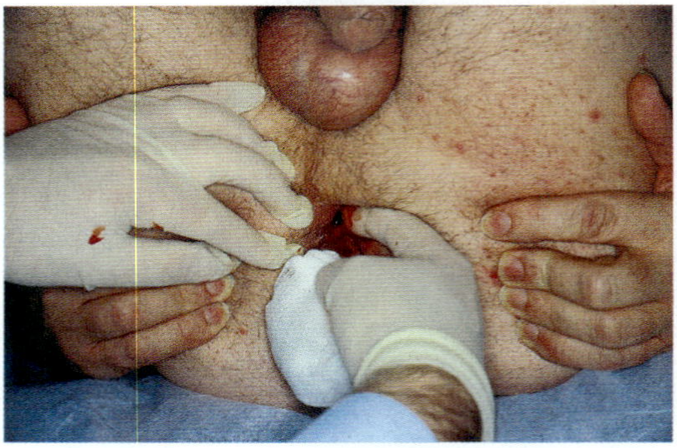

Abb. 78.1 Der Thrombus wird nach Stichinzison exprimiert. [P013]

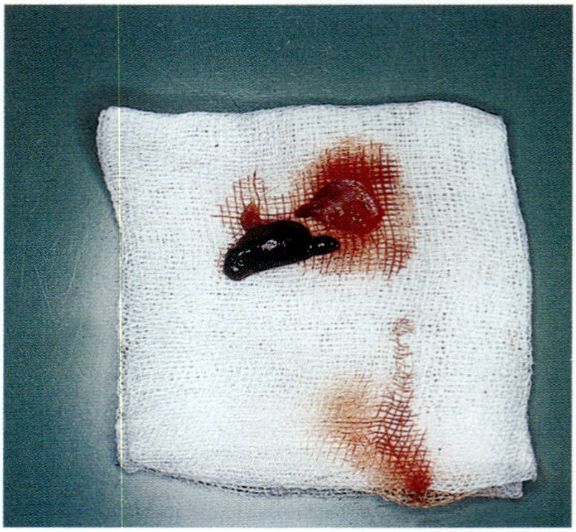

Abb. 78.2 Das OP-Präparat: exprimierter Thrombus mit „Hautdeckel" [P013]

4. Verlauf – Wiedereinbestellung

Der Patient wird wegen sehr starker Schmerzen operiert. Nach Entlastungsinzision bei Perianalthrombose besteht grundsätzlich eine Rezidivgefahr. Deswegen ist der Patient anfangs täglich wieder einzubestellen, um eventuelle Rezidivthromben zu exprimieren.

5. Weitere Maßnahmen

Der Patient sollte etwa ab dem 3. Tag lauwarme Sitzbäder nehmen. Da Hämorrhoiden häufig Perianalthrombosen begünstigen, ist eine Stuhlregulierung durch ballaststoffreiche Kost und regelmäßige Defäkation wichtig. Weiterhin kann ein sog. **Schließmuskeltraining** (wiederholtes Zusammenkneifen des Sphincter ani) hier prophylaktisch wirksam sein. Harter Stuhl und körperliche Anstrengung wirken prädestinierend und sind möglichst zu vermeiden. Gegebenenfalls sollten vorhandene Hämorrhoiden behandelt werden.

MERKE

Postoperative und weitere Maßnahmen:
- Ab 3. Tag warme Sitzbäder
- Stuhlregulierung
- „Schließmuskeltraining"

Die postoperative Heilung erfolgt in diesem Fall komplikationslos. Nach 1 Woche war der Patient praktisch beschwerdefrei.

ZUSAMMENFASSUNG

Perianalthrombosen werden häufig von den Patienten irrtümlich als „Hämorrhoiden" bezeichnet. Bei mäßigen Schmerzen ist eine konservative Therapie ausreichend, bei sehr starken Schmerzen ist ein operatives Vorgehen zu rechtfertigen.

https://else4.de/Klein78

Schmerzen an der Ferse

„Überweisen Sie mich doch zum Orthopäden.“

Vorgeschichte

Der 65-jährige Herr H. leidet seit 11 Jahren an Typ-2-Diabetes. Er wiegt 94 kg bei 1,71 m Körpergröße.

Letzte Laborwerte:

- γ-GT 130 U/l
- BZ nüchtern 296 mg/dl
- HbA_{1C} 12,5 %

Bekannte Diagnosen:

- Diabetes mellitus Typ 2
- Fettleber seit 15 J.
- Struma
- Koronare Herzkrankheit
- Hypercholesterinämie
- Hypertonie

Bisherige Medikation:

- Metformin 850 mg, 2 × 1
- Empagliflozin 25 mg, 1 x 1
- Captopril 25 mg, 2 × 1
- Acetylsalicylsäure 100 mg, 1 × 1
- Bisoprolol 5 mg, 1 × 1
- Simvastatin 20 mg, 1 × 1

Der Patient wurde vor 6 Wochen von Sitagliptin wegen der Kombination von Diabetes mit KHK auf Empagliflozin zunächst 10 mg, bei guter Verträglichkeit auf 25 mg, in Kombination mit Metformin umgestellt. Mehr als 2× 850 mg Metformin toleriert der Patient wegen Bauchbeschwerden nicht.

1. **Wie beurteilen Sie die Diabetes-Einstellung?**

2. **Welche Maßnahme ist jetzt angezeigt?**

3. **Ersteinschätzung: Welche Erkrankung vermuten Sie?**

4. **Welche Diagnostik hilft weiter?**

5. **Welche Therapie kommt infrage?**

6. **Was hat der Orthopäde vermutlich gespritzt? Ist diese Therapie für den Patienten geeignet?**

1. Beurteilung der Diabetes-Einstellung

Die Einstellung ist miserabel. Ein HbA_{1C} von 12,5 % ist unabhängig von den individuell zu erreichenden Zielen sicher völlig unzureichend und birgt große Gefahr, in kurzer Zeit schwere Sekundärschäden zur Folge zu haben. Eigentlich sollte der HbA_{1C} des Patienten wohl eher zwischen 6,5 und 7 % liegen, da er erst 65 Jahre alt ist, geistig unbeeinträchtigt, selbstversorgend und vollständig am Sozialleben teilhat und sich an sich relativ unbeeinträchtigt bewegen kann, auch wenn die neue Leitlinie hier keine festen Korridore mehr vorgibt.

2. Angezeigte Maßnahme

Der Patient sollte – zunächst unter Beibehaltung der aktuellen Medikation – zusätzlich auf ein drittes Medikament eingestellt werden. In diesem Fall wird mit dem Patienten besprochen, dass ein Versuch mit **Liraglutid** sinnvoll wäre. Er muss einmal täglich eine feste Dosis subkutan spritzen, dies ist kein Vorteil zu einem Basalinsulin. Jedoch hat Liraglutid die Vorzüge einer (in Studien) gesenkten kardiovaskulären Mortalität, Gewichtsreduktion und der fehlenden Gefahr von Hypoglykämien, was bei der mangelnden Compliance des Patienten sicher hervorzuheben ist. Ein Nachteil könnte die manchmal schlechte gastrointestinale Verträglichkeit sein, die jedoch bei einschleichender Dosierung vermindert wird. Man kommt überein, einen Versuch mit 0,6 mg/Tag mit wöchentlicher Steigerung um je 0,6 mg/Tag bis 3 mg/Tag zu starten.

Daneben ist mit dem Patienten noch mal eingehend die Wichtigkeit der **Lebensstilmodifikation** zu besprechen. Ausdauersport kommt ihm vom Naturell nicht recht gelegen, er könnte jedoch bereits durch Ernährungsumstellung und Alkoholreduktion eine deutliche Verbesserung seiner Stoffwechselsituation erreichen.

Verlauf

Der Patient verträgt das Liraglutid subjektiv wegen gastrointestinaler Beschwerden nicht gut und steht einer daraufhin alternativ vorgeschlagenen Insulintherapie ablehnend gegenüber. Er möchte zuerst Gewicht abnehmen und es sich noch einmal überlegen. Daher wird ihm eine Ernährungsberatung bezüglich seiner Diabeteserkrankung empfohlen und er will sich einer Walking-Gruppe anschließen.

Vier Wochen später erscheint er wieder in der Praxis und beklagt einen Schmerz an der medialen Fersenseite (➤ Abb. 79.1).

3. Ersteinschätzung

Der Schmerz an der Medialseite des Kalkaneus deutet auf den Ansatz der Plantarfaszie. Vermutlich handelt es sich um einen **Fersensporn.**

4. Weitere Diagnostik

Sie veranlassen eine seitliche Röntgenaufnahme der Ferse (➤ Abb. 79.2).

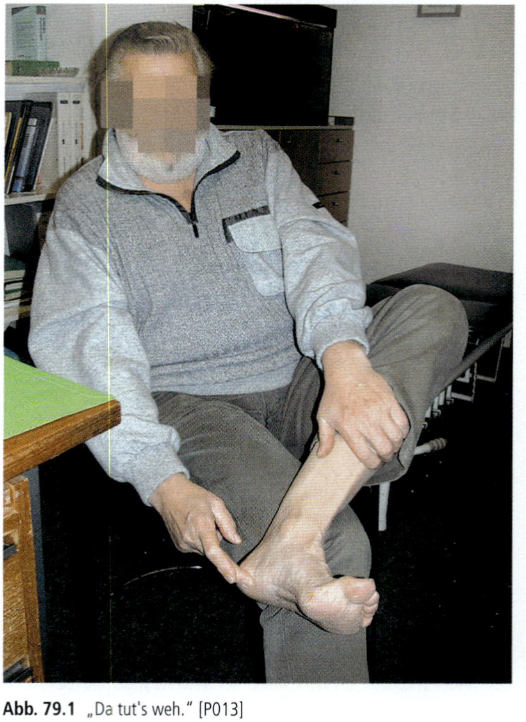

Abb. 79.1 „Da tut's weh." [P013]

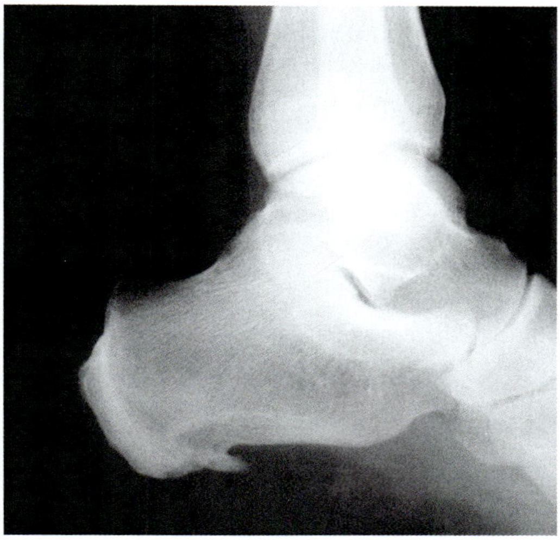

Abb. 79.2 Das Röntgenbild (Kalkaneus seitlich) [P013]

Das Röntgenbild deckt den Fersensporn auf. Bis zu 10 % der Bevölkerung weisen diese röntgenologisch nachweisliche Veränderung in unterschiedlicher Ausprägung auf. Die meisten haben keine Beschwerden. Über die Indikation der Röntgenaufnahme kann man streiten. Lässt sich kein Fersensporn nachweisen, liegt eine **Fasciitis plantaris** vor – mit den gleichen therapeutischen Konsequenzen.

5. Therapiemaßnahme und Verlauf

Zur Entlastung des schmerzhaften Fersensporns hat es sich bewährt, zunächst **Locheinlagen** zu verordnen.

Außerdem kommt eine **antiphlogistische Behandlung** z. B. mit Ibuprofen infrage, bei Diabetes sollte jedoch die Nierenfunktion im Auge behalten werden. Daneben kommen Dehnübungen, Physiotherapie oder lokale Injektion von Steroiden infrage. Eine **Stoßwellenbehandlung** beseitigt zwar nicht den Fersensporn, bewirkt aber manchmal Schmerzlinderung. Eine **Bestrahlung** mit niedrigen Dosen von ca. 6 Gy kann bei Versagen der konservativen Verfahren versucht werden.

Eine **operative Therapie** stellt wegen der Gefahr von Narbenbeschwerden eher die Ultima Ratio dar.

In der Praxis wird die schmerzhafte Stelle an der Fußsohle mit einem Filzstift markiert und anschließend ein Abdruck angefertigt, der an den Orthopädiemechaniker weitergeleitet wird.

Sechs Wochen später steht der Patient wieder auf der Matte: „Die Einlagen helfen nichts. Bitte überweisen Sie mich jetzt zum Orthopäden. Er hat mir vor 2 Jahren schon geholfen. Er hat mir eine Spritze direkt in den Fuß gegeben, darauf war es gut."

6. Bewertung der Therapiemethode des Orthopäden

Die **Injektion von Lokalanästhetika** ist eine mögliche Therapie dieser Erkrankung. Der Therapieeffekt hält jedoch meist nur kurz an. Daher ist es in der Praxis häufig üblich, zusammen mit dem Lokalanästhetikum eine **Kortikoidkristallsuspension** zu infiltrieren.

Eine Infiltration einer Kortikoidkristallsuspension kommt bei diesem Patienten jedoch nicht infrage, da diese bei der schlecht eingestellten diabetischen Stoffwechsellage eine relevante Gefahr für lokale Komplikationen mit Infektionen und Wundheilungsstörungen birgt.

Sie überweisen den Patienten daher statt zum Orthopäden in die Fußambulanz einer diabetologischen Abteilung.

Verlauf

Durch Optimierung der Entlastung verschwanden die Fersenschmerzen allmählich.

Nach Überzeugung des Patienten von einer Insulintherapie mit einem Basalinsulin zusätzlich zu den oralen Antidiabetika konnte innerhalb eines Jahres ein HbA_{1C}-Wert von derzeit 8 % erreicht werden. Herr H. weiß jedoch, dass sich hier noch einiges verbessern lässt, und möchte weiter abnehmen.

Quintessenz

Bei einer Überweisung eines Patienten ist der Allgemeinarzt gefordert, seinem Kollegen die nötigen

Informationen über Grundkrankheiten bzw. aktuelle Medikation mitzuteilen. Ein Orthopäde muss z. B. wissen, dass der neue Patient unter Diabetes leidet. Gerade bei chronischen Patienten ist eine **Zusammenarbeit mehrerer ärztlicher** – z. B. Diabetologe, Augenarzt, Orthopäde, Nephrologe –, **aber auch nichtärztlicher Disziplinen** – z. B. Fußpflege, Diätassistenz, Orthopädieschuhmacher – erforderlich. Die Koordination all dieser Maßnahmen ist eine klassische hausärztliche Funktion. Hierzu gibt es straff strukturierte Ansätze in Form der **Disease-Management-Programme (DMP).**

MERKE

Therapeutische Möglichkeiten bei Fersensporn

- Locheinlage und Antiphlogistika
- Physiotherapie
- Injektion von Lokalanästhetika evtl. unter Zusatz von Kortison
- Stoßwellentherapie
- Bestrahlung
- Operation nur in seltenen Fällen indiziert

ZUSAMMENFASSUNG

Bei chronischen Erkrankungen ist es eine klassische allgemeinärztliche Aufgabe, ärztlichen und nichtärztlichen Kollegen in einem interdisziplinären Vorsorge- und Behandlungskonzept Informationen über Grundkrankheiten bzw. die aktuelle Medikation mitzuteilen. Daneben müssen bei chronischen Erkrankungen wie dem Diabetes die Therapieziele in Abhängigkeit von Begleiterkrankungen, Zielen und Wünschen individuell zusammen mit dem Patienten festgelegt werden.

Beim Fersensporn stehen in der Regel konservative Therapiemaßnahmen im Vordergrund, die jedoch langwierig sein können

https://else4.de/Klein79

Nächtliche Bauchschmerzen

„Ich kann seit einiger Zeit vor Schmerzen nicht mehr schlafen!"

Vorgeschichte

Der 22-jährige Werkzeugmacher Herr A. kommt in die Praxis: „Ich kann seit 2–3 Wochen nachts nicht schlafen, so starke Bauchschmerzen habe ich (deutet auf das Epigastrium). Nach dem Frühstück wird es besser."

- **Bekannte Diagnosen:** keine
- **Bisherige Medikation:** keine

1. Auf welche Erkrankungen weisen die Beschwerden des Patienten hin? Welche AGVs und konkurrierenden Beratungsergebnisse kommen in Betracht?

2. Welche diagnostischen Schritte unternehmen Sie?

3. Führen Sie eine „Therapie ohne Diagnose" durch? Wenn ja, welche?

4. Welche Therapie – nichtmedikamentös und medikamentös – schlagen Sie vor?

5. Empfehlen Sie dem Patienten eine Kontrolluntersuchung?

1. Einschätzung der Beschwerden

Natürlich lassen der Nüchternschmerz und die Besserung nach Nahrungsaufnahme an ein **Ulcus duodeni** denken. Jedoch ist stets auch an andere Erkrankungen zu denken.

Neben peptischen Ulzera kommen insbesondere als konkurrierende Beratungsergebnisse in Betracht: Erkrankungen der Galle und Gallenwege sowie des Pankreas, auch Gastritiden und Ösophagitiden (z. B. bei Reflux).

Ein **Magenkarzinom** darf nicht ganz außer Acht gelassen werden, obwohl es natürlich aufgrund des Alters des Patienten extrem unwahrscheinlich ist.

Hier ist insbesondere auch die Frage nach Einnahme von nichtsteroidalen Antirheumatika von Bedeutung.

Keinesfalls darf der Patient durch eine starre vorschnelle Festlegung unnötig gefährdet werden.

MERKE

Bei Oberbauchschmerzen vorrangig bedenken:
- Gastritis und Refluxösophagitis
- Pankreatitis
- Erkrankungen der Gallenblase und -wege

2. Diagnostische Schritte

Bei dieser milden Symptomatik genügt zunächst eine örtliche Routineuntersuchung mit gezielter Befragung und eingehender Untersuchung des gesamten Abdomens mit Palpation und Auskultation sowie Fahndung nach Bruchpforten. Eventuell ist noch eine Blutuntersuchung mit Blutbild, CRP und Leber-Pankreasenzymen angezeigt. Es sollte gezielt nach Teerstuhl gefragt werden. Zum Ausschluss einer Cholezystitis ist eine Sonografie angezeigt.

Ergebnisse

In diesem Fall zeigte der Patient eine weniger ausgeprägte Symptomatik und bereits die Anamnestik wie auch die Untersuchung (Druckschmerz im Epigastrium) ergaben Hinweise auf eine Magenerkrankung. Sonografisch fanden sich keine Pathologien der Gallenblase. Der Patient wurde zur Blutabnahme einbestellt, wo neben dem Blutbild und den Leber-Pankreas-Enzymen auch Gerinnungsparameter (Quick/INR und PTT) bestimmt wurden, da eine Ösophagogastroduodenoskopie mit Biopsien als nächster Schritt geplant wurde.

Die Laborbefunde zeigten keine Auffälligkeiten. Der Patient erhält 2 Tage später einen Termin zur Gastroskopie.

3. Therapie ohne Diagnose

Bei allen unklaren Bauchschmerzen sollte sich die Gabe von Schmerzmitteln und Spasmolytika nach dem Leidensdruck richten, da einerseits bei starken Schmerzen eine Analgesie erfolgen sollte, sie die Symptomatik und klinische Einschätzung jedoch verschleiern und erschweren können. In diesem Fall sollte z. B. die Zeit bis zur Endoskopie mit 40 mg Pantoprazol und z. B. Novaminsulfon bedarfsweise überbrückt werden.

Der Patient kommt von der Ösophagogastroduodenoskopie zurück. Laut Arztbrief wurde – wie bereits vermutet – ein **Ulcus duodeni** mit Hämatin als Zeichen einer stattgehabten Blutung (Forrest IIc) aufgedeckt. In der Histologie fand sich **Helicobacter pylori**.

MERKE

Differenzierte Gabe von Schmerzmitteln und Spasmolytika bei unklaren Bauchschmerzen vor der Diagnostik, um die Symptomatik nicht vollständig zu verschleiern.

4. Therapie – medikamentös oder nichtmedikamentös

Zunächst ist eine Umstellung der Lebensgewohnheiten zu empfehlen, die zwar die Ulkusheilung meist nicht wesentlich beschleunigt, jedoch grundsätzlich eine vermehrte Magensäuresekretion positiv beeinflussen kann. Zu empfehlen ist unter anderem:
- Moderater Alkoholgenuss
- Rauchstopp
- Verzicht auf magenschädigende Medikamente (NSAR, Steroide)

Auch eine Reizung des Magens z. B. durch scharfe Gewürze, Geräuchertes, scharf Gebratenes, Fett, Süßes sollte vermieden werden.
Medikamentös raten Sie Herrn A. wegen des Ulcus zu einer **Eradikationsbehandlung.** An sich wird neuerdings wegen steigender Resistenzraten gegen Clarithromycin eine Bismut-haltige Quadrupeltherapie empfohlen: z. B. mit Pylera® und Gabe eines Protonenpumpenhemmers, z. B. **Omeprazol** 2× 20 mg oder **Pantoprazol** 2× 40 mg für jeweils 10 Tage, wobei Omeprazol und Pantoprazol bis zur Abheilung des Ulkus für ca. 4 Wochen eingenommen werden sollten. Da dies aber 12 Tabletten pro Tag bedeutet, wünscht der Patient die konventionelle Tripeltherapie. Diese besteht neben dem Protonenpumpenhemmer aus 2× 500 mg **Clarithromycin** und entweder 2× 400 mg **Metronidazol** oder 2× 1.000 mg **Amoxicillin.** Die Therapiedauer der Antibiotika sollte für eine optimale Eradikationsrate 14 Tage betragen. Die überwiegende Zahl der Fälle kann hierdurch erfolgreich behandelt werden.

5. Kontrolluntersuchung

Vier Wochen nach Therapieende der Antibiotika und frühestens 2 Wochen nach Ende der PPI-Therapie sollte auf jeden Fall eine Kontrolle des Eradikationserfolgs durchgeführt werden. Bei beschwerdefreien Patienten ist der ^{13}C-Harnstoff-Atemtest oder *H.-pylori*-Stuhl-Antigentest ein guter und ausreichender Parameter für den Eradikationserfolg. Bei Vorliegen eines MALT-Lymphoms, Ulcus ventriculi oder bei Zustand nach blutendem Ulcus duodeni sollte eine gastroskopische Kontrolle mit dann histologischer Eradikationskontrolle durchgeführt werden. Ein Magenulkus sollte wegen des Malignitätsrisikos bis zur vollständigen Abheilung gastroskopisch kontrolliert und wiederholt biopsiert werden.

Verlauf

In diesem Fall wurde der Patient nach 6 Wochen erneut gastroskopiert. Das Ulkus war vollständig abgeheilt. Der Patient war beschwerdefrei.

MERKE

Vier Wochen nach Eradikationsbehandlung bzw. 2 Wochen nach Absetzen des PPI Kontrolle mittels ^{13}C-Harnstoff-Atemtest, Antigen-Stuhltest oder je nach Indikation erneute Ösophagogastroduodenoskopie.

ZUSAMMENFASSUNG

Herr A. schilderte seine Beschwerden derart klassisch, dass bereits anamnestisch ein Ulcus duodeni anzunehmen war. Trotzdem ist eine eingehende Diagnostik erforderlich, um nichts Wichtiges zu übersehen – man hüte sich vor vorschneller Festlegung! Die Endoskopie erbrachte die Diagnose Ulcus duodeni (D). Somit folgt die weitere Diagnostik und Therapie den Regeln der spezialistischen Medizin. Zur Eradikation wird wegen der Resistenzlage neuerdings der Bismut-haltigen Quadrupeltherapie gegenüber der herkömmlichen Tripeltherapie der Vorzug gegeben. Der Eradikationserfolg sollte kontrolliert werden.

https://else4.de/Klein80

81

Schwindel

„Bitte kommen Sie schnell! Unserem Vater geht es schlecht. Ihm ist ganz schwindelig!“

Vorgeschichte

Der Sohn des 76-jährigen ehemaligen Forstarbeiters Herr W. ruft in der Praxis an: „Unserem Vater geht es schlecht. Ihm ist ganz schwindelig. Bitte kommen Sie gleich.“

Sie fahren sofort hin. Der Patient liegt kaltschweißig auf dem Sofa. „Es dreht sich alles in meinem Kopf wie in einem Karussell. Solche Anfälle habe ich in den letzten Wochen schon 2- oder 3-mal gehabt.“

Bekannte Diagnosen:

- Hypercholesterinämie
- Gonarthrose
- Coxarthrose

Bisherige Medikation: Diclofenac Gel lokal (Arthrex Cellugel®)

1. **Schätzen Sie die vom Patienten geschilderte Symptomatik primär als gefährlich oder banal ein?**
2. **Welche Fragen stellen Sie dem Patienten noch?**
3. **Welche Untersuchung führen Sie beim Hausbesuch durch?**
4. **Wie lautet die Klassifizierung in der allgemeinärztlichen Fachsprache?**
5. **Welche Ursachen von Schwindel kennen Sie?**
6. **Wie gehen Sie weiter vor? Zuwarten oder handeln?**

1. Einschätzung der Symptomatik

Die Schilderung des Patienten „Es dreht sich wie in einem Karussell", begleitet von Übelkeit, spricht prima vista für ein **peripher vestibuläres Geschehen.** Vital bedrohliche Erkrankungen sind primär weniger wahrscheinlich.

2. Fragen an den Patienten

Eine Schwindelanamnese sollte nach einem speziellen **Frageraster** erfolgen, besonders wichtig sind hier die Einordnung der Art des Schwindels und der zeitliche Rahmen (➤ Tab. 81.1). Des Weiteren sollte nach

Tab. 81.1 Einordnung des Schwindels: Art und zeitlicher Rahmen

Schwankschwindel („wie Bootfahren")			
Zeit	**Modellierung**	**Zusatzsymptome**	**Wahrscheinliche Diagnose**
In Bewegung	Zunahme im Dunklen	Oszillopsien beim Gehen	Bilaterale Vestibulopathie
Sekunden/Minuten	(Bewegung im HWS-Bereich)	HWS-Beschwerden	Sog. zervikogener Schwindel (umstrittene Entität)
Minuten/Stunden	▪ Ggf. Kopfschmerzen/Migräne ▪ Langes Hungern bei Diabetes	▪ Vegetative Symptome ▪ Weitere neurologische Symptome	▪ TIA: Kleinhirn oder Hirnstamm ▪ Vestibuläre Migräne ▪ Hypoglykämie
Tage	▪ Kopfbewegung/Laufen	Neue Gleitsichtbrille	Anpassungsstörung an Brille
Anhaltend		Neurologische Symptome/ vegetative Symptome	Infarkt/Blutung im Bereich des Hirnstamms oder Kleinhirns
Benommenheit			
Zeit	**Modellierung**	**Zusatzsymptome**	**Wahrscheinliche Diagnose**
Sekunden/Minuten	▪ Aufrichten aus dem Liegen ▪ Kopfdrehung ▪ Arbeiten über Kopf ▪ Körperliche Anstrengung	▪ Spürbare Rythmusstörung ▪ Drohendes Ohnmachtsgefühl ▪ Drohende Ohnmacht ▪ Belastungsdyspnoe	▪ Tachykarde und bradykarde Rhythmusstörungen ▪ Orthostase ▪ Karotis-Sinus-Syndrom ▪ Subclavian-Steal-Syndrom ▪ Obstruktive kardiale Erkrankungen inkl. Aortenstenose
Stunden/Tage bis Wochen	▪ Medikamenteneinnahme ▪ Alkohol ▪ Arbeit mit Lösungsmittel	Unterschiedliche möglich	▪ UAW von Medikament ▪ Intoxikation
Monate/Jahre	▪ Enge/weite Plätze Menschenansammlungen ▪ Bestimmte Lebenssituationen ▪ Hohes Alter	▪ Angst/Panikattacken ▪ Situative Verstärkung ▪ Degenerationen z. B. Hörstörungen	▪ Funktioneller Schwindel ▪ Phobischer Schwankschwindel ▪ Multifaktorieller Schwindel im Alter

Tab. 81.1 Einordnung des Schwindels: Art und zeitlicher Rahmen (*Forts.*)

Drehschwindel („wie im Karussell")			
Zeit	**Modellierung**	**Zusatzsymptome**	**Wahrscheinliche Diagnose**
Sekunden/Minuten	• (Meist) ohne Kopfbewegung/Aufrichten • Husten/Pressen/Niesen/Heben	• Ggf. Übelkeit • Hörminderung, Tinnitus	• Vestibularisparoxysmie • BPPV • „Perilymphfistel"
Minuten/Stunden		• Hörstörung, Tinnitus, Ohrdruck • Kopfschmerz, Licht-Lärm-Empfindlichkeit, Migräne • Doppelbilder/Lähmung	• Morbus Menière • Vestibuläre Migräne • Zentraler Schwindel
Tage	Zunahme bei Bewegung	• Übelkeit/Erbrechen/Oszillopsie • Hörstörung, Ohrenschmerz	• Akute einseitige Vestibulopathie • Labyrinthitis/Zoster oticus
Gangunsicherheit/bei „klarem Kopf"			
Zeit	**Modellierung**	**Zusatzsymptome**	**Wahrscheinliche Diagnose**
In Bewegung	Zunahme im Dunkeln	• Taube oder brennende Beine • Oszillopsien beim Gehen	• Polyneuropathie • Bilaterale Vestibulopathie

modulierenden Faktoren (z. B. Medikamenteneinnahme) und zusätzlichen Symptomen gefragt werden.

- Art des Schwindels:
  - Drehschwindel (Karussell- oder Aufzugfahren)
  - Gangunsicherheit (mit „klarem" Kopf)
  - Schwankschwindel („Präsynkope")
  - „Benommenheit"
- Dauer des Schwindels:
  - Wenige Sekunden
  - Wenige Minuten
  - Stunden bis Tage
  - Länger als Tage anhaltend
- Modulierende Faktoren:
  - Beim Laufen
  - Bei Kopfrotation
  - Beim Heben
  - Arme über dem Kopf
  - Beim Aufstehen
  - Bei körperlicher Anstrengung
  - Neue Brille
  - Medikamenteneinnahme/-compliance
  - Besondere Lebensereignisse
  - Nahrungsaufnahme bei Diabetikern etc.
- Zusätzliche Symptome:
  - Hörminderung
  - Ohrgeräusche, -schmerzen, -druck
  - Sensibilitätsstörungen
  - Kraftminderung
  - Schluckstörung
  - Stimmveränderung
  - Sehstörungen (Visusminderung, Doppelbilder)
  - Vorerkrankungen (Herz, Kreislauf, Blutdruck, Schilddrüse, Diabetes)

Ergebnis
Unser Patient gab nunmehr zum dritten Mal aufgetretene und deutlich weniger als 1 min dauernde Drehschwindelanfälle an, begleitet von Übelkeitsgefühl. Eine Hörstörung oder ein Ohrgeräusch hat er nicht beobachtet.

3. Untersuchung beim Hausbesuch
Obwohl bereits die Angaben des Patienten für eine vestibuläre Störung sprechen, sollten auf jeden Fall Puls, Blutdruck und Blutzucker gemessen werden.

- Ferner sind die **Reflexe** zu überprüfen und – sofern es der Zustand des Patienten zulässt – eine **Gleichgewichtsprüfung** durchzuführen: Der Patient stellt sich mit geschlossenen Füßen aufrecht hin, schließt die Augen und hält die Arme in Supination nach vorn **(Romberg-Stehversuch).** Der Patient bleibt bis zu 2 min so stehen. Schwankung oder Fallneigung lässt auf eine zentral-vestibuläre Ursache schließen.
- Daran schließt sich der **Unterberger-Tretversuch** an: Der Patient verbleibt in der Romberg-Position und tritt 50-mal auf der Stelle. Dieser Test ist in zweierlei Hinsicht aussagekräftig: Eine Richtungsabweichung von mehr als 45° spricht für eine periphere vestibuläre Störung. Zentrale Störungen führen eher zu seitlichen Schwankungen ohne Drehung. Weitere Tests wie Blindgang, Sterngang, Seiltänzergang stehen zusätzlich zur Verfügung. In der Regel genügen jedoch diese beiden Tests für eine rasch orientierende Gleichgewichtsprüfung vor Ort.
- Bereits vor Ort sollte darauf geachtet werden, ob der Patient einen **Nystagmus** in Ruhe und bei Provokation durch Kopfbewegung in verschiedene Richtungen aufweist: Lageprüfung in Kopfhängelage, rechter und linker Seitlage, beim Aufsetzen und Hinlegen. Tritt in einer dieser Positionen Lagenystagmus auf?
  - Für einen zentralen Schaden spricht ein sog. **echter Lagenystagmus,** der länger als 30 s andauert, sowie ein Blickrichtungsnystagmus entgegen der Richtung des Spontannystagmus.
  - Der **Lagerungsnystagmus** bei benignem **paroxysmalem Lagerungsschwindel** setzt mit einer Latenz ein und hält nur wenige Sekunden an. Der Nystagmus ist unabhängig von psychischen Beeinflussungen.
  - Ein Spontannystagmus ist bei zentralen Läsionen nicht durch Fixieren zu unterdrücken.
  - Eine Nystagmusprüfung mittels **Frenzel-Brille** wäre wünschenswert, doch gehört diese normalerweise nicht zur Ausstattung der Hausbesuchstasche. Eine praktische Alternative stellt die **M-Brille** (nach Prof. Dr. Michael Strupp) dar, die mit 20 Dioptrien ebenso wie eine Frenzel-Brille die Fixation verhindert, die einen Nystagmus unterdrücken könnte. Echter Lagerungsnystagmus: ≥ 30 s andauernder Schwindel bei zentraler Störung. Benigner paroxysmaler Lagerungsschwindel: wenige Sekunden andauernder Lagerungsnystagmus.
- **Lagerungsversuch nach Dix-Hallpike** bei benignem paroxysmalen Lagerungsschwindel (➤ Abb. 81.1)
- Schneller Kopfdrehtest/Kopfimpulstest **(Halmagyi-Test)** (horizontal) als Auslöser für Schwindel/Nystagmus: Neuritis vestibularis sowie Vestibulopathien. Bei der Verdachtsdiagnose „Neuritis vestibularis" kann ein unauffälliger Test ein Hinweis auf einen (seltenen) zerebellären Infarkt sein.
- Gegebenenfalls kann mit dem **alternierenden Abdecktest** eine vertikale Divergenz aufgedeckt werden, die bei Vorhandensein sehr zuverlässig für eine zentral-vestibuläre Genese spricht.

Ergebnisse
Bei der Untersuchung weist der Patient einen Blutdruck von 120/80 mmHg auf. Der Puls beträgt 80/min, Blutzucker 86 mg/dl, Reflexstatus, Herz- und Karotidenauskultation, Gleichgewichtsprüfung nach Romberg und Unterberger sind unauffällig. Ein Nystagmus ist weder spontan vorhanden, noch kann er durch Kopfbewegung provoziert werden.
Der Patient scheint normal zu hören, klagt nicht über Tinnitus und wirkt auch nicht psychisch auffällig.

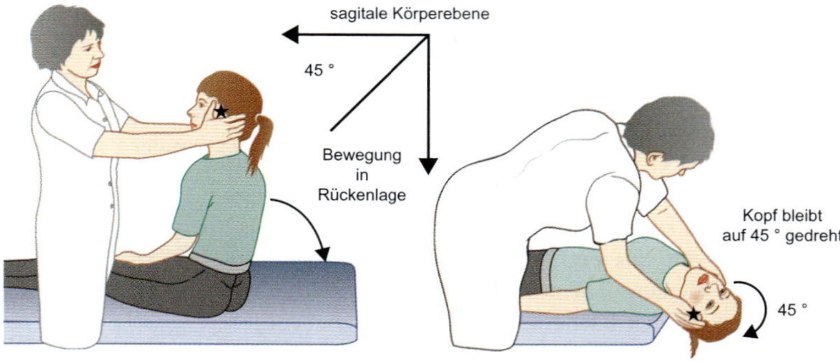

Abb. 81.1 Lagerungsversuch nach Dix-Hallpike [L108]

MERKE

Vier zentrale klinische Zeichen zur Differenzierung peripherer versus zentraler Ursachen:

- Vertikale Divergenz (*skew deviation*) (vertikale Schielstellung der Augen)
- Spontannystagmus durch Fixation nicht unterdrückbar
- Blickrichtungsnystagmus entgegen der Richtung des Spontannystagmus
- Normaler Kopfimpulstest bei akutem Schwindel und Nystagmus

4. Klassifizierung in der allgemeinärztlichen Fachsprache

Die korrekte Klassifizierung lautet **Drehschwindel (A),** da weitere Erkenntnisse hinsichtlich der Genese bislang nicht eruiert werden konnten.

5. Ursachen von Schwindel

Schwindel ist ein sehr vieldeutiges Symptom. Die Ursachen können überaus vielfältig sein und aus unterschiedlichen Organsystemen stammen (➤ Tab. 81.2).

Tab. 81.2 Ursachen von Schwindel

Schwindelform	Ursache
Peripher-vestibulär (labyrinthär)	▪ Benigner paroxysmaler Lageschwindel ▪ Neuritis vestibularis ▪ Morbus Menière ▪ Akustikusneurinom ▪ Ototoxische Medikamente (z. B. Aminoglykoside, Furosemid)
Zentral-vestibulär	▪ Hirnstammläsionen (entzündlich, vaskulär, neoplastisch) ▪ Basilarismigräne ▪ Kleinhirnerkrankungen ▪ Vestibuläre Epilepsie ▪ Ototoxische Stoffe (Alkohol, Kohlenmonoxid, Barbiturate)
Nichtvestibulär	▪ Neurologische Erkrankungen (visueller, epileptischer Schwindel) ▪ Psychiatrische Erkrankung (phobischer Schwankschwindel) ▪ Kardiovaskuläre Erkrankungen (Hypertonie, Arrhythmien) ▪ Zervikogener Schwindel ▪ Zerebralsklerose ▪ Metabolisch (z. B. Hypoglykämie)

6. Weiteres Vorgehen

Da am Ende der Untersuchung zwar nur eine Klassifizierung auf Symptomebene (Schwindel A) getroffen werden konnte, erscheint die Situation des Patienten zum derzeitigen Zeitpunkt wenig bedrohlich. Es kann daher zunächst zugewartet werden. Insgesamt handelt es sich wohl um eine **peripher-vestibuläre Störung.** Ein Morbus Menière scheint weniger wahrscheinlich, da der Patient weder über eine Hörstörung noch über einen Tinnitus berichtet. Wahrscheinlich liegt ein sog. **benigner paroxysmaler Lagerungsschwindel** vor. Eine **Neuritis vestibularis** käme ebenfalls infrage. Der weitere Verlauf wird zeigen, ob es bei einzelnen Attacken bleibt und die Beschwerden wieder zurückgehen oder ob es zu wochenlang anhaltenden Schwindelzuständen kommt.

Therapeutisch kann für einige Tage ein Antivertiginosum, z. B. Dimenhydrinat (Vertigo vomex® Suppositorien), gegeben werden. Ein benigner paroxysmaler Lagerungsschwindel ist mit speziellen **Lagerungsübungen nach Epley oder Sémont** in der hausärztlichen Praxis oder beim Physiotherapeuten positiv beeinflussbar. Eine sehr hilfreiche Anleitung mit Bildern findet sich hier: https://www.ukr.de/fileadmin/UKR/2-medizin-pflege/kliniken__institute_abteilungen/hals-nasen-ohrenheilkunde/Lagerungsuebungen.pdf

Verlauf

Der Patient führte auf Anweisung zu Hause o. g. Lagerungsübungen durch. Nach 3-maliger Behandlung mit entsprechenden Lagerungsübungen in der Praxis und selbstständigen Lagerungsübungen zu Hause war der Patient nach 2 Wochen auf Dauer beschwerdefrei. Retrospektiv kann also die Klassifizierung **benigner paroxysmaler Lagerungsschwindel (C)** getroffen werden.

ZUSAMMENFASSUNG

Schwindelpatienten erfordern eine genaue Anamnestik und körperliche Untersuchung. Bei Kopfschmerzen oder einem mehr als 30 s dauernden Lageschwindel sollte ein zentraler Prozess in Betracht gezogen werden. Hörverlust und Tinnitus deuten Richtung Morbus Menière. Neben Blutdruck- und Blutzuckerkontrollen ist eine genaue Untersuchung des Nervensystems (u. a. Nystagmus, Gleichgewichtsprüfung, Reflexstatus, Lagerungsprüfung) durchzuführen. Glücklicherweise steckt häufig ein harmloser, benigner paroxysmaler Lagerungsschwindel dahinter. Die Behandlung besteht in diesen Fällen in gezielten Lagerungsmanövern. Dies führt in vielen Fällen zum raschen Verschwinden der Symptome. Obwohl häufig keine genaue Diagnose möglich ist, kann die Situation hinsichtlich ihrer Gefährlichkeit meist gut eingeschätzt werden, um zu entscheiden, ob und wie lange zugewartet werden kann.

https://else4.de/Klein81

82

Halsschmerzen und ein geschwollener Hals

„Wir brauchen ein Wundermittel! Morgen wollen wir mit dem Wohnwagen nach Italien in den Urlaub fahren!"

Vorgeschichte

Frau und Herr S. stellen ihren 8-jährigen Sohn Sebastian vor: „Der Sebastian hat seit 2 Tagen solche Halsschmerzen, angeschwollen ist der Hals auch (➤ Bilder). Durch die Nase kriegt er ganz schlecht Luft. Wir brauchen jetzt ein Wundermittel, damit wir morgen mit dem Wohnwagen nach Süditalien in den Urlaub fahren können!"

Untersuchungsbefund

Der Junge ist in etwas reduziertem Allgemeinzustand, hat 38,5 °C Fieber und kann durch die Nase kaum atmen. Der Mund ist daher ständig leicht geöffnet. Massive, derbe Lymphknotenschwellung beidseits zervikal, Tonsillen entzündet.

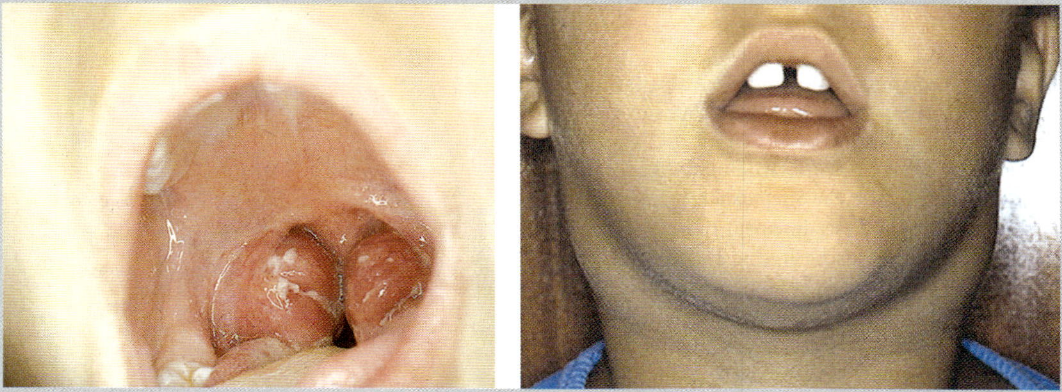

[P013]

1. **Wie ist Ihre Ersteinschätzung des Falls? Welche konkurrierenden Beratungsergebnisse kommen in Betracht?**

2. **Welche Diagnostik führen Sie durch?**

3. **Wie beurteilen Sie die Laborbefunde (➤ Tab. 82.1)?**

4. **Welche Therapie empfehlen Sie?**

5. **Kann die Urlaubsreise angetreten werden?**

6. **Mit welchen Komplikationen müssen Sie bei der Mononukleose rechnen? Welche AGVs sind zu bedenken?**

1. Ersteinschätzung des Falls

➤ Bilder.

Die massive Lymphknotenschwellung bei Belägen auf den Tonsillen lassen mehrere Deutungen zu. Ein **viraler Infekt** kommt infrage, ebenso jedoch eine **Streptokokkenangina** – für sie fehlt allerdings die klassische „glasige" Schwellung im Bereich von Tonsillen und weichem Gaumen (➤ Fall 69). Insbesondere ist auch an eine **Mononukleose** zu denken. Infolge der Beläge auf den Tonsillen ist als AGV zudem eine – heutzutage glücklicherweise sehr unwahrscheinliche – **Diphtherie** in Betracht zu ziehen.

2. Diagnostik

Neben der **Racheninspektion** und der **Palpation** weiterer Lymphknoten sowie der Milz (ggf. Größe sonografisch bestimmen) sind Laboruntersuchungen u. U. angezeigt, insbesondere sollte ein **Differenzialblutbild** angefertigt werden. Weiterhin ist ein Streptokokkenschnelltest zu diskutieren, obwohl dieser in einem relativ hohen Prozentsatz (um die 5 %) falsche Ergebnisse liefert. Weiterhin ist in Bezug auf eine mögliche Mononukleose ein **Mononukleoseschnelltest** bzw. eine **Epstein-Barr-Serologie** sinnvoll. Zu beachten gilt, dass in der ersten Krankheitswoche der Schnelltest und die Antikörperbestimmung häufig noch falsch negative Befunde liefern können (bei Kindern bis zu 25 %). Eine Bestimmung der **Transaminasen** ist ebenfalls angezeigt, da erhöhte Transaminasen oft das erste Anzeichen für eine Mononukleose sein können.

3. Beurteilung der Laborbefunde

➤ Tab. 82.1.

Die Laborbefunde sprechen für eine frische **Mononukleose (Anti-VCA-Immunglobuline erhöht, Anti-EBNA-IgG negativ).** Die BKS ist beschleunigt, die Leukozyten sind erhöht. Der Mononukleoseschnelltest ist positiv. Die Leberwerte sind jedoch (noch) nicht dramatisch erhöht. Lymphozyten, Monozyten und stabkernige Granulozyten sind laut Differenzierung erhöht. Um die typischen mononukleären **„Drüsenfieberzellen"** nachzuweisen, ist eine Handdifferenzierung (möglichst durch einen erfahrenen Hämatologen) erforderlich.

Tab. 82.1 Laborwerte

	Patient	Normalwert
Leukozyten	23.000/µl	4.500–13.500/µl
Stabkernige	8 %	3 %
Segmentkernige	33 %	50 %
Myelozyten	1 %	0 %
Lymphozyten	43 %	39 %
Monozyten	13 %	4,2 %
GOT	26 U/ml	4,7–22,2 U/l
γGT	98 U/l	< 66 U/ml
GPT	24 U/l	4,5–20,5 U/l
BKS	32/60	≤ 8/18
Mononukleoseschnelltest	Positiv	Negativ
Anti-VCA-IgG (Viruskapsid-Antigen)	Erhöht	Negativ
Anti-VCA-IgM	Erhöht	Negativ
Anti-EA (Early Antigen)	Erhöht	Negativ
Anti-EBNA (Kernantigen)	Negativ	Negativ

MERKE

Typischer Laborbefund bei Mononukleose: positiver Mononukleoseschnelltest; Leukozytose mit überwiegend Lymphozyten, mononukleäre „Drüsenfieberzellen" werden bei Handdifferenzierung gefunden.

4. Therapieempfehlung

Die Therapie besteht aus einer symptomlindernden Behandlung mit körperlicher Schonung und Zufuhr von Flüssigkeit. **Fiebersenkende** und **antiphlogistische Therapie,** z. B. mit Ibuprofen, ist sicherlich sinnvoll, aufgrund der möglichen Hepatotoxizität sollte bei einer aktiven EBV-Infektion (auch bei Verdacht) auf Paracetamol verzichtet werden. Bei dem schweren Krankheitsbild ist in dieser unklaren Situation an eine bakterielle Superinfektion der Tonsillen zu denken und der Einsatz von Antibiotika zu diskutieren. Keinesfalls sollte jedoch Amoxicillin gegeben werden, da dies im Fall einer vorliegenden Mononukleose häufig zu Hautausschlägen führt. Infrage käme in diesem Fall in erster Linie ein Penicillin, ein Makrolid oder Cephalosporine.

MERKE

Antipyretische bzw. antiphlogistische Therapie (z. B. Paracetamol, Ibuprofen); ggf. antibiotische Abdeckung bei V. a. auf eine bakterielle Superinfektion (Penicillin, Makrolid, Cephalosporine). **Cave:** Amoxicillin bei Mononukleose (Hautausschläge)!

5. Beratung über den Reiseantritt

Aufgrund des doch relativ schwer krank erscheinenden Buben und der unklaren Situation ist von einer Urlaubsreise zunächst abzuraten, zumal sie nach Süditalien führt, wo erhebliche Belastungen aufgrund der Klimasituation zu befürchten sind, was sich natürlich in einem Wohnwagen besonders auswirkt.

Nach 3 Tagen wird Sebastian vereinbarungsgemäß wieder in der Praxis vorgestellt. Er hat inzwischen Clarithromycin (Klacid®) eingenommen. „Ich bekomme kaum noch Luft“, presst er hervor. „Es fühlt sich an, als hätte ich einen Kloß im Hals.“

6. Komplikationen und gefährliche Verläufe

Die Prognose der Mononukleose ist im Allgemeinen günstig. An Komplikationen kommt fast regelhaft eine **Hepatitis** vor. **Milzschwellungen** sind sehr häufig, jedoch ist die gefürchtete vital bedrohliche **Milzruptur** glücklicherweise eine Rarität. Sonografische und Transaminasenkontrollen sind trotzdem anzuraten. Sehr selten sind Meningoenzephalitis, Guillain-Barré-Syndrom, Anämie, Thrombopenie, Granulopenie, Hämophagozytose, Myo- und Perikarditis, Nephritis, Urtikaria, Vaskulitis. Exantheme treten vor allem bei Ampicillin- oder Amoxicillingabe auf, diese ist daher kontraindiziert.

Als abwendbar gefährliche Verläufe sind vor allem maligne Erkrankungen wie Leukämien, Morbus Hodgkin sowie Non-Hodgkin-Lymphome zu bedenken.

Aufgrund der sich dramatisch verschlechternden Situation ist in diesem Fall eine Krankenhauseinweisung unumgänglich, da die massiv zunehmende Schwellung jetzt die Atmung zu behindern droht (*kissing tonsils*). Sebastian wurde kurzfristig ins Krankenhaus eingewiesen. Nach 3 Tagen wurde er in deutlich gebessertem Zustand wieder entlassen, ohne dass eine spezifische Therapie durchgeführt worden wäre. Die Transaminasen waren noch für weitere 6 Wochen erhöht. Die Urlaubsreise mit dem Wohnwagen musste auf das nächste Jahr verschoben werden.

Bei infektiöser Mononukleose gibt es nicht selten langwierige Verläufe mit länger dauerndem Fieber und Erschöpfung über mehrere Monate bis zum Wiedererlangen der vollen Leistungsfähigkeit. Beispielsweise bei Sportlern sollte vor Wiederaufnahme des Trainings ggf. eine kardiale Diagnostik erfolgen, um eine seltene Myokarditis nicht zu übersehen.

ZUSAMMENFASSUNG

Klagen Patienten über Halsschmerzen, ist beim Erstkontakt in der Praxis oft nicht klar, ob es sich um einen Streptokokkeninfekt, eine Mononukleose oder eine Tonsillitis anderer, z. B. viraler Ursache handelt. Oftmals klären erst der weitere klinische Verlauf und eventuelle Laborbefunde die Situation. Der Streptokokkentest hilft mangels ausreichender Sensitivität und Spezifität auch nicht weiter. Da die Beschwerden meist rasch abklingen, „entzieht sich die Krankheit oftmals durch spontane Selbstheilung der weiteren Diagnostik“. Liegt eine schwere Erkrankung vor, ist bei ungeklärter Genese im Zweifelsfall ein Antibiotikum einzusetzen, um einen möglicherweise gefährlichen bakteriellen Infekt zu bekämpfen. Bevor eine Mononukleose ausgeschlossen ist, sollte kein Aminopenicillin gegeben werden (Kontraindikation!).

WAS WÄRE, WENN ...

- ... sich ein Patient mit Migrationshintergrund mit Fieber, Halsschmerzen und Belägen auf den Tonsillen vorstellen würde?
  - Differenzialdiagnostisch sollte an eine Diphtherie gedacht werden. In Ländern mit geringer Durchimpfungsrate werden weiterhin Diphtherie-Epidemien beobachtet.
  - Typisch für eine Rachen-Diphtherie sind weißlich gräuliche Pseudomembranen auf den Tonsillen und faulig-süßer Mundgeruch. Bei der Kehlkopf-Diphtherie kommt es zu bellendem Husten, Heiserkeit und ggf. inspiratorischem Stridor (Erstickungsgefahr).
  - Bei klinischer Verdachtsdiagnose sollte eine stationäre Einweisung erfolgen, da sofort eine spezifische Therapie mit Antitoxin und parallel eine Antibiotikagabe eingeleitet werden muss.
  - Die Erkrankung und bereits der Krankheitsverdacht sind meldepflichtig.

https://else4.de/Klein82

83

Enuresis nocturna

„Mein Sohn macht jede Nacht das Bett nass.“

Vorgeschichte

Frau A. kommt mit ihrem Sohn in die Praxis: „Mein 4-jähriger Thomas macht jede Nacht das Bett nass.“ Vorwurfsvoll sieht Frau A. ihren Sohn an. „Das ist doch nicht normal.“ Die Mutter bringt den Impfpass zur Überprüfung mit (➤ Bild).

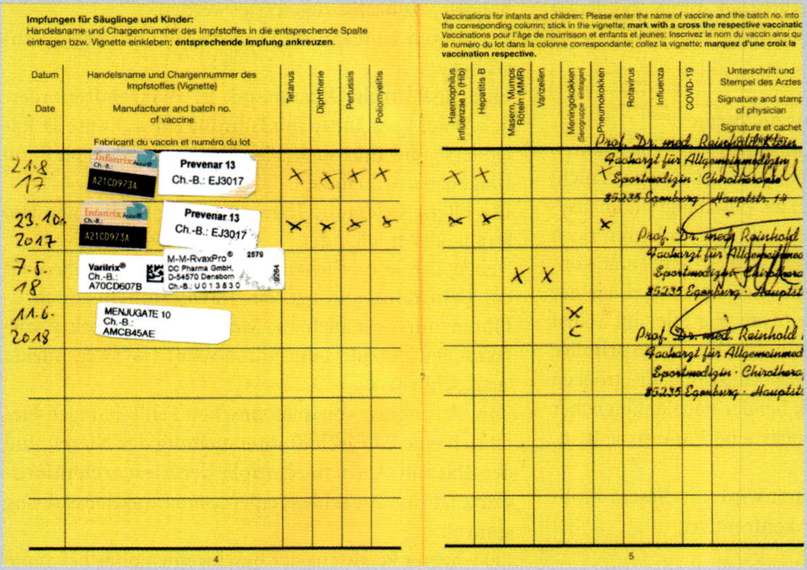

[P013]

1. Eher gefährlich – eher banal: Wie schätzen Sie die Situation ein?

2. Wie häufig ist eine Enuresis nocturna?

3. Welche Ursachen kennen Sie?

4. Welche Diagnostik veranlassen Sie bei Enuresis nocturna?

5. Welche Therapiemöglichkeiten kennen Sie?

6. Welche Impfungen sind bei Thomas fällig?

1. Einschätzung der gesundheitlichen Situation

Die Mutter kann wohl zunächst beruhigt werden, da Thomas erst 4 Jahre alt ist. Ab einem Alter von 4–5 Jahren wird eine kontrollierte Harnentleerung erwartet. Die Sorge des Hausarztes gilt in diesem Fall mehr der sich anbahnenden Konfliktsituation durch das latent vorwurfsvolle Verhalten der Mutter.

2. Häufigkeit der Enuresis nocturna

Definitionsgemäß kann erst ab einem Alter von 5 Jahren eine Störung vermutet werden, davor ist eine noch nicht vollständige Kontinenz noch als physiologisch anzusehen. Etwa 10 % aller Kinder sind mit 5–6 Jahren noch nicht dauerhaft kontinent. Man unterscheidet eine kontinuierliche mit meist organischer Ursache von einer intermittierenden Inkontinenz am Tag oder im Schlaf **(Enuresis nocturna).** Hier kann nochmals die **primäre Enuresis nocturna,** bei der das Kind noch nie „trocken war", von einer **sekundären,** bei der nach anfänglicher nächtlicher Kontinenz sekundär eine Enuresis auftritt, unterschieden werden.

Der durchschnittliche Hausarzt wird mit diesem Problem ca. 1- bis 6-mal pro Jahr konfrontiert.

3. Ursachen

Der **kontinuierlichen Inkontinenz** liegen am häufigsten strukturelle Anomalien des Harntrakts, epileptische Anfälle, neurologische oder andere nicht psychiatrische Erkrankungen zugrunde.

Die intermittierende Inkontinenz tagsüber oder im Schlaf ist meist funktionellen Ursprungs. Sowohl familiäre und soziale Vernachlässigung als auch überbehütendes Verhalten seitens der Eltern können hier eine Rolle spielen. Des Weiteren wird eine genetische Disposition vermutet. Oft bleibt die genaue Ursache unklar. Möglicherweise spielt vor allem bei Jungen eine verzögerte Reife eine Rolle.

Ursachen der Enuresis:

- Organisch (Harnwegsinfekt, Fehlbildung, Anfälle)
- Genetische Disposition
- Psychisch

4. Veranlassung der Diagnostik

Die Enuresis nocturna ist zunächst ein Symptom. In diesem Fall kann – nachdem ein Harnwegsinfekt ausgeschlossen wurde und es sich aufgrund des Alters noch nicht um eine eindeutig pathologische Situation handelt – zunächst zugewartet werden.

Bei **älteren Kindern** sind organische Ursachen auszuschließen.

Eine ausführliche Anamnestik ist zwingend erforderlich, unter Umständen mit Führung eines „Enuresis-Kalenders" und Erfassung aller bisherigen Therapie- und Diagnostikmaßnahmen.

Die Eltern sollten die Harnentleerung beobachten (im Strahl oder tröpfelnd?).

Neben der körperlichen Untersuchung ist unbedingt ein **Urinstatus** und ggf. ein **Harnsediment** durchzuführen, um – vor allem bei Mädchen – nicht selten vorkommende (akute oder chronische) Harnwegsinfekte auszuschließen.

Zum Ausschluss von anatomischen Fehlbildungen bietet sich eine **Ultraschalluntersuchung der Nieren** und der **Blase** an. Auch die Kontrolle der **Nierenretentionswerte** ist zum Ausschluss einer Nierenfunktionsstörung sinnvoll.

Bei längerer Persistenz der Beschwerden ohne bekannte Ursache oder bei auffälliger „Basisdiagnostik" ist ggf. die Überweisung in eine kinderurologische Spezialabteilung zu erwägen. Dort schließt sich bei entsprechendem Verdacht u. a. eine **MR-Urografie** an.

Daneben sollte an – seltene – **neurologische Störungen** wie Wirbelsäulen- und Rückenmarksdefekte, aber auch an zentralnervöse Erkrankungen wie Tumoren oder eine frühe Multiple Sklerose gedacht werden.

5. Sekundäre Ursachen

Die Behandlung organisch bedingter Blasenentleerungsstörungen ist kompliziert und gehört in die Hand des erfahrenen Spezialisten. Die viel häufigere **nicht organisch bedingte Enuresis** kann in der Regel zunächst in der primärärztlichen (haus- oder kinderärztlichen) Praxis durchgeführt werden. Folgende Prinzipien der Standard-Urotherapie haben sich bewährt:

- Abbau von Ängsten, Vermeidung von Vorwürfen
- Willkürliche Harnentleerung 5- bis 7-mal pro Tag
- „7-Becher-Regel": 7 Becher über den Tag verteilt mit dazu assoziierter Miktion, außer vor dem Schlafengehen
- Letztes Getränk 2 h vor dem Zubettgehen
- „Sonnen-Kalender" mit Registrierung von trockenen und nassen Nächten

Sollten diese Maßnahmen nicht zum Erfolg führen, können folgende Maßnahmen ergriffen werden:

- Apparative Verhaltenstherapie mit Klingelmatte oder -hose (Weckton bei Einnässen)
- Medikamentöse Therapie mit Desmopressinacetat (Minirin®) intranasal oder oral abends vor dem Schlafengehen

Die Desmopressin-Therapie hebt den Vasopressin-Spiegel und führt häufig zumindest vorübergehend zur Kontinenz. Allerdings sind Rückfälle nach Absetzen des Medikaments häufig.

Wegen des komplexen physiologischen und psychosomatischen Zusammenhangs ist ggf. die Zusammenarbeit mit entsprechenden Fachleuten aus der Psychologie bzw. aus der Pädagogik zu suchen.

In diesem Fall konnte die Mutter beruhigt werden. Eine Enuresis ist in diesem Alter noch nicht besorgniserregend. Daher wurde zunächst zugewartet. Die Enuresis verschwand 1 Jahr später ohne weitere Intervention spontan.

MERKE

Therapie: u. a. „Sonnen-Kalender", Blasentraining, evtl. Verhaltenstherapie und Desmopressin-Gabe.

6. Impfungen

Sie sehen den Impfpass von Thomas durch. Ihnen fällt auf, dass sowohl die dritte Grundimmunisierung der 7-fach-Impfung gegen Tetanus, Diphtherie, Pertussis, Polio, *Haemophilus influenzae* Typ b (Hib), Hepatitis B und Pneumokokken als auch die zweite MMRV-Impfung versäumt wurden. Bis auf Pneumokokken (ab 2 Jahren nur noch für Risikogruppen) sollte die übrige 6-fache Grundimmunisierung bis zum vollendeten 4. Lebensjahr nachgeholt werden. Auch die zweite MMRV-Impfung sollte nachgeholt werden. Man kann grundsätzlich alle Impfungen gleichzeitig verabreichen.

Eine Impfung gegen FSME ist nur in Endemiegebieten indiziert.

Bei Thomas wird demnach mit einem für die Altersgruppe zugelassenen Impfstoff gegen Hepatitis B sowie einem Kombinationsimpfstoff gegen Tetanus-Diphtherie-Pertussis-Polio sowie einem Hib-Impfstoff geimpft. Simultan wird ein MMRV-Kombinations-Lebendimpfstoff verabreicht. Sollten die Eltern wegen der Fülle der verschiedenen Antigene und abgeschwächten Viren Bedenken haben, kann man die Impfungen auch auf zwei beliebige Termine aufteilen, was an sich aus medizinischer Sicht nicht relevant ist. Zwischen Totimpfstoffen und Lebendimpfstoffen sind keine besonderen Abstände einzuhalten. Zwischen verschiedenen Lebendimpfstoffen müssen jedoch 4 Wochen liegen oder sie müssen am selben Tag gemeinsam verabreicht werden.

ZUSAMMENFASSUNG

Enuresis nocturna kann vorliegen, wenn ab einem Alter von über 5 Jahren der Urinabgang nachts noch nicht beherrscht wird. Bei jüngeren Kindern kann zunächst zugewartet werden. Organische Ursachen sind auszuschließen. Ansonsten kommen als Therapie neben einem „Sonnen-Kalender" Blasentraining, evtl. Verhaltenstherapie und Desmopressin (Minirin®) infrage.

Versäumte Impfungen können jederzeit nachgeholt werden, sofern sie überhaupt noch indiziert sind. Jede Impfung zählt!

https://else4.de/Klein83

Gefährliche nächtliche Atemaussetzer

„Mein Mann hat in der Nacht immer wieder Atemaussetzer. Nach dem Aussetzer atmet er ganz tief ein, als ob er ersticken würde.“

Vorgeschichte

Der 38-jährige Herr M. kommt in Begleitung seiner Ehefrau, die ihn wohl zu dem Arztbesuch gedrängt hat, in die Praxis. Die Ehefrau berichtet: „Mein Mann hat in der Nacht immer wieder Atemaussetzer. Er macht 3–4 ruhige Atemzüge und setzt dann plötzlich für ungefähr 20–25 s aus. Nach dem Aussetzer atmet er auf einmal ganz tief ein, als ob er ersticken würde. Diese Phasen wiederholen sich.“ Auf Ihre Frage, ob ihr Mann auch „mit den Beinen zapple“, antwortet sie unsicher. Er zapple vor dem Einschlafen mit den Zehen.

Bekannte Diagnosen:

- Arterielle Hypertonie seit 2 J.
- Rezidivierender Diskusprolaps, Z. n. nach dreimaliger Bandscheiben-OP
- Asthma bronchiale

Bisherige Medikation:

- Enalapril 10 mg: 1–0–0
- Amlodipin 10 mg: 1–0–0
- Bisoprolol 10 mg: 1–0–0

1. Welche Erkrankung vermuten Sie aufgrund der Schilderung der Ehefrau?

2. Warum fragt der Arzt die Ehefrau des Patienten, ob der Patient mit den Beinen zappelt?

3. Wodurch wird das Schlafapnoesyndrom verursacht?

4. Handelt es sich um eine gefährliche Erkrankung?

5. Der erste wichtige Schritt zur Aufdeckung eines Schlafapnoesyndroms ist die gezielte Anamnestik. Bei welchen anamnestischen Angaben müssen Sie an ein Schlafapnoesyndrom denken?

6. Welche weiteren diagnostischen Maßnahmen veranlassen Sie?

1. Erkrankung

Aufgrund der Schilderung der Ehefrau ist hier in erster Linie an ein **obstruktives Schlafapnoesyndrom (OSAS)** zu denken. Die Hauptsymptome sind:

- Lautes und unregelmäßiges Schnarchen
- Atemaussetzer im Schlaf
- Exzessive Tagesmüdigkeit

Abweichend von den Lehrbüchern hatte unser Patient nicht geschnarcht. Jeder erfahrene Arzt weiß allerdings, dass „die Krankheiten keine Lehrbücher lesen“. Keinesfalls darf man erwarten, dass immer alle typischen Symptome auftreten. Die Schilderung der Ehefrau ist so typisch, dass in erster Linie an ein Schlafapnoesyndrom gedacht werden muss. Schnarchen fehlt zwar, aber die Atemaussetzer im Schlaf werden mit über 20 s von der Ehefrau angegeben. Der Patient selbst gibt eine exzessive Tagesmüdigkeit an (s. o. Hauptsymptome Schlafapnoesyndrom).

MERKE

An ein obstruktives Schlafapnoesyndrom muss bei Atemaussetzern und Tagesmüdigkeit auch ohne Schnarchen gedacht werden.

2. Zappelnde Beine

Häufig kommt in Kombination mit dem Schlafapnoesyndrom ein **Restless-Legs-Syndrom** vor. Dies ist aufgrund der Schilderung der Ehefrau in Betracht zu ziehen, auch wenn ihre Schilderung nicht typisch ist.

3. Ursachen

Ursache für die obstruktive Schlafapnoe sind **Kollapszustände des Oropharynx** bei erhaltener Atemmuskeltätigkeit. Es kommt zu einem Abfall der Sauerstoffsättigung des Blutes. Der Apnoezustand wird durch **Weckreaktionen (Arousals)** beendet. Aufgrund der abfallenden Sauerstoffsättigung kommt es zu einer Aktivierung des Sympathikus und damit zu einem **allgemeinen Unruhezustand** mit nachfolgenden tiefen Atemzügen – wie in unserem Fall eindrucksvoll von der Ehefrau geschildert. Dadurch normalisiert sich die Sauerstoffsättigung wieder. Die Patienten erwachen hierbei nicht, jedoch wird die **Schlafarchitektur** nachhaltig **gestört.**

Ursächlich kommen genetische Faktoren (es gibt eine familiäre Häufung) infrage, weiterhin spielt die Lebensweise eine Rolle. Prädisponierende Faktoren sind in erster Linie erhöhter BMI, höheres Alter, das männliche Geschlecht, Rauchen und Alkohol. Gelegentlich sind anatomische Faktoren wie enger Pharynx, kurzer dicker Hals, kraniofasziale Abnormitäten und im Kindesalter hyperproliferierte Tonsillen beteiligt, selten systemische Grunderkrankungen wie Hypothyreose mit Ödemeinlagerung oder Akromegalie. Dialysepflichtige Patienten haben häufiger Schlafapnoesyndrome, wobei hier die Ursache noch nicht bekannt ist.

4. Gefährliche Erkrankung

Das Schlafapnoesyndrom ist eine gefährliche Erkrankung. Gehäuft treten Herzrhythmusstörungen (insbesondere Vorhofflimmern), eine arterielle Hypertonie sowie eine koronare Herzerkrankung auf. Kognitive Defizite oder depressive Symptome können als Folge einer schlafbezogenen Atmungsstörung auftreten. Zusätzlich ist auch eine obstruktive Atemwegserkrankung häufig mit dieser Störung kombiniert. Es besteht eine erhöhte Letalität, die vermutlich in erster Linie auf die koronare Herzkrankheit zurückzuführen ist. Hauptursache der Sterblichkeit sind die kardiovaskulären Folgeerkrankungen.

MERKE

Das Schlafapnoesyndrom ist häufig kombiniert mit:

- Herzrhythmusstörungen
- KHK
- Arterieller Hypertonie
- Obstruktiver Atemwegserkrankung
- Depression

5. Anamnestik

Der erste wichtige Schritt zur Aufdeckung eines Schlafapnoesyndroms ist die gezielte Anamnestik. An ein Schlafapnoesyndrom ist zu denken, wenn der Patient über folgende Beschwerden klagt:

- Lautes Schnarchen
- Aufschrecken im Schlaf
- Müdigkeit
- Tagesschläfrigkeit bis hin zum unfreiwilligen Einschlafen
- (Morgendlicher) Kopfschmerz
- Schlechter Schlaf
- Libido-/Potenzverlust
- Nächtliche Enuresis
- Verminderte Leistungsfähigkeit, vor allem bei geistiger Anstrengung (z. B. im Beruf)
- Häufung von Unfällen beim Maschinenführen und Autofahren
- Zunahme der Beschwerden nach abendlichem Alkoholgenuss oder Schlafmitteln

6. Diagnostische Maßnahmen

Die **nächtliche Polysomnografie** in einem **Schlaflabor** ist die Referenzmethode zur Diagnostik schlafbezogener Atmungsstörungen. Sie beinhaltet neben der Aufzeichnung des Atemflusses, des Schnarchens, der Atmungsanstrengung, der Sauerstoffsättigung und der Körperlage ein EKG, ein Schlaf-EEG, EOG, EMG und eine Videoaufzeichnung.

Eine **Polysomnografie** ist indiziert, wenn es sich um Patienten handelt mit:

- Assoziierten Unfällen
- Geringer Vortestwahrscheinlichkeit/zur Ausschlussdiagnostik eines obstruktiven Schlafapnoesyndroms
- Relevanten Komorbiditäten, wie z. B. zentralen Durchblutungsstörungen, schwerer Hypertonie, Herzinsuffizienz, Herzrhythmusstörungen oder obstruktiven Lungenerkrankungen
- Nicht eindeutigen Ergebnissen in der Polygrafie

Ansonsten kann man bei hoher Prätestwahrscheinlichkeit für das Vorliegen eines obstruktiven Schlafapnoesyndroms zunächst eine **ambulante Polygrafie** durchführen. Bei den portablen Polygrafiegeräten, die den Patienten mit nach Hause gegeben werden, erfolgt im Vergleich zur Polysomnografie keine EEG- und keine Videoaufzeichnung.

Anhand der Apnoen und Hypopnoen pro Stunde (Apnoe-Hypopnoe-Index) wird das Schlafapnoesyndrom in leicht-, mittel- und schwergradig eingeteilt:

- AHI 5–15/h: leichtgradig
- AHI 15–30/h: mittelgradig
- AHI > 30/h: schwergradig

Sprechen Symptome, Befunde und Screeningdaten eindeutig für ein Schlafapnoesyndrom (Apnoe-Hypopnoe-Index > 15/h), kann durch einen schlafmedizinisch qualifizierten Arzt direkt eine Therapie eingeleitet werden. Ergibt das Screening einen unklaren Befund oder besteht ein Risiko für nächtliche Hypoventilation, werden diese Patienten ebenfalls einer Polysomnografie im Schlaflabor zugeführt.

Aus der Anamnestik haben sich bei diesem Patienten Hinweise für ein Schlafapnoe-Syndrom ergeben. Unser Patient wird, obwohl eine schwere Hypertonie besteht und eigentlich eine sofortige Vorstellung im Schlaflabor indiziert gewesen wäre, zunächst zu einer Screeninguntersuchung geschickt, da erst viele Wochen später ein Termin im Schlaflabor frei ist.

Ergebnis:

Im Fall unseres Patienten wurde ein schweres obstruktives Schlafapnoesyndrom festgestellt.

Weitere Untersuchungen bei gesichertem Schlafapnoesyndrom

Behandelbare Ursachen wie Anomalien im Bereich des Gaumensegels, Tonsillenhyperplasie oder stark gekrümmte Nasenscheidewand sind durch entsprechende Untersuchungen und ggf. therapeutische Maßnahmen im HNO-Bereich abzuklären. Weiterhin sollten seltene Ursachen für Atemstörungen wie z. B. Hypothyreose durch Bestimmung des TSH basal abgeklärt werden.

Besonderes Augenmerk ist auf mögliche Komplikationen und Folgeveränderungen zu richten. Neben einer

Röntgen-Thorax-Aufnahme und einer Lungenfunktionsdiagnostik zum Ausschluss zusätzlich vorliegender pulmonaler Erkrankungen, wie z. B. chronisch-obstruktiver Lungenerkrankung, ist zum Ausschluss von Rechtsherzbelastungszeichen ein EKG indiziert. Außerdem sollten eine Langzeitblutdruckmessung und ein Langzeit-EKG zum Ausschluss von Blutdruckveränderungen und Herzrhythmusstörungen durchgeführt werden. Eine koronare Herzerkrankung muss ebenfalls ausgeschlossen werden (Echokardiografie, Belastungs-EKG, ggf. Szintigrafie oder Stressecho bis hin zum Herzkatheter).

Allgemeine Maßnahmen

Der hausärztlichen Führung des Patienten obliegt es, auf eine Änderung der Lebensweise mit Gewichtsreduktion, Alkoholkarenz und Vermeidung von Schlafmitteln hinzuwirken, da diese das Schlafapnoesyndrom verschlechtern. Außerdem raten Sie Herrn M. zu regelmäßigen Schlafgewohnheiten („Schlafhygiene"). Sind die Apnoen positionsabhängig (Rückenlage), kann man zur Vermeidung der Rückenlage Hilfsmittel einsetzen (➤ Abb. 84.1).

Spezielle Therapiemaßnahmen

Therapie der Wahl ist die CPAP-Beatmung (*Continuous Positive Airway Pressure,* ➤ Abb. 84.2). Sie ist indiziert bei einem Apnoe-Hypnoe-Index (AHI) > 15/h. Die Einleitung einer CPAP-Therapie kann erwogen werden bei einem AHI von 5–15/h, wenn exzessive Tagesmüdigkeit oder eine relevante Komorbidität besteht. Durch Aufrechterhaltung eines kontinuierlichen Überdrucks im Rachenraum mittels eines Druckgenerators und einer Nasenmaske (CPAP) wird der Kollaps des Oropharynx verhindert. Die Erfolgsquote beträgt 95 %.

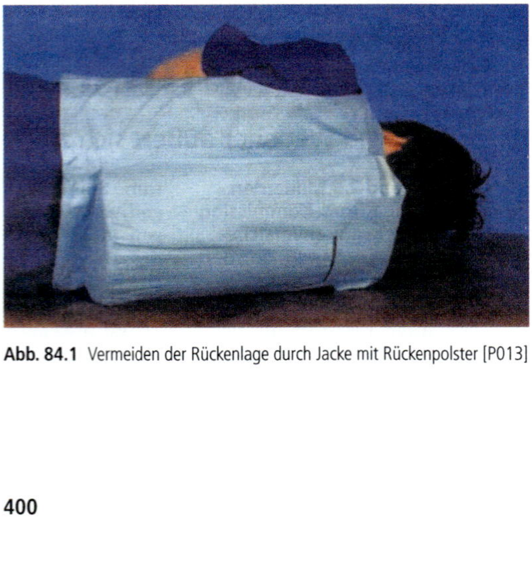

Abb. 84.1 Vermeiden der Rückenlage durch Jacke mit Rückenpolster [P013]

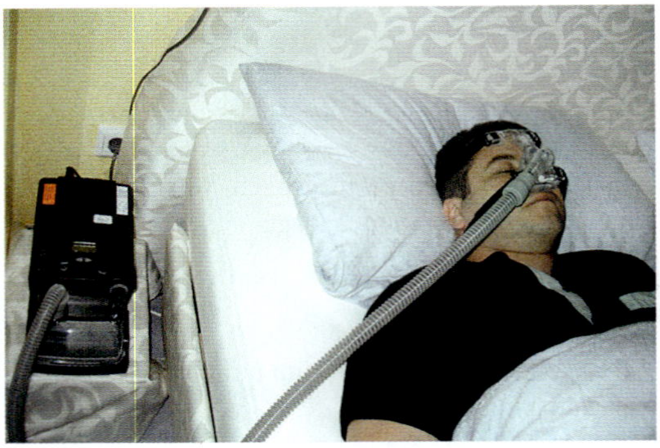

Abb. 84.2 CPAP-Gerät [P013]

Unterkieferprotrusionsschienen können als CPAP-Alternative bei Patienten mit leicht- bis mittelgradiger obstruktiver Schlafapnoe eingesetzt werden.

Weitere therapeutische Alternativen sind in Einzelfällen HNO-chirurgische therapeutische Eingriffe (Uvulopalatopharyngoplastik, kieferchirurgische Eingriffe), deren Erfolgsquoten jedoch wesentlich geringer sind.

Herr M. wurde mit CPAP-Beatmung entsprechend eingestellt. Mit dieser Methode konnte in der Kontrollpolysomnografie eine deutliche Besserung der Situation erreicht werden. Er fühlt sich auch subjektiv frischer. Trotzdem gibt es Compliance-Probleme („Es bläst mir in die Augen"). Ständige Bemühungen vonseiten des Arztes und des Patienten sind nötig.

MERKE

Indikation zur CPAP-Therapie bei Apnoe-Hypnoe-Index ≥ 15/h. Die Erfolgsquote liegt bei entsprechender Compliance und Nachsorge bei 95 %.

ZUSAMMENFASSUNG

Ursächlich kommen für ein Schlafapnoesyndrom genetische Faktoren (es gibt eine familiäre Häufung) in Betracht, weiterhin spielt die Lebensweise (hoher BMI) eine Rolle. Gelegentlich sind anatomische Faktoren wie enger Pharynx, kurzer dicker Hals, kraniofasziale Abnormitäten und im Kindesalter hyperproliferierte Tonsillen beteiligt. Gehäuft treten Herzrhythmusstörungen, eine arterielle Hypertonie sowie eine koronare Herzerkrankung auf, häufig auch eine obstruktive Atemwegserkrankung. Es besteht eine erhöhte Letalität (vermutlich aufgrund der koronaren Herzkrankheit). Zur Sicherung der Diagnose ist eine nächtliche Polysomnografie in einem Schlaflabor indiziert. Therapie der Wahl ist die häusliche CPAP-Beatmung.

https://else4.de/Klein84

Erbrechen in der Schwangerschaft

„Ich muss immer erbrechen – und mein Röteln-Titer ist negativ!"

Vorgeschichte

Die 30-jährige Frau M. stellt sich vor: „Ich bin in der 15. Schwangerschaftswoche. Ich muss ständig brechen und der Frauenarzt hat festgestellt, dass ich einen negativen Röteln-Titer habe!"
Frau M. wirkt ängstlich und übermüdet. Es ist ihre zweite Schwangerschaft, auf die ihr Mann und sie bereits seit Jahren gewartet haben. Der erste Sohn, Sören, ist inzwischen 8 Jahre alt. Bei ihm wurde vor 3 Monaten eine Lese-Rechtschreibstörung festgestellt.

1. **Welche Fragen stellen Sie der Patientin, um Ihre Anamnese zu vervollständigen?**
2. **Auf was achten Sie besonders bei der nachfolgenden Untersuchung?**
3. **Wann spricht man von einfachem Schwangerschaftserbrechen (Emesis gravidarum), wann von Hyperemesis gravidarum?**
4. **Wie häufig sind derartige Störungen in der Schwangerschaft?**
5. **Welche Ursachen sind zu diskutieren?**
6. **Ist eine Krankenhauseinweisung indiziert?**
7. **Welche Maßnahmen empfehlen Sie Frau M.?**
8. **Frau M. legt ihren Impfausweis vor – welche Impfempfehlung geben Sie?**

1. Anamnestik

Sie fragen Frau M. nach der Häufigkeit und den Intervallen des Erbrechens. Nicht mit der Schwangerschaft zusammenhängende Ursachen sind ebenfalls in Betracht zu ziehen. Daher fragen Sie sie, was sie in letzter Zeit gegessen hat, ob es im Umfeld Brechdurchfallerkrankungen gibt, ob sie unter Bauchschmerzen leidet, nach der Gewichtsentwicklung, der Miktion und dem Stuhlverhalten, kann sie „Flüssigkeit behalten", wie ist ihr psychosoziales Umfeld bzw. ob sie sich überlastet fühlt.

Frau M. erklärt, dass sie seit 3 Tagen 7- bis 12-mal am Tag erbricht. Sie kann den Geruch von Essen schon gar nicht mehr ertragen, ohne dass ihr übel wird. In ihrer näheren Umgebung ist niemand krank. Sie hat kein Fieber, fühlt sich aber ziemlich schlapp.

Sie versucht natürlich zu trinken, aber mehr als drei Tassen Tee pro Tag schaffe sie nicht.

Sie weiß zurzeit kaum mehr, wo ihr der Kopf steht: Sören benötige viel Betreuung bei den Hausaufgaben, sie arbeite noch halbtags in einer Bäckerei und außerdem müsse sie spätestens jeden zweiten Tag bei den Eltern „nach dem Rechten" sehen.

2. Wichtige Punkte bei der Untersuchung

Nach 3 Tagen Erbrechen wird Frau M. exsikkiert sein. Durch das Erbrechen kann sich durch Chloridverlust eine Alkalose mit Hypokaliämie und Hyponatriämie entwickeln. Sie müssen daher klären, ob eine Krankenhauseinweisung mit vorübergehender parenteraler Flüssigkeits- und Elektrolytzufuhr indiziert ist.

Gleichzeitig versuchen Sie, eine Infektion auszuschließen. Sie überprüfen daher die Haut auf ein mögliches Exanthem, untersuchen das Abdomen und messen die Temperatur. Die Hyperemesis gravidarum stellt letztlich eine Ausschlussdiagnose dar. Man sollte neben Infektionen je nach Anamnestik und Klinik auch an Appendizitis, Gastroenteritis, Hepatitis, metabolische Erkrankungen, Hyperthyreose und vestibuläre Störungen denken.

Anzeichen für eine Infektion oder andere AGVs ergeben sich nicht. Frau M. ist jedoch stark exsikkiert, die Augen sind haloniert, die Zunge belegt und die Schleimhäute trocken.

3. Emesis gravidarum und Hyperemesis gravidarum?

Erbrechen in der Schwangerschaft ist häufig. Von einer Hyperemesis gravidarum spricht man, wenn Schwangere wie Frau M. mehr als 5-mal pro Tag erbrechen. In diesen Fällen besteht die Gefahr einer Elektrolytstörung sowie einer Mangelernährung des Fetus.

4. Störungen in der Schwangerschaft

Etwa **50–90 % aller Schwangeren** leiden in den ersten Wochen unter morgendlicher Übelkeit, die Hälfte von ihnen zusätzlich unter Erbrechen. In seltenen Fällen (0,3–2 %) ist das Erbrechen so stark, dass ein Klinikaufenthalt wegen der Störung des Energie- und Elektrolythaushalts erforderlich ist (Hyperemesis gravidarum).

5. Ursachen

Es gibt keine sichere Erklärung für die Pathogenese der Hyperemesis gravidarum. Häufig sind psychosomatische Zusammenhänge mit im Spiel.

Daneben spielen hohe β-HCG-, Östrogen- und Progesteronspiegel, ggf. auch in Wechselwirkung mit der Schilddrüse, eine Rolle. Auch eine chronische *Helicobacter-pylori*-Infektion und eine verminderte gastrointestinale Motilität können wohl eine Rolle spielen.

6. Krankenhauseinweisung

Frau M. leidet eindeutig an einer Hyperemesis gravidarum. Aufgrund der Schilderung ihres ziemlich anstrengenden Alltags raten Sie ihr zu einem kurzen stationären Aufenthalt.

Verlauf

Frau M. ist nicht von einer stationären Betreuung zu überzeugen. Niemand kann sie bei der Betreuung von Sören und ihren Eltern ersetzen. Sie habe daher auch im Krankenhaus keine Ruhe.

7. Therapie von Schwangerschaftserbrechen und Hyperemesis gravidarum

Das „normale Schwangerschaftserbrechen" muss nicht unbedingt medikamentös behandelt werden. Oft hilft schon die **Aufklärung** darüber, dass es sich um schwangerschaftstypische Vorgänge handelt. Die Empfehlung, öfter und regelmäßig kleinere Mahlzeiten einzunehmen und auf die Position nach dem Essen zu achten (nicht hinlegen), reicht meist aus. Hungergefühl sollte wegen möglicher Verschlechterung der Übelkeit vermieden werden. Bei der Hyperemesis können auch durch eine Anpassung der Ernährung mit mehreren kleinen Portionen die Beschwerden vielfach schon gebessert werden. Mahlzeiten sollten protein- und kohlenhydratreich, aber fett- und säurearm sein. Psychologische oder psychosomatische Unterstützung kann hilfreich sein.

Ingwer bessert die Symptome und scheint sicher während der frühen Schwangerschaft zu sein.

Medikamentös stehen Metoclopramid, Dimenhydrinat, ggf. auch Ondansetron zur Verfügung. Außerdem wird Vitamin B_6 p.o. zur Linderung der Übelkeit empfohlen, in angelsächsischen Ländern gerne zusammen mit Doxylamin, einem alten Antihistaminikum, welches in Deutschland aber nicht zur Behandlung der Schwangerschaftsübelkeit zugelassen ist.

Über 90 % der Frauen, die wegen Hyperemesis gravidarum stationär aufgenommen werden, hören unmittelbar nach der Aufnahme auf zu erbrechen, da sie selbst umsorgt werden und die Konfliktsituation momentan entschärft wird. Dies ist unabhängig davon, was sonst therapeutisch unternommen wird.

Da Frau M. einen stationären Aufenthalt ablehnt, bleibt vorerst ein ambulanter Therapieversuch. Auf jeden Fall sollte ein Urinstreifentest durchgeführt werden. Eine Ketonurie bedeutet eine Indikation zur parenteralen Substitution per infusionem.

Verlauf

Frau M. will es mit ihren vorgeschlagenen Maßnahmen noch einmal zu Hause versuchen und insgesamt „einen Gang zurückschalten". Sie wird für 10 Tage krankgeschrieben. Ihr Mann soll in den nächsten Wochen die Eltern abends besuchen. Außerdem wird sie sich um eine Hausaufgabenhilfe für Sören bemühen.

Sie vereinbaren, dass sich Frau M. in jedem Fall am nächsten Tag melden wird.

Nun können Sie sich dem Problem des fehlenden Röteln-Titers zuwenden. Sie werfen einen Blick auf ihren Impfausweis (➤ Tab. 85.1).

8. Impfempfehlung

Abgesehen von der fraglichen Impffähigkeit aufgrund ihres schlechten Gesundheitszustands ist bei der Patientin nach aktuellen Empfehlungen lediglich eine Auffrischung von Tetanus, Diphtherie und Pertussis indiziert. Da die letzte Impfung dagegen 15 Jahre zurückliegt und Pertussis bei der alle 10 Jahre fälligen Auffrischung einmalig mitgeimpft werden sollte, wäre dies nun ohnehin empfohlen. Da in der Schwangerschaft im 3.

Tab. 85.1 Impfausweis der 30-jährigen Patientin, 15. SSW, mit Schwangerschaftserbrechen

	Diphtherie	Tetanus aktiv	Tetanus Immunglobulin	Influenza	Polio oral	Polio parenteral	FSME	Hepatitis A	Hepatitis B	Mumps/ Masern/ Röteln	Pneumokokken
1.10.1991	X	X				X			X		X
5.12.1991	X	X				X			X		X
25.10.1992	X	X				X			X		X
13.8.2004	X	X				X					
Impftermin 12.11.2021											

Trimenon für jede Frau, bei Frühgeburtsrisiken bereits im 2. Trimenon, eine Pertussis-Impfung unabhängig vom vorherigen Impfstatus empfohlen wird, sollte die Dreifachimpfung im 3. Trimenon bei der Patientin vorgenommen werden.
Gegen Influenza und COVID-19 sollte ab dem 2. Trimenon geimpft werden.
Die Polio-Immunisierung ist mit insgesamt vier Impfungen abgeschlossen.
Die MMR-Impfungen wurden bei der Patientin in der Kindheit versäumt und bisher nicht nachgeholt.
Die **Röteln-Impfung** wäre zwar nun einerseits dringend erforderlich, allerdings ist diese Impfung in der Schwangerschaft kontraindiziert: Frau M. hat die „gefährlichste Zeit" schon überstanden, da sie sich bereits jenseits der 12. Schwangerschaftswoche befindet. Trotzdem soll sie hinsichtlich des Besuchs von Massenveranstaltungen und sonstigen Menschenansammlungen vor allem mit Kindern eher vorsichtig sein.

ZUSAMMENFASSUNG

Schwangerschaftserbrechen ist häufig und kann meist symptomatisch therapiert werden. Von einer Hyperemesis gravidarum spricht man, wenn die Schwangere mehr als 5-mal täglich erbricht. In diesen Fällen besteht die Gefahr einer Elektrolytstörung sowie einer Mangelernährung der Frucht. Eine stationäre Behandlung ist zu erwägen, zumal diese infolge psychosozialer Entlastung oft zu „Wunderheilungen" führt. Erscheinen Ketonkörper im Urin, ist eine parenterale Flüssigkeits-, Elektrolyt- und Glukosesubstitution angezeigt.
Jede Frau sollte ab dem 2. Trimenon der Schwangerschaft gegen Influenza und COVID-19 und im 3. Trimenon gegen Pertussis geimpft werden.

https://else4.de/Klein85

Cannabis

„Schreiben Sie mir bitte Cannabis auf ein Rezept."

Vorgeschichte

Der 24-jährige Fischwirt Herr G. kommt in die Praxis und berichtet von einem berufsgenossenschaftlichen Knieschaden, es laufe das BG-Anerkennungsverfahren. Er leide unter starken Schmerzen und Schlafstörungen. Bisher sei er vom Psychiater mit Cannabis-Blüten therapiert worden. Nun möchte ihn der Psychiater nicht mehr weiterbehandeln, weil er nicht gegen Corona geimpft ist. Er möchte nunmehr von der Praxis Cannabis-Blüten aufgeschrieben bekommen. Es bestehen offensichtlich eine chronische Schmerzstörung mit psychischen und organischen Komponenten sowie eine Schlafstörung, ansonsten kommt der Verdacht auf einen eher missbräuchlichen Cannabis-Konsum auf.

1. **Wie schätzen Sie die Situation ein?**

2. **Welche Darreichungsformen können eingesetzt werden?**

3. **Welche Indikationen für die Verordnung von medizinischem Cannabis gibt es?**

4. **Was ist hinsichtlich der Darreichung und Dosierung zu beachten?**

5. **Was schreiben Sie auf das Rezept?**

6. **Mit welchen Nebenwirkungen und Interaktionen ist zu rechnen? Welche Kontraindikationen sind zu beachten?**

1. Einschätzung der Situation

Es liegen vermutlich eine **chronische Schmerzstörung** mit psychischen und organischen Komponenten sowie eine **Schlafstörung** vor. Unklar ist, ob tatsächlich eine medizinische Indikation besteht. Möglicherweise handelt es sich auch um „Freizeitgebrauch." Dafür spricht, dass er bisher eine Cannabis-Blütensorte mit hohem THC(Tetrahydrocannabinol)-Gehalt verschrieben bekommen hat.

2. Darreichungsformen

Verordnungsfähig als **medizinisches Cannabis** sind grundsätzlich:

- Blüten definierter Cannabis-Sorten Tetrahydrocannabinol (THC)-Cannabidiol (CBD)-Verhältnis sehr variabel von Sorte zu Sorte)
- Cannabisextrakt (ölige Cannabisölharzlösung)
- Rezepturarzneimittel mit Dronabinol (teilsynthetisches THC-Derivat)
- Fertigarzneimittel: Nabiximols-Mundspray mit ethanolischem Extrakt aus Cannabis (THC/CBD ca. 1/1), Nabilon-Kapseln mit synthetischem THC-Derivat, Dronabinol-Kapseln mit synthetischem Dronabinol

3. Cannabis: Indikationen

Gesicherte Evidenz für den Einsatz von **medizinischem Cannabis (Blüten)** besteht für chronische Schmerzen, für **orale Cannabinoide** (z. B. Dronabinol-Öl, -kapseln oder alkoholischem Extrakt, Nabilon-Kapseln oder Nabiximols-Mundspray) für Übelkeit unter Chemotherapie und bei MS gegen die Spastik.

Begrenzte Evidenz besteht für **orale Cannabinoide** bei Schlafstörungen im Rahmen von obstruktivem Schafapnoe-Syndrom, Fibromyalgie, chronischen Schmerzen und MS.

Für zahlreiche weitere Indikationen werden von verschiedenen Seiten Cannabis-Produkte empfohlen, obwohl dafür bisher kein gesicherter Evidenznachweis erbracht wurde.

4. Darreichung und Dosierung

Bei chronischen Schmerzen wie bei Herrn G. haben Cannabis-Blüten, die per Vaporisator inhaliert werden, die beste Wirkung. Dementsprechend sind ihm vom Psychiater diese mit 2× täglich 9 g/8 Tage, entsprechend 45 g/6 Wochen verordnet worden. Bei der Verordnung von oralen Cannabinoiden als THC- oder CBD-Monopräparat oder verschiedenen Mischungsverhältnissen ist zu beachten, dass **THC** stark schmerzlindernd und muskelrelaxierend, auch etwas schlafförderndund appetitsteigernd, aber auch deutlich rauscherzeugend wirkt.

Letzteres ist bei **CBD** nicht der Fall. Es wirkt deutlich antikonvulsiv, anxiolytisch, antipsychotisch und neuroprotektiv. Hinsichtlich der antiemetischen Wirkung wirken beide vergleichbar. Die Dosierung sollte einschleichend erfolgen.

Folgende Anfangs- und Maximaldosen werden von der Bundesapothekerkammer empfohlen:

- Cannabisblüten:
  - Anfangsdosis: 0,05–0,1 g/d
  - Maximale Tagesdosis: 3 g/d
- Dronabinol:
  - Anfangsdosis: 1,7–2,5 mg/d
  - Maximale Tagesdosis: 30 mg/d
- Nabilon:
  - Anfangsdosis: 1 mg/d
  - Maximale Tagesdosis: 6 mg/d
- Nabiximols:
  - Anfangsdosis: 1 Sprühstoß (2,7 mg THC + 2,5 mg CBD)
  - Maximale Tagesdosis: 12 Sprühstöße

5. Das Rezept

Die Verschreibung erfolgt in den meisten Fällen auf einem **privaten BtM-Rezept.** Hier sind zwingend folgende Angaben erforderlich:

- Name und Anschrift des Patienten
- Praxisstempel, Betriebsstätten- und lebenslange Arztnummer

- Unterschrift des Arztes mit ausgeschriebenem Namen (persönlicher Rezeptinhaber)
- Maximal drei Medikamente mit exakter Angabe von Präparat und Packungsgröße
- Dosierungsanweisung (ggf. ersatzweise „nach schriftlicher ärztlicher Anordnung“)
- Datum der Ausstellung

Dabei sind die Verschreibungshöchstmengen und der maximale Verschreibungszeitraum von dem jeweiligen Präparat zu beachten. Dies ist auf folgender Internetseite nachzulesen: www.gesetze-im-internet.de/btmvv_1998/BtMVV.pdf.

6. Nebenwirkungen, Kontraindikationen, Interaktionen

Nebenwirkungen

Nach einschleichender Dosierung tritt eine rasche Gewöhnung auf, sodass die Nebenwirkungen abnehmen. Diese betreffen v. a. die Psyche (Euphorie, Depressivität, Angst, Müdigkeit, Benommenheit, Gedächtnis- und Konzentrationsstörungen, Verwirrtheits- und Unruhezustände), darüber hinaus Tachykardie, Hypotonie, Schwindel, Synkope und verminderter Muskeltonus.

Kontraindikationen

Vorbestehende psychische Erkrankungen wie schwere Persönlichkeitsstörungen und Psychosen. Außerdem schwere Herz-Kreislauf-Erkrankungen, Schwangerschaft und Stillzeit.

Interaktionen

Medikamente mit potenziellen Wechselwirkungen sind: psychotrope Substanzen wie Amphetamine, Kokain, Opioide, psychiatrische Medikation wie Antidepressiva, Hypnotika, Lithium und Buspiron. Daneben Antihistaminika, Muskelrelaxanzien und Anticholinergika, Theophyllin und Phenazon.

ZUSAMMENFASSUNG

In den letzten Jahren fragen zunehmend mehr Patienten nach einer Cannabis-Verordnung. Für manche Indikationen gibt es eine gute Evidenz, zum Beispiel für chronische Schmerzen, Spastik bei MS und Übelkeit/Erbrechen bei Chemotherapie. Dabei ist die Betäubungsmittel-Verschreibungsverordnung zu beachten. Andererseits erfolgen viele Verordnungen im Graubereich zum noch nicht legalisierten Freizeitkonsum.

Schnupfen und Impfungen

„Sie können meinen Sohn jetzt nicht impfen, wo er doch Schnupfen hat."

Vorgeschichte

Frau R. bringt den 6-jährigen Sven – guter AZ mit seröser Rhinitis, afebril – in die Sprechstunde: „Seit 3 Tagen hat Sven Schnupfen, die Nase läuft, die ‚Rotzglocke' ist glasklar." Der Impfpass wird vorgelegt (➤ Tabelle), denn eigentlich war ein Termin zur Impfung ausgemacht worden.

Als ich sie auf die Impfung anspreche, reagiert sie abweisend: „Man kann ihn doch nicht impfen, jetzt wo er krank ist."

Tab.: Impfpass

	Diphth.	Tetanus	Pertussis	HiB	Polio oral	Polio parent.	Mumps	Masern	Röteln	Hep. A	Hep. B	Influenza	Pneumokokken
29.7.2012	x	x	x	x	x								
29.8.2012	x	x	x	x	x								
18.9.2012	x	x	x	x	x								
2.8.2013	x	x	x	x		x							
13.1.2014							x	x	x				
Impftermin 12.11.2018													

1. **Welche gezielten Fragen stellen Sie Mutter und Kind?**

2. **Worauf achten Sie bei der Untersuchung?**

3. **Ab welchem Alter müssen Sie mit Sinusitiden rechnen?**

4. **Können Sie Sven trotz des Schnupfens impfen?**

5. **Welche Impfungen „sind fällig"?**

1. Fragen an Mutter und Kind

Es handelt sich um eine eher milde Symptomatik. Eine **orientierende Befragung** und **Untersuchung** im Sinn einer örtlichen Routine sind i. d. R. ausreichend. Zu erfragen ist z. B.:

- Einseitige Sekretion?
- Hustet der Patient?
- Klare oder eitrige Sekretion?
- Fieber?
- Bekannte Allergie?

2. Untersuchung

Eine einseitige Sekretion erfordert immer den Ausschluss eines **Fremdkörpers.** Ansonsten zielen die Fragen nach der **Ausbreitung des Krankheitsprozesses.** Etwa 90 % der Rhinitiden sind viral bedingt, eitrige Sekretion spricht für bakterielle (Super-)Infektion, auch allergische Ursachen (z. B. Pollenallergie) sind in Betracht zu ziehen.

Bei der Untersuchung ist besonders wichtig:

- Racheninspektion
- Ohrinspektion: Mittelohrbeteiligung infolge Tubenkatarrhs?
- Nasenspekulumuntersuchung (zur Not mit dem Otoskop): Fremdkörper?
- NNH

Die Racheninspektion zeigt – vor allem bei Säuglingen – oft bereits eine Rhinopharyngitis, die sich auch bei älteren Kindern oft ins Ohr und in die Atemwege weiter ausbreitet. Oft ist eine Schleimstraße (serös oder eitrig) zu sehen.

Ergebnisse:

- Die Befragung und die Untersuchung ergeben in diesem Fall keine Besonderheiten.
- Präziser, um die Fragen, die oben als „wichtig" bezeichnet wurden, auch zu beantworten: Die Sekretion ist zweiseitig. Sven hat keinen Husten, Allergien sind nicht bekannt.
- Fieber besteht nicht.

3. Alter für Sinusitis

Aufgrund der Entwicklung der Kieferhöhlen kommt die Sinusitis ethmoidalis bereits im Säuglingsalter vor, etwa ab dem 3. Lebensjahr die Sinusitis maxillaris, Stirnhöhlenentzündung erst etwa ab dem 8. Lebensjahr.

MERKE

Mit dem Befund einer Sinusitis ist zu rechnen:

- Sinusitis ethmoidalis: ab Säuglingsalter
- Sinusitis maxillaris: ab 3. Lj.
- Sinusitis frontalis: ab 8. Lj.

4. Impfung trotz des Schnupfens

Afebriler Schnupfen ist keine Kontraindikation für Impfungen. Häufig unterbleiben indizierte Impfungen, da bestimmte Umstände irrtümlicherweise als Kontraindikationen angesehen werden.

Als **Kontraindikationen** gelten vielerorts **fälschlicherweise:**

- Möglicher Kontakt des Impflings zu Personen mit ansteckenden Krankheiten
- Krampfanfälle in der Familie
- Fieberkrämpfe in der Anamnese des Impflings
- Ekzem und andere Dermatosen, lokalisierte Hautinfektionen
- Behandlung mit Antibiotika oder mit niedrigen Dosen von Kortikosteroiden oder lokal angewendeten steroidhaltigen Präparaten
- Schwangerschaft der Mutter des Impflings
- Angeborene oder erworbene Immundefekte bei Impfung mit Totimpfstoffen
- Neugeborenenikterus
- Frühgeburtlichkeit: Frühgeborene sollten unabhängig von ihrem Geburtsgewicht entsprechend dem empfohlenen Impfalter geimpft werden.
- Chronische sowie nicht progrediente Erkrankungen des ZNS

Sven kann die indizierten Impfungen jetzt ohne Probleme bekommen.
Tatsächliche Kontraindikationen sind lediglich:

- Fieberhafter Infekt mit Temperaturen > 38,5 °C oder andere schwere behandlungsbedürftige akute Erkrankungen
- Impfungen mit Lebendimpfstoffen Innerhalb von 4 Wochen vor Beginn oder während einer immunsuppressiven Therapie
- Allergische Reaktionen gegen einen Impfstoff als Kontraindikation zur nochmaligen Gabe des gleichen Impfstoffs

MERKE

Afebriler Schnupfen ist keine Kontraindikation für eine Impfung; auch subfebrile Temperaturen ≤ 38,5 °C sind noch tolerierbar.

5. Nötige Impfungen

➤ Abb. 26.1 zeigt die aktuell von der Ständigen Impfkommission empfohlenen Impfungen. Seit 2020 sollen Säuglinge die Sechsfachimpfung nach dem 2+1-Schema erhalten, das Impfdosen im Alter von 2, 4 und 11 Monaten vorsieht. Frühgeborene sollten jedoch weiterhin nach dem 3+1-Schema geimpft werden, mit einer zusätzlichen Impfdosis im Alter von 3 Monaten.
Sven wurde noch nach dem 3+1-Schema geimpft. Die Grundimmunisierung für Diphtherie, Tetanus, Pertussis, Hib und Polio ist vollständig. Mumps, Masern, Röteln und Hepatitis B sollten aktuell geimpft werden, außerdem die erste Auffrischimpfung für Diphtherie, Tetanus und Pertussis.
Wenn diese Impfungen gut vertragen werden, sollten möglichst bald die versäumten Impfungen gegen Meningokokken C und Varizellen nachgeholt werden.
Der 6-Jährige wurde geimpft. Zu einer Impfreaktion kam es nicht. Auch der Schnupfen verschwand innerhalb weniger Tage.

ZUSAMMENFASSUNG

Afebriler Schnupfen ist ebenso wenig eine Kontraindikation für Impfungen wie etwa Fieber bis 38,5 °C oder Fieberkrämpfe in der Vorgeschichte. Circa 90 % der Rhinitiden sind viral bedingt, eitrige Sekretion spricht für bakterielle Infektion. Auch allergische Ursachen sind in Betracht zu ziehen. Ein Fremdkörper sollte ausgeschlossen werden. Eine Sinusitis ethmoidalis kommt ab dem Säuglingsalter vor, Sinusitis maxillaris ab dem 3., Sinusitis frontalis ab dem 8. Lebensjahr.

https://else4.de/Klein87

Somatische Belastungsstörung

„Es tut überall weh!"

Vorgeschichte

Der 27-jährige Herr N. kommt in die Sprechstunde. Es sprudelt aus ihm heraus, er spricht schnell, jedoch mit monotoner Stimme: „Also, ich habe jetzt Schmerzen von oben bis unten – am ganzen Körper. Ausgehen tut es hinten von der Wirbelsäule aus. Dann ist es so, als ob mir die Wirbelsäule fast durchbricht – solche Schmerzen. Dann kommt es mir vor, also ich kann es nicht beschreiben, als wenn mein ganzes Rückenmark brennt. Ich weiß nicht, was es ist. Mein Körper glüht, aber innerlich habe ich gefroren wie verrückt. Gestern habe ich meine Kreislaufprobleme gekriegt – ich hatte diese Attacke schon mal vor 2 Wochen. Es ging auch wieder weg, genauso wie jetzt, vor einem Viertel- bis halben Jahr hatte ich schon mal so eine Attacke, da hat die Frau Doktor schon ranmüssen, mich zu spritzen. Jetzt fing es gestern an, so gegen Nachmittag. Dann kam noch dazu, dass mein einseitiger Hals angeschwollen ist wie verrückt, es ist schon ein bisschen abgeklungen, aber es ist immer noch geschwollen, so als ob mir jemand reingreift, die ganze Zeit wie verrückt. Es ist alles geschwollen hier!"

Arzt: Haben Sie sonst noch irgendwo Schmerzen?
Patient: Überall, überall, überall – Gelenke auch.
Arzt: Was sind Sie von Beruf?
Patient: Flugzeugbauer
Arzt: Haben Sie Stress?
Patient: Ich stehe eigentlich nur unter Stress seit über 10 Jahren.
Arzt: Sind Sie zufrieden mit Ihrer Situation?
Patient: Erst mal nicht. Ich dachte, es bessert sich, aber das wird wohl nicht so sein.

Zwei Tage später ist die Mutter in der Praxis: „Mein Sohn war ja bei Ihnen. Ich möchte Ihnen dazu noch etwas sagen: Mein Sohn hat mit 7 Monaten seinen Vater verloren, der Stiefvater war nicht gut zu ihm. Er zieht sich immer sehr zurück, er hat keine Freunde, keine Freundin. Seine Schwester ist in psychiatrischer Behandlung, mit ihr hat er einen schweren Konflikt. Der zweite Ehemann hat die Kinder geschlagen, daraufhin habe ich die Scheidung eingereicht. Gestern hat er zu mir gesagt, ich glaube, der Doktor kann mir helfen."

1. **Welche Schmerzursache vermuten Sie?**

2. **Wie häufig sind somatische Belastungsstörungen in der Hausarztpraxis?**

3. **Welche Diagnostik ist angemessen?**

4. **Was ist bei der Gesprächsführung zu beachten?**

5. **Welche Therapie empfehlen Sie Herrn N.?**

6. **Wie interpretieren Sie die Aussage: „Ich glaube, der Doktor kann mir helfen?"**

1. Schmerzursache

Die Beschwerden, deren Schilderung durch den Patienten und die Anamnese sprechen für eine persistierende somatische Belastungsstörung mit vorliegendem Schmerz (ehemals somatoforme Schmerzstörung). Herr N. ist offensichtlich aufgrund seiner Symptome beunruhigt und besorgt. Er begibt sich wiederholt in ärztliche Behandlung. Für die Definition genügt das **Vorhandensein eines oder mehrerer belastender oder beeinträchtigender körperlicher Symptome.** Nach der neuen Definition entfallen die Vorgaben einer mehrjährigen Vorgeschichte körperlicher Beschwerden mit dem Beginn vor dem 30. Lebensjahr und die Einschränkung, dass die Symptome medizinisch nicht begründbar und nicht vorgetäuscht sind. In dem Kriterienkatalog der **somatic symptom disorder** (bisher somatoforme Störung) wurde ergänzend ein Kriterium zu übertriebenen Gedanken, Gefühlen und Verhaltensweisen aufgenommen, die mit Symptomen oder Gesundheitssorgen verbunden sind. Auf der Basis psychologischer körperlicher Beschwerden kann durch Zusatzkodierungen eine Schweregradeinschätzung vorgenommen werden. Im Falle der Krankheitsdauer über 6 Monate kann in Zukunft **„persistierend"** vergeben werden. Schmerzstörungen können fortan als *somatic symptom disorder* mit vorwiegend Schmerzdiagnostik klassifiziert werden. Bei hohem Schweregrad bestehen häufig zusätzlich Persönlichkeitsstörungen. Patienten mit hohem Schweregrad zeigen eine hohe dysfunktionale Inanspruchnahme des Gesundheitssystems mit Überdiagnostik und unangemessenen Behandlungen, was sehr kostenintensiv ist und häufig zu längerfristiger Arbeitsunfähigkeit und vorzeitiger Berentung führt. In der Hausarztpraxis sind diese Patienten als „Multiuser" auffällig. Sie kommen überdurchschnittlich häufig in die Sprechstunde und lassen sich stapelweise Überweisungsscheine ausstellen. Die Schweregradeinschätzung erfolgt anhand von **Yellow Flags** als Charakteristika für schwere Verläufe und Warnsignale für gefährliche Verläufe, inklusive Suizidalität **(Red Flags).** Die Einschätzung ist immer wieder im Verlauf vorzunehmen. Einige protektive Faktoren **(Green Flags)** wirken sich wahrscheinlich prognostisch günstig aus und sollten erfasst und gefördert werden (➤ Tab).

Herr N. hat einen polysymptomatischen Verlauf mit mehreren Beschwerden: diffuse Schmerzen, „Kreislaufstörungen", „Verlust der Motorik" sowie „Müdigkeit und Abgeschlagenheit". Außerdem dysfunktionelle Krankheitswahrnehmung, hohe psychosoziale Belastung, insbesondere wenig Sozialkontakte. Red Flags liegen bei ihm nicht vor, es handelt sich auf jeden Fall um eine primäre Erkrankung.

2. Häufigkeit

Nichtspezifische funktionelle und somatoforme Körperbeschwerden treffen etwa 4–10 % der Bevölkerung und 20 % der Patienten in einer Hausarztpraxis. Frauen sind häufiger als Männer betroffen. Es besteht eine mit dem Beschwerdegrad zunehmende Komorbidität mit Depression, Angststörung, posttraumatischer Belastungsstörung und Suchterkrankungen.

3. Diagnostik

Bei somatischen Belastungsstörungen hat die Diagnostik in Bezug auf **somatische Beschwerden** und Aufdecken **psychosozialer Faktoren** immer parallel zu erfolgen. Ausschließlich somatische Diagnostik fixiert den Patienten auf eine körperliche Ursache und erschwert die Diagnostik und Therapie im psychosozialen Bereich. Neben dem Ausschluss körperlicher Erkrankungen, wie z. B. Malignome, entzündliche Erkrankungen, Nervenwurzelkompressionen etc., sind auch andere psychische Erkrankungen, Depression, Angst, Sucht und posttraumatische Belastungsstörung auszuschließen. Abschließend sind Charakteristika eines schweren Verlaufs (Yellow Flags, ➤ Tab. 88.1), zudem Red Flags, die auf einen abwendbar gefährlichen Verlauf hindeuten können, abzuchecken. Auch mögliche protektive Faktoren sind zu erheben, da sie für die weitere Therapieplanung von Bedeutung sein können. Eine hohe Symptomzahl deutet auf einen ungünstigen Verlauf und eine schwere Erkrankung hin. Die somatische Diagnostik, insbesondere Bildgebung etc., sollte auf das wirklich indizierte Maß beschränkt werden. Ständige Wiederholungsuntersuchungen wirken sich negativ auf den Verlauf aus.

Tab. 88.1 Orientierungshilfe zu Green, Yellow and Red Flags und klinische Charakteristika schwererer Verläufe der somatischen Belastungsstörung [F201-049]

Mögliche protektive/prognostisch günstige Faktoren (Green Flags)	Klinische Charakteristika schwerer Verläufe (Yellow Flags)	Warnsignale für abwendbar gefährliche Verläufe (Red Flags)
▪ Aktive Bewältigungsstrategien, z. B. Sport, positive Lebenseinstellung. Motivation für Psychotherapie ▪ Gesunde Lebensführung (Schlaf, Ernährung, Bewegung, Entspannung) ▪ Sichere Bindungen, soziale Unterstützung ▪ Gute Arbeitsbedingungen ▪ Gelingende Behandler-Patient-Beziehung ▪ Biopsychosozialer, entkatastrophisierender Ansatz unter Vermeidung unnötiger Maßnahmen ▪ Frei zugängliches, aber auf Selbstverantwortung und Prävention setzendes Gesundheitssystem	▪ Polysymptomatischer Verlauf ▪ Häufige bzw. anhaltende Beschwerden (kaum beschwerdefreie Intervalle) ▪ Dysfunktionale Krankheitswahrnehmung (z. B. Katastrophisieren, starke gesundheitsbezogene Angst) ▪ Dysfunktionales Krankheitsverhalten (hohes Inanspruchnahmeverhalten, Schon- und Vermeidungsverhalten) ▪ Deutlich reduzierte Funktionsfähigkeit; Arbeitsunfähigkeit > 4 Wochen, sozialer Rückzug, körperliche Dekonditionierung, evtl. körperliche Folgeschäden ▪ Mäßige bis hohe psychosoziale, evtl. auch biografische Belastung, z. B. Niedergeschlagenheit, Zukunftsängste, wenig Sozialkontakte ▪ Psychische Komorbidität (z. B. Depressionen, Angststörungen, posttraumatische Belastungsstörung, Suchterkrankungen, Persönlichkeitsstörungen) ▪ Behandler-Patient-Beziehung (von beiden) als „schwierig" erlebt ▪ Iatrogene „somatisierende" Faktoren	▪ Schwerste Ausprägung der Beschwerden ▪ Auftreten bekannter Warnsignale somatisch definierter Erkrankungen ▪ Hinweise auf ernstes selbstschädigendes Verhalten ▪ Suizidalität ▪ Körperliche Folgeschäden (z. B. Fixierung von Fehlhaltungen, Bewegungseinschränkungen infolge Schonung von Gelenken, Gewichtszunahme bis hin zu Bettlägerigkeit) ▪ Besonders schwere psychische Komorbidität (z. B. schwere depressive Entwicklung; Angst, das Haus zu verlassen) ▪ Häufige Behandlerwechsel und Therapieabbrüche ▪ Hinweise auf ernstes iatrogen schädigendes Verhalten

4. Mittel der Gesprächsführung

Zuerst sollte sich der Behandler die Beschwerden spontan und ausführlich schildern lassen und verbal wie nonverbal Aufmerksamkeit, Interesse und Akzeptanz signalisieren. Die psychosozialen Themen zunächst beiläufig und indirekt statt konfrontativ ansprechen. Hinweise auf psychosoziale Probleme sollen empathisch aufgegriffen und gewürdigt werden. Oft hilft der Volksmund: z. B: „Mir sitzt die Angst im Nacken". Entscheidungen nach adäquaten Informationen sind gemeinsam zu treffen **(shared decision making).**

Der Stress im Beruf hat in diesem Fall „die Tür geöffnet". Hierbei ist behutsam vorzugehen und eine iatrogene Chronifizierungsförderung ist zu vermeiden. Medizinische Mehrfach- und Überdiagnostik und die Thematisierung unspezifischer somatischer Befunde (z. B. degenerative Wirbelsäulenveränderung) sind zu vermeiden. Psychosoziale Faktoren, psychische Komorbiditäten und sozialmedizinische Aspekte sind von Anfang an zu berücksichtigen. Beängstigende Befundmitteilungen und Katastrophisierungen sind ebenso zu vermeiden wie fehlende oder stigmatisierende Diagnosemitteilungen wie „Sie haben nichts" oder „alles nur psychisch". Die Behandlung sollte strukturiert geplant werden, d. h., entsprechende Termine sind zu vereinbaren und gemeinsame Therapieziele festzulegen.

5. Therapie

In der Therapie sollte passive Therapiekonzepte wie z. B. Massage, Injektionen etc. vermieden werden. Invasive, nichtindizierte Therapie sowie suchtfördernde Medikamente sollten nicht angewendet werden. Zu vermeiden ist auch eine lange, unreflektierte Krankschreibung. Rechtzeitig sollte eine Psychotherapie und ggf. eine multimodale Therapie über Fachzentren eingeleitet werden. Akutschmerzen sind ausreichend analgetisch nach dem WHO-Schema zu behandeln. Eine effektive Schmerztherapie beugt der Chronifizierung vor.

Aufgrund des Schweregrades der Erkrankung ist zu entscheiden, ob die Behandlung in der Hausarztpraxis ausreicht. Psychotherapie und spezialistische Mitbehandlung sind u. U. erforderlich. Eine multimodale Therapie ist zwar aufwendig, aber bei bestehender Indikation unbedingt anzustreben. Bei besonders schweren Formen und insbesondere bei Vorliegen von Red Flags ist häufig eine stationäre Therapie unumgänglich.

Das Therapieergebnis sollte spätestens nach 3 Monaten reevaluiert werden., Medikamente, z. B. Antidepressiva bei gleichzeitig bestehender Depression, sind bei entsprechender Indikation einzusetzen.

6. „Der Doktor kann mir helfen."

Die Aussage der Mutter, dass der Patient Vertrauen gefasst hat, ist auf den ersten Blick schmeichelhaft. Zu berücksichtigen ist allerdings, dass aufgrund der Biografie (fehlender bzw. negativ besetzter Vater) Herr N. möglicherweise auch in der Person des Hausarztes „seinen Vater sucht". Der Behandelnde darf sich nicht unbewusst in dies Rolle drängen lassen.

ZUSAMMENFASSUNG

Somatische Belastungsstörungen sind mit ca. 20 % der Patienten in einer Allgemeinpraxis überaus häufig. Es ist von Anfang an eine somatische und psychosoziale Paralleldiagnostik durchzuführen. Nach Abschätzung des Schweregrades fällt die Therapieentscheidung: ärztlich – hausärztlich – fachärztlich oder stationär. Als psychotherapeutische Verfahren eignen sich verschiedene Therapieverfahren und Entspannungstechniken sowie Gruppentherapie.

https://else4.de/Klein88

Schwindel und Beklemmungsgefühl in der Brust

„Ich komme heute zu Ihnen, weil ich Schwindel, Brustschmerz und Potenzstörungen habe."

Vorgeschichte

Der 55-jährige Kranfahrer Herr R. wird seit vielen Jahren in der Praxis wegen Hypertonie, Hypercholesterinämie und pAVK Grad IIa behandelt. Er nimmt Ramipril und ASS ein. Heute stellt er sich zur Gesundheitsuntersuchung vor. „Ich habe mir den Termin geben lassen, weil ich mir Sorgen um meine Gesundheit mache. Wenn ich auf meinen Kran steige – es sind etwa 40 m –, habe ich immer wieder Schwindel und ein Beklemmungsgefühl in der Brust. Ich war ja auch schon letztes Jahr bei Ihnen und habe inzwischen von 92 auf 76 kg abgenommen. Bier habe ich gar keines mehr getrunken, wie Sie es mir auch empfohlen haben. Mit dem Zigarettenrauchen habe ich noch nicht aufhören können. Ich rauche nach wie vor 30–40 Stück am Tag. Nachts habe ich Schweißausbrüche und im Bett stimmt es in letzter Zeit auch nicht mehr. Können Sie mir nicht Sildenafil verschreiben?" Die Laboruntersuchungen zeigen folgende Ergebnisse:

Cholesterin: 228 mg/dl (≤ 200), γ-GT: 13 U/l (≤ 28), GPT: 10 U/l (≤ 23), Harnsäure 5,6 mg/dl (3,0–7,0), HDL-Cholesterin: 60 mg/dl (≥ 35), LDL-Cholesterin: 139 mg/dl (≤ 150), Triglyzeride: 74 mg/dl (≤ 200), Kreatinin: 0,9 mg/dl (≤ 1,3), TSH basal: 0,57 mIU/l (0,35–4,50), GLU: 75 mg/dl (60–110), Troponin: ≤ 0,1 µg/l (≤ 0,1), Haemoccult®: 3× negativ. Das EKG ist unauffällig.

Bei der Untersuchung fällt ein linsengroßes derbes Knötchen im linken Prostatalappen auf.

1. **Welche Ersteinschätzung treffen Sie aufgrund der Schilderung des Patienten? Banalität oder könnte eine ernsthafte Erkrankung dahinterstecken?**

2. **Würden Sie Herrn R. das Potenzmittel Sildenafil verschreiben?**

3. **Beurteilen Sie die im Rahmen der Vorsorge durchgeführten Laborparameter sowie das EKG!**

4. **Welche Maßnahmen ergreifen Sie zur Abklärung möglicher AGVs?**

5. **Neun Monate später klagt Herr R. über Müdigkeit, Nachtschweiß und Gelenkbeschwerden. Wie gehen Sie jetzt vor? Verläufe?**

6. **In der Biopsie zeigt sich jetzt ein Prostatakarzinom T2b, N0, M0, G2, Gleason-Score 7a. Welche Therapie empfehlen Sie dem Patienten?**

1. Ersteinschätzung

Die Beklemmung in der Brust bei Anstrengung (Besteigen eines Krans) lässt an eine **koronare Herzkrankheit** denken, zumal der Patient Risikofaktoren – eine Hypertonie, eine Hypercholesterinämie und starkes Zigarettenrauchen – aufweist. Eine arterielle Verschlusskrankheit der Beine ist bereits bekannt. Auch die beschriebene Impotenz ist als Warnzeichen für Gefäßerkrankungen zu werten.

Ob die **Gewichtsabnahme** von 16 kg innerhalb eines Jahres allein auf den Verzicht auf Bierkonsum zurückzuführen ist, ist ebenfalls zu hinterfragen. Und schließlich hat er nachts **Schweißausbrüche.** Insofern ist im Sinne einer B-Symptomatik u. a. eine chronisch-entzündliche (z. B. Tuberkulose) oder eine maligne Erkrankung zu bedenken.

2. Verschreibung Sildenafil

Aufgrund der unklaren Koronarsituation ist die Rezeptur von Sildenafil derzeit nicht zu empfehlen. Zudem sollte der Prostatabefund vorher abgeklärt werden.

3. Beurteilung Labor und EKG

Das **Gesamtcholesterin** des Patienten ist erhöht, jedoch ist das HDL relativ hoch. Als Zielparameter sollten jedoch vor allem das **LDL und Non-HDL-Cholesterin** (enthält neben LDL noch weitere atherogene Lipoproteine wie VLDL) betrachtet werden. Das Non-HDL-Cholesterin liegt bei 168 mg/dl, das LDL-Cholesterin bei 139 mg/dl.

Aufgrund der bekannten pAVK liegt bei dem Patienten per se ein hohes bis sehr hohes kardiovaskuläres Risiko unabhängig von der Hypertonie und dem Rauchen vor, was das Risiko jedoch sicherlich zusätzlich erhöht. Hier gibt es nun zwei mögliche Ansätze. Die DEGAM empfiehlt eine strukturierte Risikoberechnung für kardiovaskuläre Ereignisse z. B. mittels arriba (https://arriba-hausarzt.de) und dann bei indizierter Lipidsenkung eine fixe Dosis eines Statins.

Die internistischen Fachgesellschaften schreiben Patienten wie in diesem Fall mit gesicherter kardiovaskulärer Erkrankung, chronischer Nierenerkrankung, Diabetes oder sehr hohen individuellen Risikofaktoren automatisch ein hohes bis sehr hohes Risiko zu und empfehlen diesen eine LDL-gesteuerte Therapie mit Ziel < 70 oder sogar 55 mg/dl und mindestens 50 % abhängig vom Ausgangswert oder ein Ziel-Non-HDL < 100 oder 85 mg/dl. Hier ist der Hausarzt wiederum gefordert, zusammen mit dem Patienten und ggf. dem fachärztlichen Kollegen nach Risiko-Nutzen-Abwägung eine optimale Lösung zu finden.

4. Abklärung abwendbar gefährlicher Verläufe

Trotz des weitgehend unauffälligen Ruhe-EKGs ist weiterhin an eine koronare Herzkrankheit zu denken, da der Patient entsprechende anamnestische Angaben macht und eine entsprechende Risikofaktorkonstellation besteht. Der zur Objektivierung hilfreiche **Marburger Herzscore** (➤ Fall 53) ergibt – die Beschwerden sind durch Palpation nicht reproduzierbar – mit mindestens 4 Punkten eine Vortestwahrscheinlichkeit für eine KHK von 65 %. Auch wurde eine Gefäßsklerose an anderer Stelle (pAVK) bereits nachgewiesen.

Der Prostatapalpationsbefund legt jedoch auch eine weitere Abklärung der Prostata zum Ausschluss eines Prostatakarzinoms nahe.

Sowohl die KHK als auch ein Prostatakarzinom können für den Patienten vital bedrohlich werden. Die Abklärung der Koronarsituation hat jedoch Vorrang, da sie den Patienten kurzfristig vital bedroht. Die Abklärung der Prostata ist zwar ebenfalls geboten, doch scheint dies vom Zeitpunkt der Durchführung her nicht ganz so dringlich. Daher sollte zunächst die **Koronarsituation** abgeklärt werden. Bei der bei Herrn R. zugrunde liegenden Vortestwahrscheinlichkeit von 65 % aus dem Marburger Herzscore wäre eine funktionelle Bildgebung mittels Stressechokardiografie, Stress-MRT oder Myokard-Perfusions-SPECT angezeigt. Die Kosten der beiden Letzteren werden zurzeit nicht von allen Krankenkassen übernommen. Ein Belastungs-EKG sollte, wenn überhaupt, nur noch bei deutlich geringeren Vortestwahrscheinlichkeiten eingesetzt werden.

Herr R. bekommt ein **Statin** zur Cholesterinsenkung angesetzt, außerdem wird ihm erneut dringend geraten, das Rauchen aufzugeben. Zur Unterstützung werden ihm mehrere Vorschläge angeboten, wie Akupunktur, Nikotinpflaster, Kaugummi, Nichtraucherprogramme. Er berichtet, er habe in den letzten 2 Wochen keine Herzbeschwerden mehr gehabt. Er lehnt weitere Herzuntersuchungen ab, macht sich jedoch Sorgen um seinen Prostatabefund, weswegen er erneut in die Praxis einbestellt wird.

Als nächster Schritt empfiehlt sich die Bestimmung des **prostataspezifischen Antigens (PSA)** und, falls dieses erhöht ist, zusätzlich des freien PSA.

Das Gesamt-PSA ist mit 8,08 ng/ml erhöht. Das freie PSA beträgt 0,88, was einem Quotienten von 0,11 entspricht. Der niedrige Quotient von 0,11 spricht eher für ein Prostatakarzinom denn für ein Adenom, stellt jedoch keine beweisende Diagnostik dar. Der Wert wird nach 2 Wochen kontrolliert und liegt nun mit 8,5 ng/ml in einem ähnlichen Bereich, sodass Herr R. nun zur Biopsie überwiesen wird. Es sollte sichergestellt sein, dass vor der Abnahme keine digital-rektale Untersuchung vorgenommen wurde, der Patient einige Tage nicht Fahrrad gefahren ist und wahrscheinlich keine Entzündung der Prostata vorliegt, da diese Faktoren den Wert fälschlicherweise erhöhen können.

Eine Woche später kommt der Patient mit dem Arztbrief vom Urologen zurück: „Es wurde eine Prostatabiopsie aus dem Bereich beider Prostatalappen durchgeführt. Hierbei zeigte sich jetzt kein Prostatakarzinom. Ich empfehle bei erhöhtem PSA und auffälligem Tastbefund ein multiparametrisches MRT." Dem Patienten wurde eine entsprechende Überweisung ausgestellt.

Er kommt aber erst 9 Monate später. „Ich hatte gar keine Beschwerden mehr. Außerdem habe ich gedacht, dass alles in Ordnung ist. Aber jetzt bin ich wieder furchtbar müde, habe Schweißausbrüche und alle Gelenke tun mir weh. Das geht seit einer Woche so."

5. Müdigkeit, Nachtschweiß und Gelenkbeschwerden – was nun?

Die Allgemeinsymptome sowie die Knochenschmerzen lassen unter anderem befürchten, dass vielleicht doch ein Prostatakarzinom vorgelegen hat, das jetzt metastasiert. Es wird sofort erneut Blut abgenommen.

Ergebnis:
Alkalische Phosphatase: 121 U/l (50–170), γ-GT: 80 U/l (≤ 28), GOT: 15 U/l (≤ 18), BKS: 28/40, PSA: 11,86 ng/ml (≥ 50 J. bis 4,0), FPSA: 0,96, PSAQ: 0,08 (≤ 0,18), Leuko: 12,6 G/l (4,0–10,5), Ery: 4,9 G/l (4,0–5,7), Hb: 15,5 g/dl (14,0–18,0), HK: 0,46 (0,39–0,52), CRP: 25,1 mg/l (bis 5).

Der Anstieg der γ-GT auf 80 U/l zeigt an, dass der Patient wahrscheinlich jetzt wieder Alkohol trinkt. Der PSA-Wert ist in den 9 Monaten um 50 % angestiegen – beträgt jetzt 11,86 ng/ml. Die erhöhten Leukozyten (12.600/µl), die beschleunigte Blutsenkung 28/40 mm und das erhöhte CRP (25,1 mg/l) geben Hinweise auf ein entzündliches oder malignes Geschehen. Da Lunge, Haut und Gelenke klinisch sowie die abdominelle Sonografie unauffällig bleiben und der Urinstix keinen Harnwegsinfekt zeigt, wird der Patient vor einer weiteren ungerichteten Diagnostik erneut zum Urologen geschickt.

Die erneute Prostatabiopsie erbringt nunmehr ein Prostatakarzinom: Es handelt sich um eine T2b, N0, M0, G2-Situation. T2 bedeutet, dass der Tumor auf die Prostata beschränkt ist. Lymphknoten und Metastasen liegen nicht vor. Es handelt sich um ein mäßig differenziertes Adenokarzinom. Der Gleason-Score (beschreibt das Wachstumsmuster) wird mit 7a angegeben.

6. Prostatakarzinom T2b, N0, M0, G2. Gleason-Score 7a. Welche Therapie empfehlen Sie dem Patienten?

Die Wait-and-see-Strategie ist in diesem Fall nicht gerechtfertigt, da ein Stadium T2b vorliegt, das PSA 11,8 mg/ml beträgt und der Gleason-Score bei 7 liegt (aktuell Überwachung laut Leitlinie nur bis Stadium T2a, PSA < 10 mg/ml und Gleason-Score ≤ 6). Auch eine Hormontherapie entweder durch Orchidektomie oder durch hormonablative oder antiandrogene Therapie ist in diesem Fall ebenfalls nicht angebracht, da es sich um einen kurativ Erfolg versprechenden Befund bei relativ jungem Patienten handelt. Infrage kommen die operative Therapie mit **radikaler Prostatektomie** und die **Strahlentherapie** perkutan und/oder LDR-Brachytherapie.

Der Patient muss darauf aufmerksam gemacht werden, dass nach radikaler Prostatektomie möglicherweise eine **Impotenz** eintritt. Mögliche Folgeerscheinungen sind Stressinkontinenz und u. U. Urethrastriktur. **Urethrastrikturen** kommen auch bei der Strahlentherapie vor, außerdem als Spätfolgen Harninkontinenz und Strahlenproktitis. Hinsichtlich der Heilungsraten scheint die radikale Prostatektomie der Strahlentherapie überlegen zu sein.

Nach längeren Gesprächen sowohl in der hausärztlichen als auch in der urologischen Praxis entschied sich der Patient zur radikalen Prostatektomie. Leider kam es trotzdem zu einem Lokalrezidiv, sodass er sekundär noch einer Strahlentherapie zugeführt werden musste. Wegen eines Nierenkarzinoms links erfolgte eine Teilnephrektomie links. Jetzt – nach 9 Jahren – kam die mutmaßliche KHK wieder auf den Tisch und er brauchte trotz gut eingestellter Hypertonie und Statintherapie nun doch mehrere Stents.

MERKE

Radikale Prostatektomie vs. Strahlentherapie:

- Mögliche **Folgen der Strahlentherapie:** Urethrastriktur, Harninkontinenz, Strahlenproktitis, Impotenz
- Mögliche **Folgen der radikalen Prostatektomie:** Stressinkontinenz, Urethrastriktur, häufig Impotenz

ZUSAMMENFASSUNG

In der Hausarztpraxis ist es oft nötig, Prioritäten zu setzen – auch und gerade, wenn mehrere AGVs in Betracht kommen. Die Frage lautet dann: Wodurch ist der Patient aktuell am meisten gefährdet? Die Abklärung erfolgt in der entsprechenden Reihenfolge.

Zur Abklärung suspekter Prostatapalpationsbefunde stehen das prostataspezifische Antigen (PSA) und ggf. das freie PSA zur Verfügung. Häufig kommt man trotzdem um eine Biopsie nicht herum, v. a. bei deutlich erhöhten PSA-Werten und suspektem Tastbefund. Bei jüngeren Patienten oder fortgeschrittenem Prostatakarzinom kommt eine Wait-and-see-Strategie i. d. R. nicht infrage. Meist wird operiert. Außerdem kommt in manchen Fällen eine Strahlentherapie in Betracht.

Die PSA-Bestimmung als „Tumormarker" im Rahmen einer „Vorsorgeuntersuchung" ist sehr umstritten, da es infolge eines erhöhten Werts hier zu einer Überdiagnostik und -therapie mit allen Konsequenzen (Komplikationen, Nebenwirkungen, Patientenbeunruhigung und massiven Kosten für das Gesundheitssystem) kommen kann. Einen gesicherten Überlebensvorteil durch ein PSA-Screening gibt es nicht. Daher sollte das PSA-Screening wertneutral mit allen Konsequenzen mit dem Patienten besprochen werden. Auch bei erhöhtem Erkrankungsrisiko – z. B. infolge familiärer Belastung – kann die PSA-Bestimmung aufgrund der dann erhöhten Vortestwahrscheinlichkeit im Einzelfall sinnvoll sein.

https://else4.de/Klein89

https://else4.de/Klein89a

Schmerzendes Knie

„Bitte sehen Sie sich das einmal an, mir tut seit Wochen das Knie weh.“

Vorgeschichte

Der 77-jährige Herr E. ist seit über 20 Jahren Patient in unserer Praxis. Er leidet an einer schweren COPD. Außerdem hat er eine große Skrotalhernie. Elf Jahre später sollte er noch ein Aortenaneurysma entwickeln. Vor einem Jahr ähnliche Beschwerden. Das damals angefertigte Röntgenbild zeigte deutliche degenerative Veränderungen. Heute kommt er humpelnd in die Praxis: „Mir tut seit 3 Wochen das Knie weh. Ich kann gar nicht mehr richtig laufen! Das ist einfach so gekommen, verletzt habe ich mich nicht.“

1. **Welche Krankheit liegt vermutlich vor – handelt es sich um ein häufiges Praxisproblem?**

2. **Was fragen Sie den Patienten?**

3. **Welche Untersuchungen führen Sie durch?**

4. **Welche Therapieoptionen gibt es für die Gonarthrose?**

1. Häufigkeit

Vermutlich leidet Herr E. unter Verschleißerscheinungen des Kniegelenks. Verschleißbedingte Kniegelenkschmerzen im Sinne einer **Gonarthrose** sind mit etwa 1 % aller Beratungsanlässe in der Allgemeinpraxis selten, nehmen jedoch ab dem 65. Lebensjahr deutlich bis auf 6–10 % zu. Die Gesundheitsberichterstattung des Bundes von 2015 errechnet Lebenszeitprävalenzen aller Arthrosen von 25 % für Frauen und 17 % für Männer (Selbstauskünfte der Patienten). Eine Gonarthrose tritt in der Regel erst nach dem 50. Lebensjahr auf. Früharthrosen sind Folgen von Verletzungen, anlagebedingten knöchernen Abweichungen, rheumatischen Gelenkveränderungen oder Einblutungen.

2. Anamnestik

Folgende Angaben des Patienten weisen auf eine Gonarthrose hin:

- Knieschmerzen: v. a. nächtlich, in Ruhe, beim Aufstehen, beim Gehen, im Sitzen, nach Belastung, Anlaufschmerzen nach Ruhe
- Knieschwellung
- Kontrollverlust über das Knie
- Reibe- oder Klickgeräusche im Knie
- Funktionsminderung

Nach konkurrierenden Beratungsergebnissen muss ebenfalls gefahndet werden. Zu fragen ist daher u. a. auch nach:

- Bekannter Hyperurikämie/Gicht
- Bekannter rheumatischer Erkrankung
- Zeckenbiss/Erythema migrans – Borreliose?
- Plötzliche Sperrung – Meniskuseinklemmung/Gelenkmaus?
- Kürzlich Fieber/Infekt – Infektarthritis?
- Maligne Erkrankung – Knochenmetastase?

3. Untersuchungen

Klinische Untersuchung

Typisch für Arthrose sind:

- Bewegungseinschränkungen, v. a. Streck- und Beugehemmung
- Lokale Druckschmerzhaftigkeit
- Knarren und Reiben bei Bewegung
- Vergrößerte/vergröberte Gelenkstruktur
- Erguss
- Fehlstellung

Eine Coxarthrose mit Ausstrahlung ins Knie ist auszuschließen. Auf Muskelatrophien und Bandinstabilitäten ist zu achten. Adipositas erhöht das Risiko deutlich. Überwärmung und Gelenkerguss signalisieren eine sog. **aktivierte Arthrose** aufgrund einer (sterilen) Synovitis. In vielen Fällen sind Anamnestik und klinische Untersuchung ausreichend. Weitere Diagnostik ist immer abhängig von einer möglichen therapeutischen Konsequenz zu indizieren.

Labor

Bezüglich der Arthrose selbst gibt es keine sinnvollen Laboruntersuchungen, diese sind jedoch im Hinblick auf konkurrierende Beratungsergebnisse nötig:

- BSG/CRP zum Ausschluss entzündlicher Erkrankungen
- Bei erhöhten Entzündungsparametern ggf. CCP-AK und weitere Rheumaserologie
- Harnsäure (ggf. mehrfach und v. a. auch im Intervall bestimmen) zum Ausschluss von Gicht
- Ggf. Borrelien, Yersinien, Chlamydien

Bildgebung

- **Sonografie:** Darstellung von Kniegelenkerguss, Baker-Zyste; IMVH und IMHH (mittlere Meniskusabschnitte ebenso wenig darstellbar wie weitere Binnenstrukturen, z. B. Kreuzbänder)
- **Röntgen:** Als Röntgenzeichen eines stufenweisen arthrotischen Gelenkumbaus gelten vermehrte subchondrale Sklerosierung der Knochenränder der Gelenkflächen, Osteophytenbildung und zunehmend schmaler werdender bis ganz aufgebrauchter Gelenkspalt und letztlich eine Deformierung der Gelenkpartner mit Knochenarrosion.
- **Knochenszintigrafie:** nur gezielter Einsatz bei Malignomverdacht
- **CT/Kernspintomografie:** bei speziellen Fragestellung nach Knochendefekten (CT) oder Schäden der Menisken oder Bändern (MRT)

- **Arthroskopie:** Sie ist bei Arthrosepatienten ohne zusätzlich freien Gelenkkörper oder symptomatische Meniskulsäsion nach Möglichkeit zu vermeiden, da therapeutisches „Shaving“ nichts nützt. Im Gegenteil: Durch den Eingriff droht eine Verschlechterung.

4. Therapie

Nichtmedikamentöse Therapie

Besonders zu empfehlen sind:

- Ausdauer- und Krafttraining
- Gewichtsreduktion
- Physiotherapie/Bewegungstherapie
- Balneo-/Hydrotherapie
- Wärmetherapie (z. B. Fango)

Darüber hinaus können laut Leitlinie verschiedene andere Verfahren wie asiatische Bewegungsübungen, Blutegeltherapie, elektrische Stimulation (TENS) und Orthesen eingesetzt werden, wenngleich ihr Nutzen umstritten ist und häufig keine Erstattung durch die Gesetzlichen Krankenkassen erfolgt.

Medikamentöse Therapie

Zur medikamentösen Therapie empfiehlt die DEGAM-Leitlinie **in erster Linie topische Antiphlogistika.** NSAR-haltige Salben werden allerdings nicht von den Gesetzlichen Krankenkassen erstattet.

Weitere Optionen sind:

- NSAR oral: gute Wirkung durch Schmerzreduktion; Therapie möglichst kurz, ggf. Magenschutz; **Cave:** Nierenfunktionsstörungen und strukturelle Herzerkrankungen; vorzugsweise Ibuprofen wegen relativ günstigem gastrointestinalem und kardiovaskulärem Nebenwirkungsprofil. Naproxen ist besonders gefäßschonend.
  Ggf. ergänzt durch Opioide nach WHO-Schmerzschema.
- Niedrig dosierte orale Glukokortikoide
- Mit jeweils schwacher Empfehlung:
  - Intraartikuläre Glukokortikoide: zur Schmerzlinderung; **Cave:** Gelenkinfektion!
  - Intraartikuläre Hyaluronsäure: guter, lang anhaltender Effekt auf Schmerzen und Funktionalität. Privatärztliche Leistung. Risiko einer septischen Arthritis.
  - Pflanzliche Präparate, z. B. Kurkuma, Ingwer oder Beinwell, lokal können laut Leitlinie angewendet werden; keine Erstattung durch die Gesetzlichen Krankenkassen.

Operation

Wenn Schmerzen nur durch die dauernde Einnahme von Analgetika beherrschbar sind, wenn die Mobilität dadurch auf die Wohnung beschränkt ist, wenn durch die Arthrose der Kniee Pflegebedürftigkeit droht, z. B. wenn Treppengehen und Aufstehen aus dem Sitz kaum noch möglich sind, sollte man spätestens eine **Kniegelenkendoprothese (TEP)** erwägen. Nach Knie-TEP sind 85 % der Operierten zufrieden mit den Ergebnissen, 90 % werden schmerzfrei. Eine prinzipiell frühere Operationsentscheidung vor Auftreten von Muskelatrophien verbessert die Ergebnisse. Zuvor sollten mögliche konservative Mittel ausgeschöpft worden sein. Bei sichtbarer Achsenabweichung und noch nicht weit fortgeschrittener Gonarthrose ist eine Umstellungsosteotomie in Betracht zu ziehen.

ZUSAMMENFASSUNG

Gonarthrose ist ein häufiges Praxisproblem. Oftmals kann das Krankheitsbild aufgrund der Anamnese und des klinischen Befunds richtig zugeordnet werden, sodass sich eine weitere Diagnostik erübrigt. Arthroskopien sollten vermieden werden. Gewichtsreduktion, Ruhigstellung/Belastungsminderung und physikalische Therapiemaßnahmen sind empfehlenswert. NSAR können außer oral auch topisch erfolgreich angewendet werden. Operative Verfahren sind Ultima Ratio.

https://else4.de/Klein90

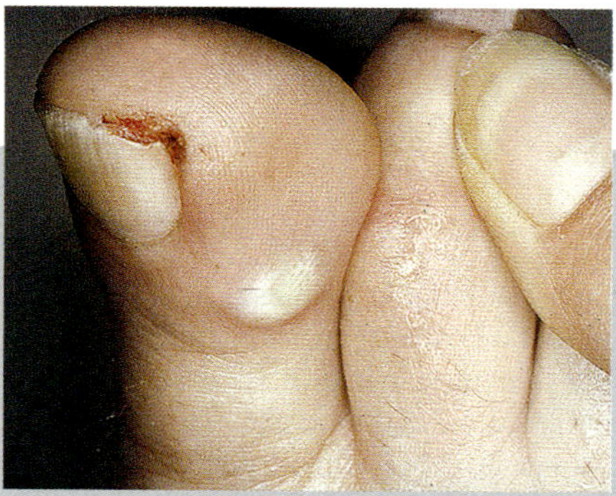

[P013]

Warzen

„Ich komme heute zu Ihnen wegen meiner Warzen."

Vorgeschichte

Die 13-jährige Kerstin W. kommt wegen ihrer Warzen in die Praxis. Erste und zweite Zehe sind befallen (➤ Bild).

1. Welche Behandlungsmöglichkeiten kennen Sie? Wie würden Sie die Warze behandeln?

1. Behandlungsmöglichkeiten

Warzen neigen zur spontanen Rückbildung. Auch ohne Therapie heilen 20 % innerhalb von 6 Monaten spontan ab. Je nach Leidensdruck kann zunächst ggf. zugewartet werden – u. U. unterstützend Homöopathika. Aggressive Maßnahmen sind schon wegen der guten Spontanprognose zu unterlassen. In diesem Fall wäre z. B. durch Verätzung oder Elektrokauter das Nagelbett gefährdet.

Allgemeine Maßnahmen sind zur Unterstützung der Spontanheilung oft hilfreich:

- Durchblutungsförderung z. B. durch Wechselbäder und Gymnastik
- Bekämpfung der Hyperhidrosis, z. B. durch Leitungswasseriontophorese oder Gabe von Antitranspiranzien lokal oder systemisch, Tanninpuder über Salbeitropfen (Salvysat®) bis hin zu Antiparkinsonmitteln wie z. B. Bornaprin-HCl (Sormodren®)
- Druckentlastung bei Plantarwarzen, z. B. durch Einlagen

Zur **Entfernung** haben sich folgende Verfahren bewährt:

- Einweichen mit Salicylpflaster (z. B. Guttaplast®) oder 20-prozentigem Salicylspiritus (die Behandlung mit Salicylaten hat aktuell die beste Evidenz mit ca. 75 % Heilungschance)
- Entfernung mit dem scharfen Löffel (ggf. in Lokalanästhesie)
- Fluorouracilhaltiges Warzenmittel (z. B. Verrumal®)
- Kryotherapie
- Laserbehandlung

In der Praxis hat sich der kombinierte Einsatz von **Guttaplast®** mit **Verrumal®** zur Vorbereitung auf die wöchentliche Kürettage mit dem scharfen Löffel gut bewährt. Wegen des Zytostatikagehalts von Verrumal® ist seine Anwendung bei Schwangeren und Kindern unter 5 Jahren kontraindiziert.

Kryotherapie ist u. U. schmerzhaft. Das Verfahren ist für die Allgemeinpraxis i. d. R. zu aufwendig. Die Lasertherapie bleibt – schon wegen der Kosten – hoch spezialisierten Zentren vorbehalten und wirkt ebenfalls keine Wunder.

Die Warzen von Kerstin wurden mit Salicylpflaster (Guttaplast®) aufgeweicht und einmal pro Woche mit dem scharfen Löffel „ausgekratzt". Nach 4 Wochen waren sie verschwunden.

MERKE

20 % der Warzen heilen spontan innerhalb von 6 Wochen ab.

Therapiemöglichkeit: Guttaplast® in Kombination mit Verrumal® und nachfolgend Entfernung mit scharfem Löffel.

ZUSAMMENFASSUNG

Verrucae vulgares haben eine hohe Spontanheilungsrate. Andererseits haben fast alle gängigen Verfahren zur Warzenentfernung eine hohe Rezidivquote. Daher ist im Hinblick auf ihre Entfernung Zurückhaltung angebracht. Oft führen allgemeine Maßnahmen wie Wechselbäder und Gymnastik zur Durchblutungsförderung sowie Bekämpfung einer oft vorhandenen Hyperhidrosis zum Erfolg.

Erstversorgung Polytrauma

„Bitte kommen Sie schnell. Unser Nachbar ist vom Apfelbaum gefallen!"

Vorgeschichte

Aufgeregt ruft mich Frau O. an: „Bitte kommen Sie schnell, der Herr M., unser Nachbar, ist vom Apfelbaum gefallen. Er kann nicht mehr aufstehen und furchtbare Schmerzen hat er auch!" (➤ Abb. 92.1).

Der 56-jährige Herr M. wird vom Nachbarkollegen hausärztlich betreut, dennoch ist er in unserer Praxis aufgrund häufiger Kontakte im Notdienst oder im Rahmen von Urlaubsvertretungen bestens bekannt.

Bekannte Diagnosen:

- Linksherzinsuffizienz bei koronarer Herzkrankheit
- Zustand nach zweimaligem Myokardinfarkt
- Rezidivierende Angina-pectoris-Attacken
- Rezidivierende Linksherzdekompensation

Bisherige Medikation:

Die aktuelle Medikation ist nicht genau bekannt, da der Patient vom Nachbarkollegen betreut wird.

Vom letzten Notfalleinsatz vor ca. 6 Monaten sind folgende Medikamente erinnerlich:

- Nitratpräparat
- Betablocker
- ACE-Hemmer
- Diuretika

1. Welche Anweisung geben Sie der aufgeregten Nachbarin am Telefon, noch bevor Sie zum Patienten fahren?

2. Welche Untersuchungen führen Sie am Notfallort durch?

3. Wie lautet die Klassifizierung nach der allgemeinmedizinischen Berufstheorie? Liegt ein AGV vor?

4. Welche Notfalltherapie ist in derartigen Fällen grundsätzlich angezeigt?

5. Inwiefern beeinflusst die erlebte Anamnese Ihre Entscheidungen in diesem Fall bezüglich der Notfalltherapie?

1. Anweisungen für die Nachbarin

Frau O. soll den Nachbarn bis zum Eintreffen von Arzt und Rettungsdienst so liegen lassen, wie er liegt. Außerdem soll sie über die 112 den Rettungsdienst alarmieren und über den Sturz aus großer Höhe informieren, damit primär ein Notarzt mitgeschickt wird. Sofortiger Hausbesuch aus der Sprechstunde.

Der Patient liegt bewegungslos am Boden, ist aber ansprechbar (➤ Abb. 92.1). Er wagt sich vor Schmerzen kaum zu rühren. Schmerzen hat er vor allem im Rücken und Beckenbereich links.

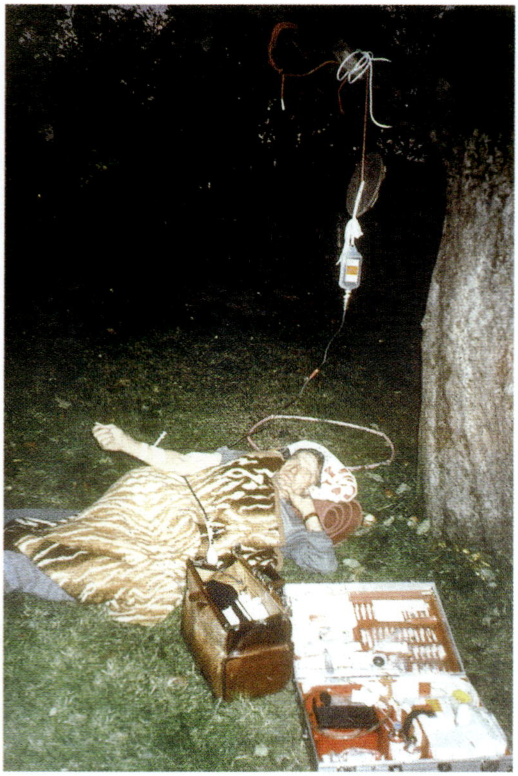

Abb. 92.1 Versorgung am Unfallort [P013]

2. Untersuchung im Notfall

Der Patient wird angesprochen, er ist voll bewusstseinsklar. Bei traumatologischen Notfällen ist ein standardisierter Untersuchungsgang (z. B. nach ATLS©, Advanced Trauma Life Support) sehr zu empfehlen, um sich nicht durch äußere Umstände von evtl. schwersten, aber nicht offensichtlichen Verletzungen ablenken zu lassen. Dieser Standard sollte regelmäßig wie z. B. eine Reanimation eingeübt und sicher beherrscht werden.

Bei der Diagnostik und Behandlung wird nach dem **(c) ABCDE-Schema** vorgegangen, d. h., man arbeitet alle Punkte von A nach E ab. Sollte in einem dieser Bereiche ein Problem auftreten, sollte dieses erst beseitigt und dann mit dem nächsten Punkt fortgefahren werden.

- **c:** Kritische offensichtliche Blutung **(critical bleeding)?**
- **A:** Atemwege prüfen **(Airway),** Stridor? Sprechfähigkeit? Orale Blutung?
- **B:** Atmung überprüfen **(Breathing):** Perkussion des Thorax, Auskultation, Pulsoxymetrie, falls verfügbar. Ist eine Rippenfraktur möglich?
- **C:** Kreislaufstatus **(Circulation),** Rekapillarisierung, Puls, Blutdruck, ggf. Monitor-EKG, systematisch auf potenzielle Blutungsquellen untersuchen (große oder schwere Frakturen/Thorax, Bauch, Becken, Oberschenkel)
- **D:** orientierende neurologische Untersuchung **(Disabilities),** Sensibilität seitengleich am gesamten Körper, Paresen, Pupillenreaktion, Anhalt für Schädel-Hirn-Trauma?
- **E:** ausführliche Untersuchung nach Entkleiden **(Exposure & Environment),** Temperatur messen, alle Gelenke aktiv oder passiv bewegen, ggf. vorsichtige achsengerechte Lagerung zur Inspektion des Rückens (**Cave:** Stichverletzungen auch bei Stürzen, z. B. in diesem Fall Gartengeräte!). Falls möglich, Patienten vor Auskühlung oder anderen negativen Umwelteinflüssen schützen.

Untersuchungsbefund

Die cABCDEs bei diesem Patienten sind zum Glück unauffällig, Blutdruck 110/80, Puls 86, Fußpulse sind beidseits tastbar, die aktive Beweglichkeit der Zehen ist nicht eingeschränkt, Lunge seitengleich belüftet, Abdomen weich.

Eine weitere Diagnostik, z. B. die Prüfung der abnormen Beweglichkeit des Beines, hat keine Konsequenzen, ist unnötig schmerzhaft und gefährdet möglicherweise den Patienten. Deshalb ist eine solche, selbst um den Preis einer exakteren „Einweisungsdiagnose", auf jeden Fall zu unterlassen. Am Unfallort gelten die gleichen Gesetze wie in der Praxis: Eine diagnostische Maßnahme ist nur dann gerechtfertigt, wenn sich daraus möglicherweise eine therapeutische oder sonstige wichtige Konsequenz für den Patienten ergibt (hier z. B. das cABCDE-Schema), niemals jedoch nur, um „bessere Diagnosen" stellen zu können.

3. Klassifizierung

Im vorliegenden Notfall handelt es sich im berufstheoretischen Sinn um einen offensichtlichen AGV. Eine exakte Diagnose am Unfallort ist selbstverständlich nicht möglich, sondern kann erst im Krankenhaus anhand bildgebender Verfahren gestellt werden. Die Klassifizierung **Fraktur (A)** (rechter Oberschenkel? Becken? Wirbelsäule?) reicht jedoch völlig aus, um das weitere Handeln (stationäre Einweisung und Erstversorgung) zu bestimmen. Mit einer Fraktur war aufgrund des Unfallmechanismus und der Symptomatik in jedem Fall zu rechnen.

4. Notfalltherapie

- Anlage eines großlumigen i. v.-Zugangs, falls möglich
- Volumensubstitution
- Schmerzbekämpfung
- Überwachung von Atmung und Kreislauf, regelmäßige Kontrolle der cABCDEs
- Achsengerechte Lagerung

Verlauf

Tatsächlich erfolgt eine vorsichtige Volumensubstitution mit Ringer-Lösung und sukzessive Gabe von 2× 10 mg Morphin i. v. (➤ Abb. 92.1).

Nach ca. 20 min treffen der Rettungswagen mit der Vakuummatratze und der Notarzt ein: schonender Transport ins Krankenhaus.

Der Patient erhält langsam fraktioniert Morphin und zur Prävention von Übelkeit Ondansetron i. v. und weitere Ringer-Lösung.

MERKE

Grundprinzip der Notfalltherapie

- Achsengerechte Lagerung
- Überwachung von Atmung und Kreislauf
- Volumensubstitution
- Schmerzbekämpfung

5. Beeinflussung der Anamnese durch Notfalltherapie

Einerseits ist **Volumensubstitution** bei diesem Patienten (angesichts der zu vermutenden schweren Verletzung) dringlich. Andererseits muss jedoch eine **Volumenüberlastung** unbedingt vermieden werden, da der Patient ja kardial stark vorgeschädigt ist und bereits mehrfach kardial dekompensierte. Dies ist ohne Technik eine Gratwanderung, die Fingerspitzengefühl erfordert.

Ähnliches gilt für die **Schmerzbekämpfung,** die unter Berücksichtigung der Kreislauf- und Atemfunktion einerseits großzügig gehandhabt werden soll, um das kranke Herz „durch Stressdämpfung" zu schonen. Andererseits sind z. B. beim hier eingesetzten Morphin eine Atemdepression und eine mögliche Blutdrucksenkung sowie Übelkeit, Erbrechen und Bewusstseinstrübung zu befürchten. Die Opioidgabe erfolgt daher langsam fraktioniert. In unserem Fall brauchte der Patient zwei Ampullen à 10 mg Morphin i. v. Die ständige Überwachung von Puls und Blutdruck und – falls vorhanden – Sauerstoffsättigung im Blut ist in diesem Fall Grundvoraussetzung für jegliche Notfalltherapie.

Verlauf

In der Klinik wird ein Röntgenbild angefertigt. Das Röntgenbild zeigt eine Absprengung des Trochanter minor bei subtrochanterer Oberschenkelfraktur rechts. Bei Vorliegen des Röntgenbilds kann nunmehr eine sichere Diagnose im berufstheoretischen Sinn gestellt werden: **subtrochantäre Mehrfragmentschenkelhalsfraktur des proximalen Femurs (D).**

https://else4.de/Klein92

ZUSAMMENFASSUNG

Kann ein Patient nach einem Sturz nicht aufstehen, kann dies verschiedene Ursachen haben: Zu denken ist neben einer Schenkelhalsfraktur auch an Becken- und Wirbelfrakturen mit entsprechenden Komplikationen. Wegen der Blutungsmöglichkeit ist eine Volumensubstitution nötig. Außerdem muss eine suffiziente Schmerztherapie durchgeführt werden. Bekannte Vorerkrankungen wie Herzinsuffizienz beeinflussen die Therapieentscheidung auch im akuten Traumanotfall.

„Mitbringsel" aus dem Urlaub

„Wir waren im Urlaub und hatten die Seuche an Bord."

Vorgeschichte

Die 24-jährige Frau N. kommt nur ausnahmsweise alle paar Jahre zu uns in die Praxis. Heute betritt sie die Praxis mit Ringen unter den Augen: „Wir hatten die Seuche an Bord. Wir waren eine Woche in Ägypten im Urlaub. Seit 6 Tagen sind wir wieder zu Hause. Der Rückflug war der Horror: Im Flieger waren nur Touristen aus dem gleichen Strandhotel. Alle hatten Durchfall, da reichten die Toiletten nicht! Sie können sich vorstellen, was da los war! Ich bin völlig kraftlos und schwindelig, muss ständig aufs Klo rennen, inzwischen ist der Durchfall blutig!"
Bekannte Diagnosen: keine chronischen Krankheiten.
Bisherige Medikation: „Pille".

1. **Welche Ursachen für die Beschwerden der Patientin ziehen Sie in Betracht?**
2. **Welche Untersuchungen führen Sie durch?**
3. **Welche Therapieempfehlungen geben Sie der Patientin?**
4. **Welche Verhaltensmaßnahmen geben Sie der Patientin mit auf den Weg?**
5. **Was ist hinsichtlich der Meldepflicht zu beachten?**
6. **Die Laboruntersuchung ergibt eine Infektion mit *Shigella sonnei*. Welche Therapieempfehlung geben Sie jetzt bei bestätigter Shigellose?**

1. Ursachen der Beschwerden

Die Patientin leidet unter blutigen Durchfällen seit fast 1 Woche. Sie ist Tropenrückkehrer. Der blutige Stuhl spricht für eine eher entzündliche Form des infektiösen Durchfalls. Daher kommen in erster Linie Shigellen, Campylobacter, *Yersinia enterocolitica* sowie invasive Kolibakterien, gelegentlich auch Salmonellosen und Staphylokokken-Intoxikation infrage. Grundsätzlich kann Blut im Stuhl bei nahezu jedem durchfallverursachenden Erreger auftreten, z. B. wenn der Patient zusätzlich an Hämorrhoiden leidet. Eine häufige Ursache für nichtinfektiöse Durchfälle sind paradoxerweise Abführmittel.

Im Fall von Tropenrückkehrern muss, wie in diesem Fall, auch an eine Amöbenruhr gedacht werden; außerdem ist nach der Einnahme bestimmter Antibiotika zu fragen (pseudomembranöse Kolitis infolge Clostridien-Überwucherung, Folge von Antibiotika, z. B. Clindamycin, Ampicillin, Cephalosporine, Chinolone etc.).

2. Durchführung der Untersuchung

Zunächst wird die Patientin körperlich untersucht. Das Abdomen ist zu auskultieren, perkutieren und zu palpieren. Weiterhin unbedingt Blutdruck und Puls bestimmen, um die Kreislaufsituation der Patientin einzuschätzen. Besonders wichtig für die Entscheidung der weiteren Behandlung (ambulant oder stationär) ist die Beurteilung ihres Allgemeinzustands.

Akute Durchfallerkrankungen verschwinden normalerweise innerhalb weniger Tage. Eine symptomatische Therapie zunächst ohne vertiefte Diagnostik ist in den meisten Fällen verantwortbar. In diesem Fall ist jedoch eine **umgehende weitere Abklärung** erforderlich, da blutige Stühle bestehen, eine ganze Gruppe von Reisenden erkrankt ist und es sich um Tropenrückkehrer handelt.

Der Stuhl sollte auf pathogene Keime untersucht werden. Wegen der Empfindlichkeit der Erreger sollten lange Wege zum Untersuchungslabor vermieden werden. Der Stuhl ist möglichst frisch zu verarbeiten. Der Nachweis von Leukozyten im Stuhl differenziert zwischen banaler und komplizierter Diarrhö. Eine Ultraschalluntersuchung des Abdomens deckt möglicherweise Komplikationen (Leberabszess im Rahmen von Amöbenerkrankungen) auf. Eine Darmsonografie kann durch Beurteilung der Darmwand (echoarm, aufgehobene Schichtung), der Weite des Darmlumens (ggf. toxisches Megakolon) und der Umgebung (Mesenteritis, freie Flüssigkeit, Lymphknoten) weiteren Aufschluss über komplizierte Verläufe geben. Kann anamnestisch eine Antibiotikaeinnahme in Erfahrung gebracht werden, ist der Nachweis von *Clostridioides-difficile*-Antigen und -toxin ggf. wegweisend (pseudomembranöse Kolitis). Kommt eine Amöbenruhr in Betracht, ist danach im Stuhl gezielt zu fahnden, ggf. auch nach Wurmeiern. An Blutparametern sind insbesondere folgende Bestimmungen indiziert: Blutbild, ggf. Differenzialblutbild, CRP, BKS, Natrium, Kalium, Kreatinin, Leberwerte, ggf. Lipase, TSH. Wichtig ist neben den Entzündungswerten v. a. die Kontrolle des Elektrolythaushalts. Auch Blutgase wären sinnvoll, unter Praxisbedingungen ist dies jedoch nicht möglich. Eine Eosinophilie im Differenzialblutbild kann auf Wurmerkrankung deuten.

Ergebnis:

Die Patientin ist in einem verhältnismäßig guten Allgemeinzustand, Blutdruck 130/80 mmHg, Puls 64/min. Abdomen weich, kein Druckschmerz, keine Resistenzen, Darmgeräusche lebhaft.

3. Therapieempfehlung

Folgende Therapiemaßnahmen sind angebracht:

Orale Rehydrierung (mit kommerziellen Rehydratationslösungen, die Elektrolyte und Zuckerlösungen enthalten, oder mit der WHO-Rehydratationslösung mit 13,5 g Glukose, 2,9 g Natriumcitrat, 2,6 g Natriumchlorid, 1,5 g Kaliumchlorid). Frequenz der Durchfälle und Kreislaufparameter sind zu überwachen. Den Durchfall mit **Antidiarrhoika** zu stoppen (z. B. Loperamid), birgt das Risiko, dass bei Vorliegen von Darminfektionen möglicherweise der Krankheitsverlauf ungünstig beeinflusst werden kann. Die Patientin erhält die **Diätempfehlung:** „Trinken Sie viel, meiden Sie fette Speisen und Milch." Empfohlen werden kann trockenes, nicht frisch gebackenes Brot, ohne Fett gestampfte Kartoffeln, etwas länger gezogener schwarzer Tee (Gerbstoffe wirken stuhlfestigend).

4. Verhaltensmaßnahmen für die Patientin

Um Ansteckungen in der Umgebung zu vermeiden, sind der Patientin entsprechende Hygieneanweisungen mit auf den Weg zu geben. Insbesondere sollten im Anschluss an die Defäkation die Hände gründlich gewaschen und mit einem geeigneten Händedesinfektionsmittel desinfiziert werden. Die Patientin sollte sich von der Zubereitung von Nahrungsmitteln fernhalten. Patienten, die beruflich mit Nahrungsmitteln zu tun haben, sind krankzuschreiben.

Ergebnis:

Der Stuhlbefund ergibt *Shigella sonnei.*

Bakteriologische Kultur: Stuhl: *Shigella sonnei,* Glattform 01, Salmonellen nicht nachgewiesen. *Yersinia* nicht nachgewiesen. Anreicherung wird 10 Tage fortgesetzt.

Sensibel gegen Cefotaxim, Gentamicin und Chinolone.

5. Meldepflicht

Shigellen sind laut Infektionsschutzgesetz bereits im Verdachtsfall meldepflichtig. Erkrankungen und Todesfälle sind selbstverständlich ebenfalls meldepflichtig. Darüber hinaus besteht Meldepflicht für Ausscheider. Weitere Stuhlkontrollen sind erforderlich. Sind drei aufeinanderfolgende Stuhlproben (im Abstand von 2–3 Tagen) erregerfrei, kann das Ende der Ansteckungsgefahr attestiert werden. Stuhlkontrollen sollten frühestens 2–3 Tage nach Antibiotikatherapie erfolgen.

Im Fall von Frau N. war beim Erstkontakt noch nicht von einer Shigellose auszugehen. Es folgte nachträglich die namentliche Meldung als Fall von Shigellose.

Auch bei Ausbruchsgeschehen z. B. mit mehreren von Noroviren Betroffenen im Pflegeheim ist dann eine Erkrankung, die normalerweise bei Einzelfällen nicht meldepflichtig wäre, dem Gesundheitsamt umgehend zu melden, um die Infektionskette möglichst rasch zu durchbrechen.

6. Therapieempfehlung

Die **Rehydratationsmaßnahmen** und **Diätempfehlungen** werden beibehalten. Die Gabe von Loperamid ist in diesem Fall wegen der Gefahr des toxischen Megakolons bzw. einer Darmperforation streng kontraindiziert. Zur Verkürzung des Krankheitsverlaufs und zur Unterbrechung der Infektionskette ist eine antibiotische Therapie bei Shigellose auch wegen der Gefahr schwerer Verläufe generell zu empfehlen. In diesem Fall kämen laut Antibiogramm an oraler Medikation in erster Linie *Chinolone* (z. B. Ciprofloxacin oder Acithromycin) infrage.

Mögliche Komplikationen

Es handelt sich in diesem Fall um eine junge Patientin, sodass Komplikationen nicht sehr wahrscheinlich sind. Sie betreffen vorwiegend alte Menschen und Kleinkinder sowie immungeschwächte Patienten. Schwere Verläufe können mit Bewusstseinsverlust, hohem Fieber und prärenalem Nierenversagen u. U. sogar tödlich verlaufen. Seltene Komplikationen sind toxisches Megakolon mit Gefahr der Durchwanderungsperitonitis und Perforation, hämolytisch-urämisches Syndrom und epileptische Anfälle. In der Folge kann sich eine reaktive Arthritis mit Reiter-Trias (Arthritis, Urethritis, Iritis) entwickeln.

Verlauf

Frau N. erhielt neben Rehydratation und diätetischen Empfehlungen über 5 Tage Ciprofloxacin 2× 500 mg. Darunter zeigten sich eine rasche Besserung der Symptomatik und ein negativer Stuhlbefund nach gut 1 Woche.

Die Meldung beim Gesundheitsamt hatte in diesem Fall einen pikanten Nebenaspekt. Der Kollege vom Gesundheitsamt meinte hinsichtlich der Ansteckungsquelle im ägyptischen Hotel: „Dies ist schwierig. Unser Arm reicht so weit nicht. Ich versuche, über die deutsche Botschaft was zu tun, dies stößt bei den örtlichen Behörden aber meist auf taube Ohren."

Fall 93 „Mitbringsel" aus dem Urlaub

ZUSAMMENFASSUNG

Durchfall ist ein sehr häufiges Praxisproblem in der Allgemeinmedizin. Normalerweise kann symptomatisch therapiert und zunächst abgewartet werden. Meist löst sich das Problem innerhalb weniger Tage. Eine primäre Abklärung ist indiziert bei blutigen Stühlen, schweren Allgemeinsymptomen, vor allem Status febrilis, Exsikkose, Apathie, literweiser Stuhlentleerung, schweren anderen Grundleiden, Tropenrückkehrern, Berufstätigen in der Nahrungsmittelbranche, Durchfallerkrankungen von Kollektiven, Säuglingen und Kleinkindern, ebenso antibiotikaassoziierter Kolitis.

Wichtig ist in diesem Zusammenhang die Meldepflicht. Bereits der Verdachtsfall muss laut Infektionsschutzgesetz beim Gesundheitsamt angezeigt werden. Ausbruchsgeschehen in Gemeinschaftseinrichtungen können Erkrankungen meldepflichtig machen.

https://else4.de/Klein93

Vorgeschobene Beratungsursache Durchfall

„Können Sie bitte zum Hausbesuch kommen. Ich habe so Durchfall."

Vorgeschichte

Der inzwischen 83-jährige Herr S. ruft in der Praxis an: „Können Sie zum Hausbesuch kommen? Ich habe so Durchfall." Beim Patienten angekommen, sitzt er vornübergebeugt in seinem Stuhl. Er bewegt sich kaum (➤ Abb. 94.1). Mit leiser Stimme sagt er langsam: „Die sollen alle hinausgehen. Ich möchte mit Ihnen allein sprechen." Nach anfänglichem Widerstand gelingt es, dass Tochter und Ehefrau das Zimmer verlassen und ich mit dem Patienten allein sprechen kann. Er schaut mich von unten herauf an und sagt mit tonloser Stimme: „Ich habe Sie angelogen. Ich habe gar keinen Durchfall. Die Sache ist so: Ich habe jetzt festgestellt, dass ich seit 50 Jahren mit der falschen Frau verheiratet bin: Das raubt mir schon seit einiger Zeit den Schlaf. Sie läuft mir immer nach, sie lässt mich nirgends in Ruhe, und das Klo ist der einzige Ort, auf dem ich vor ihr meine Ruhe habe. Deswegen habe ich gesagt, dass ich Durchfall habe! Eigentlich habe ich in Wirklichkeit eher Verstopfung."

Bekannte Diagnosen:

- Herzinsuffizienz bei Tachyarrhythmie (wechselnde Pulsfrequenzen zwischen 80 und 145/min)
- Chronisch-obstruktive Lungenerkrankung
- Multiple Arthrosen
- Gicht
- Struma Grad III

Bisherige Medikation:

- Berodual® D. A. bedarfsweise bei zuletzt klinisch beschwerdefreiem Patienten, das neben einem Sympathomimetikum ein Anticholinergikum enthält
- Orale Diuretikakombination: 50 mg Spironolacton und 20 mg Furosemid
- Metoprolol 95 mg 2× tgl.
- Methyldigoxin: aufgrund zunehmender kardialer Dekompensation unter mangelnder Frequenzkontrolle trotz Betablocker bei absoluter Tachyarrhythmie war vor 2 Wochen eine langsame Aufdigitalisierung (1×/Tag 0,1 mg) begonnen worden.
- Antiphlogistika: Diclofenac bei Bedarf (bis 150 mg/d p. o.)
- Allopurinol 300 mg/Tag

1. **Welche Ursache für das ungewöhnliche Verhalten des Patienten vermuten Sie?**
2. **Mit welchen weiteren Fragen können Sie Ihren Verdacht erhärten?**
3. **AGV Suizid. Sind ältere Patienten gefährdet?**
4. **Welche Erkrankungen sollten bei dem Patienten ausgeschlossen werden?**
5. **Welche nichtmedikamentösen Therapieformen kommen für den Patienten infrage?**
6. **Welche medikamentöse Therapie würden Sie bei dem Patienten einsetzen?**

1. Ursachen

Die vorgebeugte Haltung, die verlangsamte tonlose Sprache und die offensichtlich niedergeschlagene Stimmung sowie die Schlafstörung sprechen für eine **Altersdepression** (➤ 94.1). Dazu kommt die sich nunmehr zuspitzende negative Sicht seiner familiären Situation. Schließlich ist er ja bereits 50 Jahre mit dieser Frau verheiratet. Und dass sie nicht zu ihm passt, hätte ihm vielleicht eher auffallen müssen. Lehrbuchmäßig sind die Beschwerden nicht. In den meisten Fällen zeigt die Altersdepression einen Symptomwandel in Richtung Somatisierung. Psychische Symptome treten meist zurück hinter:

- Schlafstörungen, Müdigkeit, Schwitzen
- Engegefühl in Hals und Brust, Herzbeschwerden
- Obstipation, Blasenbeschwerden
- Abdominelle Beschwerden, Gewichtsverlust, Übelkeit
- Kopfschmerzen
- Verspannung der Schulter, Nacken- und Rückenmuskelverspannungen

Trauer und Antriebsmangel, die in diesem Fall die führenden Symptome sind, sind häufig bei Altersdepressionen nicht so ausgeprägt wie bei jüngeren Patienten. Trotzdem ist eine depressive Störung sehr wahrscheinlich, und es ergibt sich folgende Klassifizierung: **Depression (C).**

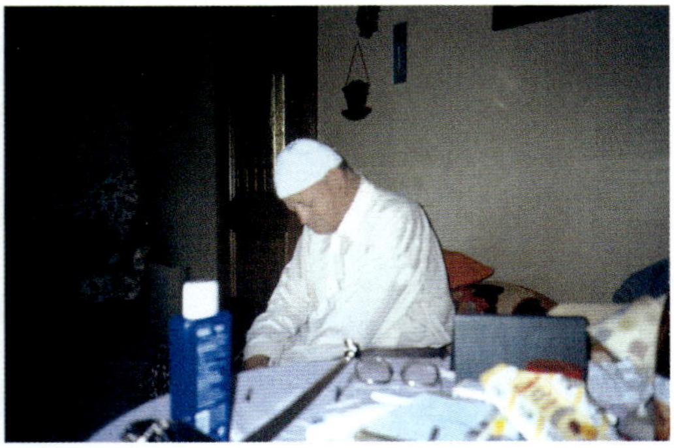

Abb. 94.1 „Herr Doktor, ich habe gar keinen Durchfall – ich bin seit 50 Jahren mit der falschen Frau verheiratet." [P013]

2. Belegen des Verdachts

Folgende Fragen sind bei der Abklärung von Depressionen v. a. bei älteren Patienten sehr hilfreich (Geriatrische Depressionsskala):

1.	Sind Sie grundsätzlich mit Ihrem Leben zufrieden?	Nein	Ja
2.	Haben Sie viele Ihrer Aktivitäten und Interessen aufgegeben?	Ja	Nein
3.	Haben Sie das Gefühl, Ihr Leben sei unausgefüllt?	Ja	Nein
4.	Ist Ihnen oft langweilig?	Ja	Nein
5.	Sind Sie die meiste Zeit guter Laune?	Nein	Ja
6.	Haben Sie Angst, dass Ihnen etwas Schlimmes zustoßen wird?	Ja	Nein
7.	Fühlen Sie sich die meiste Zeit glücklich?	Nein	Ja
8.	Fühlen Sie sich oft hilflos?	Ja	Nein
9.	Bleiben Sie lieber zu Hause, anstatt auszugehen und Neues zu unternehmen?	Ja	Nein
10.	Glauben Sie, mehr Probleme mit dem Gedächtnis zu haben als die meisten anderen?	Ja	Nein
11.	Finden Sie, es sei schön, jetzt zu leben?	Nein	Ja
12.	Kommen Sie sich in Ihrem jetzigen Zustand ziemlich wertlos vor?	Ja	Nein
13.	Fühlen Sie sich voller Energie?	Nein	Ja
14.	Finden Sie, dass Ihre Situation hoffnungslos ist?	Ja	Nein
15.	Glauben Sie, dass es den meisten Leuten besser geht als Ihnen?	Ja	Nein
0–5 Punkte	Unauffällig		
5–10 Punkte	Leichte bis mäßige Depression		
10–15 Punkte	Schwere Depression		

3. Suizidgefährdung im Alter

In der Tat sind ältere Patienten verstärkt gefährdet. Die Suizidraten steigen mit zunehmendem Alter an. Besonders suizidgefährdet auf alle Lebensabschnitte sind Männer > 85 Jahre. Ältere Menschen wählen in der Regel zur Ausführung eines Selbstmords aggressivere und wirksamere Mittel, sodass Suizidversuche in höherem Alter zu etwa zwei Dritteln tödlich enden.

MERKE

Die Suizidraten steigen mit zunehmendem Alter an. Depressionen sind bei älteren Frauen häufiger, allerdings ist die Suizidrate bei älteren Männern etwa 2- bis 4-mal so häufig wie bei Frauen, besonders wenn sie allein leben oder sich allein fühlen.

4. Einschätzung des Suizidrisikos

Am wichtigsten ist, dass die **Frage nach Selbstmordgedanken** expressis verbis vom Arzt gestellt wird. Bejaht der Patient die Frage, muss geklärt werden, wie konkret diese Suizidgedanken bereits sind oder ob der Patient bereits genaue Vorstellungen davon hat, wie er sich das Leben nehmen möchte, oder gar schon Vorbereitungen dafür getroffen hat.

Alarmzeichen ist auch, wenn sich der Patient „mit dem Rücken zur Wand" fühlt, wenn also eine Einengung in vielerlei Hinsicht sichtbar wird. Der Patient fühlt sich in diesem Fall von seiner Frau deutlich eingeengt. Auch weist er **gehemmte Aggressionen,** die sich teils gegen seine Frau und teils gegen sich selbst richten, auf. Eine gewisse Gefährdung ist hieraus sicher abzulesen, wenngleich der Patient angibt, keine Suizidgedanken zu haben. Erschwerend kommt hinzu, dass **Beziehungskrisen** häufig als auslösende Gründe für suizidale Impulse infrage kommen. Die aktuelle Eheproblematik könnte möglicherweise einen derartigen Auslöser darstellen.

Ausschluss von körperlichen Erkrankungen

Ein Mindestmaß an körperlichen Untersuchungen wird auch beim betagten Depressionspatienten unbedingt erforderlich, da nahezu jede schwere körperliche Erkrankung potenziell als Auslöser einer depressiven Symptomatik vorkommen kann (somatogene Depression). Besonders häufig sind derartige **somatogene Depressionen** bei

- Schilddrüsenerkrankungen,
- Nebenschilddrüsenerkrankungen,
- Anämien,
- viralen Infekten,
- Morbus Parkinson und
- Pankreaskarzinomen.

Auch sollte überlegt werden, inwieweit Medikamente als Depressionsauslöser infrage kommen, z. B.

- Antiparkinsonmittel,
- Antihypertensiva und/oder
- Sedativa.

MERKE

Als Auslöser für eine Depression kommen u. a. folgende **Medikamente** in Betracht:

- Antiparkinsonmittel
- Antihypertensiva
- Sedativa

5. Nichtmedikamentöse Therapie

Falls der Patient therapiefähig ist, kommen **psychotherapeutische Verfahren** – möglichst unter Einbeziehung der Familie – infrage. Der Hausarzt genießt i. d. R. das volle Vertrauen des Patienten und kennt das subjektive Krankheitsmodell des Patienten, was den empathischen Zugang erleichtert. Gespräche – z. B. im Rahmen der psychosomatischen Grundversorgung – sollen ermutigen, aktiv stützen, Hoffnung vermitteln. Psychotherapie im spezialistischen Bereich, Beschäftigungstherapie, soziale Intervention, Milieutherapie im Rahmen der Soziotherapie und Bewegung, Entspannungstechniken sowie Ergotherapie sind weitere Möglichkeiten. Bei Lichtmangeldepression kommt eine Lichttherapie infrage. Elektrokonvulsive Therapie (EKT) ist in schweren Fällen ggf. hilfreich. In der Regel werden nichtmedikamentöse Maßnahmen mit medikamentöser Therapie kombiniert. Im Fall von Herrn S.

wird eine Familienkonferenz einberufen und die räumliche Trennung von der Ehefrau beschlossen.

MERKE

Beziehungskrisen sind häufig auslösende Gründe für Suizide.

6. Medikamentöse Therapieformen

Da körperliche Erkrankungen potenziell als Auslöser einer depressiven Symptomatik infrage kommen, ist zu überprüfen, ob die medikamentöse Therapie des Patienten, die auf Herz- und Lungenerkrankungen zielt, einerseits ausreicht oder ob andererseits die Depression möglicherweise durch die Medikation bedingt sein kann. So steht das z. B. vom Patienten genommene **Digitalis** im Verdacht, depressive Symptome zu fördern. **Spironolacton** und **Furosemid** können zu gelegentlichen zentralnervösen Störungen von Schläfrigkeit bis hin zu Verwirrtheitszuständen und Ataxie führen. Depressionen werden dadurch jedoch nicht ausgelöst. Auch die übrigen Medikamente, die der Patient nimmt, haben hier kaum einen Einfluss.

Zur antidepressiven Therapie sollten bei älteren Patienten möglichst **keine trizyklischen Antidepressiva** mehr eingesetzt werden, da diese kardiotoxisch wirken, ein Weitwinkelglaukom und eine Prostatahyperplasie bis hin zum Harnverhalt verschlimmern und Verwirrtheitszustände auslösen können. Jedoch kann sich die anticholinerge Wirkung niedriger Dosen von tetrazyklischen Antidepressiva (z. B. Mianserin oder Maprotilin) positiv bei Colon irritabile und bei deutlichen Schmerzsymptomen (auch Migräneschmerzen und neuropathischen Schmerzen bei Diabetes) vorteilhaft auswirken. Die stark anticholinerg wirkenden Antidepressiva (Amitriptylin, Doxepin) sollten bei älteren Patienten jedoch vermieden werden.

Bevorzugt einzusetzen wären in diesem Fall z. B. **Serotonin-Reuptake-Hemmer** wie Citalopram, Escitalopram oder Sertralin (**Cave:** QT-Verlängerung im EKG und erhöhte Blutungsneigung!). Sie haben den Vorteil, dass auch bei Überdosierung (Suizidversuch) die Toxizität wesentlich geringer ist als bei den polyzyklischen Antidepressiva. Allerdings sind z. B. Unruhe und Übelkeit Nebenwirkungen dieser Antidepressiva. Eine niedrige Toxizität weist auch **Moclobemid** auf. Allerdings scheint es v. a. bei unruhigen Patienten eher ungeeignet, da es Unruhe und Schlafstörungen auslösen kann. Weitere Alternativen sind **noradrenerg wirkende** Substanzen wie Mirtazapin, Venlafaxin, Reboxetin.

Eine gemeinsame Nebenwirkung aller Psychopharmakaklassen bei älteren Patienten ist eine statistische Erhöhung des Sturzrisikos und damit einhergehender Komplikationen. Auch von der Verordnung von Johanniskraut als „pflanzlicher Alternative" sollte insbesondere bei älteren und polymorbiden Patienten aufgrund des unkalkulierbaren Interaktionspotenzials mit anderen Medikamenten Abstand genommen werden.

Weiterer Verlauf

Herr S. erhielt 50 mg Sertralin morgens. Vier Wochen später stürzt der Patient in der Wohnung und zieht sich eine Schenkelhalsfraktur zu. Herr S. stirbt an den Folgen dieser Schenkelhalsfraktur. Es drängt sich der Verdacht auf, dass der verminderte Lebenswille des Patienten mit dazu beigetragen hat, dass er sich nicht von der Operation erholte.

MERKE

Keine Verordnung von trizyklischen Antidepressiva bei älteren Patienten! Sie haben eine kardiotoxische Wirkung und können zu einer Verschlechterung einer Prostatahyperplasie und eines Weitwinkelglaukoms beitragen, außerdem sind Verwirrtheitszustände möglich.

ZUSAMMENFASSUNG

Der Ausschluss einer Suizidgefahr ist bei Altersdepressionen besonders wichtig, da die Suizidrate im Alter ansteigt. Zur Therapie der Depression im Alter werden häufig Serotonin-Reuptake-Hemmer eingesetzt, da die Nebenwirkungen der „klassischen" Antidepressiva (z. B. Trizyklika) im Alter besonders häufig zu Komplikationen führen.

https://else4.de/Klein94

Impfempfehlung Kuba

„Wir fliegen morgen last minute nach Kuba. Leider kann ich meinen Impfpass nicht mehr finden."

Vorgeschichte

Die 38-jährige Frau K. kommt mit ihrem Vater Herrn B. (65 Jahre) in die Sprechstunde: „Wir möchten morgen last minute für 10 Tage nach Kuba fliegen, das wollte ich mit meinem Papa schon lange einmal machen. Meinen Impfpass finde ich nicht mehr. Vom Reisebüro sind uns folgende Impfungen empfohlen worden: Typhus, Hepatitis A, Polio, Tetanus, Diphtherie."

1. Welche Impfempfehlung geben Sie Frau K.?

2. Welche Impfempfehlung geben Sie Herrn B.?

1. Impfempfehlung für Frau K.

Da eine Impfdokumentation nicht nachgewiesen werden kann, gilt: Eine nicht dokumentierte Impfung gilt als nicht gegeben. Daher ist bei der Patientin, die sich im Übrigen auch nicht genau erinnern kann, welche Impfungen sie bekommen hat, eine erneute Grundimmunisierung gegen **Tetanus, Diphtherie und Pertussis** sowie gegen **Poliomyelitis** (parenteral) durchzuführen. Werden hoch dosierte Hepatitis-A-Impfstoffe gegeben, ist auch last minute ein weitgehender Schutz noch zu erreichen. Die Impfung baut in der Regel so schnell einen Schutz auf, dass sie eine mögliche Wildinfektion meist noch „überholt". Die Typhusimpfung käme dagegen für diese Reise zu spät, da der Impfschutz bei oraler Typhusimpfung erst etwa nach 10 Tagen besteht, auch parenterale Impfstoffe bieten erst nach etwa 1 Woche einen Impfschutz.

MERKE

Grundregel: Eine nicht dokumentierte Impfung gilt als nicht gegeben.

2. Impfempfehlung für Herrn B.

Der Vater von Frau K. (65 Jahre alt, COPD, KHK, Diabetes mellitus Typ 2) kramt in seiner Jackentasche: „Hier ist mein Impfpass." Er legt ihn vor (➤ Tab. 95.1).

Laut Impfunterlagen ist der **Tetanus- sowie Diphtherieschutz** des Patienten nicht aktuell, da diese alle 10 Jahre aufgefrischt werden sollten. Die Grundimmunisierung für Diphtherie ist auch nicht vollständig. Außerdem **ist nichts vermerkt über eine zurückliegende Pertussis-Immunisierung.** Diese sollte er einmalig sowie einmal in 10 Jahren erhalten. Dem Patienten – Grundimmunisierung im Kindesalter vorausgesetzt – wird ein Rezept ausgehändigt für einen Kombinationsimpfstoff für Tetanus, Diphtherie und Pertussis. Außerdem wird ein weiterer Termin vereinbart, zur möglichst baldigen Impfstoffgabe.

Die oral begonnene Polio-Impfung muss mit einer dritten Dosis vervollständigt werden, hierzu ist nach Änderung der Impfempfehlungen nun eine einmalige Immunisierung mit einem **parenteralen Polio-Impfstoff** und ebenso eine einmalige Auffrischung in 10 Jahren indiziert.

Dringend angezeigt ist – sowohl wegen des Alters als auch wegen der Multimorbidität – saisonal bedingt (Herbst) eine Immunisierung gegen **Influenza.** Weiterhin soll eine Impfung gegen **Pneumokokken** durchgeführt werden, normalerweise mit dem 23-valenten Polysaccharid-Impfstoff (PPSV 23) mit Auffrischung alle 6 Jahre bei chronischen Erkrankungen. Bei Immundefekten sequenziell mit dem 13-valenten Konjugatimpfstoff (PCV 13), gefolgt von PPSV 23 im Abstand von 6–12 Monaten. Ebenso sind bei allen über 60-Jährigen eine Impfung gegen Herpes Zoster mit einem Totimpfstoff zweimal im Abstand von 2 bis maximal

Tab. 95.1 Impfpass von Herrn B.

	Diphtherie	Tetanusakt.	Tetanus Immungl.	Influenza	Polio oral	Polio parent.	FSME	Hepatitis A	Hepatitis B	Röteln	Influenza	Pneumokokken
12.3.1968					X							
18.4.1968		X	X									
13.5.1969					X							
1.3.1992		X	X									
14.1.1993		X										
3.8.1999	X	X										
Impftermin 12.11.2021												

6 Monaten und weiterhin eine Immunisierung gegen COVID-19 indiziert.
Bezüglich Typhus und Hepatitis A gilt bei ihm das Gleiche wie bei seiner Tochter.

https://else4.de/Klein95

Verlauf

Herr B. ließ die Impfungen wie geplant durchführen.
Frau K. musste feststellen, dass die Kosten für die empfohlenen Impfungen „ihr Reisebudget gesprengt hätten", jedoch sprang selbstverständlich ihr Vater sofort ein. Sie kehrten 3 Wochen später gesund von ihrer Reise zurück.

MERKE

Jede Impfung zählt!

ZUSAMMENFASSUNG

Ältere Patienten weisen oft Impflücken auf, eine regelmäßige Kontrolle ist daher wichtig. Nach der Grundimmunisierung sind Tetanus und Diphtherie alle 10 Jahre aufzufrischen. Bei Polio reichen i. d. R. vier Impfungen im Leben. Ab dem 60. Lebensjahr oder bei chronischen Krankheiten ist zudem jährlich die Influenza-Impfung, Pneumokokken mit Auffrischung alle 6 Jahre bei entsprechender Indikation sowie eine Impfung gegen Herpes Zoster und COVID-19 indiziert.
Häufig suchen Patienten kurz vor einer Auslandsreise ihren Hausarzt zur Impfberatung auf. Aufgrund des zu kurzen Vorlaufs ist oft keine optimale Prophylaxe mehr möglich. Andererseits kann durch eine aktive Impfung z. B. gegen Hepatitis A noch am Abreisetag ein ausreichender Schutz erreicht werden.

Durchfall

„Der Durchfall hört nicht auf."

Vorgeschichte

Dringender Hausbesuch bei dem 83-jährigen Herrn J.

Bekannte Diagnosen:

- Hypertonie
- Leberzirrhose
- Prostataadenom
- Adipositas
- Osteochondrosis, Neuroforamenstenosen, Facettengelenksarthrose
- Asthma bronchiale

Jetzt kann er das Bett nicht mehr verlassen und ist sehr schwach. Beim Hausbesuch ist Herr J. somnolent, hat hohes Fieber bis 39,5 °C. Letzte Woche war er beim Orthopäden, er habe „in der Röhre" etwas in den Rücken gespritzt bekommen.

Sie weisen Herrn J. umgehend in die Klinik ein. Nach 9 Tagen Entlassung. Entlassungsdiagnose: bilaterale COVID-19-Pneumonie. Laut Arztbrief „kalkulierte antibiotische Therapie" mit Cefuroxim, Entlassung mit Azithromycin, nach 5 Tagen Umstellen auf Amoxicillin wegen mangelnder Wirkung. 5 Tage später Vorstellung in der Praxis wegen massiven Durchfalls.

1. **War die Therapie des Orthopäden leitliniengerecht?**

2. **Welche Ursachen für das Fieber ziehen Sie in Betracht? Welche sind in diesem Fall besonders zu bedenken?**

3. **Durchfall: Welche Ursachen kennen Sie? Welche ist in diesem Fall besonders wahrscheinlich?**

4. **Der Stuhlbefund bestätigt eine Clostridien-Kolitis. Wie therapieren Sie primär?**

5. **Die Primärtherapie zeigt keinen Erfolg. Wie gehen Sie jetzt vor?**

6. **Herr J. hat die COVID-19-Infektion überstanden. Er fragt, ob und wann er sich impfen lassen soll.**

1. Leitliniengerechte Therapie?

Bei der Nationalen Versorgungsleitlinie **„Nicht-spezifischer Kreuzschmerz"** handelt es sich um ein Konsenspapier, das von allen Fachrichtungen, die mit Kreuzschmerzen zu tun haben, erstellt wurde. Allerdings wurde 2017 von der Deutschen Gesellschaft für Orthopädie und Orthopädische Chirurgie zusammen mit anderen Fachgesellschaften eine **Leitlinie „Spezifischer Kreuzschmerz"** erstellt. Diese lässt perkutane Verfahren für das lumbale Facettensyndrom, das diskogene Lumbalsyndrom und bei Spinalkanal-Rezessusstenose zu. Beim Baastrup-Syndrom kommt eine interspinöse Injektion in Betracht. Leitliniengerecht oder nicht: Da in diesem Fall zwei konkurrierende Leitlinien existieren, ist diese Frage letztlich nicht eindeutig zu beantworten.

2. Ursachen des Fiebers

Fieber ist ein sehr uncharakteristisches Symptom und kann eine nahezu unüberschaubare Fülle von Ursachen haben (➤ Fall 7). Von Kinderkrankheiten über Wundinfektionen, Otitis, bakterielle (**Cave:** Sepsis!) oder virale Infekte (z. B. auch Influenza und COVID-19), allergisches Medikamentenfieber, Kollagenosen, Tumorerkrankungen bis hin zu Tropenkrankheiten kann allerlei dahinterstecken. Auf jeden Fall sind abwendbar gefährliche Verläufe wie

- Meningitis, Enzephalitis, Hirnabszess,
- Pneumonie,
- Tuberkulose,
- Sepsis,
- komplizierte Tonsillitis (Peritonsillar-, Parapharyngeal-, Retropharyngealabszess),
- komplizierte Otitis media, Mastoiditis, Sinusthrombose, Infektionsherde (z. B. Mastitis, Abszesse, Erysipel, Orchitis, Adnexitis, Appendizitis, Cholezystitis/Cholangitis),
- Endokarditis,
- akute Pankreatitis,
- subakute Thyreoiditis,
- Pyelonephritis (**Cave:** Urosepsis!),
- vital bedrohliche Virusinfekte, wie Influenza, COVID-19, SARS, HIV, Hepatitis, FSME,
- Darminfektionen (Salmonellose, Ruhr, Typhus, Cholera),
- Malaria/Brucellose, weitere gefährliche Tropenkrankheiten,
- Infarktpneumonie nach Lungenembolie,
- Kawasaki-Syndrom,
- Kollagenosen/Vaskulitiden sowie
- Malignome (v. a. auch Leukämien)

... und noch viele andere zu bedenken. Um nichts zu übersehen, hat sich Programm 1 der Programmierten Diagnostik (F. H. Mader et al.) bewährt. In diesem Fall war Herr J. beim Orthopäden interventionell behandelt worden. Eine mögliche Infektion im Sinne einer Meningitis ist zu bedenken, vor allem auch in Anbetracht des schlechten Allgemeinzustands. Deswegen wird Herr J. in die Klinik eingewiesen.

MERKE

Dauert Fieber länger als 2–3 Wochen ohne Ursache, die es erklärt, ist eine vertiefte Diagnostik indiziert.

3. Ursachen von Durchfall

Durchfälle können vielfältige Ursachen haben. Die wichtigsten sind in ➤ Tab. 96.1 aufgeführt. Bei Durchfallerkrankungen älterer Menschen ist immer auch an eine ischämische Kolitis infolge von Durchblutungsstörungen des Darms wegen Atherosklerose zu denken. Dagegen sind chronisch-entzündliche Darmerkrankungen, Zöliakie und Laktose/Fruktoseintoleranz in diesem Alter nahezu auszuschließen, da die Erstmanifestation in aller Regel früher auftritt. Zu bedenken ist bei älteren Patienten auch eine mikroskopische Kolitis, die allerdings häufiger bei Frauen auftritt. Wegweisend ist die Histologie der Unterformen kollagene und lymphozytäre Kolitis. Auch Divertikulitiden kommen, da sie mit Stuhlveränderungen einhergehen, in Betracht.

4. Clostridien-Primärtherapie

Zunächst sollte die auslösende antibiotische Therapie, wenn möglich, abgesetzt werden, ebenso PPI und NSAR. Flüssigkeitssubstitution ist wichtig. Loperamid

Tab. 96.1 Die wichtigsten Ursachen von Durchfall

- Laxanzienmissbrauch
- Darminfektion
- Lebensmittelallergie
- Laktose/Fruktoseintoleranz
- Koprostase mit Überlauf
- Chronisch-entzündliche Darmerkrankungen (Morbus Crohn, Colitis ulcerosa)
- Mikroskopische Kolitis (kollagene Kolitis, lymphozytäre Kolitis)
- Divertikulitis
- Ischämische Kolitis
- Chronische Pankreatitis
- Zöliakie
- Kolon/Rektumkarzinom
- Hyperthyreose
- Alkoholabusus
- Arzneimittelbedingt (Laxanzien, Protonenpumpenhemmer, Antazida, Antibiotika, NSAR, Chinin)
- Antibiotika-assoziierte pseudomembranöse Kolitis (Infektion mit *Clostridioides difficile* [früher *Clostridium difficile*])

Fieber und Blut im Stuhl gelten als Warnzeichen für schwerwiegende Erkrankungen.

sollte nicht gegeben werden. Eine *Clostridioides*-Infektion wird primär mit Metronidazol 1.000–1.500 mg oral pro Tag behandelt. Bei schweren Krankheitsverläufen oder, wenn schwere Krankheitsverläufe drohen, sollte die Therapie mit Vancomycin 4× 125–250 mg pro Tag folgen. Therapiedauer 10–14 Tage. Bei Rückfällen oder wiederholten Infektionen ist eine **Stuhlübertragung (Mikrobiomtransfer)** möglich.

5. Therapie bei Versagen der Primärtherapie

Im Fall eines Therapieversagens erfolgt die Therapie des ersten Rezidivs in gleicher Weise wie bei der Ersterkrankung. Bei wiederholten Rezidiven ist eine Intervalltherapie angezeigt, z. B. mit Vancomycin 125 mg 4× täglich für 10 Tage mit anschließender allmählicher Dosisreduzierung bis zu einer Dosis von 125 mg pro Tag oder als Impulsregime, d. h. alle 2–3 Tage 125–500 mg pro Tag. Die Intervalltherapie ist mindestens 2–3 Wochen lang durchzuführen.

Alternativ kommt Fidaxomicin (sehr teuer) oder eine Stuhlübertragung infrage. Eine längerfristige Therapie mit Metronidazol wird nicht empfohlen (neurotoxisch).

Herr J. erlitt noch drei weitere Rezidive. Schließlich brachte jedoch die Intervalltherapie mit Vancomycin den Durchbruch. Er ist heute bezüglich des Magen-Darm-Trakts beschwerdefrei.

6. Wann Corona-Impfung?

Herr J. gehört aufgrund seiner Vorerkrankungen und seines Alters zur Hochrisikogruppe. Ein Impfschutz gegen eine Corona-Infektion ist daher für ihn von sehr großer Bedeutung. Die aktuellen Impfempfehlungen sind unter https://www.rki.de/SharedDocs/FAQ/COVID-Impfen/FAQ_Liste_Durchfuehrung_Impfung.html nachzulesen.

ZUSAMMENFASSUNG

Fieber und Durchfall sind sehr uncharakteristische Symptome. Eine Fülle konkurrierender Beratungsergebnisse kann dahinterstecken. Wegen der vielfältigen abwendbar gefährlichen Verläufe sind besondere Aufmerksamkeit und Sorgfalt angebracht. Eine *Clostridioides*-Infektion wird primär mit Metronidazol behandelt. Bei schweren Krankheitsverläufen oder Therapieresistenz kommt Vancomycin zum Einsatz. In hartnäckigen Fällen kommt eine Intervalltherapie oder Fidaxomicin in Betracht. An COVID-19 Erkrankte sollten nach 6 Monaten eine Impfung erhalten.

https://else4.de/Klein96

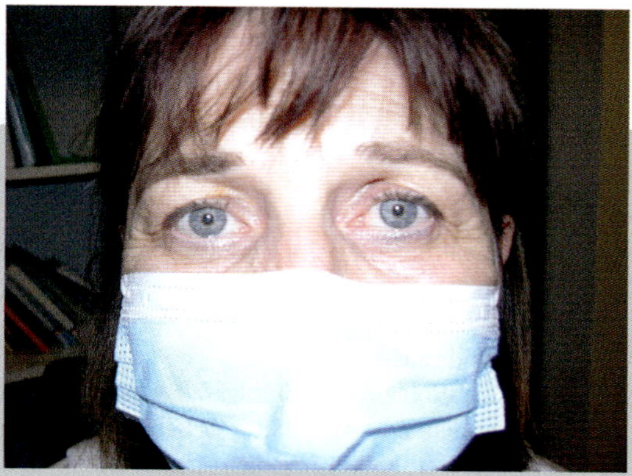

[P013]

Blickdeviation

„Ich schiele plötzlich!"

Vorgeschichte

Die 59-jährige Krankengymnastin Frau N. kommt in die Sprechstunde. Sie ist seit über 10 Jahren Patientin in unserer Praxis. Bisherige Diagnosen:

- Depression
- Posttraumatische Belastungsstörung
- Hallux valgus bds. Z. n. OP mit langwierigem postoperativem Verlauf.

Vor 10 Jahren eskalierter Partnerkonflikt mit körperlicher Gewalt. Seither ist sie psychisch angeschlagen im Sinne einer posttraumatischen Belastungsstörung. Auch ihre Tochter bekommt „kein Bein auf den Boden". Sie ist immer wieder latent suizidal.

Vor 3 Jahren Hallux-valgus-OP mit protrahiertem Verlauf und langer Arbeitsunfähigkeit.

Heute berichtet sie, sie habe seit 9 Monaten Kopfschmerzen. Heute Morgen ist ihr, als sie im Bad in den Spiegel sah, eine Blickdeviation des linken Auges nach lateral aufgefallen: „Ich schiele plötzlich. (➤ Bild)"

1. **Wie schätzen Sie die Situation ein? Welche Ursachen ziehen Sie in Betracht?**

2. **Welche Untersuchungen führen Sie in der Praxis durch?**

3. **Das Computertomogramm des Schädels zeigt neben einem unklaren hypodensen Areal rechts präzentral 1,5 cm ein 8 mm großes Aneurysma frontal. Wie gehen Sie weiter vor?**

4. **Welche Therapiemöglichkeiten kommen infrage?**

5. **Frau N. steht einer Intervention kritisch gegenüber. Wie beraten Sie sie im Sinne von Shared Decision Making?**

1. Einschätzung der Situation

Die jahrelangen **Kopfschmerzen** sowie die neu aufgetretene **Blickdeviation** sind als Alarmzeichen zu werten. Sie deuten auf einen **zentralnervösen Prozess** hin, der umgehend weiter abgeklärt werden muss.

2. Untersuchungen in der Praxis

In den meisten Fällen erfolgen neurologische Untersuchungen in der Hausarztpraxis zielgerichtet symptomorientiert, z. B. die Überprüfung der Pallästhesie, des Achillessehnenreflexes und die taktile Berührungssensibilität mit dem 10-g-Nylon-Filament bei Verdacht auf Polyneuropathie. Bei Verdacht auf lumbale Nervenwurzelkompression sind in der Regel das Lasègue-Zeichen, die Kraft bei Dorsalextension und Plantarflexion sowie die segmentale Sensibilität und Achillessehnenreflex, Patellarreflex zu prüfen. In diesem Fall ist allerdings ein orientierender neurologischer Status zu erheben. Er ist rasch durchführbar und umfasst vorschlagsweise folgende pragmatische Untersuchungsschritte:

1. Einen Fuß vor den anderen setzen.
2. Auf Zehenspitzen laufen.
3. Auf Fersen laufen.
4. Hände nach vorne strecken.
5. Augen schließen
6. und auf der Stelle treten
7. und mit dem Zeigefinger auf die Nasenspitze tippen, erst links, dann rechts,
8. Augen wieder öffnen.
9. „Haben Sie Sehstörungen bemerkt?"
10. Pupillenreflex mit Lampe prüfen.
11. „Bitte schauen Sie auf die Spitze des Stiftes." Dabei Stift bis an das Gesichtsfeldende horizontal/vertikal bewegen. „Ist die Spitze doppelt oder einfach zu sehen?"
12. Untersucherfinger an dem Gesichtsfeldrand wechselnde Wackelbewegungen beschreiben lassen.
13. Gesicht/Stirn/Wange/Kinn seitengleich berühren – „Spüren Sie das seitengleich?"
14. Augen zukneifen.
15. Zähne zeigen.
16. „Haben Sie Probleme beim Hören?"
17. „Bitte ‚A' sagen."
18. Schultern hochheben.
19. Zunge gerade ausstrecken.
20. „Haben Sie Probleme mit Stuhlgang/Wasserlassen?"
21. Reflexe prüfen: BSR RPR/PSR ASR Babinsky
22. „Haben Sie Gefühlsstörungen an Armen und Beinen bemerkt?"

Alternativ könnte man sich zusätzlich an der NIH Stroke Scale orientieren um einen Schlaganfall aufzudecken.

3. Untersuchungen im spezialistischen Bereich

Die Symptomatik ist ein Alarmzeichen, das auf eine akute neurologische Pathologie hindeutet. Eine umgehende, rasche Abklärung der Situation ist dringend geboten. Eigentlich ist eine sofortige Klinikeinweisung angezeigt. Dies lehnt die Patientin trotz schriftlicher Aufklärung über möglicherweise dramatische Folgen jedoch ab. Unter diesen Umständen ist umgehend eine **zentrale Bildgebung** zu veranlassen. Infrage kommen Computertomografie und Kernspintomografie, möglichst mit Angiografie der Hals- und Hirngefäße.

Wegen der erforderlichen Kontrastmittelexposition wäre eigentlich eine Bestimmung von TSH und Kreatinin notwendig. Aufgrund der drängenden Symptomatik wird hierauf verzichtet. Eine Niereninsuffizienz ist nicht bekannt, letzte Bestimmung des Kreatinins vor 4 Jahren unauffällig. TSH damals ebenfalls normal. Was die Schilddrüsensituation angeht, könnte, falls eine Hyperthyreose droht, prophylaktisch Natriumperchlorat zur Verhinderung einer hyperthyreoten Entgleisung gegeben werden (Plummerung).

Weiterhin sind, abhängig vom Ergebnis der zentralen Bildgebung, eine **Duplexuntersuchung der hirnversorgenden Gefäße** (alternativ Angio-MR s. o.) sowie eine **Echokardiografie** zum Ausschluss eines embolischen Geschehens zu diskutieren. Außerdem auch noch **Langzeit-EKG** zum Ausschluss von paroxysmalem Vorhofflimmern als Embolieursache. Eine Vorstellung in der Neurologie ist sicherlich indiziert. Allerdings wäre es sehr hilfreich, wenn bereits die Befunde der zentralen Bildgebung vorlägen.

4. Aneurysma frontal. Was nun?

Aufgrund der Ergebnisse der Bildgebung ist eine umgehende Vorstellung in einer neurologischen Klinik erforderlich. Hier erfolgt auch sofort eine ambulante Untersuchung in der neurologischen Ambulanz. Laut den Kollegen besteht derzeit keine akute Gefahr, jedoch muss hinsichtlich des Aneurysmas festgelegt werden, wie das weitere Vorgehen sein soll.

5. Therapiemöglichkeiten bei Aneurysma der Hirngefäße

Grundsätzlich gibt es drei Möglichkeiten für das weitere Vorgehen:

- **Operatives Clipping:** Nach zielgenauer Eröffnung der Schädeldecke wird ein mikroskopischer Eingriff durchgeführt, bei dem ein Operationsmikroskop verwendet wird. Mit einem Metallclip wird das Aneurysma von außen verschlossen.
- **Coiling:** Hierbei wird über einen endovaskulären Zugang über die Leiste ein Katheter eingeführt und bis an das betroffene Hirngefäß vorgeschoben. Anschließend wird der Aneurysmasack mit Platinspiralen aufgefüllt. Hierdurch wird ein weiterer Bluteinstrom in das Aneurysma verhindert, dieses thrombosiert.
- Kontrollierend beobachten und zuwarten

Clipping und Coiling haben das Ziel, eine Aneurysmablutung zu verhindern, die immer potenziell lebensbedrohlich ist. Welche der drei Methoden gewählt wird, hängt von der Größe und der Lokalisation des Aneurysmas ab. Das Risiko des Eingriffs ist gegen den Spontanverlauf abzuwägen. Das Rupturrisiko hängt davon ab, ob bereits eine subarachnoidale Blutung erfolgt ist. Weitere Parameter sind die Lokalisation und die Größe des Aneurysmas (➤ Tab. 97.1). Das Aneurysma bei Frau N. misst 8 mm und liegt im Ramus communicans anterior. Dies bedeutet eine Rupturwahrscheinlichkeit innerhalb der nächsten 5 Jahre von 2,6 % (➤ Tab. 97.1).

Tritt eine Blutung auf, stirbt etwa die Hälfte der Patienten daran, weitere 20 % tragen Folgeschäden davon.

Allerdings haben die Interventionen auch ihre Risiken: So beträgt die 30-Tage-Letalität beim Clipping 1,8 %, Schäden treten in 9,9 % auf. Beim Coiling beträgt die 30-Tage-Letalität 2 % und die Morbidität innerhalb des ersten Jahres als OP-Folge 6,4 %.

Tab. 97.1 Rupturrisiko intrakranielle Aneurysmata (https://www.awmf.org/uploads/tx_szleitlinien/030-030l_S1_Unruptierte_intrakranielle_Aneurysmen_2012_abgelaufen.pdf)

Lokalisation	Größe				
	< 7 mm		7–12 mm	13–24 mm	> 24 mm
	Keine frühere SAB	Frühere SAB			
ACI kavernöser Abschnitt (n = 210)	0	0	0	3,0 %	6,4 %
ACI intrakraniell, ACM, ACA, AcommA (n = 1.037)	0	1,5 %	2,6 %	14,5 %	40 %
Vertrebrobasilär, ACP, AcommP (n = 445)	2,5 %	3,4 %	14,5 %	18,4 %	50 %

ACI = A. carotis interna, ACM = A. cerebri media, ACA = A. cerebri anterior, ACommA = A. communicans anterior, ACP = A. cerebri posterior, ACommP = A. communicans posterior, SAB = Subarachnoidalblutung aus früherem anderem ausgeschaltetem Aneurysma

6. Shared Decision

Die Situation ist sehr komplex. Shared Decision Making ist angesagt. Die Patientin selbst steht dem Eingriff kritisch gegenüber. Sie wird entsprechend aufgeklärt, entscheidet sich für kontrolliertes Beobachten. Es wird mit ihr vereinbart, dass zunächst nach 6 Wochen eine Angio-MR-Kontrolle erfolgt, weitere Kontrollen nach 3 und 6 Monaten, anschließend jährliche Kontrollen werden ins Auge gefasst. Je nach Ergebnis der Kontrolluntersuchungen ist natürlich eine entsprechende Modifikation der Kontrolle erforderlich. Wächst das Aneurysma, ist nochmals eine Entscheidung über ein invasives Vorgehen erforderlich. Natürlich ist eine Reduktion der Risikofaktoren dringend erforderlich. Frau N. ist Nichtraucherin. Falls sie Raucherin wäre, wäre ihr dringend zur Aufgabe des Rauchens zu raten. Die Patientin hatte bislang erhöhte Blutdruckwerte. Der Blutdruck ist unbedingt optimal einzustellen. Alkoholmissbrauch liegt bei ihr nicht vor. Beides sind Risikofaktoren für Komplikationen. Da die Patientin bereits psychisch stark alteriert ist, sind entsprechende psychotherapeutische Gespräche erforderlich. Die Patientin möchte jedoch derzeit keine Psychotherapie beginnen. Sie kann mit der „Bombe im Kopf" angeblich gut leben, eine Suizidalität wird verneint. Ein weiterer Aspekt ist die genetische Komponente. Frau N. hat eine Tochter, bei ihr wird ein Angio-MR des Schädels veranlasst, um eine Gefäßmissbildung auszuschließen.

Bei der ersten Kontrolluntersuchung ist das Aneurysma geringfügig größer geworden – auch besteht laut Radiologe aufgrund der Morphologie eine erhöhte Rupturgefahr. Frau N. lehnt jedoch weiterhin jegliche Intervention kategorisch ab. Die Patientin muss über die Symptomatik einer Aneurysmaruptur (Donnerschlagkopfschmerz) aufgeklärt werde, bei der sie sofort den Rettungsdienst alarmieren soll. Zusätzlich ist ein Notfallausweis zu überlegen.

ZUSAMMENFASSUNG

Akute Blickdeviation und neu aufgetretene Kopfschmerzen sind Alarmsymptome, die auf ein akutes zentralnervöses Geschehen hindeuten. Aneurysmata der Hirngefäße sind aufgrund der Rupturgefahr bedrohlich. Therapeutisch kommen operatives Clipping oder Coiling infrage. Da diese invasiven Verfahren ihrerseits ebenfalls Risiken aufweisen, ist die Risikoabwägung nicht einfach. Die Beratung der Patientinnen und Patienten erfordert viel Fingerspitzengefühl – Shared Decision Making ist angesagt.

https://else4.de/Klein97

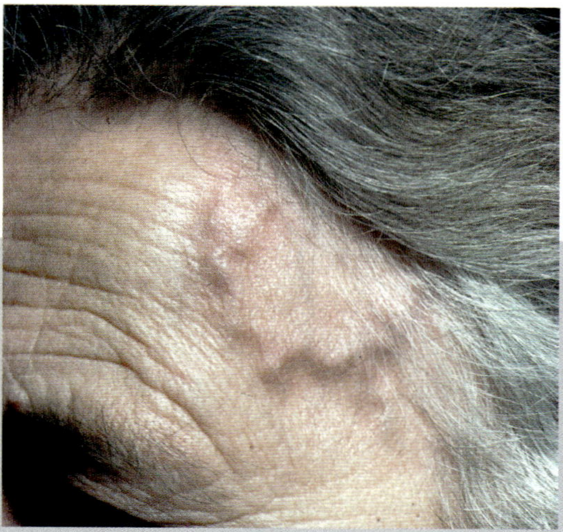

[G753-002]

98

Schläfenkopfschmerzen

„Ich habe so starke Schmerzen an der Schläfe."

Vorgeschichte

Der 70-jährige Herr S. war bisher bis auf Knie- und Hüftarthrose beidseits und einer mit 150 µg L-Thyroxin kompensierten Hypothyreose immer gesund. Heute kommt er in die Sprechstunde: „Ich habe seit 2 Tagen zunehmend starke Schmerzen an der Schläfe." (➤ Bild)
Bei der Untersuchung finden Sie eine druckdolent verhärtete A. temporalis links.

1. **Welche Ursache für die Schläfenkopfschmerzen vermuten Sie? Droht ein abwendbar gefährlicher Verlauf?**
2. **Welche Fragen stellen Sie? Welche Untersuchungen veranlassen Sie?**
3. **Die A. temporalis ist sonografisch verdickt und nicht kompressibel (➤ Abb. 98.1). Die Aorta ist in Höhe der Bifurkation auf 4,5 cm erweitert (➤ Abb. 98.2). Die BSG ist mit 21 mm mäßig beschleunigt, CRP mit 9,3 auf knapp das Doppelte der Norm erhöht. Wie verfahren Sie weiter?**
4. **Herr S. lehnt eine stationäre Behandlung ab. Welche therapeutischen Maßnahmen ergreifen Sie?**
5. **Langzeit-Kortikoidtherapie – worauf müssen Sie achten?**
6. **Welche Kontrollen sind in der Folge angezeigt?**

1. Ursache von Schläfenkopfschmerzen

Schläfenkopfschmerzen können viele unterschiedliche Ursachen haben, z. B.:

- Migräne
- Spannungskopfschmerz
- Cluster-Kopfschmerz
- Chronisch paroxysmale Hemikranie
- Arteriitis temporalis
- Sinusitis sphenoidalis

Im vorliegenden Fall ist, insbesondere weil die A. temporalis verhärtet ist, als abwendbar gefährlicher Verlauf eine **Arteriitis temporalis (Riesenzellarteriitis)** zu bedenken. Für eine Arteriitis temporalis spricht in diesem Fall das Alter des Patienten – er ist über 50 Jahre –, weiterhin ist der Kopfschmerz neu aufgetreten und die Temporalarterien sind verhärtet.

2. Anamnestik und Untersuchungen

Anamnestik

Bezüglich der Anamnestik ist nachzufragen, ob der Kopfschmerz neu aufgetreten ist, ob eine B-Symptomatik (Fieber, Gewichtsverlust, Nachtschweiß) besteht, ob der Patient Sehstörungen hatte (Amaurosis fugax), ein akuter Visusverlust ein- oder beidseitig bemerkt wurde und ob eine Berührungsempfindlichkeit der Kopfhaut besteht, z. B. beim Kämmen. Zu fragen ist auch nach einer Claudicatio, insbesondere der oberen Extremitäten.

Untersuchungen

Außer einer gezielten Anamnestik ist eine gründliche körperliche Untersuchung, einschließlich vollständiger Pulsstatus, erforderlich, außerdem Labordiagnostik, insbesondere Bestimmung von CRP und Blutsenkungsgeschwindigkeit BSG. Spezifische Laborparameter zur Diagnostik der Arteriitis temporalis gibt es nicht. In der Regel sind die unspezifischen Entzündungsparameter CRP und BSG erhöht.

Bildgebende Verfahren

Eine Ultraschalluntersuchung der A. temporalis (➤ Abb. 98.1) ist dringend erforderlich. Weiterhin sollte, da die Riesenarteriitis meist mehrere mittlere und große Gefäße befällt, auch die A. axillaris untersucht werden, außerdem auch die Bauchaorta (➤ Abb. 98.2). Alternativ können MRT, CT oder PET/CT eingesetzt werden. Bei Herrn S. besteht keine B-Symptomatik im Sinne von Fieber, Gewichtsverlust und Nachtschweiß. Eine Polymyalgia rheumatica besteht nicht. Der Patient hat keinerlei Muskelschmerzen. Aufgrund der hohen Komorbidität muss bei Patienten mit Verdacht auf Polymyalgia rheumatica immer eine Arteriitis temporalis ausgeschlossen werden.

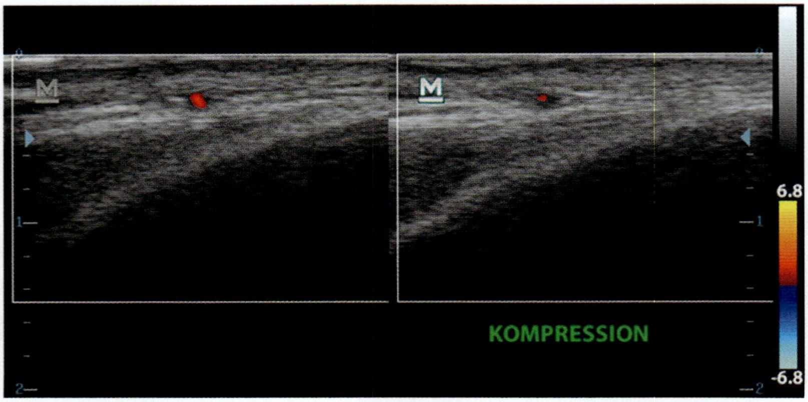

Abb. 98.1 Sonografiebefund temporal [P1283]

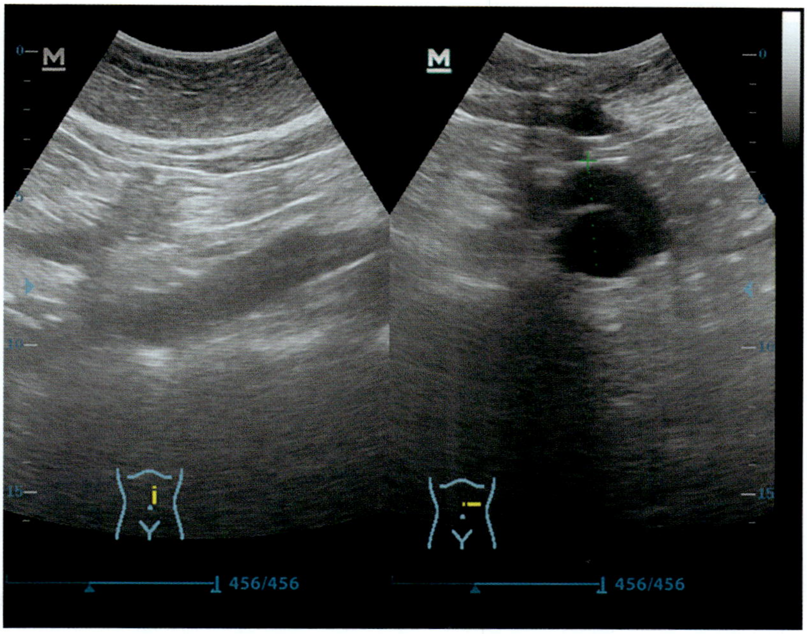

Abb. 98.2 Sonografiebefund der Aorta abdominalis [P1283]

3. Sofortige Maßnahmen

Eine sofortige stationäre Einweisung wegen des möglichen abwendbar gefährlichen Verlaufs der Erblindung ist anzustreben. Der Patient lehnt dies jedoch kategorisch ab. Die Untersuchung der A. axillaris ergibt keinen pathologischen Befund, allerdings ist die Aorta auf Höhe der Bifurkation auf 4,5 cm erweitert. Hier ist eine weitere Bildgebung dringend erforderlich. Im Angio-MR zeigt sich jedoch, dass die Aorta nicht wirklich erweitert ist, sondern ein geschlängelter Gefäßverlauf in der Sonografie eine Erweiterung vortäuscht. Mit der Glukokortikoid-Therapie ist umgehend zu beginnen.

4. Therapie

Aufgrund der vorliegenden Befunde erscheint eine **Arteriitis temporalis** hochwahrscheinlich, wenngleich die Diagnose nicht mit letzter Sicherheit gestellt werden kann, da eine histologische Untersuchung nur in Ausnahmefällen indiziert ist. Sie hilft auch jetzt nicht weiter, da sofort gehandelt werden muss und der histologische Befund nicht abgewartet werden kann. Daher ist es dringend erforderlich, dass eine „Therapie ohne gesicherte Diagnose“ durchgeführt wird. Um einen abwendbar gefährlichen Verlauf, insbesondere die Erblindung des Patienten, zu verhindern, sollte umgehend eine **Glukokortikoid-Therapie** mit 40–60 mg Prednisolonäquivalent begonnen werden. Nach Erreichen der Remission (klinischer Befund/Entwicklung der Entzündungsparameter) sollte die Glukokortikoid-Therapie schrittweise reduziert werden. Ziel ist es, nach 3 Monaten die Dosis möglichst auf 5 mg pro Tag zu reduzieren. Ein schrittweises Ausschleichen der Glukokortikoid-Therapie kommt frühestens nach einem Jahr anhaltender Remission infrage.

MERKE

Bei Verdacht auf Arteriitis temporalis besteht **Erblindungsgefahr.** Eine Kortikoid-Therapie ist umgehend einzuleiten, auch wenn die Diagnose noch nicht gesichert werden konnte.

5. Konsequenzen für die Therapie

Glukokortikoide können erhebliche **Nebenwirkungen** haben.

Häufige Probleme einer **Langzeit-Kortikoidtherapie** sind arterielle Hypertonie, Diabetes mellitus, Glaukom, Infektionen, Katarakt, Nebenrindenniereninsuffizienz und osteoporotische Frakturen sowie gastrointestinale Ulzera. Um eine drohende Osteoporose zu verhindern, ist eine ausreichende Kalziumzufuhr sicherzustellen. Gegebenenfalls sollten Bisphosphonate verordnet werden. Bei entsprechendem Verdacht ist eine Osteodensitometrie zum Ausschluss einer manifesten Osteoporose indiziert.

Blutdruck und Diabetes sind entsprechend einzustellen, ggf. augenärztliche Kontrollen.

Um Komplikationen seitens gastroduodenaler Ulzera zu verhindern, insbesondere wenn zur Schmerzlinderung noch nichtsteroidale Antiphlogistika eingesetzt werden, ist gegebenenfalls eine Behandlung mit Protonenpumpenhemmern, z. B. Omeprazol oder Pantoprazol, zu diskutieren.

Hinsichtlich der Langzeittherapie sind zur Einsparung von Glukokortikoiden Tocilizumab bzw. Methotrexat als Alternativen denkbar.

6. Weitere Maßnahmen

Blutdruck, Blutzucker und HbA1c sollten im Auge behalten werden. Eine vermehrte Infektanfälligkeit ist zu erwarten. Außerdem bei längerer Therapie osteoporotische Frakturen (siehe oben).

Hinsichtlich der Nebennierenrindeninsuffizienz ist es dringend erforderlich, dass die Therapie nicht abrupt beendet, sondern ausgeschlichen wird.

Auch nach Beendigung der Therapie sollten **weitere Kontrollen** erfolgen, um rechtzeitig ein Rezidiv zu erkennen, insbesondere sind klinische Kontrollen und Bestimmung der Entzündungsparameter CRP und BSG dringend angezeigt. Die Kontrollen sollten anfangs engmaschig durchgeführt werden, im ersten Jahr alle 1–3 Monate, danach alle 3–6 Monate. Nach rezidivfreier Remission jährliche Nachsorge, da es zu späten Rezidiven kommen kann. Weil die Inzidenz von Aortenaneurysmen ab 5 Jahren nach Diagnosestellung zunimmt, wird eine Langzeitbeobachtung mit sonografischen und laborchemischen Kontrollen empfohlen.

ZUSAMMENFASSUNG

Bei Schläfenkopfschmerzen ist immer an den abwendbar gefährlichen Verlauf der Riesenzellarteriitis zu denken. Hier droht bei nicht rechtzeitiger Therapie Erblindung. Befall weiterer Gefäße, z. B. der A. axillaris oder der Aorta, ist auszuschließen. Im Zweifelsfall sollte sofort mit einer Glukokortikoidtherapie begonnen werden. Durch die Möglichkeit späterer Rezidive ist eine langjährige Verlaufsbeobachtung nach Erreichen der Remission erforderlich.

WAS WÄRE, WENN ...

- ... sich der Augapfel im Vergleich zur Gegenseite bei der Palpation hart anfühlen würde?
  - Dann droht ebenfalls Erblindung, in diesem Fall infolge eines Glaukoms.
  - Eine augenärztliche Vorstellung hat umgehend zu erfolgen.
- 6 Monate nach Absetzen des Prednisolon CRP und BSG erneut ansteigen und wieder Schläfenschmerzen auftreten würden?
  - Dann ist ein Rezidiv aufgetreten.
  - Bei einem schweren Rezidiv (mit visuellen oder vaskulären Symptomen) ist erneut eine Glukokortikoid-Therapie indiziert – die Kortikoidosis ist wie bei Initialer Therapie zu wählen bzw. die bestehende Therapie entsprechend zu erhöhen.
  - Bei einem leichten Rezidiv Beginn bzw. Erhöhung der Therapie mindestens auf die letzte wirksame Dosis.

https://else4.de/Klein98 https://else4.de/Klein98a

Müdigkeit und Durst

„Ich bin seit 4 Wochen immer so müde und habe viel Durst."

Vorgeschichte

Der 41-jährige Herr R. kommt in die Sprechstunde: „Meine Frau schickt mich, weil ich seit 4 Wochen immer so müde bin. Außerdem habe ich immer mehr Durst und mir ist ganz schwindlig. Irgendwie stehe ich neben mir. Ich habe auch in den letzten 4 Wochen 5 kg Gewicht abgenommen."

1. **Welche Ursachen ziehen Sie aufgrund der Symptomatik in Betracht?**
2. **Welche Untersuchungen führen Sie durch?**
3. **Beurteilen Sie die Laborbefunde (➤ Tab. 99.1). Welche Konsequenzen ziehen Sie daraus?**
4. **Die Diabetologin stellt einen Diabetes mellitus Typ 1 fest. Welche Therapie kommt für Herrn R. infrage?**
5. **Herr R. erhält eine intensivierte Insulintherapie. Wie steuern Sie diese?**
6. **Welche Maßnahmen sieht das Disease Management Programm (DMP) Diabetes vor?**

1. Ursachen von Müdigkeit und Durst

Die Ursachen für Müdigkeit sind sehr vielfältig (s. a. ➤ Fall 100). An körperlichen Ursachen kommen unter anderem infrage:

- Anämie
- Diabetes mellitus
- Hypothyreose
- Hypokaliämie
- Lebererkrankungen
- Postinfektiöse Müdigkeit
- Malignome
- Schlafapnoe-Syndrom
- Medikamentöse Ursachen
- Bewegungsmangel
- Herzinsuffizienz
- Multiple Sklerose
- Morbus Parkinson
- Rheumatoide Arthritis
- Sarkoidose
- Chronische Niereninsuffizienz
- Postoperativ
- Prostatahyperplasie (gestörte Nachtruhe durch Nykturie)
- Chronisch-entzündliche Prozesse
- Schlafstörung, z. B. infolge von Schmerz oder körperlicher Inaktivität

Postinfektiöse Müdigkeitssymptome sind besonders bei Epstein-Barr-Virus-Infektion bekannt. Nach SARS-CoV-2-/COVID-19-Infektion tritt häufig Müdigkeit infolge Long-COVID-Syndrom auf (➤ Fall 8).

Medikamentös bedingte Müdigkeit wird durch viele Arzneimittel verursacht. Beispiele sind Benzodiazepine, trizyklische Antidepressiva, Neuroleptika oder Antihistaminika.

Neben körperlichen Ursachen, die weitgehend ausgeschlossen werden sollen, sind sehr häufig psychische oder psychosomatische Probleme ursächlich oder mitursächlich. Depression, Angststörung und psychosoziale sowie kommunikative Probleme führen besonders häufig zu Müdigkeit.

2. Untersuchungen

In diesem Fall besteht neben der Müdigkeit auch noch ein vermehrtes Durstgefühl. Das lässt natürlich sofort an einen möglichen Diabetes mellitus denken. Hier ist zunächst einmal die Anamnestik in diese Richtung zu vertiefen: Fragen nach häufigem Wasserlassen, Sehverschlechterung, wechselnder Sehstärke, trockener Haut, Juckreiz, Änderung des Appetits, Potenzstörungen, Libidoverlust.

Eine gründliche körperliche Untersuchung ist angezeigt. Gegebenenfalls sollte ein EKG geschrieben werden, um eine kardiale Ursache der Müdigkeit auszuschließen. Besonders wichtig ist eine entsprechende Labordiagnostik, um Ursachen wie Anämie, Diabetes mellitus, Hyperthyreose, Hypokaliämie, Lebererkrankungen, Zöliakie, Infektionen oder Malignome als Müdigkeitsursache aufzudecken. Je nach Ergebnis der vertieften Anamnestik und Untersuchung sind ggf. weitere Maßnahmen wie zum Beispiel Sonografie von Abdomen und Schilddrüse, Endoskopie, Ausschluss von Malignomen etc. angezeigt. Mit entsprechenden Screening-Fragen bzw. Fragebögen ist nach einer Depression zu fahnden (➤ Fall 94). Auch nach psychischen Belastungen, um Anpassungsstörungen, somatoforme Störungen etc. aufzudecken, ist zu fragen. Sofort in der Sprechstunde ist eine Bestimmung des Blutzuckers mittels Streifentests und einer Urindiagnostik angezeigt. In diesem Fall ergibt sich ein Blutzuckerstreifentest von 245 mg/dl. Im Urin ist die Glukose 4-fach positiv. Ketonkörper sind jedoch nicht nachweisbar, was insofern beruhigend ist, dass kurzfristig nicht mit einem ketoazidotischen Koma gerechnet werden muss.

3. Konsequenzen der Labordiagnostik

Tags darauf liegen die Laborwerte vor (➤ Tab. 99.1). Der bereits am Vortag festgestellte erhöhte Blutzuckerwert wird durch die Nachkontrolle bestätigt. Er liegt jetzt bei 238 mg/dl. Das HbA1c ist mit 10,5 % massiv erhöht. An dem Vorliegen eines Diabetes mellitus besteht kein Zweifel. Auffällig sind auch die erhöhte Gamma-GT und GPT. Diese Konstellation könnte auf einen erhöhten Alkoholkonsum schließen lassen. Ferritin ist massiv erhöht. Eine Hämochromatose wäre durch Bestimmung des HFE-Antigens noch abzuklären. Der Patient lehnt

Tab. 99.1 Laborwerte von Herrn R.

Test	Einheit	Normalwert	Messwert
Cholesterin	mg/dl	0,00–200,00	225
Erythrozyten	Mio./µl	4,10–5,70	5,3
Eisen	µg/dl	33,00–193,00	148
Ferritin	µg/l	30,00–400,00	
GFRCKD	ml/min		96
Gamma-GT	U/l	0,00–71,00	207
Glukose	mg/dl	60,00–100,00	238
GPT (ALT)	U/l	0,00–50,00	86
HBA1C	%	0,00–5,70	10,5
HBA1IF	mmol/mol	0,00–39,00	91,0
Hämoglobin	g/dl	13,10–16,80	16,6
Hämatokrit	l/l	0,38–0,49	0,48
Harnsäure	mg/dl	3,40–7,00	4,1
Kalium	mmol/l	3,50–5,10	4,1
Kreatinin	mg/dl	0,50–1,20	0,97
Leukozyten	/nl	3,70–10,10	8,4
MCHC	g/dl	32,00–36,00	35
MCH	pg	27,00–34,00	31
MCV	fl	81,00–99,00	89,5
Mikroalbumin	mg/dl	Negativ	Negativ
Thrombozyten	/nl	150,00–361,00	192,0
Triglyzeride	mg/dl	0,00–150,00	167,0

jedoch genetische Untersuchungen ab. Nach Beendigung des erhöhten Alkoholkonsums normalisieren sich die Leberwerte sowie auch das Ferritin. Somit ist nicht von einer Hämochromatose, sondern von der erhöhten Eisenspeicherung im Rahmen alkoholischer Leberschädigung auszugehen (➤ Fall 63). Das C-Peptid ist erniedrigt. Zunächst ist nicht klar, ob es sich um einen Diabetes mellitus Typ 2 oder um einen LADA Diabetes mellitus Typ 1, also einen spät auftretenden Diabetes mellitus Typ 1, handelt.

Die später durchgeführte Bestimmung der Autoantikörper gegen Glutamat-Carboxylase (sog. GAD-Antikörper) bei der Diabetologin ist positiv, somit handelt es sich um einen **Diabetes mellitus Typ 1 mit spätem Beginn (LADA).**

Das akute Problem ist allerdings die aktuelle Entgleisung.

4. Therapie bei Diabetes mellitus Typ 1

Die Therapie des Diabetes mellitus fußt auf folgenden Säulen:

- Schulung
- Ernährungsberatung
- Insulintherapie
- Glukoseselbstkontrolle
- Psychosoziale Beratung

Schulung

Die Schulung ist unverzichtbar. Neben Basisinformationen zu Ernährung, Selbstkontrolle und Therapiezielen wird auch die Selbstwahrnehmung hinsichtlich Hypoglykämie geschult.

Ein HbA1c-Zielwert ist zusammen mit dem Patienten zu definieren **(Shared Decision).**

Er stellt sich als Kompromiss zwischen dem Risiko zwischen Hyper- und Hypoglykämien und deren Folgen dar. Normalerweise ist ein Zielwert von ≤ 7,5 anzustreben. Besteht ein niedriges Hypoglykämierisiko, kann ein Wert von < 6,5 % sinnvoll sein. Bei einem hohen Risiko für Hypoglykämien wäre ein Zielwert von < 8,5 % tolerabel. Je älter der Patient ist, desto weniger streng kann die Einstellung sein, da Spätkomplikationen normalerweise nicht mehr erlebt werden und mit zunehmendem Alter Hypoglykämien den Patienten zunehmend gefährden. Bei Patienten mit geringer Lebenserwartung oder bedeutenden Komorbiditäten kann eine Therapiezieländerung in Richtung Symptomfreiheit erfolgen.

Ernährung

Es gelten die allgemeinen Empfehlungen in Hinsicht auf eine gesunde Ernährung. Besonderes Augenmerk ist auf die Glukosewirksamkeit von Kohlenhydraten, Fetten und Eiweißen zu legen. Hinsichtlich einer gesteigerten

Proteinzufuhr ist die Nierenfunktion im Auge zu behalten. Alkohol sollte nicht übermäßig konsumiert werden, da bei größeren Mengen das Risiko schwerer Hypoglykämien ansteigt. Von entscheidender Bedeutung für die Therapie ist die zu schulende Fähigkeit, den Kohlenhydratgehalt der Nahrung einzuschätzen und eine entsprechende Anpassung der Insulindosierung vorzunehmen.

Körperliche Aktivität

Körperliche Aktivität trägt wesentlich zu Verbesserung der Diabeteseinstellung bei. Entsprechende mäßige körperliche Betätigung bei leichter bis mittlerer Belastung ist zu empfehlen. Leistungssport ist für den Diabetiker möglich, allerdings sind Sportarten, die im Falle einer Hypoglykämie aufgrund der Bewusstseinsstörung eine Gefahr für den Patienten darstellen, z. B. Tauchen, Klettern, Fallschirmspringen, Extremklettern etc., in der Regel für den Diabetiker ungeeignet. Bei körperlicher Belastung muss die Insulindosis bereits im Vorfeld angepasst werden. Belastungen im aeroben Bereich führen wegen Katecholamin-Ausschüttung häufig zu einer Hyperglykämie, anaerobe Belastungen eher zu Hypoglykämie infolge der vermehrten Ausschüttung von Katecholaminen. **Cave:** Hypoglykämie – Gefahr in der Nachbelastungsphase! Bei Sport sollten immer verfügbare Kohlenhydrate wie z. B. Traubenzucker mitgeführt werden. Eine Anpassung der Insulindosis im Vorfeld und während der Belastung ist notwendig.

Insulintherapie

Bei Typ-1-Diabetes ist eine Indikation für eine Insulintherapie immer und lebenslang gegeben. Es konnte nachgewiesen werden, dass dadurch Spätkomplikationen vermieden werden können. Es besteht die Gefahr einer Gewichtszunahme und von Hypoglykämien.

5. Steuerung der Insulintherapie

Strategien der Insulintherapie

Standardmäßig sollte, wenn möglich, eine intensivierte Therapie mit mehrmals täglichen Injektionen (Basis-Bolus-Prinzip) erfolgen. Ein lang wirksames Insulin wird unabhängig von den Mahlzeiten entweder einmal oder zweimal täglich je nach Kinetik des verwendeten Basalinsulins appliziert. Dazu kommt eine präprandiale Applikation eines kurz wirksamen Insulins, um die durch die Nahrungsaufnahme bedingten Blutzuckerspitzen abzufangen. Als **Langzeitinsulin** wird in der Regel aus Kostengründen NPH-Insulin verwendet, alternativ können lang wirksame Insulinanaloga, die je nach Kinetik ein- oder zweimal täglich appliziert werden, zum Einsatz kommen. Bei den **kurz wirksamen Insulinen** wird traditionellerweise und kostengünstig Normalinsulin verwendet. Auch hier stehen wirksame Insulinanaloga zur Verfügung. In der Folge werden Grundzüge der intensivierten Insulintherapie am Beispiel eines Einsatzes einer Kombination aus NPH, Insulin und Normalinsulin dargestellt.

Dosisfindung bei intensivierter Insulintherapie

Die Tagesinsulindosis liegt in der Regel zwischen 0,5 und 1,0 I. E. pro Kilogramm Körpergewicht. Initial sollte mit 0,2–0,4 Einheiten pro Kilogramm Körpergewicht begonnen werden.

Die so ermittelte Gesamtinsulindosis wird wie folgt über den Tag verteilt:

Ein Drittel der Insulin-Tagesdosis wird abends als Verzögerungsinsulin gegeben (30–50 % der abendlichen Dosis Verzögerungsinsulin werden morgens gegeben). Verbleiben ca. 40–50 % täglichen Insulinbedarfs als präprandiale Applikation zu den Mahlzeiten.

Eine langsame „Auftitrierung" der Insulindosis erfolgt entsprechend den gemessenen Glukosewerten. Dabei richtet sich die abendliche NPH-Dosis nach dem am Morgen gemessenen nüchternen Blutzucker und die Dosis des präprandial angewendeten schnell wirksamen Insulins rückschauend nach dem Glukosewert im Falle von Normalinsulin 4–6 h (kurz wirksame Insulinanaloga 2–3 h) nach der Mahlzeit und dem Kohlenhydratgehalt der Mahlzeit. In der Praxis orientiert man sich gerne am Wert 2 h nach der Mahlzeit. Es gilt die 30er/40er-Regel, die besagt, dass 1 I. E. Insulin den Blutzucker um 30–40 mg/dl senkt, umgekehrt 10 g Kohlenhydrate den Blutzucker um 30–40 mg/dl anheben. Soweit die „Faustregel". Allerdings ist die Dosierung des prandialen Insulins abhängig von der zirkadianen Insulinempfindlichkeit, die zumeist morgens am niedrigsten, mittags am höchsten ist und abends dazwischen. Hieraus ergibt

sich in der Regel ein **Insulindosisverhältnis zu den drei Tageszeiten (morgens-mittags-abends) von 3: 1: 2.**
Die Insulinempfindlichkeit kann sich durch akute Erkrankungen, Sport, psychischen Stress und zahlreiche weitere Lebensereignisse ändern.
Da eine starre Reglementierung der Mahlzeiten mit gleichbleibender Insulinapplikation in aller Regel dem Patienten nicht zumutbar ist, ist eine intensive Schulung erforderlich, die den Patienten in die Lage versetzt, den Kohlenhydratgehalt der jeweiligen Mahlzeit einzuschätzen und jeweils die Dosis des kurz wirksamen Insulins anzupassen. Individuelle Korrekturfaktoren werden unter Berücksichtigung der 30er/40er-Regel und der individuellen Insulinwirkung ermittelt.

Insulinpumpentherapie

Eine Insulinpumpe ermöglicht eine kontinuierliche Versorgung mit schnell wirksamem Insulin. Die Pumpe wird auf eine festgelegte Dosis pro Stunde eingestellt. Nach entsprechender Schulung sind die Patienten in der Lage, zu jeder Mahlzeit, abhängig von deren Zusammensetzung und dem aktuellen Blutzuckerwert, eine zusätzliche Dosis über die Pumpe abzurufen.
Bei sensorgestützten Insulinpumpen ist die Blutzuckermessung bereits in die Pumpe integriert, die hormonellen Insulinpumpen ermöglichen eine genaue und kontinuierliche Glukoseüberwachung und Feinjustierung des Blutzuckerspiegels durch automatische Abgabe von Insulin und Glukagon.

Konventionelle Insulintherapie

Dabei werden Mischinsuline verwendet und sowohl Insulindosis als auch Zeitpunkt und Kohlenhydratgehalt der Mahlzeit festgelegt. Die Injektion erfolgt zweimal täglich, Glukosemessung ca. 3- bis 4-mal täglich. Sie ist einfach und erfordert keinen so hohen Schulungsaufwand, kommt infrage, wenn die intensivierte Therapie nicht erlernt werden kann oder wenn eine intensivierte Therapie abgelehnt wird. Auch bei mangelnder Compliance ist dies sicherlich ein Weg, wenngleich in aller Regel eine intensivierte Therapie vorzuziehen wäre.

6. Disease-Management-Programm

Zur Verhütung von Komplikationen und Spätfolgen wurde 2003 das Disease-Management-Programm (DMP) Diabetes eingeführt. Es sieht neben Gesundheitsberatung (z. B. Meiden von Alkohol und Nikotin, Ernährung, Bewegung etc.) ein Schulungsprogramm vor. Die Indikation zur Überweisung in den spezialistischen Bereich ist ebenfalls strukturiert festgelegt. So sollten mindestens einmal im Jahr augenärztliche Kontrollen erfolgen. Wird der mit dem Patienten vereinbarte HbA1c-Zielwert nicht erreicht, erfolgt die Vorstellung in der Diabetologie. Durch die Einführung des Disease-Management-Programms ist eine strukturierte Versorgung sichergestellt und die Komplikationsrate konnte ebenso damit gesenkt werden. Inzwischen bieten manche Krankenkassen ein online-coaching an.
Die Untersuchungen in der Hausarztpraxis erfolgen viertel- oder halbjährlich.
Zielrichtungen der Kontrolluntersuchungen sind u. a.:

- **Niere:** Über ein Drittel der Patienten mit Diabetes mellitus entwickelt im Krankheitsverlauf eine diabetische Nephropathie. Da unter Umständen eine Dialysepflicht droht und sich eine arterielle Hypertonie mit konsekutiven Gefäßschäden entwickeln kann, außerdem eine renale Anämie, ist es extrem wichtig, diese Komplikationen rechtzeitig zu erkennen. Daher ist das Screening auf Mikroalbuminurie von großer Bedeutung. An therapeutischen Konsequenzen ergeben sich ggf. eine reduzierte Proteinzufuhr sowie die Optimierung der Blutdruckeinstellung, z. B. mit einem ACE-Hemmer, was auch nephroprotektiv wirkt, sowie ggf. die Substitution im Sinne von Dialyseverfahren.
- **Auge:** Da bei längerem Verlauf und schlechter Einstellung ggf. eine Retinopathie droht (ungefähr 90 % der Typ-1-Diabetiker leiden darunter), ist eine regelmäßige augenärztliche Vorstellung dringend geboten: mindestens jährlich – bei pathologischen Veränderungen in kürzeren Abständen.
- **Nervensystem:** Es droht eine diabetische Neuropathie. Sie führt zur Reduktion von Schmerzempfinden, einer Areflexie und Parästhesien, außerdem unter Umständen zum „Burning-Feet-Syndrom".

Die Sensibilitätsstörung trägt häufig zur Entstehung eines diabetischen Fußsyndroms bei (s. u.).
Neben der peripheren Polyneuropathie ist ein weiterer Aspekt die **autonome diabetische Neuropathie.** So wird am Herzen die Variabilität der Herzfrequenz herabgesetzt, Herzinfarkte werden möglicherweise nicht wahrgenommen, da sie schmerzlos verlaufen. Tachykardien und ventrikuläre Arrhythmien können ebenso vorkommen wie Blutdruckabfall. Im Magen-Darm-Trakt zeigt sich ggf. eine verzögerte Magenentleerung, die eventuell zu einer postprandialen Hypoglykämie führen kann, weiterhin Darmstörungen. Außerdem Blasenatonie und erektile Dysfunktionen. Gegebenenfalls verminderte Wahrnehmung einer Hypoglykämie.

- **Fuß:** Infolge von diabetischer Neuropathie sowie einer Mikro- und Angiopathie kann es zu diabetischen Fußkomplikationen kommen.
  Die häufigste Form ist der **neuropathische Fuß.** Er ist gekennzeichnet durch warme, trockene Haut, vermindertes Sensibilitäts- und Vibrationsempfinden sowie vermindertes Schmerz- und Temperaturempfinden. Im Rahmen des Disease-Management-Programms wird nach der Neuropathie durch den Stimmgabeltest, der die Pallästhesie misst und auch eine quantitative Verlaufskontrolle ermöglicht, sowie durch den 10-g-Nylon-Filament-Test geprüft.
  Der **ischämische diabetische Fuß** wird bei peripherer arterieller Verschlusskrankheit auch infolge Diabetes im Rahmen des Disease-Management-Programms durch den **Knöchel-Arm-Index** (Ankle-Brachial-Index) untersucht. Weitere Komplikation des diabetischen Fußes ist das **Malum perf.** Es handelt sich um ein schmerzloses, neuropathisches Ulkus an Fußballen und Ferse, das unbedingt in einer Spezialeinrichtung behandelt werden muss, da ansonsten möglicherweise eine Phlegmone oder eine Sepsis drohen kann. Auch muss alles getan werden, um eine Amputation zu vermeiden. Weiterhin droht u. U. ein diabetisch-neuropathischer **Charcot-Fuß,** der zu einer erheblichen Funktionseinschränkung und Behinderung des Gehens führt.
  Es gilt, derartige Veränderungen frühzeitig zu erfassen, noch bevor die sprichwörtliche „Salamitaktik“ mit scheibchenweisem Verlust der Extremität eintritt. Wegweisend für die Einschätzung der aktuellen Situation am Fuß ist die Klassifizierung nach Wagner und Armstrong (➤ Tab. 99.2).

Tab. 99.2 Wagner-Armstrong-Klassifikation

Wagner-Grad					
0	1	2	3	4	5
Keine Wunde	Wunde oberflächlich	Wunde bis zur Sehne/Kapsel	Wunde bis zum Knochen/Gelenk	Nekrose von Fußteilen	Nekrose des gesamten Fußes

Armstrong-Stadien	
A	Ohne Infektion
B	Mit Infektion
C	Mit Ischämie
D	Mit Infektion und Ischämie

ZUSAMMENFASSUNG

Bei Müdigkeit und Durst ist neben vielen andere Ursachen ein Diabetes mellitus in Betracht zu ziehen. Spät einsetzender Diabetes mellitus Typ 1 wird als Diabetes mellitus Typ 1 mit spätem Beginn (LADA) bezeichnet. Basis der Diabetesbehandlung sind Schulung, Ernährungsberatung, Insulintherapie, Glukoseselbstkontrolle und psychosoziale Beratung. Eine Insulintherapie ist i. d. R. unverzichtbar. Wenn immer möglich, sollte eine intensivierte Insulintherapie angewendet werden.

https://else4.de/Klein99

https://else4.de/Klein99a

Müdigkeit

„Ich bin so müde und schlapp."

Vorgeschichte

Die 22-jährige Frau Z. klagt in der Sprechstunde über Müdigkeit: „Seit Monaten bin ich so schlapp und im Kopf ist mir immer schwindelig." Das Ergebnis der Blutuntersuchung zeigt die ➤ Tabelle.

Tab.: Laborbefunde von Frau Z.

Test	Einheit	Norm	Messwert
Erythrozyten	Mio./µl	3,8–5,0	4,0
Hämoglobin	g/dl	11,6–15,1	8,5
Hämatokrit	%	0,34–0,44	0,29
Leukozyten	/nl	3,7–10,1	8.6
Eisen	µg/dl	33,0–193,0	< 20
Ferritin	Ag/l	11,0–53,0	3
Transferrin	g/l	2,0–3,6	4,3
MCH	pg	27,0–34,0	21
MCHC	g/dl	32,0–36,0	30
MCV	fl	81,0–85,0	74
LDH	U/l	140,0–250,0	215

1. Welche Erkrankung vermuten Sie (➤ Tabelle)?

2. Welche konkurrierenden Beratungsergebnisse und abwendbar gefährlichen Verläufe bedenken Sie?

3. Welche weitere Diagnostik veranlassen Sie?

4. Es liegt eine Eisenmangelanämie vor. Welche Therapie kommt infrage?

5. Frau Z. klagt über Bauchschmerzen und Verstopfung. Was nun?

6. Welche Kontrolluntersuchungen veranlassen Sie?

1. Vermutete Erkrankungen

Frau Z. klagt über Müdigkeit (Näheres zu Ursachen für Müdigkeit ➤ Fall 99) und Schwindel. Dies passt gut zu einer Anämie. Weitere häufige typische Anämiesymptome sind Abgeschlagenheit, verminderte Leistungsfähigkeit, Kopfschmerzen, Belastungsdyspnoe und Tachykardie. Die Laborwerte zeigen die typische Konstellation einer Eisenmangelanämie: Das Hb ist auf 8,5 g/dl abgefallen, es liegt eine mittelgradige Anämie vor, an der Grenze zur hochgradigen. Von einer mittelgradigen Anämie spricht man bei einem Hb von 8–10 g/dl, unter 8 g/dl bezeichnet man eine Anämie als hochgradig, geringgradig zwischen 10 g/dl und dem unteren Normbereich. Die Anämie ist **mikrozytär und hypochrom.** Ferritin ist sehr stark erniedrigt, Transferrin erhöht – typische Konstellation eines Eisenmangels. Der erniedrigte Eisenspiegel passt zwar zu Eisenmangelanämie, ist jedoch ein sehr unzuverlässiger Parameter, da er zum Beispiel infolge von Infektionen mit erhöhtem Eisenverbrauch rasch abfällt, zudem unterliegt er einer Tagesrhythmik. Der verlässlichere Parameter ist das Ferritin. Die normwertige LDH schließt eine hämolytische Anämie aus.

2. Konkurrierende Beratungsergebnisse und AGVs

Nach der Morphologie der Erythrozyten unterscheidet man normozytäre von mikro- und makrozytären Anämien. In diesem Fall liegt eine **hypochrome mikrozytäre Anämie** vor. Anämien entstehen generell, wenn entweder vermehrt Erythrozyten, z. B. infolge Blutverlusts oder Hämolyse, zugrunde gehen oder die Erythropoese gestört ist. Um in Zweifelsfällen eine hypo- von einer hyperregeneratorischen Anämie zu unterscheiden, könnten Retikulozyten bestimmt werden – in diesem Fall nicht nötig, da die Konstellation eindeutig ist. Folgende Erkrankungsursachen können u. a. hinter einer Anämie stecken:

Blutverlust

Die akute posthämorrhagische Anämie infolge von Blutverlust, z. B. im Rahmen von Verletzungen, Operationen oder akuten gastrointestinalen Blutungen etc., ist normozytär.

Chronischer Blutverlust tritt zum Beispiel infolge von starken Menstruationsblutungen, chronischen Gastrointestinalblutungen wie Ulcus ventriculi sowie Ösophagusvarizen, Hämorrhoiden, Divertikulose, entzündlichen Darmerkrankungen, Tumoren im Magen oder Darm auf. Infolge des chronischen Blutverlusts entwickelt sich eine Eisenmangelanämie. Diese ist mikrozytär. Eisenmangel ist häufig das erste Symptom einer Zöliakie.

Vitamin-B-Mangel

Folsäure und Vitamin-B_{12}-Mangel führen zu einer makrozytären Anämie. Sie tritt bei unzureichender Zufuhr (z. B. vegane Ernährung) oder infolge einer Resorptionsstörung auf. So führen chronische Magenerkrankungen, insbesondere Zustand nach Magenteilresektion infolge fehlenden Intrinsic-Faktors zu einem Vitamin-B_{12}-Mangel. Die Resorption von Vitamin B_{12} ist bei chronischen Darmerkrankungen wie Morbus Crohn, ischämischer Kolitis etc. gestört. Bei Zöliakie ist neben der Resorption von Eisen auch die Aufnahme von Vitamin B_{12} und Folsäure gestört. Weitere Ursache für Vitamin-B_{12}-Mangel: Blindsacksyndrom mit bakterieller Fehlbesiedlung im Dünndarm. Auch Alkoholismus und Medikamente, wie Folsäureantagonisten, Methotrexat, Trimethoprim/Cotrimoxazol und Primidon, Phenytoin, Azathioprin, 6-Mercaptopurin, Cytosinarabinosid, 5-Fluorouracil etc., können eine megaloblastäre Anämie verursachen.

Anämie im Rahmen chronischer Erkrankungen

Eisenmangelanämie sowie Folsäure- und Vitamin-B_{12}-Mangel wurden bereits oben besprochen. Bei chronischen Infektionen, onkologischen Erkrankungen, Autoimmunreaktionen, aber auch bei Traumata und großen Operationen sowie bei Alkoholismus kommt es u. a. zu einer Eisenverwertungsstörung infolge Hochregelung von Hepcidin. Renale Anämien, unter anderem infolge von mangelnder Bildung von Erythropoetin, erscheinen normo- oder mikrozytär. Bei chronischen Lebererkrankungen kann eine leichte bis mittelschwere makrozystische Anämie ohne Megaloblasten entstehen. Die Hypothyreose führt mitunter zu einer milden normozytären Anämie. Weitere Ursachen sind Herzinsuffizienz, chronisch-entzündliche Darmerkrankungen, Testosteron-Mangel, myelodysplastisches Syndrom, Leukämien, aplastische Anämie, nach Strahlenexposition, Medikamente. Eiweißmangel kann ebenfalls zur Anämie führen.

Hämolytische Anämien

Diese sind in der Praxis weit seltener als Eisenmangelanämien. Sie können genetisch bedingt sein, z. B. bei:

- Thalassämie
- Sichelzellkrankheit
- Glukose-6-phosphat-Dehydrogenase-Mangel
- Pyruvatkinase-Mangel
- Hereditäre Sphärozytose, hereditäre Elliptozytose
- Familiäres (atypisches) hämolytisch-urämisches Syndrom (HUS)

Erworbene hämolytische Anämien treten z. B. bei folgenden Erkrankungen auf:

- Autoimmunerkrankungen wie Lupus erythematodes, rheumatoide Arthritis, Sklerodermie
- Non-Hodgkin-Lymphome, chronisch-lymphatische Leukämie
- Transfusionsreaktionen
- Infektbedingt, z. B. Zytomegalie, Epstein-Barr, Malaria
- Zieve-Syndrom infolge Alkoholabusus
- Erworbenes hämolytisch-urämisches Syndrom
- Disseminierte intravasale Gerinnung
- Thrombotisch-thrombozytopenische Purpura
- HELLP-Syndrom
- Maligne Hypertonie
- Mechanische Zerstörung von Erythrozyten, z. B. durch Hämangiome Splenomegalie, Herzklappenprothesen nach langen Märschen (Erythrozyten-Quetschung an der Fußsohle)
- Medikamente, z. B. Penicillin, Methyldopa, Levodopa, Diclofenac, Zytostatika, Metformin, Methotrexat, Azathioprin, Phenytoin, Carbamazepin, Valproat, Sulfonamide, CSE-Hemmer, Angiotensin-II-Antagonisten

Im Labor findet sich eine Anämie mit Retikulozytose, erniedrigtes Haptoglobin, erhöhtes indirektes (unkonjugiertes) Bilirubin und erhöhte LDH, evtl. anomale Erythrozyten im Blutausstrich, im Urin, evtl. Urobilinogen erhöht und Blut positiv.

Zur Differenzierung eines hämolytisch bedingten prähepatischen Ikterus hat sich der LDH/GOT-Quotient bewährt. Er liegt bei Hämolyse über 12, bei Leber-/Galle-bedingtem Ikterus darunter.

3. Weitere Diagnostik

Bei etwa 10 % der Eisenmangelanämie-Fälle besteht ein **Malignom,** was allerdings angesichts des jugendlichen Alters der Patientin sehr unwahrscheinlich ist. Natürlich ist in diesem Fall die Regelanamnese von großer Bedeutung. Sehr häufig findet sich hierbei die Erklärung der Anämie-Ursache. Da Eisenmangelanämien häufig bei Zöliakie vorkommen, sollte eine entsprechende serologische Diagnostik veranlasst werden (Transglutaminase/Gliadin-Antikörper). Aufgrund des jugendlichen Alters der Patientin kann zunächst auf eine Koloskopie verzichtet werden. Eine Untersuchung auf Blut im Stuhl ist, wenn dieser negativ ausfällt, ausreichend, wenn keine Symptome bestehen, die auf eine Darmerkrankung hinweisen. Eine Ösophagogastroduodenoskopie sollte dennoch erfolgen, da ca. 36 % der Eisenmangelanämien durch eine Läsion des oberen Gastrointestinaltrakts, wie Ulzera und erosive Gastritis/Ösophagitis, bedingt sind. Frau Z. gibt an, dass sie zu sehr starken Regelblutungen neigt. Sie wird gynäkologisch vorgestellt.

4. Therapie der Eisenmangelanämie

Orale Eisensubstitution

Eisenpräparate werden schlecht resorbiert. Die Resorptionsquote liegt bei etwa 10 %. Die Resorption erfolgt im Duodenum und proximalen Jejunum. Am besten werden Eisen-II-Salze im leicht sauren Medium resorbiert. 250 mg Ascorbinsäure kann die Resorption verbessern. Die Einnahme sollte nüchtern erfolgen. Alkalisierende Substanzen wie etwa Kaffee, Tee, Milch, Oxalate, Phosphat oder Antacida hemmen die Eisenresorption. Diese sollte mit höchstens 50 mg begonnen werden, da die gastrointestinalen Nebenwirkungen – insbesondere Übelkeit, Erbrechen, Sodbrennen, Durchfall oder

Obstipation –dosisabhängig sind. Die Therapie ist über mehrere Monate durchzuführen. Wie der Ferritinwert zeigt, sind die Eisenspeicher bei Frau Z. nahezu völlig leer.
Bei unzureichendem Ansprechen der Therapie kann die Dosis erhöht werden. Gegebenenfalls ist eine Aufteilung in eine morgendliche und eine abendliche Dosis sinnvoll. Bei weiterer Therapieresistenz sollte die Diagnostik dahingehend überprüft werden, ob eine weitere Ursache außer der Hypermenorrhö für den Eisenmangel verantwortlich ist. Bei Unverträglichkeit von Eisen-II-Präparaten kann alternativ auch ein Eisen-III-Hydroxid-Polymaltosepräparat verwendet werden. Da Eisengaben über einen Zeitraum von ca. 24 h zu einer Erhöhung der Hepcidin-Serumkonzentration führen, ist die Wirksamkeit behindert. Bei leichtem oder mäßigem Eisenmangel kann eine alternierende Dosierung jeden zweiten Tag erfolgen. Ansonsten parenterale Eisensubstitution (s. u.).

Eisensubstitution parenteral
Gegebenenfalls muss man bei Therapieresistenz auf eine intravenöse Eisensubstitution mit einem Eisen-III-Präparat zurückgreifen. Dabei ist darauf zu achten, dass die Infusion nicht versehentlich paravenös erfolgt. Dauerhafte, kosmetisch störende Hautflecken können die Folge sein. Wegen der zwar seltenen, aber lebensbedrohlichen Komplikation eines anaphylaktischen Schocks muss die Praxis über entsprechende Möglichkeiten für eine Notfallbehandlung verfügen. Außerdem sind die Patienten nach der Infusion ca. 30 min zu überwachen, um eine seltene, aber bedrohliche allergische Reaktion rechtzeitig zu erkennen. Es sollte nicht mehr als 1 Ampulle pro Tag infundiert werden.

5. Bauchschmerzen und Obstipation
Diese Beschwerden sind höchstwahrscheinlich durch die Eisensubstitution bedingt. Der Stuhl von Frau Z. hat sich inzwischen auch dunkel verfärbt, was ebenfalls durch die Eisentherapie bedingt ist. Zunächst kann versucht werden, die Eisendosis zu reduzieren, vermehrte Flüssigkeitszufuhr und entsprechende ballaststoffreiche Ernährung sind ebenfalls hilfreich, ggf. Wechsel auf ein Eisen-III-Hydroxid-Polymaltosepräparat (s. o.). Über einen kurzen Zeitraum können Laxanzien hilfreich sein, eine Daueranwendung ist jedoch zu vermeiden. Notfalls muss auf eine parenterale Substitution ausgewichen werden (s. o.).

6. Therapiekontrolle
Zur Überprüfung des therapeutischen Effekts sollten 5–7 Tage nach Substitutionsbeginn das Hb und die Retikulozyten kontrolliert werden. Weitere Kontrolle 3–4 Wochen nach Behandlungsbeginn. Ein deutlicher Hb-Anstieg ist nach 4 Wochen zu erwarten. Danach Kontrolle von Hb und Ferritin alle 2–4 Wochen bis zur Normalisierung von Hb und Ferritin. Erwartet wird ein Hb-Anstieg unter Eisensubstitution von 0,5–0,7 g/dl Woche. Nach 3 Monaten Entscheidung über die Fortsetzung der Substitution anhand des Ferritin-Werts.
Nach erfolgreichem Abschluss der Eisensubstitution sollten in der Folge Kontrollen in angemessenen Zeitabständen erfolgen, um ein Rezidiv rechtzeitig zu erkennen.

ZUSAMMENFASSUNG
Müdigkeit und Schwindel sind häufige Symptome, die den Patienten zum Arzt führen. Sehr häufig spielen psychosoziale Faktoren eine Rolle. An körperlichen Ursachen kommen Anämien, Diabetes, Schilddrüsenfehlfunktionen, Herzinsuffizienz und vieles mehr infrage. Wann immer möglich, sollte die Eisensubstitution oral erfolgen. Sie muss über mehrere Monate durchgeführt werden. Ist die LDH erhöht bei erhöhten Retikulozyten und normalem Speichereisen, muss von einer hämolytischen Anämie ausgegangen werden. Diese kann vielfältige genetische, aber auch exogenen Ursachen haben.

https://else4.de/Klein100

Register

Register

Typische Krankheitsbilder als Fallgeschichte – prüfungs- und praxisrelevant

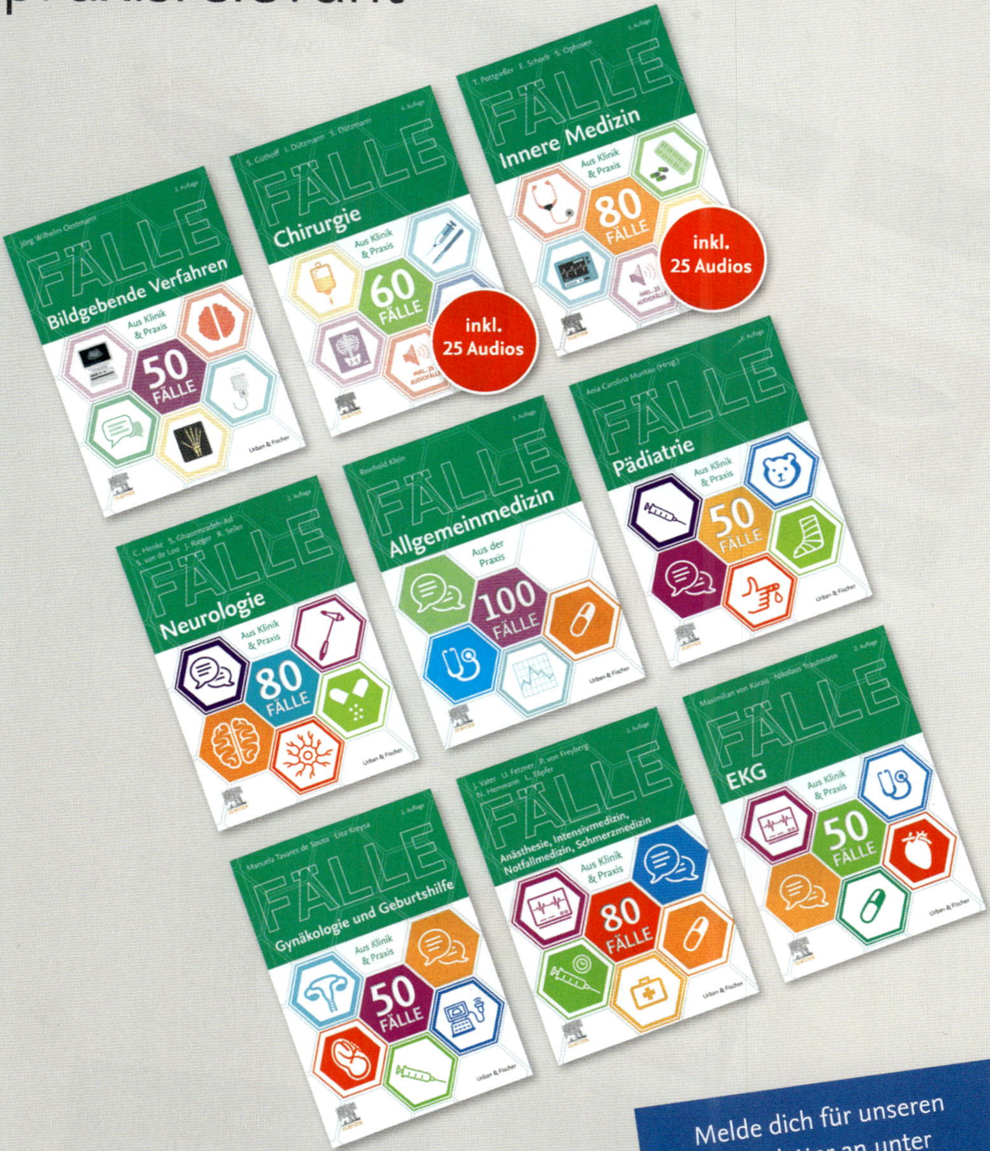

Melde dich für unseren Newsletter an unter www.elsevier.de/newsletter

20221130e1 Irrtümer vorbehalten. Stand 12/2022

ELSEVIER

Diese und viele weitere Titel sowie die aktuellen Preise
findest du in deiner Buchhandlung vor Ort und unter **shop.elsevier.de**

Die mündliche Prüfung meistern mit den MEX-Titeln!

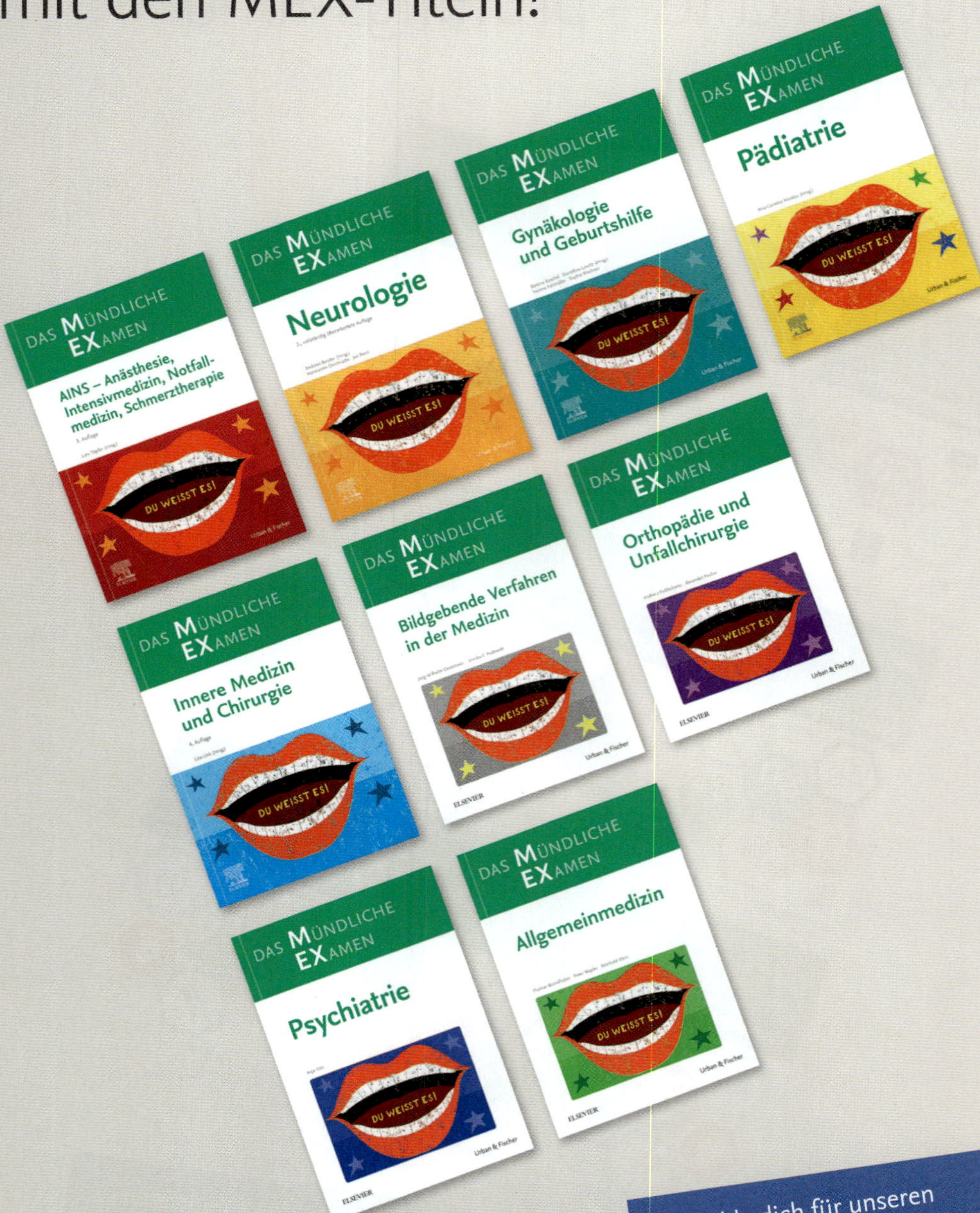

Melde dich für unseren Newsletter an unter www.elsevier.de/newsletter

20221130e2 Irrtümer vorbehalten. Stand 12/2022

ELSEVIER

Diese und viele weitere Titel sowie die aktuellen Preise
findest du in deiner Buchhandlung vor Ort und unter **shop.elsevier.de**